PROF. DR. VALTER LONGO

Gesunde Ernährung für glückliche Kinder

GOLDMANN
Lesen erleben

Buch

In seinem Bestseller *Iss dich jung* zeigte uns Prof. Dr. Valter Longo, einer der weltweit führenden Experten zu den Themen Ernährung, Langlebigkeit und Gesundheit, was Volkskrankheiten mit dem Alterungsprozess zu tun haben und wie man mit der richtigen Ernährung und ausreichend Bewegung die eigene Lebensqualität deutlich verbessern kann. In *Gesunde Ernährung für glückliche Kinder* erklärt er nun in Zusammenarbeit mit Kinderärzten und Ernährungswissenschaftlern, wie wichtig es ist, bereits in der Schwangerschaft und der frühen Kindheit die Voraussetzungen für ein langes und gesundes Leben unserer Kinder zu schaffen. Dr. Longo erläutert neueste Forschungserkenntnisse, räumt mit Ernährungsmythen auf und empfiehlt eine Ernährungsweise, die gesundheitlich neue Wege geht: So kann Übergewicht vermieden und der Anstieg von Krankheiten verhindert werden. Damit legen Sie den Grundstein für ein gesundes langes Leben Ihrer Kinder!

Autor

Prof. Dr. Valter Longo, geboren 1967 in Genua, ist ein weltweit anerkannter Experte und führender Wissenschaftler auf dem Gebiet des Alterns sowie altersbedingter Krankheiten. Er ist Professor für Gerontologie und Biowissenschaften sowie Direktor des Institute of Longevity of the School of Gerontology an der University of Southern California in Los Angeles, einem der renommiertesten Zentren zur Erforschung des Alterungsprozesses. Außerdem ist er Direktor des Forschungslabors für Onkologie am IFOM in Mailand. Für seine Arbeit erhielt Prof. Longo zahlreiche namhafte Auszeichnungen.

Außerdem von Prof. Dr. Valter Longo im Programm

Iss dich jung

Prof. Dr. Valter Longo

GESUNDE ERNÄHRUNG FÜR GLÜCKLICHE KINDER

Richtig essen für lebenslange Gesundheit – in den ersten 1000 Tagen und darüber hinaus

In Zusammenarbeit mit
Anna Claudia Romeo,
Romina Inès Cervigni,
Alessandro Laviano,
Domenico Meleleo

Aus dem Italienischen von Angelica Bahlke

GOLDMANN

Die italienische Originalausgabe erschien 2019 unter dem Titel
La longevità inizia da bambini bei Antonio Vallardi Editore, Mailand.

Die Einnahmen des Autors aus den Verkäufen dieses Buchs gehen an die Forschung.

MIX
Papier aus verantwortungsvollen Quellen
FSC® C083411
FSC www.fsc.org

Penguin Random House Verlagsgruppe FSC® N001967

1. Auflage
Deutsche Erstausgabe April 2022

Umschlag: Uno Werbeagentur, München
Umschlagmotiv: Stocksy / Martí Sans
Redaktion: Dagmar Rosenberger
Satz: Satzwerk Huber, Germering
Druck und Bindung: CPI books GmbH, Leck
Printed in Germany
KW · IH
ISBN 978-3-442-17943-5

Dieses Buch ist allen Kindern gewidmet,
die um ihre Gesundheit kämpfen, sowie jenen,
denen ein langes Leben versagt geblieben ist.

Alle Informationen in diesem Buch wurden sorgfältig auf ihre Richtigkeit und ihre Aktualität zum Zeitpunkt der Veröffentlichung geprüft. Eine Haftung des Autors beziehungsweise des Verlages für mögliche Fehler, Auslassungen, die unsachgemäße Verwendung oder falsche Interpretation der in diesem Buch enthaltenen Informationen ist ausgeschlossen. Das Gleiche gilt für gesundheitliche, finanzielle oder sonstige Schäden, die eine Person oder eine Personengruppe aufgrund von in diesem Buch erhaltenen Ratschlägen behauptet erlitten zu haben. Keine der in diesem Buch enthaltenen Empfehlungen oder Standpunkte sollen ärztlichen Rat ersetzen. Sollte der Leser sich Sorgen um den Gesundheitszustand seines Kindes machen, wird empfohlen, einen Arzt zu konsultieren.

Therapeutische Entscheidungen sollten nur gemeinsam mit dem behandelnden Arzt getroffen werden, da dieser nicht nur über die nötigen Fertigkeiten und das Fachwissen verfügt, sondern auch über die medizinischen Informationen des jeweiligen Patienten. Dieses Buch dient der Information und Aufklärung und sollte in keinem Fall dazu benutzt werden, in Eigeninitiative in die vom Arzt verschriebene Behandlung einzugreifen.

Informationen zu Medikamenten und/oder ihren einzelnen Bestandteilen, ihrer Anwendung und ihrer Sicherheit ändern sich ständig. Gleichzeitig unterliegen sie der Auslegung und müssen mit Blick auf die Einmaligkeit jedes Patienten und jeder klinischen Situation beurteilt werden.

Inhalt

Vorwort

von Salvatore Cucchiara
Professor der Pädiatrie an der Universität La Sapienza in Rom und ärztlicher Direktor der Abteilung für Gastroenterologie und Pädiatrische Hepatologie an der Poliklinik Umberto I in Rom

Es ist mir eine große Freude, das Buch *Gesunde Ernährung für glückliche Kinder* von Prof. Valter Longo vorstellen zu dürfen, das sich der Ernährung von Kindern widmet und aufzeigt, welche Folgen eine falsche Ernährung sowohl für den Stoffwechsel als auch für den gesamten Organismus haben kann. Das Buch zeichnet sich durch eine wissenschaftliche und gleichzeitig allgemein verständliche Sprache aus, was es sowohl für Experten auf diesem Gebiet als auch für Familien, Patienten und medizinisches Personal wertvoll macht.

Es ist in der Tat erstaunlich, dass Italien, ein Land der vollwertigen kulinarischen Tradition und Heimat der Mittelmeerkost, einen traurigen Rekord hinsichtlich übergewichtiger und adipöser Kinder hält. Es ist inakzeptabel, dass die gesunden Essgewohnheiten von einem gesundheitsschädlichen Ernährungsstil abgelöst wurden, der von dem übermäßigen Verzehr von gesättigten Fettsäuren, rotem Fleisch, einfachem und komplexem Zucker sowie von dem dramatisch geringen Verzehr von Ballaststoffen, Gemüse, Getreideprodukten, Obst, Hülsenfrüchten und Fisch gekennzeichnet ist. Der leichtfertige Genuss von industriell hergestellten Produkten (die alarmierend hohe Mengen an Verdickungsmitteln, Emulgatoren und gehärteten Fetten enthalten), der von irreführender und verlockender Werbung gefördert wird, ist ein Phänomen, das uns ganz klar vor Augen hält, wie wichtig es ist, das Thema Ernährungserziehung auf verschiedenen Ebenen anzugehen und Familien, Schulgemeinschaften aller Altersstufen sowie Kinder- und Hausärzte (Letztere behandeln immer häufiger auch Kinder im vorpubertären Alter) miteinzubeziehen.

Das vorliegende Buch beschäftigt sich umfassend und nach streng wissenschaftlichen Kriterien mit dem Thema Kinderernährung. Außerdem vermittelt es klar und verständlich, welch systemischen Schaden Adipositas auslösen kann und mit welcher rationalen Herangehensweise sich eine falsche oder mangelhafte Ernährung beim Kind korrigieren lässt. Die Adipositas und das metabolische Syndrom (ihre direkte Folge) sind im Grunde entzündliche Organstörungen, die die Leber schädigen (von einer einfachen Leberverfettung bis hin zur nichtalkoholischen Steatohepatitis, die heutzutage als Hauptursache für chronische Lebererkrankungen in der westlichen Welt gilt) und Herz-Kreislauf-Erkrankungen, Bluthochdruck, Insulinresistenz sowie hohe Triglyzerid- und Cholesterinwerte im Blut verursachen können. Neueste epidemiologische Studien lassen außerdem auf einen Zusammenhang zwischen Adipositas und Krebserkrankungen schließen. Genauso wenig sollte man die Verbindung zwischen Adipositas und der veränderten Zusammensetzung und Funktionsfähigkeit der Darmflora unterschätzen. Hier kommt es zu einer abnormalen Präsenz von Pathobionten bzw. schädlichen Bakterien, die entzündungsfördernde Eigenschaften besitzen und das Darmepithel, also die Zellschicht an der Innenseite des Darms angreifen können. Außerdem beschäftigen sich Forscher aktuell mit dem Zusammenhang zwischen falscher Ernährung in der Schwangerschaft sowie in den ersten Lebenswochen des Säuglings und Entwicklungsstörungen des Gehirns.

Valter Longos Buch hat mich begeistert, da es wissenschaftliche Erkenntnisse allgemein verständlich vermittelt und ein wichtiger Denkanstoß für all jene sein kann, die die Ernährung von Kindern jeden Alters beeinflussen – sowohl auf präventiver als auch auf therapeutischer Ebene. Kinderärzte und Hausärzte tragen zwar die große Verantwortung, Familien auf dieses Thema aufmerksam zu machen, doch letztlich sind es die Eltern, die die wichtigste Rolle in Sachen Kinderernährung spielen. Ich wünsche mir, dass viele Menschen, deren Aufgabe es ist, die Gesundheit von Kindern zu fördern, dieses Buch lesen und sich darüber Gedanken machen. Und auch diejenigen, die für unsere Bildung zuständig sind – also Lehrer sowie Schulleiter –, und die, die für die Verbreitung von journalistischen Inhalten, aber auch von Werbung die Verantwortung tragen.

Einleitung

Ich bin in Genua aufgewachsen, genauer gesagt im Stadtteil Certosa, direkt neben der Morandi-Brücke. Sie war für mich wie die Manhattan Bridge, die durch Sergio Leones Film *Es war einmal in Amerika* weltbekannt wurde. Die Morandi-Brücke erlangte ihre Berühmtheit jedoch leider erst durch ihren Einsturz im Jahr 2018. Lediglich ein paar Hundert Meter von der Brücke entfernt befanden sich meine Schule und die Geschäfte, in denen ich mir täglich eine Focaccia und hin und wieder frittierten Fisch kaufte. Das war allerdings nicht schlimm, denn zu Hause aß ich im Grunde nach dem Longevità-Programm, einer Ernährungsweise, die uns ein langes Leben ermöglicht. Denn meine Mutter stammte aus Molochio, einem kleinen Dorf in Kalabrien, dessen Einwohner einen Rekord in Sachen Langlebigkeit aufgestellt haben. Ich denke häufig an meine Kindheit in Genua zurück und habe mich auch schon oft gefragt, was wir damals in den Siebzigerjahren gegessen haben und wie sich die Gewohnheiten von Kindern in Bezug auf Ernährung und Bewegung in Italien und auf der ganzen Welt seitdem verändert haben.

Nach der Veröffentlichung meines ersten Buches, *Iss dich jung*, fragten mich Journalisten und Leser, warum darin denn kein Kapitel zu gesunder Kinderernährung zu finden sei. Ich antwortete, dass ich noch nicht genug über die Ernährung von Kindern wisse, um darüber zu schreiben. Gleichzeitig nahm ich mir vor, mich mit Kinderärzten und Ernährungsberatern zusammenzusetzen, um es Ärzten, Ernährungsberatern, Eltern, aber auch den Kindern und Jugendlichen selbst zu ermöglichen, eine Katastrophe abzuwenden, die in den USA bereits geschehen war: Dort sind heute mehr als 70 Prozent der Erwachsenen übergewichtig oder adipös.

Als ich 1984 mit 16 Jahren nach Chicago auswanderte, gab man mir so viele Proteine, gesättigte Fettsäuren, Stärke und Zucker zu essen, dass auch ich ein paar Jahre später übergewichtig wurde und einen hohen Blutdruck sowie hohe Cholesterinwerte hatte. Auch viele meiner ursprünglich aus Italien stammenden Verwandten waren übergewichtig oder adipös, und einige litten an Diabetes oder Herz-Kreislauf-Erkrankungen.

Seitdem ich jedes Jahr für sechs Monate wieder in Italien lebe, sehe ich auch hier diese Art von Wandel, die ich schon in den Achtzigerjahren in Chicago beobachten konnte. Das hat mich in meinem Vorsatz bestärkt, ein Buch über die Ernährung von Kindern zu schreiben. Mir war schon länger klar, dass die Faktoren, die die Langlebigkeit des Menschen beeinflussen und vielleicht sogar bestimmen, bereits vor dessen Geburt relevant sein müssen. Nach jahrzehntelanger Arbeit an klinischen und epidemiologischen Studien, an Grundlagenstudien zur Ernährung von Erwachsenen sowie Untersuchungen zu Kalorieneinschränkungen und zur Scheinfasten-Diät kenne ich den großen Einfluss bestimmter Nahrungsmittel auf Körpergewicht und Gesundheit inzwischen sehr genau.

Für dieses Buch suchte ich mir Unterstützung bei der Forscherin und Kinderärztin Anna Claudia Romeo, der ärztlichen Leiterin der Abteie lung für Neugeborenenpathologie des Krankenhauses *Pugliese-Ciaccio* im kalabrischen Catanzaro. Sie promovierte zu Pathophysiologie und Behandlung von Hormon- und Stoffwechselerkrankungen an der Universität von Genua, genauer am Institut für Innere Medizin, mit dem ich seit einigen Jahren zusammenarbeite. Ebenso unterstützte mich Dr. Romina Inès Cervigni. Sie ist eine Mitarbeiterin meiner Stiftung, machte ihren Doktor in Onkologie und forschte am Mailänder Institut *San Raffaele*. Außerdem arbeitete ich mit Alessandro Laviano zusammen, Assistenzprofessor am Institut für Translationale Medizin und Präzisionsmedizin der römischen Universität *La Sapienza* und ärztlicher

Leiter der operativen Abteilung für Innere Medizin und Klinische Ernährung an der universitären Poliklinik *Umberto I* in Rom. Zu meinem Team gehörte auch Domenico Meleleo, Kinderarzt, Ernährungsexperte und Leiter der Forschungsgruppe »Bewegung und Sport« der italienischen Gesellschaft für Präventive und Soziale Pädiatrie (SIPPS) sowie Mitglied der Forschungsgruppe »Ernährung« des Bundes Italienischer Kinderärzte (FIMP). Außerdem ließ ich den Hauptteil des Buches und insbesondere die Kapitel, die Neugeborene und Kleinkinder betreffen, von führenden italienischen Experten in Sachen Kinderernährung auf inhaltliche Korrektheit prüfen.

Meine Empfehlungen basieren auf mehreren Grundpfeilern: auf klinischen und epidemiologischen Studien, auf der Grundlagenforschung und auf Untersuchungen zu Volksgruppen, deren Nachkommen besonders gesund zu sein scheinen und sehr lange leben. Von großer Bedeutung war auch, dass wir unsere Erkenntnisse zur gesunden Langlebigkeit mit der Erfahrung von Kinderernährungsexperten verbinden konnten. Denn nun wissen wir, dass nicht nur das, was ein Kind isst, sondern auch sein genereller Lebensstil und sein Gewicht seine Lebenserwartung und sein Krankheitsrisiko im Erwachsenenalter beeinflussen. Zum Beispiel erhöht langjähriges Übergewicht bei Kindern die Wahrscheinlichkeit einer Diabetesdiagnose im Erwachsenenalter um das Vierfache. Ebenso wissen wir heute, dass das, was die Mutter während der Schwangerschaft isst, Einfluss auf den zukünftigen Gesundheitszustand ihres Kindes hat.

Es ist nicht mein Ziel, auch für die Kleinsten unserer Gesellschaft das Longevità-Programm, das ich für Erwachsene entwickelt habe, zu empfehlen. Doch genauso wenig wäre es richtig, Kinder ausschließlich mit Blick auf ihr Körperwachstum und ihre kurzfristige Gesundheit zu ernähren und die langfristige Perspektive zu vernachlässigen. Übergewicht, falsche Ernährung und der Konsum von den Alterungsprozess fördernden Nahrungsmitteln im Kindesalter können die Gesundheit des Erwachsenen beeinträchtigen und seine Lebenserwartung verkürzen. Ich habe den Themen Fettansammlung, Übergewicht und Adipositas viel Platz eingeräumt, da diese nicht nur die größten Risikofaktoren für Diabetes, Herz-Kreislauf-Erkrankungen, Krebs und neurodegenerative Erkrankungen sind, sondern sie auch psychische Störungen auslösen können.

Allerdings bringt es nichts, wieder und wieder die gleichen allgemeinen Ernährungsempfehlungen herunterzuleiern, denn weder in den USA noch in Italien hat es viel genutzt, Kindern und Jugendlichen von zu vielen Snacks und Süßigkeiten abzuraten. Ganz im Gegenteil: Seitdem wurde sogar ein neuer Rekord bei kindlicher Adipositas und Diabetes verzeichnet.

Vielleicht überrascht es Sie zu erfahren, dass die meisten Kinder in Europa relativ wenig Snacks oder kohlensäurehaltige, gesüßte Getränke zu sich nehmen (nämlich nur eine kleine Flasche pro Woche). Allerdings essen sie im Schnitt jeden Tag ein halbes Kilo an Nahrungsmitteln, die im Körper schnell in Zucker umgewandelt werden. Daher ist es kaum verwunderlich, dass sie bei Adipositas auf eine ähnliche Prozentzahl kommen wie amerikanische Kinder.

Es galt also, einen guten, auf den fünf Säulen der Langlebigkeit basierenden Kompromiss zu finden, der das Wachstum, die Lebensfreude und die Gesundheit von Kindern verbessert und gleichzeitig die Basis für ein gesundes Gewicht und gesunde Gewohnheiten schafft, mit denen die Kinder nicht nur gesunde 18 Jahre, sondern gesunde 110 Jahre alt werden. Hierfür waren die langen und manchmal hitzigen Diskussionen zwischen mir, meinem Team und den Kinderernährungsexperten besonders wertvoll.

Die Methode, die daraus hervorging und die ich in diesem Buch vorschlage, um Übergewicht und Adipositas zu bekämpfen und den Grundstein für ein langes und gesundes Leben zu legen, soll die Ernährung übergewichtiger Kinder nicht auf den Kopf stellen. Kinder sollten nur etwas weniger – dafür allerdings konsequent und dauerhaft – von den stärke- und zuckerhaltigen Lebensmitteln essen, bei denen ihnen der Verzicht leichter fällt. So müssen sie nicht auf all ihre Lieblingsspeisen verzichten. Anders als viele meiner Kollegen empfehle ich den Kindern nicht weniger zu essen, sondern mehr. Dieses Mehr bezieht sich vorrangig auf Hülsenfrüchte und Gemüse. Das bedeutet nicht, dass ihre Ernährung komplett umgekrempelt werden muss, sondern dass zum Beispiel hier und da die Kartoffeln und der Fruchtsaft durch Karotten, Bohnen, Brokkoli oder durch Obst mit geringem Zuckergehalt wie Äpfel oder Erdbeeren ersetzt werden.

Die ideale Ernährung, die Kindern ein langes und gesundes Leben ermöglicht, erlaubt es außerdem, dass sie jede Woche etwas Fleisch, Geflügel, Eier, Milch und andere tierische Produkte essen. Diese gesunde Ernährung sollte durch gesunde Gewohnheiten ergänzt werden, vor allem durch ausreichend Bewegung.

Während meiner gesamten Kindheit und darüber hinaus, bis ich mit 16 Jahren in die USA auswanderte, spielten meine Freunde und ich nach dem Mittagessen drei bis vier Stunden lang Fußball. Im Sommer spielten wir sogar auch nach dem Abendessen. Wer verlor, musste den Siegern eine große Flasche Cola kaufen. Mit diesem Beispiel will ich deutlich machen, dass ein paar kohlensäurehaltige Erfrischungsgetränke pro Woche keine negativen Auswirkungen haben, wenn man sich gleichzeitig gut ernährt und viel bewegt. Es besteht kein Zweifel, dass diese Gewohnheiten, in deren Mittelpunkt sportliche Aktivität steht, in Italien und in vielen anderen Ländern Europas gerade verschwinden. Daher ist es essenziell, sie wieder aufzunehmen oder durch ähnliche Aktivitäten zu ersetzen. Das Wichtige dabei ist, dass das Kind dies nicht als Zumutung, sondern als Vergnügen erlebt. Für uns vergingen diese vier Stunden des Tages wie im Flug, und wir konnten es kaum erwarten, endlich wieder zum Spielen nach draußen gehen zu dürfen. Betrachten wir die Epidemie von übergewichtigen und adipösen Kindern in Italien, so wird deutlich, dass unsere vorwiegend sitzende Lebensweise ein entscheidender Faktor ist, den es zusammen mit ungesunden Ernährungsgewohnheiten zu bekämpfen gilt.

Zu Beginn des Buches werde ich auf eine Reihe von Faktoren eingehen, die die Ernährungsprobleme von Kindern verdeutlichen – sowohl in Bezug auf ihr Gewicht und ihre falsche Ernährungsweise als auch im Hinblick auf sozial vermittelte Ernährungsgewohnheiten, die sie für den Rest ihres Lebens begleiten werden. Im Anschluss werden Themen wie die Ernährung der Mutter während Schwangerschaft und Stillzeit, einschränkende Ernährungsweisen (wie die vegane Ernährung) und die Lebensmittelsicherheit behandelt, wobei es hier vorrangig um biologische Lebensmittel und Antibiotikaresistenzen gehen wird. Wir werden sehen, wie wichtig die in Gemüse und Hülsenfrüchten enthaltenen Präbiotika für eine schützende Darmflora sind, aber auch, wie manche Gemüsesorten eine gegensätzliche Wirkung entfalten und Entzündungsprozesse im Darm auslösen können, die in manchen Fällen zu schweren Autoimmunerkrankungen führen.

Ein Kapitel widmet sich den Eltern und dem, was sie für die Gesundheit ihrer Kinder tun können: Wir haben mehrere Hundert Familien gefragt, wie sie es schaffen, dass ihre Kinder die richtigen Dinge essen. Mit dieser Umfrage wollten wir vermeiden, Eltern bloß abstrakte Empfehlungen an die Hand zu geben, die sie als schwer umsetzbar empfinden. Stattdessen wollten wir uns auf einfache und machbare Lösungen konzentrieren. Dafür haben wir auch Kinder und Jugendliche gefragt, was sie essen und was sie ihrer Meinung nach essen sollten.

Ich habe mich dazu entschlossen, die Scheinfasten-Diät in diesem Buch nur am Rand zu erwähnen. Nicht weil ich glaube, dass sie keine große Wirkung bei Adipositas und bestimmten Kinderkrankheiten hätte, sondern weil wir diesbezüglich nicht genug wissen und erst noch verschiedene klinische Studien abschließen müssen.

Zu guter Letzt gebe ich Ihnen im Anhang Instrumente an die Hand, mit denen Sie das umsetzen können, was im Buch beschrieben wird:

Zunächst zeige ich Ihnen, wie Sie das Gewicht Ihres Kindes mittels einfacher Messungen richtig bewerten, darauf folgen ausgewogene Ernährungspläne für Kinder und Jugendliche, für Mütter in der Schwangerschaft und für die Entwöhnung des Säuglings. Abschließend finden Sie eine Reihe von Nährwerttabellen für bestimmte Lebensmittel.

Ich hoffe, dass dieses Buch vielen Kindern dabei hilft, nicht nur eine gesündere Kindheit zu verbringen, sondern auch die biologische Grundlage für eine körperliche und geistige Gesundheit zu schaffen, die sie fit und munter ein Alter von bis zu 110 Jahren erreichen lassen wird.

1. ÜBERGEWICHT – DER FEIND UNSERER KINDER

Übergewicht und Adipositas stellen weltweit eine große Bedrohung für die öffentliche Gesundheit dar: 50 Prozent aller Erwachsenen und 30 Prozent aller Kinder und Jugendlichen auf der Erde leiden darunter.[1]

Laut aktuellen Schätzungen der Weltgesundheitsorganisation (WHO) gibt es weltweit 41 Millionen übergewichtige Kinder unter fünf Jahren und 340 Millionen übergewichtige Kinder und Jugendliche zwischen fünf und 19 Jahren. Stark betroffen ist auch Europa, hier wiegt jeder dritte Elfjährige zu viel.[2]

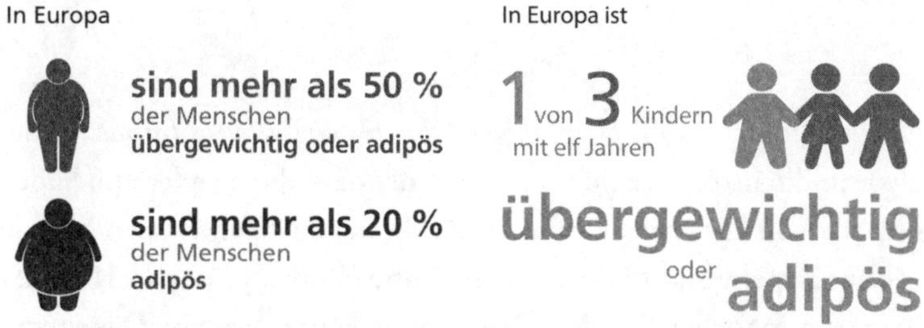

In Europa
sind mehr als 50 %
der Menschen
übergewichtig oder adipös
sind mehr als 20 %
der Menschen
adipös
In Europa ist
1 von 3 Kindern
mit elf Jahren
übergewichtig
oder
adipös

1.1. In Europa leidet jedes dritte Kind an Übergewicht oder Adipositas (WHO, 2017).

Die aktuellen Zahlen der Weltgesundheitsorganisation sind besorgniserregend und verdienen unsere Aufmerksamkeit, da sie einen steilen Anstieg der Fälle verzeichnen.[3]

In den letzten 40 Jahren hat sich die Zahl der adipösen Schulkinder und Jugendlichen von elf auf 124 Millionen weltweit verzehnfacht!

Die Zahl der übergewichtigen Kinder beträgt heute 216 Millionen. Und das Problem wird noch viel alarmierender, wenn man bedenkt, dass 41 Millionen dieser Kinder keine fünf Jahre alt sind: Ihre Zahl ist zwischen 1990 und 2016 um neun Millionen angestiegen.[4]

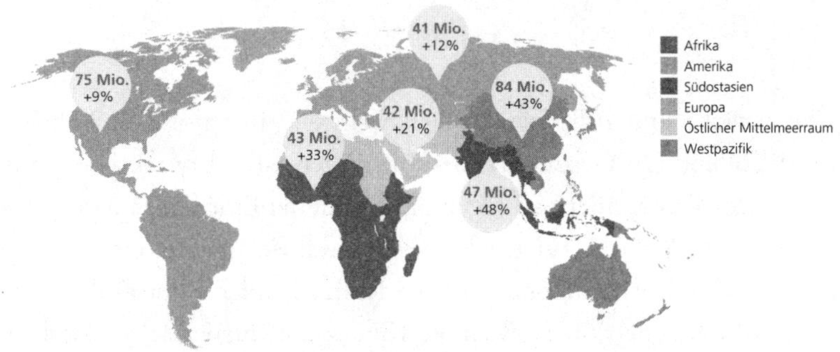

1.2. Zahl der Kinder und Jugendlichen zwischen fünf und 19 Jahren, die 2016 unter Übergewicht (216 Mio.) und Adipositas (124 Mio.) litten, sowie der prozentuale Anstieg seit 2010, in Gebiete unterteilt (Quelle: WHO, *2017 Report Taking Action on Childhood Obesity*).

Aus dem Projekt COSI (*Childhood Obesity Surveillance Initiative*) der Weltgesundheitsorganisation geht hervor, dass die Länder im Süden Europas besonders stark betroffen sind.[5] In Italien, Spanien, San Marino sowie auf Zypern und Malta ist jedes fünfte Kind adipös, also 18 bis 21 Prozent. In manchen Ländern Nord- und Mitteleuropas (Dänemark, Irland, Litauen, Norwegen und Frankreich) ist die Adipositasrate viel niedriger und liegt bei ungefähr 5 bis 9 Prozent. Hier ist also nur eins von zehn Kindern adipös. Betrachten wir Großbritannien und Deutschland, die jeweils ihre eigenen Systeme zur Erfassung von kindlicher Adipositas haben, dann sehen wir, dass in Großbritannien 20 Prozent der Sechsjährigen (jedes fünfte Kind, wie in Südeuropa) und 10 Prozent der Zehnjährigen (jedes zehnte Kind, in etwa wie in Nordeuropa) adipös sind, während in Deutschland 15 Prozent der Kinder und Jugendlichen zwischen drei und 17 Jahren unter Übergewicht leiden, davon 6,3 Prozent unter Adipositas.[6,7,8]

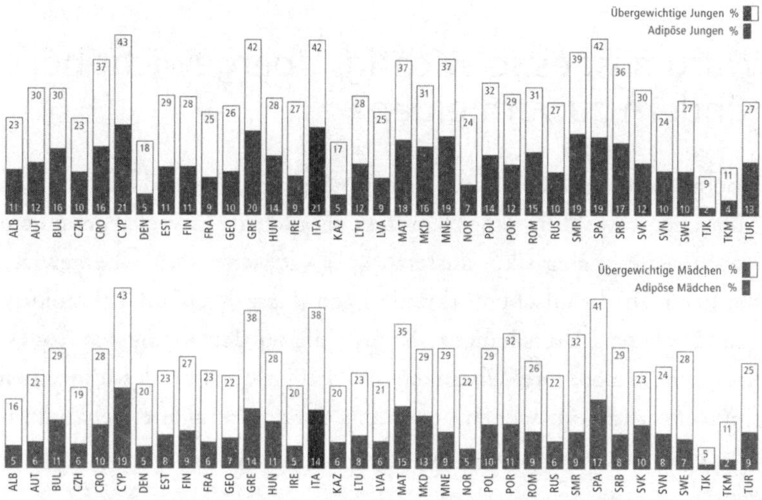

1.3. Übergewicht und Adipositas bei Jungen und Mädchen in Europa. Diese Daten basieren auf einer Stichprobe von über 300.000 Kindern zwischen sieben und neun Jahren aus verschiedenen europäischen Ländern, ohne Großbritannien und Deutschland (Quelle: Weltgesundheitsorganisation, *WHO European Childhood Obesity Surveillance Initiative HIGHLIGHTS 2015–17*).

In den USA konnte man beobachten, dass die Zahl der übergewichtigen Kinder und Jugendlichen zwischen zwei und 18 Jahren von 1999 bis 2018 stark angestiegen ist.[9] Die Situation scheint sich auch unter den Kleinsten immer schneller zu verschärfen, insbesondere bei zwei- bis fünfjährigen Jungen. Hier wurde in den Jahren 2015 und 2016 eine starke Zunahme von Grad-1-Adipositas verzeichnet. Gleichzeitig stieg die Zahl übergewichtiger jugendlicher Mädchen innerhalb von zwei Jahren von 36 auf 48 Prozent.

Überschüssige Kilos im Kindesalter kommen also recht häufig und überall vor. Da stellt sich natürlich die Frage, warum es so wichtig ist, diesem sich rasch verschärfenden Phänomen Einhalt zu gebieten.

Warum ist es so wichtig, Übergewicht bei Kindern zu vermeiden?

Übergewicht im Kindesalter ist gesundheitsgefährdend, da es einen Menschen sowohl in seiner Kindheit als auch als Erwachsener einem hohen Krankheitsrisiko aussetzt.[10] Erwachsene mit Übergewicht tendieren zu chronischen Erkrankungen (Herz-Kreislauf-Erkrankungen, Diabetes, Altersdemenz, Krebs), die zu den häufigsten Todesursachen zählen. Sie schränken die Lebensqualität des Einzelnen stark ein und verursachen außerdem durch ambulante Behandlungen sowie Krankenhausaufenthalte hohe Kosten im Gesundheitswesen.

Wer als Kind unter Gewichtsproblemen zu leiden hatte, neigt auch später als Jugendlicher und Erwachsener meist noch zu Übergewicht oder Adipositas. Eine Untersuchung zu Gewicht und Größe von insgesamt 51 505 Kindern zwischen null und 18 Jahren ergab, dass 90 Prozent der Kinder, die bereits mit drei Jahren adipös waren, ihr Übergewicht auch als Jugendliche behielten.[11]

Diese überschüssigen Kilos können folgende gesundheitliche Beschwerden auslösen oder verstärken:[12]

- arterielle Hypertonie (Bluthochdruck) und Herz-Kreislauf-Erkrankungen
- Hyperglykämie (Anstieg der Glukose im Blut, Prädiabetes und Typ-2-Diabetes)
- Hyperlipidämie (Anstieg der Triglyzerid- und/oder Cholesterinwerte im Blut)
- Erkrankungen der Leber aufgrund von Fettüberschuss (Fettleber)

- Magen-Darm-Beschwerden (Verstopfungen, Reflux, Bauchkrämpfe, Gallensteine)
- Atemwegserkrankungen (Bronchialasthma und schlafbezogene Atmungsstörungen)
- orthopädische Störungen (wie X-Beine oder Plattfüße, Frakturanfälligkeit)
- hormonelle und gynäkologische Krankheitsbilder wie polyzystische Ovarien
- neurologische Erkrankungen (wie akute und chronische Kopfschmerzen)

Eltern haben einen entscheidenden Einfluss darauf, ob ihre Kinder ein Leben lang unter gesundheitlichen Problemen leiden werden oder nicht.

In den letzten Jahrzehnten haben wir weltweit eine starke Zunahme von Übergewicht und Adipositas bei Kindern beobachten können. Um zu verstehen, was in der Bevölkerung im Allgemeinen und bei Kindern sowie Jugendlichen im Besonderen passiert, und um eine Ahnung davon zu bekommen, was uns in nicht allzu ferner Zukunft bevorsteht, ist es hilfreich, sich die Unterschiede beim Körpermasseindex BMI (Body Mass Index) in der Weltbevölkerung anzusehen.

Der BMI bewertet das Gewicht im Verhältnis zur Körpergröße, ermöglicht so eine Einschätzung des Körperfettanteils und ist das weltweit anerkannte klinische Standardmaß, um Übergewicht und Adipositas bei Kindern zu bestimmen (für detailliertere Informationen zum BMI und seiner Berechnung siehe den Kasten auf der nächsten Seite).[13] Er eignet sich vor allem deswegen sehr gut für eine erste Bewertung, da andere Methoden, mit denen man Körperfettanteile direkt misst, wie die bioelektrische Impedanzanalyse oder die Dual-Röntgen-Absorptiometrie, aufwendiger und teurer sind.[14]

2017 veröffentlichte die renommierte Fachzeitschrift »The Lancet« eine Studie, bei der die weltweite Entwicklung des durchschnittlichen

BMI von 1975 bis 2016 anhand der Daten von gut 128 Millionen Personen untersucht wurde.[15] Unter den Studienteilnehmern befanden sich 31,5 Millionen Kinder und Jugendliche zwischen fünf und 19 Jahren.

Die größte Zunahme des BMI konnte man in den reichsten Ländern der Welt im Jahr 2000 verzeichnen, doch auch in Osteuropa, in Südasien und in den einkommensschwachen Ländern ist der BMI beachtlich gestiegen. Dort verlief der Übergang von einem schlechten Ernährungszustand zu Übergewicht sogar besonders schnell.

BMI (BODY-MASS-INDEX)

Der BMI ergibt sich aus einer einfachen Rechnung, die Gewicht und Größe miteinbezieht: Das Gewicht (kg) wird dividiert durch die Größe in Quadratmetern (m^2).

$$\text{BMI} = \text{Gewicht in kg} \div \text{Größe in m}^2$$

Beispiel: Eine 60 kg schwere und 1,67 m große Person hat einen BMI von 21,5 (Berechnung: $60 \div (1{,}67 \times 1{,}67)$ oder einfacher $60 \div 1{,}67 \div 1{,}67$).

BMI-Werte in Kindheit und Jugend

Bei Kindern und Jugendlichen sollte der errechnete BMI-Wert immer in Relation zu Alter und Geschlecht gesetzt werden. Das gelingt mithilfe von bestimmten Kurven, den sogenannten Perzentilen. So kann ein und derselbe BMI unterschiedliche Bedeutungen haben. Entscheidend für die Einordnung sind das Alter und das Geschlecht. In Anhang A dieses Buches sind diese Perzentile, mit denen sich der BMI von Kindern und Jugendlichen berechnen lässt, abgebildet. Generell gilt, dass der BMI eine gute Einschätzung des Körperfettanteils darstellt, auch wenn er in manchen Fällen nicht sehr präzise ist (zum Beispiel wird das Körperfett bei Kindern, die im Vergleich zu ihrer Altersgruppe eher klein sind oder besonders viel Muskelmasse haben, leicht überschätzt, und der Körperfettanteil bei Kindern mit wenig Muskelmasse eher unterschätzt).

Diese beiden Beobachtungen finde ich sehr hilfreich, um die Lage, in der wir uns befinden, zu verdeutlichen:

1) Trotz der weltweiten Zunahme des BMI gab es bisher auf der Erde mehr mangelernährte Kinder und Jugendliche als adipöse. Allerdings geht man davon aus, dass – sollte der BMI weiter unverändert ansteigen – schon im Jahr 2022 die Zahl der adipösen Kinder die der untergewichtigen übersteigen wird.
2) Der Anstieg des BMI geht Hand in Hand mit der auch in armen Ländern zunehmenden Verfügbarkeit von Billiglebensmitteln, die zwar kalorienreich, aber nährstoffarm sind, wie zum Beispiel Fast Food, das große Produkt des Wirtschaftswachstums und der Globalisierung. Der Konsum von Produkten wie abgepackten süßen Snacks, Hamburgern mit Pommes und Ketchup, gesüßten Getränken, Pizza, Nudeln, Reis etc. führt uns in eine Lage, die schon fast paradox erscheint: Auf der einen Seite sind viele Kinder und Jugendliche adipös, also überernährt, und auf der anderen Seite sind sie gleichzeitig mangelernährt und laufen Gefahr, verschiedenste Krankheiten zu entwickeln, die auf lange Sicht ihr Leben gefährden.[16,17]

Wie wir sehen, spielen Ernährung und Lebensstil eine fundamentale Rolle bei der Prävention von sogenannten »nicht übertragbaren« Krankheiten, also chronischen Erkrankungen, die aus dem Zusammenspiel von genetischer Veranlagung und Umweltfaktoren entstehen (dazu gehören Ernährung und Lebensstil). Diese Krankheiten zählen zu den häufigsten Ursachen eines frühzeitigen Todes: Allein im Jahr 2017 betraf dies 73 Prozent aller Todesfälle weltweit.[18] Davon lassen sich allein 28,8 Millionen Todesfälle (+22,7 Prozent gegenüber 2007) auf diese vier Risikofaktoren zurückführen: Bluthochdruck, Rauchen, Hyperglykämie (hoher Blutzucker) und Übergewicht. Letzteres, also das Übergewicht und seine Folgen (Herz-Kreislauf-Erkrankungen, Tumore, Demenz und Asthma), war allein für über vier Millionen Tote verantwortlich.

Abschließend sollte auch hervorgehoben werden, dass die Lebenserwartung in den letzten 28 Jahren zwar weltweit gestiegen ist, dies jedoch für viele Länder nicht bedeutet, dass ihre Bevölkerung nun gesund älter wird. Tatsächlich sind zwischen 1990 und 2017 die durch nicht übertragbare Krankheiten wie Diabetes, Krebs, chronische Atemwegs- und Herz-Kreislauf-Erkrankungen ausgelösten körperlichen Beeinträchtigungen um 40,1 Prozent gestiegen.[19]

Im Folgenden betrachten wir eine dieser Krankheiten, nämlich Diabetes, genauer, um die Gefahr und die Notlage, in der wir uns befinden, eindrücklicher zu machen.

BMI, Übergewicht und Diabetes

Wie wir sehen konnten, ist der BMI-Wert für die Diagnose von Übergewicht und die Bewusstmachung der daraus entstehenden gesundheitlichen Risiken essenziell. Zu diesen zählt Diabetes, eine der häufigsten nicht übertragbaren Krankheiten, unter der nicht nur Erwachsene, sondern auch Kinder leiden können. 2017 sah diesbezüglich die Lage in Europa folgendermaßen aus:

- 58 Millionen Erwachsene litten unter Diabetes (der Blutzuckerspiegel liegt bei Nüchternheit bei oder über 126 mg/dl, ansonsten über 200 mg/dl).

- 23 Millionen Menschen wussten nicht, dass sie erkrankt waren.
- 31 Millionen Menschen litten bereits an einer Form von »Prädiabetes« und das Risiko, dass sie zu Diabetikern werden würden, war sehr hoch.

Praktisch war jeder elfte Erwachsene in Europa also Diabetiker und jeder vierte wusste nichts davon. Die Zahlen der letzten Jahre belegen eine kontinuierliche Zunahme der Diabetesrate unter Erwachsenen und man schätzt, dass die Fälle in Europa im Jahr 2045 um 16 Prozent auf insgesamt 67 Millionen ansteigen werden.

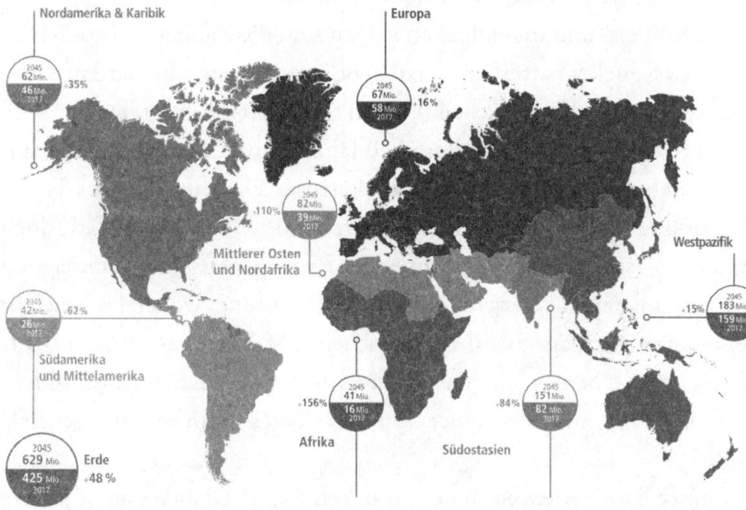

1.4. Weltweite Diabetesprävalenz mit Schätzungen für 2045 (Quelle: *IDF DIABETES ATLAS 8th edition 2017*).

Leider können auch schon die Jüngsten unserer Gesellschaft an Diabetes erkranken, sowohl in seiner autoimmunen Form, bekannt als Typ-1-Diabetes, als auch in seiner »alimentären« Form, bekannt als Typ-2-Diabetes. Das belegt eine der bedeutendsten Studien, die in den letzten Jahren in den USA durchgeführt wurden (*SEARCH Study*).[20] Hierfür wurden unter 20-Jährige aus sieben US-Bundesstaaten untersucht: Ohio, Colorado, Washington, New Mexico, South Carolina, Kalifornien und Hawaii. Zwischen 2001 und 2009 stieg die Prävalenz von Typ-1-Diabetes um 21,1 Prozent an (mit circa 18436 Neudiagnosen zwischen 2008 und 2009), bei Typ-2-Diabetes hingegen gab es eine Zunahme um 30,5 Prozent (mit 5089 Neudiagnosen zwischen 2008 und 2009). Die aktuelle Statistik bezüglich der Fälle von Typ-1-Diabetes bei unter 20-Jährigen machen deutlich, dass die USA weltweit das am schwersten von der Zuckerkrankheit betroffene Land sind.[21]

Bei Kindern und Jugendlichen jedoch sind die Zahlen zu Typ-2-Diabetes etwas lückenhafter, und man geht je nach geografischer Lage und Alter davon aus, dass zwischen 0,2 und 5 Prozent darunter leiden.[22]

Bei Kindern zwischen null und elf Jahren ist die Autoimmunerkrankung Diabetes mellitus Typ 1 verbreiteter als Diabetes mellitus Typ 2. Was zu dieser Krankheit führt, ist noch nicht vollständig geklärt, doch ursächlich ist wohl ein Zusammenspiel von genetischer Veranlagung und verschiedenen Umweltfaktoren wie Ernährung, wobei das Gewicht besonders ausschlaggebend zu sein scheint. Während es noch umstritten ist, wie Übergewicht das Risiko für Typ-1-Diabetes beeinflusst, spielt es beim Auftreten einer Typ-2-Diabetes definitiv eine zentrale Rolle.[23,24]

Immer häufiger entwickeln sich neben Typ-2-Diabetes auch andere Erkrankungen, zum Beispiel Steatosis hepatis, die sogenannte Fettleber (in 37 Prozent der Fälle). Dabei kommt es zu einer vermehrten Einlagerung von Triglyzeriden in der Leber, was Leberzellen schädigen und die Funktionsfähigkeit des Organs gefährden kann. Zu den häufigen Nebenerkrankungen zählt auch Bluthochdruck (in 21 Prozent der Fälle), der im Erwachsenenalter das Risiko für Herzinfarkt, Schlaganfall oder eine Niereninsuffizienz erhöht.[25] Junge Erwachsene mit Typ-2-Di-

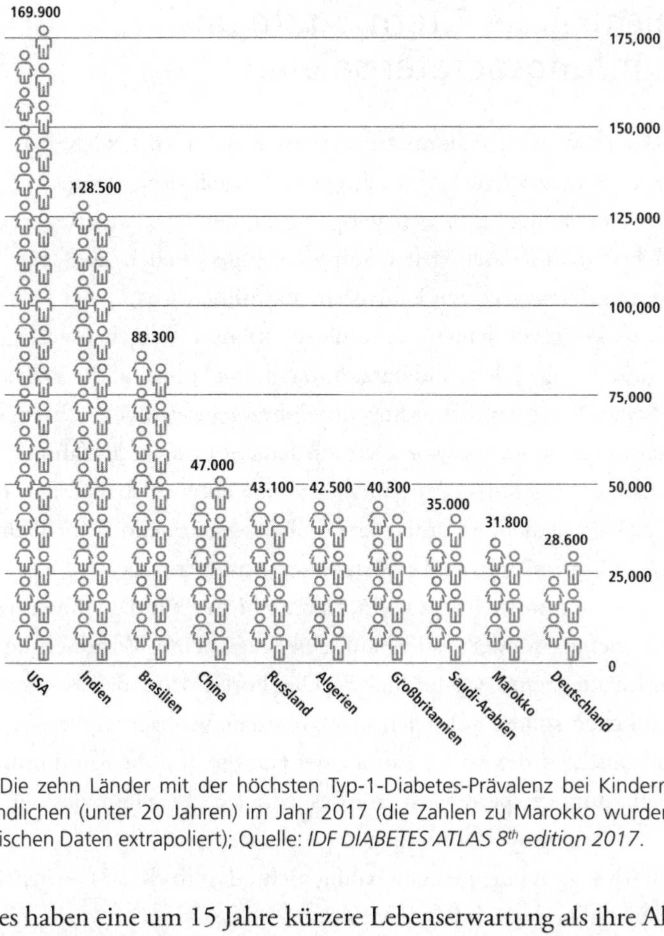

1.5. Die zehn Länder mit der höchsten Typ-1-Diabetes-Prävalenz bei Kindern und Jugendlichen (unter 20 Jahren) im Jahr 2017 (die Zahlen zu Marokko wurden von algerischen Daten extrapoliert); Quelle: *IDF DIABETES ATLAS 8th edition 2017*.

abetes haben eine um 15 Jahre kürzere Lebenserwartung als ihre Altersgenossen ohne Diabetes.[26] Aus diesem Grund ist die Ernährung ein so zentraler Aspekt.

Welche Rolle Eltern, Ärzte und Ernährungsberater spielen

Um der steigenden Adipositasprävalenz Einhalt zu gebieten, ist eine frühe und tiefgreifende Umstellung der Ernährung übergewichtiger Kinder notwendig. Ein rechtzeitiges Eingreifen ist wichtig, weil die Gewichtszunahme bei vielen adipösen Jugendlichen zwischen dem zweiten und dem sechsten Lebensjahr stattfindet.

Als wirkungsvoll haben sich multidisziplinäre Vorgehen gezeigt, bei denen die Familie, der Kinderarzt und ein Psychologe in die Prävention und Behandlung von Adipositas miteinbezogen werden.[27] Dies gilt für Kinder unter zwölf, aber vor allem für Kinder unter sechs Jahren.[28] Die langfristigen Ergebnisse der Kinder, die sich einer solchen Ernährungs- und Verhaltenstherapie unterzogen haben, geben jedoch nicht immer Anlass zu Optimismus und stellen diesen Ansatz infrage.

Es scheint also wichtig zu sein, sich nicht nur auf das Abnehmen zu konzentrieren, sondern auch auf eine allgemeine Verbesserung von Lebensqualität und Gesundheit.[29] Die Fortschritte der Kinder und Jugendlichen sollten auf jeden Fall dauerhaft beobachtet werden, und dafür braucht es den vollen Einsatz der Familie und die Rundumunterstützung durch Experten. Noch ist es jedoch recht selten, dass ein Arzt oder Ernährungsberater zurate gezogen wird, denn

- Eltern wissen oder glauben häufig nicht, dass ihr Kind Gewichtsprobleme hat oder sich falsch ernährt.
- Eltern wissen zwar, dass dem so ist, tun aber wenig dagegen oder wissen nicht, was zu tun ist.

Ich möchte an dieser Stelle nicht nur betonen, wie sehr der übermäßige Verzehr stärkehaltiger Speisen, die typisch für die Mittelmeerkost sind, zur Ausbreitung der Übergewichts- und Adipositasepidemie beiträgt, sondern auch auf die Notwendigkeit hinweisen, Problemfälle professionell beobachten zu lassen. Durch die von mir ins Leben gerufenen Stiftungen, Kliniken und internationalen Forschungsgruppen habe ich Kontakt zu Tausenden von Patienten, was mir ein sehr realitätsnahes Verständnis davon vermittelt, wie man auf das Gewicht und die Gesundheit von Menschen einwirken kann. Eine gut vernetzte Gruppe aus Ernährungswissenschaftlern könnte Hilfestellung leisten und eng mit Kinderärzten und Ernährungsberatern zusammenarbeiten. Bereits eine kleine Investition in die Ausbildung dieser Fachleute wäre ein großer Nutzen für die Gesundheit und könnte viele Kosten sparen, die dem Gesundheitswesen für die Therapie von Übergewicht und seinen chronischen Nebenerkrankungen entstehen.

Angesichts der hohen und weiter steigenden Zahl an übergewichtigen oder adipösen Kindern und Erwachsenen kann ich es nicht nachvollziehen, dass es noch keine konkreten Vorschläge dazu gibt, wie man das Ruder herumreißen könnte.

Wie können unsere Kinder gesünder leben, ohne dass wir mehr Geld ausgeben – und dadurch sogar Kosten sparen? Laut dem *IDF DIABETES ATLAS 2017* kosten fünf Millionen Diabetiker den italienischen Staat jährlich zwölf Milliarden Euro. Durch Studien haben wir gelernt – so auch in meinem ersten Buch *Iss dich jung* beschrieben –, dass die meisten Diabetiker durch eine radikale Ernährungsumstellung geheilt werden könnten, zumindest in der ersten Krankheitsphase. Und selbst wenn dies nicht bei jedem gelingen mag, bin ich mir doch sicher, dass der systematische Einsatz von Ernährungsberatern das Auftreten von Diabetes mindestens um 20 Prozent verringern könnte – durch den persönlichen und längerfristigen Einfluss, den sie auf die Ernährungs- und Bewegungsgewohnheiten der Menschen ausüben würden. Die Reche nung ist ganz einfach: Gäbe es 20 Prozent weniger Diabetesfälle, ließen sich jedes Jahr drei Milliarden Euro einsparen. Und die Einsparungen wären wahrscheinlich noch viel höher, da diese Entwicklung auch viele andere Krankheiten beeinflussen würde.

Den Skeptikern entgegne ich, dass es neue Ideen mit soliden Grundlagen braucht, um die Dinge wirklich zu ändern. In diesem Fall sprechen wir von Kindern, die dazu verdammt sind, ein von Krankheit geprägtes Leben zu führen, das kürzer sein wird als das ihrer Eltern. Ich hoffe, dass Letztere meinen Vorschlag wohlwollend aufnehmen und der Staat sowie alle Bürger gewillt sind, ihn zu unterstützen und mitzufinanzieren.

Wie Eltern den Ernährungszustand ihrer Kinder wahrnehmen

Um Übergewicht und Adipositas programmatisch zu Leibe rücken zu können, müssen die Eltern die Situation richtig einschätzen und sich des Ernährungszustands ihres Kindes bewusst sein. Allerdings haben aktuelle Studien gezeigt, dass viele das Übergewicht ihrer Kinder kaum erkennen.[30,31] Laut einer umfassenden, 2012 durchgeführten Analyse, bei der über 51 wissenschaftliche Studien mit insgesamt 35 000 Kindern und Jugendlichen zwischen zwei und 18 Jahren ausgewertet wurden, ist sich ein Großteil der Eltern des Übergewichts ihres Nachwuchses nicht bewusst. Dies gilt allgemein für 63,4 Prozent aller befragten Eltern und für 86 Prozent der Eltern, die übergewichtige Kinder zwischen zwei und sechs Jahren haben.[32] Interessanterweise gilt dies für Eltern auf der ganzen Welt. So ging aus anderen Untersuchungen hervor, dass 72 Prozent der chinesischen Eltern und 48,05 Prozent der brasilianischen Eltern das Gewicht ihrer im Schnitt 8,5 Jahre alten Kinder falsch einschätzen.[33,34] In Deutschland ergab ein Versuch der Universität Potsdam, dass etwa 60 Prozent der befragten Mütter das Gewicht ihres Kindes unterschätzten. Bei den Müttern bereits übergewichtiger Kinder waren es sogar 80 Prozent.[35]

Da stellt sich natürlich die Frage, wie es zu dieser Realitätsverzerrung kommen kann. Es gibt verschiedene Faktoren, die die Wahrnehmung der Eltern in Bezug auf das Gewicht ihres Nachwuchses beeinflussen können: Geschlecht und Alter des Kindes, das Gewicht der Eltern sowie ihr sozioökonomischer Status und ihr Bildungsniveau.[36] Eltern tendieren eher dazu, eine falsche Vorstellung vom Gewicht ihres Kindes zu entwickeln, wenn das Kind noch sehr klein oder in der Pubertät ist. Gleichzeitig neigen übergewichtige oder adipöse Eltern dazu, das Gewicht ihres Kindes als normal zu betrachten, auch wenn es in Wirklichkeit ebenfalls übergewichtig oder adipös ist.[37]

Studien zeigen außerdem, dass viele Eltern eine falsche Vorstellung davon haben, wie viel ihr Kind isst. Aus einer italienischen Untersuchung ging hervor, dass eine Mehrheit der Mütter übergewichtiger Kinder (73 Prozent) und über die Hälfte der Mütter adipöser Kinder (53,5 Prozent) die Menge, die ihr Kind zu sich nimmt, für angemessen hält.[38]

Dazu kommt, dass körperliche Attribute wie Gewicht und Körperform in Relation zu den Personen wahrgenommen werden, mit denen man sich umgibt und auf die man sich bezieht: Familienmitglieder, Freunde, Lehrer, Erzieher, Kollegen usw. Da Übergewicht und Adipositas heutzutage weit verbreitet sind, sind wir visuell daran gewöhnt, das Körpergewicht auf verzerrte Weise wahrzunehmen. 2013 wurde in einer Studie beobachtet, dass sich 55 Prozent der Männer und 32 Prozent der Frauen in Großbritannien nicht ihres Übergewichts bewusst waren.[39] In den USA behaupteten 48 Prozent der befragten Männer und 23 Prozent der befragten Frauen von sich, ein normales Körpergewicht zu haben, obwohl sie in Wahrheit übergewichtig waren.[40]

Genauso wird die Beurteilung des Gewichts und der Körperproportionen des eigenen Kindes vom Vergleich mit gleichaltrigen Kindern beeinflusst, die heute im Schnitt dicker sind als früher. So entsteht also eine verzerrte Sichtweise, die dazu führen kann, dass reale Probleme nicht als gravierend erkannt werden. Diese Eltern schätzen das Gewicht ihrer Kinder also als normal ein, obwohl sie in Wahrheit übergewichtig sind, oder sie halten sie höchstens für übergewichtig, obwohl sie eigentlich adipös sind.[41]

Die elterliche Wahrnehmung des Gesundheitszustandes ihres Kindes ist jedoch von großer Bedeutung. Erstens, weil die Familie dem Kind als Ernährungsvorbild dient und die für einen gesünderen Lebensstil notwendigen Umstellungen hauptsächlich in der Familie eingeführt werden können. Und zweitens, weil die Essensmuster und Ernährungsgewohnheiten, die sich in der Kindheit festigen, meist die Jugend überdauern und auch im Erwachsenenalter fortbestehen. Wie ich bereits erwähnte, hat es sich gezeigt, dass ein übergewichtiges Kind, das auch in der Jugend seine Kilos nicht verliert, als Erwachsener nur selten Normalgewicht erreichen wird. In den USA wurde ein statistisches Modell entwickelt, mit dem man die Wahrscheinlichkeit berechnen kann, dass ein Kind mit 35 Jahren adipös ist.[41] Untersucht wurde eine Stichprobe von 41 567 Kindern und Erwachsenen von insgesamt 176 720 Befragten. Die Ergebnisse lassen darauf schließen, dass, sollte ihr BMI weiterhin konstant ansteigen oder sich in den nächsten Jahren nicht reduzieren, 57,3 Prozent der heutigen Kinder im Erwachsenenalter und in der Hälfte der Fälle bereits im Kindesalter adipös sein werden.

Wir sollten also unbedingt verstehen, wie wir uns und unsere Kinder ernähren müssen, um den Grundstein für ein gesundes Leben zu legen und sie bestmöglich vor Krankheiten und Gesundheitsproblemen zu schützen. Doch zunächst ist von entscheidender Bedeutung, dass Eltern und Erziehungsberechtigte sowohl den Ernährungszustand als auch das Gewicht, den BMI und den Bauchumfang ihrer Kinder und Jugendlichen richtig einschätzen. Aus diesem Grund finden Sie in Anhang A eine Anleitung, wie Sie ganz einfach zu Hause eine erste Bewertung des Ernährungszustands Ihres Kindes vornehmen können. Danach empfehle ich Ihnen, sich für eine umfassendere Untersuchung an den Kinderarzt zu wenden, vor allem bei Übergewicht oder Adipositas. So bekommen Sie ein besseres Bild davon, was Sie für die Gesundheit Ihres Nachwuchses tun können und welche Schritte eventuell eingeleitet werden sollten.

Das war einer der Gründe, die mich dazu bewogen haben, dieses Buch zu schreiben: Ich wollte klare Gesundheitsempfehlungen formulieren, auch für die Kleinsten in unserer Gesellschaft. Bevor es jedoch weitergehen konnte, musste ich mir ein Bild davon machen, wie es um die Kinder und Jugendlichen auf der ganzen Welt steht. Leider ist die Lage äußerst besorgniserregend: Fast jedes dritte Kind ist übergewichtig.

Diese Situation, das haben wir nun im ersten Kapitel gesehen, gilt es also so schnell wie möglich zu ändern. Adipositas bei Kindern, aber auch schlechte Ernährungsgewohnheiten und falsche Essensentscheidungen bedrohen die aktuelle und zukünftige Gesundheit von Kindern und Jugendlichen. Daher ist es wichtig, die Lage richtig einschätzen zu können und über mögliche Folgen aufgeklärt zu sein. Zu diesem Zweck beschäftigt sich das nächste Kapitel genauer mit kindlicher Adipositas und ihren Charakteristika.

Das Wichtigste im Überblick

1. Auf der Welt gibt es insgesamt 41 Millionen übergewichtige oder adipöse Kinder unter fünf Jahren sowie 340 Millionen übergewichtige oder adipöse Kinder und Jugendliche zwischen fünf und 19 Jahren, und diese Zahlen steigen konstant an.

2. Die meisten Mütter übergewichtiger bzw. adipöser Kinder unterschätzen das Gewicht ihrer Kinder oder glauben sogar, ihr Kind habe ein normales Körpergewicht.

3. Die Gewichtszunahme und die Ansammlung von Körperfett lassen sich auf den selbst in armen Ländern weitverbreiteten Konsum von billigen und nährstoffarmen Nahrungsmitteln in Verbindung bringen.

4. Übergewicht und Adipositas gehen häufig Hand in Hand mit schlechter Ernährung und Fehlinformationen.

5. Überschüssige Kilos bei Kindern bergen ein hohes Krankheitsrisiko, sowohl während der Kindheit als auch im Erwachsenenalter, und stehen mit vielen chronischen Krankheiten, unter anderem Diabetes, in Zusammenhang.

6. Die Kombination aus Aufklärung, Kontrolle und Prävention durch Eltern und Ernährungsexperten könnte eine wirksame Strategie sein, um das Problem zu lösen.

2. ADIPOSITAS BEI KINDERN UND JUGENDLICHEN

Im vorigen Kapitel haben wir gesehen, wie häufig Eltern und das soziale Umfeld eines Kindes oder Jugendlichen sein Körpergewicht falsch wahrnehmen und daher Übergewicht und Adipositas nicht erkennen. Zu dieser Fehleinschätzung kommt hinzu, dass viele Eltern dazu neigen, die Situation nicht ernst zu nehmen. Spricht man Eltern oder Großeltern auf das Übergewicht oder die Adipositas des Kindes oder Jugendlichen an, spielen sie die Situation meist herunter. Sie bezeichnen das Übergewicht als »ein paar Kilo zu viel« oder behaupten, dass »das Kind (oder der Jugendliche) doch noch wachsen muss« oder dass »Diäten für Kinder und Jugendliche nicht geeignet sind«.

Wer sich aufgrund dieser Argumente dazu entscheidet, keine Maßnahmen bezüglich des zu hohen Gewichts und der falschen Ernährungsgewohnheiten der Kinder und Jugendlichen zu unternehmen, sollte sich die Folgen von kindlicher Adipositas vor Augen halten. Es gibt einen Unterschied zwischen Übergewicht und Adipositas. Übergewicht kann bedeuten, dass man ein paar Kilo zu viel wiegt, Adipositas jedoch ist gravierender, denn sie kann bereits im Kindes- oder Jugendalter zu Früherkrankungen führen, die sich unbehandelt später möglicherweise zu schweren und irreversiblen Krankheiten entwickeln. Diese Krankheiten möchte ich hier einmal auflisten, um die schwerwiegenden Folgen kindlicher Adipositas zu unterstreichen:[1]

- arterielle Hypertonie (Bluthochdruck) und Herz-Kreislauf-Erkrankungen (ein hoher Blutdruck führt zu einem höheren Risiko für Herzinfarkte und Schlaganfälle)

- Prädiabetes und Typ-2-Diabetes
- Hyperlipidämie (Anstieg der Cholesterin- und Triglyzerid-Werte im Blut)
- Steatosis hepatis (die sogenannte Fettleber)
- Magen-Darm-Beschwerden (Bauchschmerzen, Verstopfungen, gastroösophageale Refluxkrankheit, Gallensteine)
- Atemwegserkrankungen (Bronchialasthma und schlafbezogene Atmungsstörungen, Apnoe, Schnarchen)
- orthopädische Beschwerden (Knie- oder Fußprobleme, Frakturanfälligkeit)
- hormonelle Störungen
- akute und chronische Kopfschmerzen
- psychische Probleme (Essstörungen, psychosoziale Befindlichkeitsstörungen)

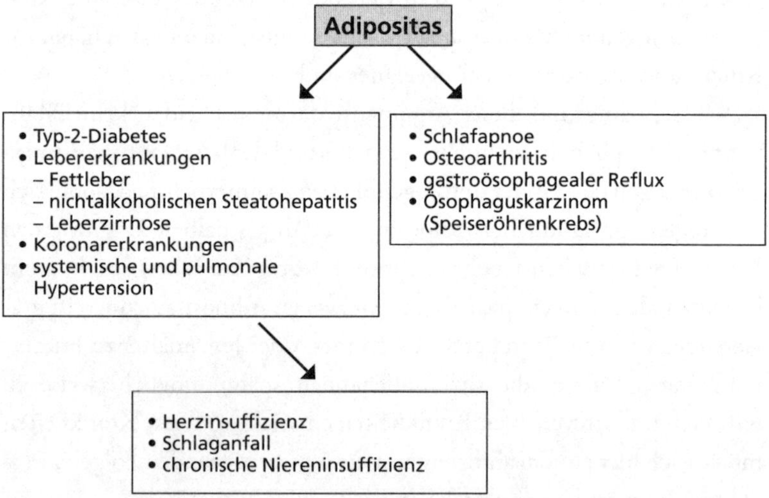

2.1. Schematische Darstellung der Korrelation zwischen Fettüberschuss (Adipositas) und dem Auftreten von Typ-2-Diabetes, Fettleber, Leberzirrhose, Herz-Kreislauf-Erkrankungen, Nieren- oder Atemwegserkrankungen, Knochenkrankheiten, gastroösophagealem Reflux oder Speiseröhrenkrebs.

Um all diesen Krankheiten vorzubeugen und das Problem Übergewicht und Adipositas in den Griff zu bekommen, ist die richtige Einschätzung des Körpergewichts und des Ernährungszustands von Kindern und Jugendlichen seitens der Eltern, Großeltern, Erzieher etc. entscheidend. Ich empfehle den Lesern daher, sich mit den Erklärungen und Grafiken zu den verschiedenen Messungen (Gewicht, Körpergröße, BMI, Taillenumfang) in Anhang A dieses Buches auseinanderzusetzen.

Genauso wichtig ist es, dass alle Personen im Umfeld der Kinder – angefangen mit den Familienmitgliedern – gut über die Ursachen und Folgen von Adipositas informiert sind. Aus diesem Grund habe ich dieses Kapitel der Adipositas gewidmet. Zunächst werde ich die Krankheit im Allgemeinen und dann speziell bei Kindern beleuchten.

Was ist Adipositas und welche Risiken birgt sie?

Adipositas (auch Fettleibigkeit genannt) ist eine Krankheit, die sich durch einen Überschuss an Körperfett auszeichnet. Die Einlagerung des überschüssigen Fettes in Zellen und Organen kann, wie die Grafik auf Seite 42 zeigt, verschiedene negative Auswirkungen auf den Körper haben:

1. **Eine mechanisch-anatomische Wirkung:** Indem sich das Fett in den Zwischenräumen der Organe ablagert, beeinträchtigt es deren Funktionsfähigkeit. Zum Beispiel kann es die Nierenarterien komprimieren (dort befinden sich »Sensoren«, die auf Druck- oder Volumenschwankungen der Niere reagieren und so den Blutdruck regulieren), was wiederum zu Bluthochdruck führen kann. Im Thoraxbereich kann es zu Atembewegungsstörungen kommen und im Bereich der Knochen und Gelenke zu einer Bewegungseinschränkung, da das Fett die Gelenke belastet.

2. **Eine Stoffwechselwirkung:** Überschüssiges Fett verhält sich wie ein endokrines Organ. Es ist also in der Lage, Hormone zu produzieren (Leptin, Adiponektin), die Hunger, Sättigung und den Glukose- und Fettstoffwechsel regulieren. Außerdem produziert es sogenannte Adipozytokine – Moleküle, die Entzündungsprozesse im gesamten Körper beeinflussen. Bei Adipositas beeinträchtigen die Fettzellen (auch Adipokine genannt) zudem das Immunsystem, indem sie entzündungsfördernde Moleküle herstellen (zum Beispiel TNF-alpha und Interleukin-6) und bestimmte Immunzellen aktivieren, die sogenannten Makrophagen. Auf diese Weise werden Entzündungsprozesse nicht nur im Fettgewebe ausgelöst, sondern auch »ferngesteuert« im gesamten Körper, was zu einer Hyperentzündung führen kann. Außerdem verursacht dieses Phänomen, das man Lipotoxizität (Vergiftung durch Fette) nennt, einen Anstieg des Fettgehalts im Blut und die Entwicklung einer Insulinresistenz.

Doch was ist eigentlich eine Insulinresistenz und was bedeutet sie für unseren Körper? Normalerweise sorgt Insulin dafür, dass die Glukose (Zucker), die wir über unsere Nahrung aufnehmen, in die Zellen der verschiedenen Organe (Leber, Muskeln etc.) gelangt und diese mit Energie versorgt. Überschüssige Glukose wird in Fett umgewandelt. Kommt es zu dauerhaft hohen Insulinwerten im Blut, verringern die Zellen der unterschiedlichen Organe ihre Sensibilität gegenüber der Insulintätigkeit. So verliert das Insulin immer mehr an Wirkung und es bedarf immer höherer Mengen, damit Glukose in die Zellen gelangen kann.

Bis die Glukose in diesem Zustand, der Hyperinsulinämie genannt wird, abgebaut ist, kommt es zu einer Ausgleichsreaktion, doch früher oder später schafft es die Bauchspeicheldrüse nicht mehr, genug Insulin zu produzieren. Die Folge: Immer mehr Glukose verbleibt im Blutkreislauf, was eine Hyperglykämie und später Diabetes hervorruft.

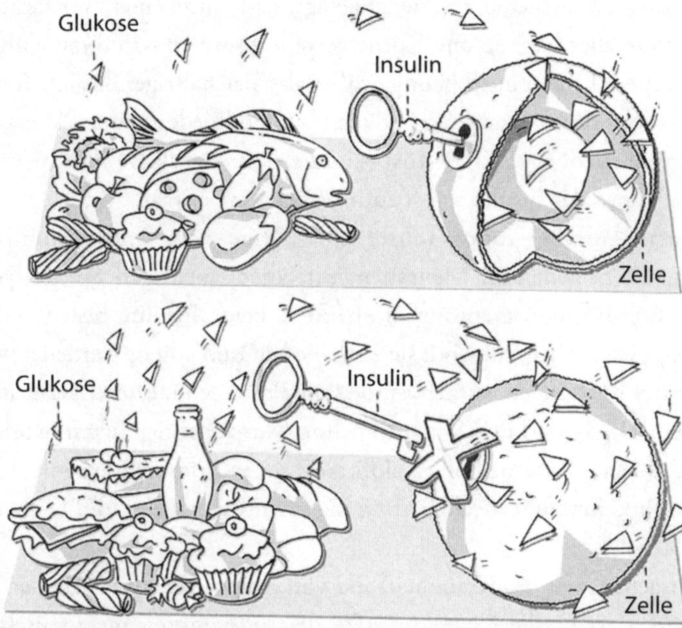

2.2. Insulinresistenz. Bei gesunden Menschen gelangt Glukose mithilfe von Insulin (hier durch einen Schlüssel dargestellt) in die Zellen. Nimmt man über die Nahrung übermäßig Zucker auf, führt das langfristig dazu, dass zu viel Insulin produziert wird und die Zellen dem Insulin gegenüber resistent werden. Dem »Schlüssel« gelingt es also nicht mehr, der Glukose Zugang zur Zelle zu verschaffen, daher bleibt sie im Blutkreislauf. Das kann, wenn auch die Bauchspeicheldrüsenzellen in ihrer Funktion beeinträchtigt sind und nicht genügend Insulin produzieren, zu Hyperglykämie und Diabetes führen.

Eine Besonderheit bei kindlicher Adipositas, die es hervorzuheben gilt, betrifft das Verhältnis zwischen Wachstumshormonen (GH, vom englischen *growth hormone*) und insulinähnlichen Wachstumsfaktoren wie IGF-1 (vom englischen *Insulin-like growth factor 1*). Beim Vorliegen einer Adipositas kann Insulin die Wirkung des IGF-1 auf die peripheren Gewebe verstärken und gleichzeitig die Produktion von Proteinen verringern, die eine gegenteilige Wirkung haben, nämlich dem Wachstum Einhalt zu gebieten. Einfacher gesagt: Es kann zu einem verstärkten Wachstum aller Organe und Körpergewebe kommen – und tatsächlich sind adipöse Kinder auch häufig größer als Gleichaltrige. Bezüglich der Wachstumshormone mag es zwar kaum Unterschiede zu ihren Altersgenossen geben, doch das IGF-1 ist bei ihnen sehr viel aktiver.[2] Es ist auch möglich, dass das Insulin selbst zum Wachstum beiträgt.

Meine Forschergruppe führte eine Reihe von Untersuchungen durch, die zeigen, dass Menschen mit einem niedrigen Spiegel von Wachstumshormonrezeptoren und IGF-1 keine Insulinresistenz oder Diabetes entwickeln, obwohl sie zu viel essen und adipös werden.[3] Wie wir später noch sehen werden, sind es die Proteine in unserer Nahrung, die den IGF-1- und den Wachstumshormonspiegel regulieren, woraus wir schließen, dass eine hohe Kalorienzufuhr in Kombination mit einer hohen Proteinzufuhr ideale Bedingungen für Prädiabetes und Diabetes schafft.

Betrachten wir das Krankheitsbild von Adipositas etwas genauer, so fällt auf, dass es alle Charakteristika des sogenannten metabolischen Syndroms aufweist, an dem, so Schätzungen, bereits 28 Prozent aller adipösen Kinder meist unbemerkt leiden.[4]

Und was ist dieses metabolische Syndrom genau? Es ist keine spezifische Krankheit, sondern vielmehr eine Reihe von Manifestationen, die das Risiko für beispielsweise Herz-Kreislauf-Erkrankungen, Schlaganfall oder Diabetes im Erwachsenenalter erhöhen. Bei diesen Erscheinungen handelt es sich um:

- eine Erhöhung des arteriellen Blutdrucks
- eine Veränderung der Cholesterin- und Triglyzerid-Werte im Blut (weniger »gutes« HDL-Cholesterin, mehr »schlechtes« LDL-Cholesterin und Triglyzeride)
- eine Zunahme des Bauchumfangs
- einen gestörten Glukosestoffwechsel

Für Erwachsene gibt es zu jeder dieser Störungen genau definierte Referenzwerte, die Ärzten die Stellung einer Diagnose erleichtern.

Bei Kindern jedoch variieren die Referenzwerte für Triglyzeride, Cholesterin, Blutdruck und Bauchumfang je nach Alter. Um eine Diagnose stellen zu können, müssen wir also mit den Perzentilkurven arbeiten, die man auch für Körpergewicht, Körpergröße und BMI verwendet. Ist ein Kind übergewichtig oder adipös, sollte man also unbedingt von einem Kinderarzt abklären lassen, ob es die für das metabolische Syndrom charakteristischen Merkmale entwickelt, da dies im Vergleich zu Übergewicht ohne metabolisches Syndrom ein sehr viel höheres Krankheitsrisiko mit sich bringen würde.

Wir müssen uns Adipositas also wie den sichtbaren Teil eines Eisbergs vorstellen, unter dem sich eine Reihe weiterer körperlicher Störungen befindet, die sehr gesundheitsgefährdend sind.

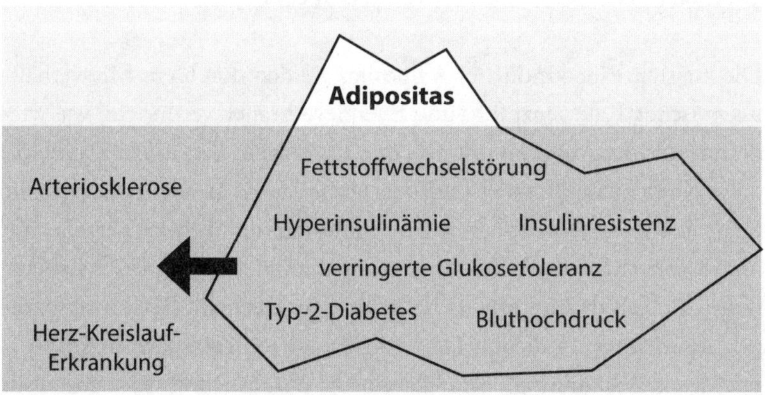

2.3. Hinter Adipositas, insbesondere der viszeralen oder *zentralen* Art, verstecken sich häufig verschiedene gesundheitsgefährdende Zustände: veränderte Triglyzerid- und Cholesterinwerte im Blut (Fettstoffwechselstörung), veränderte Insulin- und Blutdruckwerte, eine geringere oder gestörte Glukosetoleranz sowie das Auftreten einer Insulinresistenz und Typ-2-Diabetes. All dies begünstigt jeweils für sich das Auftreten anderer Pathologien wie Herz-Kreislauf-Erkrankungen oder Arteriosklerose, also des Erstarrens arterieller Gefäßwände.

Bei vielen adipösen Kindern, die einen oder mehrere Risikofaktoren für ein metabolisches Syndrom aufweisen, lässt sich auch ein Anstieg des von der Bauchspeicheldrüse produzierten Insulins feststellen, quasi als Ausgleich einer Insulinresistenz: Wie bereits erklärt, kann bei ihnen die Glukose nicht in die Zellen gelangen, die sie jedoch zur Energieerzeugung brauchen. Durch eine Gewichtsabnahme könnte man also auch die Insulinresistenz verringern, die durch dieses überschüssige Fett und die Lipotoxizität, also die von Fetten ausgelöste Vergiftung, hervorgerufen wurde.

Nachdem wir uns nun genauer mit der Adipositas und ihren Risiken beschäftigt haben, darunter das metabolische Syndrom und Diabetes, sehen wir uns nun an, wie sie bei Kindern und Jugendlichen entsteht.

Die Ursachen von Adipositas

Die meisten Fälle kindlicher Adipositas werden durch ein Missverhältnis zwischen Kalorienzufuhr und Energieverbrauch verursacht, was wiederum zu einer Ansammlung von überschüssigem Fett führt. Das heißt, diese Kinder essen zu viel und/oder verbrennen zu wenig. Das ist die Folge des Zusammenspiels zweier Umweltfaktoren: dem Verzehr von hochkalorischem Essen (mehr dazu in Kapitel 12) und einer Lebensweise, die sich durch körperliche Inaktivität, das heißt Bewegungsmangel, auszeichnet. In diesem Fall spricht man von **essenzieller Adipositas**, deren Behandlung vorrangig auf die Veränderung des Lebensstils abzielt.

Hin und wieder gibt es jedoch kleine individuelle Unterschiede in der Regulierung und Funktion mancher Gene (verursacht von sogenannten genetischen Polimorphismen, die Gene mehr oder weniger aktiv machen), die beeinflussen, wie unser Stoffwechsel auf Nahrung reagiert. Und diese Unterschiede können dafür sorgen, dass manche Personen mehr Energie aus Nahrungsmitteln ziehen als andere und daher schneller zunehmen.

In etwa 2 bis 5 Prozent der Fälle ist Adipositas **sekundär**, das heißt, sie entstand durch andere Erkrankungen. Dazu gehören:

- endokrine oder hormonelle Störungen wie das Cushing-Syndrom, eine Hypothyreose oder ein Wachstumshormondefizit, bei dem hormonelle Veränderungen zu starkem Übergewicht führen können.
- Krankheiten, die den Hypothalamus betreffen, eine für die Steuerung von Hunger- und Sättigungsgefühl wichtige Hirnregion. Eine Schädigung des Hypothalamus oder der Hirnanhangsdrüse kann durch Tumore, Ischämien (Minderdurchblutung eines Organs), Infektionen, Medikamente oder das sogenannte ROHHAD-Syndrom hervorgerufen werden.
- genetisch bedingte Erkrankungen (zu den verschiedenen Syndromen, auf die ich nicht im Detail eingehen kann, gehören unter anderem das Prader-Willi-Syndrom, das Bardet-Biedl-Syndrom, das Down-Syndrom, das Klinefelter-Syndrom, das Alström-Syndrom und das Turner-Syndrom), bei denen verschiedene genetische und hormonelle Störungen schließlich zu Adipositas führen können. Es gibt auch Formen der Adipositas, die man als »monogenetisch« bezeichnet, da eine bestimmte Genmutation für die Entstehung der Krankheit ursächlich ist. Diese Form ist jedoch sehr selten. Zu ihr zählen Mutationen des Leptin-Gens (oder seiner Rezeptoren), des Proopiomelanocortins, des Proprotein-Convertase 1 und andere Genmutationen, die sich meist auf besondere Weise bemerkbar machen, wie zum Beispiel durch das Auftreten einer ausgeprägten Adipositas in den ersten Lebensjahren.
- medikamentös verursachte Krankheiten (ausgelöst durch die Einnahme von Hormonpräparaten wie Glukokortikoiden, von Antidepressiva, trizyklischen Antidepressiva, Antiepileptika, Antipsychotika und anderen Medikamenten, die bei neuropsychiatrischen Stö-

rungen des Kindes verschrieben werden), bei denen ein Medikament auf den Energiestoffwechsel einwirkt.

Bei den 2 bis 5 Prozent der Fälle, bei denen es sich nicht um eine essenzielle Adipositas handelt, spielen Lebensstil und Ernährung zwar auch eine wichtige Rolle, allerdings sind die Therapiemöglichkeiten in diesem Bereich begrenzt, da die wahre Ursache für die Adipositas in der Haupterkrankung liegt. Aus diesem Grund sollte, falls möglich, die der Adipositas zugrunde liegende Krankheit behandelt werden. Jedoch kann eine gesunde Ernährung in jedem Fall das allgemeine Wohlbefinden des Patienten steigern.

Was hingegen die essenzielle Adipositas angeht, ist die Ernährung von großer Bedeutung. Daher sollte man die Faktoren, die sie auslösen, unbedingt untersuchen.

Sehen wir also nun an, worauf zu achten ist, um das Leben von Kindern und Jugendlichen gesünder zu gestalten.

Gene, Epigenetik und Adipositas

Ein Großteil der adipösen Kinder und Jugendlichen isst zu viel und verbrennt zu wenig. Je früher sich diese beiden schlechten Gewohnheiten festsetzen und je länger sie andauern, desto größer wird die Wahrscheinlichkeit, dass sie die Expression einiger Gene verändern, die über sogenannte epigenetische Modifikationen an der Stoffwechselregulation beteiligt sind. Was das genau heißt?

Die in der DNA enthaltenen Informationen können von epigenetischen Vorgängen verändert werden, die wiederum von äußeren, auf den Körper einwirkenden Faktoren ausgelöst wurden. Dazu gehören Umweltfaktoren (Luftverschmutzung, UV-Strahlen), Medikamente und natürlich die Ernährung.

Umweltfaktoren und Adipositas

In den letzten 100 Jahren hat sich die durchschnittliche Lebenserwartung der Menschen um 30 Jahre erhöht, was wir auch dem deutlichen Rückgang von Infektionskrankheiten zu verdanken haben. Heutzutage zählen Adipositas und chronische Krankheiten zu den häufigsten Todesursachen. Das Auftreten von Adipositas wird begünstigt durch:

- ein größeres Angebot an Lebensmitteln
- den Verzehr kalorienreicher Speisen, die meist in großen Portionen serviert werden
- die steigende Zahl an Mahlzeiten, Snacks und Süßigkeiten, die täglich verzehrt werden (oft wird bis zu sechsmal täglich gegessen)
- die Zeitspanne, in der man am Tag isst: Bei erwachsenen US-Amerikanern beläuft sie sich auf 15 Stunden![5]
- die gesunkene körperliche Betätigung
- die zunehmend sitzende Lebensweise und die stärkere Nutzung von Fernseher, Smartphone und Tablet
- die Einnahme bestimmter Medikamente, zum Beispiel Antidepressiva
- weniger Schlaf und schlechtere Schlafqualität

Ein Blick auf diese Umweltfaktoren macht deutlich, dass der wichtigste und wirkungsvollste Therapieansatz bei Adipositas aus einer gesunden Ernährung und ausreichend Bewegung besteht, um das Gewicht des Kindes zu halten oder schrittweise zu verringern. Zusätzlich zu einer Ernährungsumstellung können auch Medikamente eingesetzt werden. Eine gesunde Ernährung ersetzen sie nicht, aber sie sind nur für besonders schwere Fälle vorgesehen, bei denen bereits Folgeerscheinungen wie Bluthochdruck oder Hyperinsulinämie (erhöhter Insulinspiegel) auftreten.

Das Wichtigste ist jedoch, stets dem Ratschlag »Iss gesund!« und nicht dem Ratschlag »Iss weniger!« zu folgen. Eine Reduktion der Nahrungsmenge kann zwar zwischenzeitlich zum Erfolg führen, die verlorenen Kilos kommen allerdings meistens innerhalb weniger Jahre wieder zurück. Eltern sollten unbedingt verstehen, dass die Strategie »Iss gesund« bereits in der frühen Kindheit angewandt werden sollte, bevor das Kind vom Idealgewicht abweicht.

Wie wir sehen werden, liegt das Problem adipöser Kinder meist weniger bei Snacks oder Eis, sondern vielmehr bei dem halben Kilo Brot, Nudeln, Kartoffeln, Pizza, Reis und den Fruchtsäften, die sie täglich konsumieren.

Das soll nicht heißen, dass Snacks und Eis nicht ungesund seien oder dass ihr Verzehr nicht eingeschränkt werden sollte, doch ihre Verteufelung und die gleichzeitige Verherrlichung von Nudeln, Brot, Kartoffeln, Reis, Säften und Obst, aus denen die Mittelmeerkost zu einem großen Teil besteht, trug sehr viel zu den aktuellen Rekordzahlen bei Adipositas und anderen Krankheiten weltweit bei.

Die Mittelmeerkost kann tatsächlich gesund sein, doch dies gilt nicht, wenn man in ihrem Namen exzessiv Brot, Nudeln, Reis usw. konsumiert. Stattdessen sollte man bei Kindern den Anteil an stärkehaltigen Lebensmitteln und Obst um mehr als ein halbes Kilo reduzieren. Dafür ist es meist schon ausreichend, ein paar dieser Nahrungsmittel durch Gemüse und Hülsenfrüchte zu ersetzen. So ließen sich in den meisten Fällen – ohne die Ernährung von Kindern und Jugendlichen radikal zu verändern – Übergewicht und Adipositas vermeiden.

Ernährung und Bewegung sind also die wichtigsten Faktoren zur Senkung des Adipositasrisikos bei Kindern. Allerdings können Eltern bereits vor der Geburt ihres Kindes und in den ersten Lebensmonaten Einfluss auf seine Gesundheit nehmen.

Gehen wir also einen Schritt zurück und betrachten wir die pränatalen und postnatalen Faktoren, die das Risiko für Adipositas mitbestimmen.

Frühe Risikofaktoren für Adipositas im Kindesalter

In den Achtzigerjahren machte der britische Epidemiologe David Barker die Beobachtung, dass unter jungen Erwachsenen, die an Bluthochdruck litten, relativ viele zu früh oder untergewichtig auf die Welt gekommen waren. Von da an beschäftigten sich immer mehr epidemiologische Studien mit den Umweltfaktoren während und nach einer Schwangerschaft. Sie kamen zu dem Ergebnis, dass bestimmte Bedingungen, sowohl vor als auch nach der Geburt, zu einer Veranlagung für Adipositas oder Übergewicht führen können.

Es ist also von größtem Nutzen, in diesem Zeitraum eine präventive Strategie zu verfolgen, um das Risiko für Adipositas sowohl bei der Mutter als auch beim Kind zu reduzieren. Man sollte sich auf jeden Fall der Tatsache bewusst sein, dass mütterliche Adipositas, Übergewicht in der Schwangerschaft oder eine verkürzte Stillzeit die Wahrscheinlichkeit erhöhen, dass das Kind in der Folge übergewichtig oder sogar adipös wird.[6,7]

Im Folgenden werde ich besagte Faktoren genauer beleuchten, um deutlich zu machen, wie wichtig es ist, den möglicherweise schweren gesundheitlichen Problemen von Kindern mithilfe einer gesunden Ernährung und eines aktiven Lebens vorzubeugen.

Mütterliche Adipositas

Außer der genetischen Veranlagung und der ungesunden Ernährungs- und Lebensweise von Mutter und Familie gibt es noch einen weiteren Faktor, der bei einem Kind Übergewicht begünstigt: eine bestehende Adipositas bei der Mutter.[8,9] Zahlreiche Studien belegen, dass das Risiko für Adipositas bei einem Kind mit einer adipösen Mutter viermal höher ist als bei Kindern mit normalgewichtigen Müttern – ein besorgniserregender Unterschied.[10,11,12]

Besonders bemerkenswert ist eine Studie aus dem Jahr 2006, die das Risiko für Adipositas bei 172 Kindern, die von 113 adipösen Müttern vor oder nach einem chirurgischen Eingriff zur Gewichtsreduktion geboren wurden, untersuchte.[13] Von den Kindern, die vor dem Eingriff geboren wurden, waren 60 Prozent übergewichtig oder adipös. Von den Geschwistern hingegen, die nach dem Gewichtsverlust der Mutter geboren wurden, waren nur 35 Prozent adipös, also fast halb so viele.

2013 stellte man mit einer anderen Untersuchung fest, dass bei den Kindern, die geboren wurden, nachdem ihre Mütter sich einem bariatrischen – auf Gewichtsreduktion abzielenden – Eingriff unterzogen hatten, nicht nur der Anteil mit Adipositas geringer war, sondern im Vergleich zu ihren Geschwisterkindern, die vor der Operation geboren wurden, auch das Risiko, als Erwachsene unter Herz-Kreislauf-Problemen und Stoffwechselstörungen zu leiden.[14]

Offenbar gibt es also eine klare Verbindung zwischen dem Gewicht der Mutter und dem ihrer Kinder, vor allem bei Vorliegen einer Adipositas. Das lässt sich damit erklären, dass die durch Adipositas verursachten Stoffwechselveränderungen (neben einer Insulinresistenz, erhöhtem Blutzuckerspiegel und den bereits erwähnten unterschwelligen chronischen Entzündungsprozessen kommt es auch zu einem Überschuss an freien Fettsäuren und einer Störung der Darmflora) bereits auf den Fötus einwirken und Vorgänge auslösen, die das Kind dauerhaft oder langfristig für Übergewicht anfällig machen.

Die durch Adipositas hervorgerufenen Stoffwechselveränderungen bei der Mutter können folgende Auswirkungen auf den Fötus haben:

- eine gestörte Appetitregulierung
- eine veränderte Reaktion des Hypothalamus auf Leptin: Der Teil des Gehirns, der bestimmte Systeme und Organe unseres Körpers aktiviert, reagiert anders auf Leptin, also auf das Hormon, das vom Fettgewebe unseres Körpers produziert wird und das Gehirn über die Menge der Fettmasse im Körper informiert. Normalerweise sinkt bei

einer Fettreduktion auch der Leptinspiegel. Das Gehirn erhält dann nämlich die Information, dass die Energieressourcen schwinden, woraufhin der Stoffwechsel verlangsamt wird, um Energie zu sparen, und der Appetit gesteigert wird, um mehr Energie zu gewinnen. Wenn die Fettmenge sich hingegen vergrößert und damit auch der Leptinspiegel ansteigt, wird der Stoffwechsel beschleunigt und der Appetit gedrosselt, um die Lage auszugleichen. Wenn Gehirn und Hypothalamus die Mengen an Leptin, Energie und Fett jedoch nicht richtig erkennen, kann unser Körper aus dem Gleichgewicht geraten. Es kann dann einen niedrigen Leptinspiegel wahrnehmen, obwohl die Fettmenge im Körper hoch ist. Das liegt daran, dass die Neurotransmitter, die diese Informationen zum Gehirn bringen, nicht gut kommunizieren, entweder aus genetischen Gründen oder, wie es bei Adipositas passiert, weil der Hypothalamus seine Sensibilität für hohe Leptinmengen verliert, da er ihnen dauerhaft ausgesetzt ist.

- eine veränderte Insulinreaktion auf Glukose und eine Alteration der Zellen in der Bauchspeicheldrüse, die Insulin produzieren[9]

Diese Störungen beim Fötus können durch verschiedene epigenetische Variationen verursacht werden, und einer dieser Faktoren ist das Gewicht der Mutter.

Welche Rolle spielt das Gewicht der Mutter während der Schwangerschaft?

Selbst wenn werdende Mütter weder übergewichtig noch adipös sind, sollten sie ihr Körpergewicht aufmerksam beobachten. Dabei muss ich jedoch zunächst klarstellen, dass es keine ideale Gewichtszunahme während der Schwangerschaft gibt, da diese immer vom Ernährungszustand der Mutter vor ihrer Schwangerschaft abhängt. Aber natürlich – und das bestätigen auch neueste Studien – vergrößert eine extreme Gewichtszunahme in der Schwangerschaft das Risiko für Adipositas und Übergewicht beim Kind.[7] Ebenso gilt, dazu später mehr, dass übergewichtige oder adipöse Schwangere eher abnehmen als zusätzliche Kilos ansetzen sollten.

Die Auswertung von zwölf wissenschaftlichen Studien, die das mütterliche Gewicht und das Adipositasrisiko von über 52 000 Mutter-Kind-Paaren untersuchten, ergab, dass das Risiko für das Kind, nach der Geburt an Adipositas oder Übergewicht zu leiden, auf 11,4 Prozent ansteigt, wenn die Mutter während der Schwangerschaft stark zunimmt.[15] Bei Müttern mit angemessener Gewichtszunahme liegt das Risiko bei 8,8 Prozent.

Eine britische Studie aus dem Jahr 2010 zeigte außerdem, dass Kinder, deren Mütter während der Schwangerschaft stark zunehmen, im Alter von vier und sechs Jahren eine größere Körperfettmenge aufweisen (jeweils 4 und 10 Prozent) als Kinder von Müttern mit moderater Gewichtszunahme in der Schwangerschaft.[16]

Andere Forscher gingen einen Schritt weiter und stellten sich die Frage, ob es einen bestimmten Zeitraum in der Schwangerschaft gibt, in dem eine starke Gewichtszunahme der Mutter besonders schädlich ist. Sie kamen zu dem Schluss, dass der Beginn der Schwangerschaft am kritischsten ist, da es in dieser Zeit meist schneller zu einer Fettansammlung kommt und der Fötus im Falle einer unverhältnismäßigen Zunahme der Mutter einer Stoffwechselveränderung ausgesetzt ist, die dauerhafte Auswirkungen auf die Appetitkontrolle des Kindes hat.[17] Dies liegt an den epigenetischen Modifikationen in der Genregulation, die wir uns bereits angeschaut haben.

An diese Erkenntnisse anknüpfend haben zahlreiche Studien die Wirksamkeit vorbeugender Maßnahmen, um eine starke Gewichtszunahme in der Schwangerschaft zu vermeiden, untersucht. Eine Reihe wissenschaftlicher Forschungen, die die Daten von insgesamt 11 444 Frauen erhoben haben, konnte herausstellen, dass eine angemessene Ernährung in Verbindung mit ausreichend Bewegung das Risiko, in der Schwangerschaft zu stark zuzunehmen, um 20 Prozent reduziert. Eine 2017 in England durchgeführte Studie verglich die Kinder adipöser Mütter, die eine Diät mit niedriger glykämischer Last und wenig gesättigten Fettsäuren gehalten und sich sportlich betätigt hatten, mit den Kindern adipöser Mütter, die keiner Diät gefolgt waren. Man untersuchte die Kinder bis zu ihrem sechsten Lebensmonat und fand heraus, dass die Babys, deren Mütter sich an eine Diät gehalten hatten, weniger Unterhautfettgewebe ansetzten. Dies lag vermutlich daran, dass die Diät der Mutter während der Schwangerschaft einen größeren Effekt erzielte als während der Stillzeit.[18]

Diese Erkenntnisse machen deutlich, welche wichtige Rolle die Ernährung der werdenden Mutter in der Schwangerschaft spielt. Aus diesem Grund widme ich diesem Thema ein ganzes Kapitel in diesem Buch: Zunächst betrachte ich die Aspekte der mütterlichen Ernährung im Detail, definiere die auf Basis des Ausgangsgewichtes der Mutter empfehlenswerte Gewichtszunahme und formuliere praktische Tipps, um werdenden Müttern dabei zu helfen, sich richtig zu ernähren. Denn das liegt sowohl im Interesse der eigenen Gesundheit als auch in dem des Kindes.

Neben der Ernährung, die in einer sensiblen Phase wie der Schwangerschaft essenziell ist, spielt auch das Stillen des Neugeborenen eine bedeutende Rolle.

Das mütterliche Stillen

Die große Bedeutung, die der Stillzeit zukommt, ist allgemein bekannt. Zudem kann Muttermilch aber auch in Bezug auf kindliche Adipositas ein schützender Faktor sein. Eine von 1997 bis 2014 durchgeführte Studie mit 226 598 Kindern aus zwölf verschiedenen Ländern kam zu dem Ergebnis, dass Kinder, die von ihrer Mutter gestillt wurden, ein geringeres Risiko aufweisen, in späteren Jahren übergewichtig oder adipös zu werden. Dies gilt vor allem für Säuglinge, die mehr als sechs Monate nach der Geburt ausschließlich Muttermilch erhielten.[19]

Tatsächlich ist sowohl die Protein- als auch die Energiezufuhr bei Neugeborenen, die mit Ersatzmilch ernährt werden, höher, was zu einer Gewichtszunahme in der neonatalen Phase führen kann.[20,21,22] Viele Studien deuten darauf hin, dass es einen Zusammenhang zwischen einer erhöhten Proteinzufuhr sowie einer Gewichtszunahme in den ersten Lebensmonaten und der Entwicklung von Adipositas in der späteren Kindheit gibt.[23] Des Weiteren wurden zwischen Kindern, die gestillt werden, und mit Ersatzmilch ernährten Kindern Unterschiede bei der Freisetzung von Insulin und anderen Hormonen der Bauchspeicheldrüse und des Darms beobachtet. Bei Kindern, die Ersatzmilch bekommen, führt der höhere Insulinspiegel zu mehr Fettgewebe und einer verfrühten Stimulation der Adipozyten, also der für die Fettspeicherung zuständigen Zellen.[24]

Muttermilch dagegen enthält Hormone und andere biologische Bestandteile, die dazu beitragen, die Nahrungsaufnahme des Kindes zu regulieren und sein Energiegleichgewicht langfristig zu halten.[25]

Man kann also sagen, dass Stillen das Risiko des Kindes verringert, später an Übergewicht oder Adipositas zu leiden, da es die Stoffwechselvorgänge begrenzt, die eine Energieansammlung und folglich eine Gewichtszunahme in der Kindheit begünstigen.[26,27] Die ersten Monate nach der Geburt und die frühe Kindheit sind also wichtige Phasen für die zukünftige Entwicklung und das Leben der Neugeborenen.

Säuglingsalter und frühe Kindheit

Es ist umstritten, welche Phase für die Entstehung von Adipositas entscheidender ist: die ersten zwei Lebensjahre oder die darauffolgenden Kindheitsjahre. Eine jüngere Studie, bei der über 50 000 deutsche Kinder untersucht wurden, machte es sich daher zum Ziel herauszufinden, in welchem Zeitfenster eine schnelle Gewichtszunahme die größten

Auswirkungen auf spätere Lebensphasen hat.[28] Folgendes konnte beobachtet werden:[29]

1. Bei der überwiegenden Mehrheit der Jugendlichen mit Normalgewicht wurde auch schon in ihrer Kindheit ein gesunder BMI verzeichnet – sowohl im Alter von ein bis zwei Jahren als auch danach.
2. Die meisten Kinder, die mit drei Jahren adipös gewesen waren, waren es auch als Jugendliche noch.
3. Die sogenannten LGA-Kinder (*Large for Gestational Age* oder auf Deutsch »zu groß für das Gestationsalter«, also mit einem Geburtsgewicht von vier Kilo und mehr oder mit einer Einordnung oberhalb der 90. Perzentile auf der Gewichtskurve) wiesen ein höheres Risiko für Übergewicht oder Adipositas auf als jene, die mit Normalgewicht auf die Welt gekommen waren, auch wenn dieses Risiko erst ab dem fünften Lebensjahr relevant wurde. Tatsächlich konnte beobachtet werden, dass 75 Prozent der adipösen Jugendlichen, die zu groß auf die Welt gekommen waren, in den ersten zwei Lebensjahren noch normalgewichtig waren, doch im Alter von circa fünf Jahren Adipositas entwickelten.
4. Der wichtigste Faktor, anhand dessen man die Wahrscheinlichkeit einer Erkrankung an Adipositas in der Jugend einschätzen kann, ist die Gewichtszunahme zwischen dem zweiten und sechsten Lebensjahr.

In diesem Kapitel habe ich dargelegt, welche Gefahren Adipositas mit sich bringt und wie diese Krankheit das Kind für den Rest seines Lebens gesundheitlich vorbelastet. Davon erhoffe ich mir, Eltern und Familien für die Notwendigkeit bestimmter Maßnahmen zu sensibilisieren, wenn ein Kind zunimmt und die Grenzen des Normalgewichts erreicht.

Zudem haben wir uns die Ursachen von Adipositas angeschaut. Gegen ein paar wenige kann man nichts tun, doch gegen die meisten schon, und genau diese müssen wir so gut wie möglich bekämpfen.

Besonders Übergewicht und Adipositas im Kindes- und Jugendalter lassen sich auf körperliche Veränderungen zurückführen, die während der Schwangerschaft oder in den ersten 1000 Lebenstagen eines Kindes eintreten, den entscheidenden Phasen in der Stoffwechselprogrammierung des Kindes, wie wir im nächsten Kapitel sehen werden.

Dass heutzutage die Faktoren bekannt sind, die Übergewicht und Adipositas auslösen, ermöglicht es uns, der Ernährung von Kindern von Anfang an größere Aufmerksamkeit zu schenken – denn der Grundstein für ein langes Leben wird bereits in der Kindheit gelegt. Dabei handelt es sich allerdings um ein Unterfangen, das viel Arbeit und eine gute Strukturierung erfordert. Dies werden wir uns im Folgenden noch genauer ansehen.

Das Wichtigste im Überblick

1. Kindliche Adipositas ist eine gefährliche Krankheit, die es nicht zu unterschätzen gilt, da sie schwere Langzeitfolgen für die Gesundheit hat.

2. Überschüssiges Körperfett beeinträchtigt die Funktionsfähigkeit der Organe und produziert Hormone, die den Stoffwechsel verändern und Entzündungen hervorrufen können.

3. Adipositas begünstigt verschiedene Merkmale des metabolischen Syndroms – also eine Reihe von Störungen, die das Risiko für die Entwicklung schwerer Krankheiten erhöhen.

4. Die Hauptursachen für Adipositas sind eine falsche Ernährung und Bewegungsmangel.

5. Bestimmte präventive Maßnahmen vor der Befruchtung und während der Schwangerschaft können das Adipositasrisiko bei Mutter und Kind reduzieren.

6. Bestimmte präventive Maßnahmen während der Stillzeit und in den ersten zwei Lebensjahren können das Adipositasrisiko von Kindern, Jugendlichen und Erwachsenen reduzieren (siehe dazu auch Kapitel 8 und 9).

3. LANGLEBIGKEIT BEGINNT IM FRÜHEN KINDESALTER

In der Kindheit und Jugend eines Menschen finden jene Wachstumsprozesse statt, die seine Gesundheit als Erwachsener bestimmen. In dieser Phase der Transformation führt die Verflechtung von genetischen und äußeren Einflüssen manchmal zu einer schwer vorhersehbaren Mischung, die man zunächst erkennen muss, um die Gesundheit des eigenen Kindes auf einen Weg zu bringen, der zu einem möglichst beschwerdefreien und langen Leben führt. Dabei befinden wir uns in der vorteilhaften Lage, dass wir bereits ganz früh Maßnahmen ergreifen können, von denen die Kinder später als Erwachsene und Senioren profitieren. Mit anderen Worten: Wir müssen dafür sorgen, dass Kinder zu Erwachsenen werden, die möglichst lange jung und gesund bleiben. Dies gelingt, indem der Alterungsprozess verlangsamt wird.

Die Theorie der ersten 1000 Tage

Was auf uns als Kleinkinder und sogar schon vor unserer Geburt einwirkt, beeinflusst unsere Körpersysteme und die Entwicklung unseres Organismus. Folglich kann jeder negative Faktor, dem ein Kind in den ersten Lebensjahren ausgesetzt ist, biologische »Erinnerungen« anlegen, die später eventuell zu Beeinträchtigungen der körperlichen und psychischen Gesundheit führen.[1] Denn in dieser Phase entwickelt sich der Körper und ist sehr modifizierbar, und das macht ihn gegenüber äußeren Einwirkungen sehr sensibel. In dieser Zeit geschieht etwas, was Wissenschaftler als fetale und neonatale Programmierung bezeichnen. Es ist also genau dieses Zeitfenster, das von der Befruchtung der Eizelle bis zur Vollendung des zweiten Lebensjahres reicht, in dem es die einmalige Gelegenheit gibt, bei einem Kind die Voraussetzungen für ein gesundes oder eben auch ein von Krankheit geprägtes Leben zu schaffen. Daher sprechen Kinderärzte auch von der *Theorie der ersten 1000 Tage.*

Die Wissenschaft, genauer die Gesundheitsbiologie, konnte nachweisen, wie tiefgreifend uns Erfahrungen und Umwelteinflüsse sowohl kurzfristig als auch potenziell langfristig verändern, indem sie mit unseren Genen interagieren und auf unsere körperliche und geistige Gesundheit, unser Lernen sowie unser Verhalten einwirken.[2,3] Dank dieser neuesten wissenschaftlichen Erkenntnisse können wir nun die herkömmlichen Herangehensweisen bei Gesundheitsförderung und Krankheitsprävention überdenken, die sich bis heute vor allem auf Erwachsene konzentrieren. Und wir können die Rolle der biologischen Erfahrungen eines Kindes und Ungeborenen neu bewerten – nicht nur hinsichtlich der Entwicklung von Krankheiten, sondern auch mit Blick auf eine gesunde Langlebigkeit.[4]

Die frühe Kindheit ist eine Zeit, in der sich das Gehirn und viele biologische Systeme unseres Körpers, die für unsere Gesundheit und Langlebigkeit entscheidend sind, sehr schnell entwickeln. Die Erfahrungen und vor allem die Ernährung im Kindesalter haben einen starken Einfluss auf die unmittelbare Entwicklung dieser Systeme und auf ihre spätere Funktionsfähigkeit.

Wir können uns ein Kind in den ersten Lebensjahren wie eine aufsteigende Rakete vorstellen, deren Überleben im Weltall sowie das Erreichen ferner Ziele einerseits von ihrer Programmierung und andererseits von den Bedingungen, denen sie während ihrer Konstruktion, des Starts und der ersten Zeit in der Luft ausgesetzt war, abhängt. So versteht man schnell, wie wichtig es ist, für eine geeignete Ernährung des Fötus und später des Kindes zu sorgen und – nach der Geburt – für ausreichend

Bewegung, also nicht nur für Bedingungen, die die geistige Gesundheit des Kindes fördern.

Der Fokus sollte hier auf drei Bereichen liegen, die für die Entwicklung und Gesundheit des Kindes entscheidend sind:

- **Ein reagierendes und zugängliches Umfeld mit stabilen Beziehungen.** Es ist absolut wichtig für Kinder, sich in einem Kontext der schützenden und anregenden Interaktion mit der Familie und anderen Kindern zu befinden – das wirkt sich positiv auf ihr Lernen, ihre Anpassungsfähigkeit und ihr Verhalten aus. Biologisch betrachtet, kann sich ein soziales und unbeschwertes Umfeld positiv auf das psychoemotionale Wohlbefinden, die Regulation der Stressreaktionen und das Immunsystem des Kindes auswirken und die Entwicklung eines gesunden Lebensstils fördern.
- **Ein in chemischer, physischer und architektonischer Hinsicht sicheres Umfeld.** Um das körperliche und emotionale Wachstum des Kindes bestmöglich zu unterstützen, ist es unbedingt notwendig, Räume zu schaffen, die frei von physischen Gefahren oder schädlichen Umwelteinflüssen sind. Wenn das Kind oder der Fötus zum Beispiel zu früh schädlichen Substanzen ausgesetzt wird, können schon die kleinsten Konzentrationen Jahrzehnte später Krankheiten verursachen. Dies konnte 1970 belegt werden durch die Entdeckung der kanzerogenen Wirkkraft von Diethylstilbestrol bei jungen Frauen, deren Mütter dieses Medikament während der Schwangerschaft eingenommen hatten, um einem Abgang des Fötus vorzubeugen. Aus diesem Grund ist es von größter Bedeutung, potenziell toxische Substanzen wie Pestizide oder Antibiotika in Lebensmitteln weitestgehend zu meiden und das Kind, wenn möglich, keiner Luftverschmutzung auszusetzen.
- **Eine angemessene Ernährung.** An dieser Stelle möchte ich auf den Unterschied zwischen Nahrungsaufnahme, also der Versorgung des Körpers mit Nahrung, und Ernährung hinweisen, bei der man sei-

nem Körper Nahrungsmittel anbietet, die in Quantität und Qualität geeignet sind, ihn funktionsfähig und gesund zu erhalten. Der gesunden Ernährung kommt eine essenzielle Bedeutung zu, sogar schon vor der Empfängnis. Es ist daher offensichtlich, dass auch die Ernährung der Mutter eine große Rolle spielt.

Diese drei Punkte sind für eine ausgeglichene Entwicklung des Kindes erforderlich.

Auf der anderen Seite kann die Einwirkung negativer Faktoren wie eine ungeeignete (falsche) oder übermäßige Ernährung schon in der Kindheit, Jugend und später im Erwachsenenalter Störungen oder Krankheiten verursachen.

Diese ungünstigen Umstände, denen ein Kind ausgesetzt wird, können seine Gesundheit als Erwachsener auf zwei verschiedene Arten beeinflussen, die unterschiedliche Ursachen haben:[5]

1. **Ein verschleppter und/oder wiederkehrender Gesundheitsschaden.** In diesem Fall führt die Summe aller negativen Erfahrungen, die das Kind wiederholt erlebte, zu langfristig oder dauerhaft schädlichen Veränderungen. Zahlreiche Studien, darunter auch die *The Adverse Childhood Experiences (ACE) Study*, belegen unter anderem, dass Gewalterlebnisse und Missbrauch im Kindesalter mit der Entwicklung von Herz-Kreislauf-Erkrankungen, Adipositas, psychischen Problemen, Alkoholismus, Drogensucht oder Depression korrelieren.[6] Generell können bestimmte, als stressig empfundene Ereignisse in der Kindheit zu Krankheiten im Erwachsenenalter führen, die sehr viel kritischer und gefährlicher sind als das nicht verarbeitete Ursprungsereignis.

   Doch wie kann es sein, dass Geschehnisse, die manchmal sogar ganz unterschiedlicher Natur zu sein scheinen, auf lange Sicht negative Folgen für unsere Gesundheit verursachen? Sogenannte »stressogene«, also stressauslösende Faktoren führen im ersten Moment zu einer vorteilhaften und notwendigen Anpassung des Körpers, damit er mit der Notfallsituation umgehen und die höchste Wachsamkeits- und Alarmstufe beibehalten kann. Dann aktivieren die stressogenen Faktoren bestimmte biologische Reaktionen wie zum Beispiel die Ausschüttung von Stresshormonen, einen schnelleren Puls, den Anstieg des Blutdrucks, einen erhöhten Blutzucker- und Entzündungsproteinspiegel, die vermehrte Freisetzung von Glukose und Fetten in den Blutkreislauf (um den Körper mit mehr Energie zu versorgen) und eine Umleitung von Blut ins Gehirn. Werden diese Körperreaktionen zu dauerhaften Zuständen (Tendenz zur Hyperglykämie und zum Bluthochdruck), stellen sie Risikofaktoren für weitere Krankheiten (Prädiabetes, Diabetes und Herz-Kreislauf-Erkrankungen etc.) dar. Permanente Stresssituationen, auf die der Körper mit veränderten Stoffwechselprozessen reagiert, führen schließlich zu einer beschleunigten Alterung – dies konnte man sowohl bei Mäusen als auch beim Menschen nachweisen.

2. **Die Präsenz eines »Störfaktors«:** Eine falsche Ernährung im Neugeborenenalter, in dem sich alle Organe und Körpersysteme ausbilden und funktionell entwickeln, stellt in dieser entscheidenden Wachstumsphase zum Beispiel einen solchen Störfaktor dar. Diese Zeiträume sind besonders sensibel und kritisch. Wird das Gleichgewicht des Körpers jetzt durch etwas gestört, kann dies zu irreversiblen und dauerhaften »biologischen Modifikationen« führen, die in die physiologische Funktionsweise der betroffenen Organe eingreifen.

   Ein weiterer Störfaktor ist eine Mangelernährung der Mutter. Es ist erwiesen, dass Babys mit einem niedrigen Geburtsgewicht ein hohes Risiko haben, im Erwachsenenalter unter Bluthochdruck, Adipositas, Insulinresistenz, einem metabolischen Syndrom oder Herzerkrankungen zu leiden. Darauf werde ich später noch näher eingehen.

Weitere äußere Faktoren, denen das Kind ausgesetzt ist, sind Nahrungsmittel, Medikamente, Umweltverschmutzung und emotionaler sowie körperlicher Stress. Über sogenannte »epigenetische« Modifikationen können diese Faktoren in die Arbeit der Zellen und Organe eingreifen, sie verändern und so auch den Gesundheitszustand im Erwachsenenalter beeinflussen. Studien an Mäusen, Affen und Menschen lassen darauf schließen, dass von all diesen Faktoren die Ernährung – sowohl des Kindes als auch der Mutter – den größten Einfluss darauf hat, ob eine gesunde Langlebigkeit gefördert oder verhindert wird.

Die Ernährung der Mutter und die Risiken für das Ungeborene

Wie wir im vorherigen Kapitel sehen konnten, sind diese beiden Faktoren von größter Bedeutung:

1) die Ernährung der Mutter vor und während der Schwangerschaft sowie in der Stillzeit
2) die Ernährung des Kindes in der Kindheit und den darauffolgenden Lebensphasen

Beides kann entscheidende Auswirkungen auf die Entstehung verschiedener Krankheiten und die Lebensdauer des Kindes haben.[7] Im Folgenden werden wir untersuchen, wie essenziell eine angemessene Versorgung mit Makronährstoffen (Proteinen, Kohlenhydraten, Fetten) und Mikronährstoffen (Vitaminen und Mineralien) ist, besonders in den ersten Monaten und Jahren, wenn sich Körper und Gehirn schneller entwickeln als in jeder anderen Lebensphase.

Dies wurde in den frühen Achtzigerjahren durch die bereits erwähnten Untersuchungen des britischen Epidemiologen David Barker belegt. Barker formulierte die These, dass Herz-Kreislauf-Erkrankungen im

Erwachsenenalter die »einprogrammierte Folge« einer falschen Ernährung in der ersten Lebensphase seien.[8] Bei einer Studie mit 5654 Kindern hatte er nämlich beobachten können, dass Kinder, die bei ihrer Geburt und nach Vollendung des ersten Lebensjahres weniger gewogen hatten als ihre Altersgenossen, als Erwachsene häufiger frühzeitig an Herz-Kreislauf-Erkrankungen oder einem Herzinfarkt starben. Besonders auffällig war die Verbindung zwischen niedrigem Geburtsgewicht und erhöhten Blutdruckwerten im Erwachsenenalter. Das lag daran, dass sich bestimmte Gewebe von zum Beispiel Blutgefäßen und der Leber in einer kritischen Wachstumsphase des Fötus falsch entwickelten, was wahrscheinlich auf die Mangelernährung der Mutter zurückzuführen ist. Hier ist jedoch Vorsicht geboten, denn dank Studien zu verschiedenen Organismen wissen wir auch, dass eine eingeschränkte Zufuhr von Kalorien oder bestimmten Nährstoffen wie der Aminosäure Methionin das Leben verlängern und Krankheiten vorbeugen kann. Daher ist es wichtig, die Ernährung von Kindern gut auszubalancieren, auch mithilfe eines Kinderernährungsexperten.

Mangelernährung und Übergewicht der Mutter

Eine Mangelernährung der Mutter in der Schwangerschaft oder andere Faktoren, die das Wachstum des Fötus beeinträchtigen, können also zu einer Fehlentwicklung der Organe und einem erhöhten Krankheitsrisiko führen. Je nach Zeitraum und Dauer dieser Ernährungsdefizite können verschiedene Körpergewebe Schaden nehmen, was im Erwachsenenalter unterschiedliche Störungen verursacht – wie Bluthochdruck, Glukoseintoleranz (bzw. Prädiabetes) oder Hyperlipidämie (erhöhte Fettkonzentration im Blut) –, die das Risiko für Herz-Kreislauf-Erkrankungen erhöhen.[9,10,11]

Eine Mangelernährung der Mutter beeinträchtigt außerdem die Entwicklung des fetalen Immunsystems, da mütterliche Stresshormone wie Cortisol auf die Thymusdrüse des Fötus einwirken, also auf das Organ, das für die Reifung der Immunzellen verantwortlich ist. Eine kleine Thymusdrüse korreliert häufig mit einer geringeren Immunreaktion in Kindheit und Jugend sowie einem höheren Risiko, im Erwachsenenalter an einer Infektion zu sterben.[12] Außerdem sorgt die ausreichende Versorgung der Mutter mit Folaten und Vitaminen, die zum Beispiel am Fettsäurestoffwechsel beteiligt und unter anderem in Brokkoli enthalten sind, für ein um 30 Prozent niedrigeres Risiko für eine Fehlentwicklung des fetalen Nervensystems.[13]

Neben mütterlicher Mangelernährung ist das andere Problem, das ich bereits im Kapitel zu kindlicher Adipositas angerissen habe, das Übergewicht der Mutter. Das mag sich vielleicht wie das Gegenteil einer Mangelernährung anhören, aber das ist es nicht, da ein Mensch durchaus adipös und zur gleichen Zeit mangelernährt sein kann. Wissenschaftliche Studien zu Frauen, die in der Schwangerschaft unter Diabetes, Schwangerschaftsdiabetes oder auch Hyperglykämie litten – also unter zu viel Glukose im Blut ohne Diabetesdiagnose –, ergaben, dass die Neugeborenen dieser Frauen ein höheres Risiko für Adipositas und einen veränderten Glukosestoffwechsel aufwiesen, und dies unabhängig vom Geburtsgewicht der Kinder. Im Vergleich zu den Kindern von Frauen mit normalem Blutzuckerspiegel verzeichnete man auch einen größeren Körperfettanteil.

Aus all diesen Gründen lege ich – in Zusammenarbeit mit renommierten italienischen Kinderernährungsexperten – in diesem und in den folgenden Kapiteln dar, welches die beste Ernährungsweise für werdende Mütter und Kinder verschiedener Altersgruppen ist.

Unsere Arbeit stützt sich dabei nicht nur auf klinische und epidemiologische Studien, deren Ergebnisse sich womöglich nur schwer praktisch umsetzen lassen, sondern vor allem auch auf die Erfahrungen vieler Mütter, die wir direkt zur Ernährung ihrer Kinder befragt haben, um anwendbare Empfehlungen für den Alltag formulieren zu können. Diese Empfehlungen finden Sie in den für jede Phase aufgestellten Ernährungsplänen (Schwangerschaft, Stillzeit, Neugeborenenphase, Entwöhnung etc.). Zum Beispiel raten wir während der ersten Lebensjahre zu einer stets ausreichenden Versorgung mit Vitamin A (viel davon ist in Karotten, Dorschleber, Aprikosen, Löwenzahn und Aal enthalten) und Vitamin D (in Dorschleber, Hering, Makrele und Karpfen enthalten), da diese ein gesundes Wachstum fördern und Bewegungseinschränkungen, neuropsychologischen Erkrankungen, Verhaltensstörungen und späteren Krankheiten wie Osteoporose, Asthma und Diabetes vorbeugen.[14]

Die Ernährung des Kindes

In meinem Buch *Iss dich jung* habe ich erklärt, warum »man ist, was man isst« und wie die Zusammensetzung von Nahrungsmitteln unser Äußeres und unser Wohlbefinden entscheidend beeinflusst. Was ein Neugeborenes und ein Kind isst, hat großen Einfluss darauf, wie schnell sich jedes Organ in seinem Körper ausbildet und wie es für den Rest seines Lebens funktioniert. So steht beispielsweise der übermäßige Verzehr von Proteinen in der Kindheit mit einem höheren Risiko für verschiedene Krankheiten in Zusammenhang. Eine Ernährung mit zu niedriger Proteinzufuhr kann wiederum zu Wachstumsproblemen und Mangelernährung beim Kind führen. Das Ergebnis sieht man dann an seinem äußeren Erscheinungsbild, also an Körpergröße, Adipositas oder Magerkeit, einer mehr oder weniger ausgebildeten Muskulatur, und natürlich an seiner Gesundheit: Denken wir nur an die Kinder, die oft krank werden oder sich in der Schule mit dem Lernen schwertun. Unser Körper kann also auf eine nahezu perfekte Weise erschaffen werden, indem man den Genen alle Nährstoffe und Bauteile gibt, die sie für die Aufbau eines Systems benötigen, das bis zu 110 Jahre lang funktionieren kann. Auf der anderen Seite erschaffen eine Überversorgung oder ein Mangel an Nährstoffen sowie eine unausgewogene Zusammenstellung der Ernährung bereits in der Kindheit oder zu Beginn des Erwachsenenalters ein fehlerhaftes System.

Dank der Zusammenarbeit mit Kinderärzten und Ernährungsberatern kann ich nun im Detail darlegen, aus welchen Bestandteilen Nahrungsmittel bestehen, welche Eigenschaften sie haben und was wir über ihre Auswirkungen auf unsere Gesundheit wissen müssen. So sind wir in der Lage, Kinder mit der Nahrung zu versorgen, die für ihr gesundes Heranwachsen am besten ist.

Makronährstoffe

Kohlenhydrate. Sie stellen die wichtigste Energiequelle in der Ernährung von Kindern und Erwachsenen dar. Säuglinge nehmen Kohlenhydrate vorrangig mit der Muttermilch und in Form von Laktose zu sich, Erwachsene in Form von Stärke und Glukose, die in Brot, Nudeln, Reis und Kartoffeln, aber auch in vielen Gemüsesorten und Hülsenfrüchten enthalten sind. 45 bis 60 Prozent der Tagesenergiemenge sollte durch Kohlenhydrate gedeckt werden. Empfohlen wird die Zufuhr von vier Kohlenhydratportionen pro Tag, zum Beispiel zwei Portionen Nudeln/Reis, vorzugsweise »al dente« gekocht, plus zwei Portionen Brot. Laut Weltgesundheitsorganisation führt der Verzehr von 1,5 bis drei Portionen Vollkorngetreide (vorzugsweise biologisch angebaut) dazu, dass mehr Ballaststoffe und Vitamine aufgenommen werden und somit das Risiko für chronische Erkrankungen wie Typ-2-Diabetes, Adipositas und arterielle Hypertonie sinkt. Vollkorngetreide trägt tatsächlich dazu bei, dass der Blutzuckerspiegel bei Nüchternheit niedriger ist und Glukosespitzen und der daraus folgende Stress für die Bauchspeicheldrüse vermieden werden. Außerdem werden Entzündungsprozesse im Körper abgeschwächt.[15]

Es ist kein Zufall, dass man Kohlenhydrate danach unterscheidet, wie stark die Menge an Glukose, die dem Körper Energie gibt, nach ihrer Verdauung und Absorption im Blut ansteigt. Viele von Ihnen haben sicherlich schon einmal vom glykämischen Index und der glykämischen Last gehört (darauf kommen wir auch in Anhang B noch zu sprechen):

- **Glykämischer Index (GI):** Er gibt an, wie schnell und wie stark der Blutzuckerspiegel nach der Aufnahme kohlenhydrathaltiger Nahrung im Vergleich zu einem Nahrungsmittel mit einem glykämischen Index von 100 ansteigt.

  Wie man den glykämischen Index richtig liest: Hat ein Nahrungsmittel einen GI von 60, bedeutet dass, das der Blutzuckerspiegel beim Verzehr von 50 Gramm dieses Nahrungsmittels auf 60 Prozent ansteigt – als Referenzwert dient hier der Blutzuckerspiegelanstieg (100 Prozent) nach dem Verzehr von 50 Gramm Glukose (oder Weißbrot). Der glykämische Index gilt als hoch, wenn er größer ist als 70 (zum Beispiel bei Weißbrot, Honig, Kartoffeln, Salzgebäck), als mittel bei Werten zwischen 56 und 69 (Ananas, Müsli, Cornflakes, Trauben, Roggenbrot, Nudeln) und als niedrig bei Werten bis 55 (Pflaumen, Aprikosen, Linsen, Joghurt, Sojamilch, Bohnen). Der glykämische Index bewertet hauptsächlich die unterschiedliche Qualität von Kohlenhydraten, wohingegen die glykämische Last die Quantität der verzehrten Kohlenhydrate und den Zuckergehalt pro Portion bestimmt.
- **Glykämische Last (GL):** Sie gibt die glykämische Reaktion basierend auf der Kohlenhydratmenge in einem Lebensmittel an, also GI (glykämischer Index) x enthaltene Kohlenhydrate in Gramm. Dividiert man diesen Wert durch 100, ergibt das den Wert der glykämischen Last. Die glykämische Last gilt bei einem Wert unter 10 als niedrig (zum Beispiel Kürbis, Wassermelone, Roggenbrot, Pfirsich, Kiwi), als mittel zwischen 10 und 20 (Vollkornbrot, Banane, Vollkornreis) und als hoch bei über 20 (unter anderem Makkaroni, Gnocchi, weißer Reis).

Warum ist es so wichtig, den glykämischen Index und die glykämische Last eines Nahrungsmittels zu kennen? Viele Studien haben bestätigt, dass man durch den Verzehr von Nahrungsmitteln mit niedrigem glykämischem Index und niedriger glykämischer Last – wie Gemüse und Hülsenfrüchte – schnelle und hohe Blutzucker- und Insulinspitzen vermeiden kann und den Blutzuckerspiegel besser unter Kontrolle hat. Das ist einerseits für Diabetiker wichtig (da es die Insulintherapie erleichtert), und andererseits auch für alle, die einem Diabetes vorbeugen möchten. Der regelmäßige Verzehr von Mahlzeiten mit hohem glykämischem Index wiederum verursacht die ständige Ausschüttung von sehr viel Insulin, um den hohen Blutzuckerspiegel auszugleichen. Das setzt die Zellen der Bauchspeicheldrüse so unter Druck, dass sie womöglich langfristig kein Insulin mehr produzieren können. Manche Studien belegen außerdem, dass bei Patienten, die einer niedrigglykämischen Ernährungsweise folgen, Gewicht, Zucker- und Fettspiegel im Blut konstanter sind.

Die glykämische Reaktion hängt einerseits von der Beschaffenheit des verzehrten Lebensmittels ab, und andererseits von den anderen während der Mahlzeit eingenommenen Nährstoffen. Genauer gehören zu diesen Faktoren:

- **bestimmte Zuckerarten**, die Fettansammlungen verursachen und eine Insulinresistenz begünstigen können. Zum Beispiel kann Frukg tose, die im Haushaltszucker, in Fruchtsäften, Süßigkeiten und Erfrischungsgetränken enthalten ist, mehr zu Insulinresistenz beitragen als Glukose.
- **die Beschaffenheit und Form der Stärke**, die in Getreide (Weizen, Mais, Hafer, Reis, Roggen, Gerste), Kartoffeln, Hülsenfrüchten und Obst enthalten ist. Stärke besteht aus Amylose und Amylopektin. Zusammen beeinflussen sie den glykämischen Index: Lebensmittel mit wenig Amylose haben einen höheren GI. Hülsenfrüchte (Bohnen, Linsen, Kichererbsen) sind zum Beispiel reich an Amylose (das

langsamer verdaut wird) und haben einen niedrigeren glykämischen Index als Kartoffeln und Mais, die weniger Amylose aufweisen. Die in Stärke enthaltene Amylose beeinflusst auch den glykämischen Index nach dem Garen: Beim Garen erfolgt die sogenannte »Gelatinisierung der Stärke«, die umso intensiver ausfällt, je niedriger der Amylosegehalt des gekochten Lebensmittels ist. Genauer gesagt: Eine Stärke mit geringem Amylosegehalt gelatinisiert sehr stark, was die Verdauung dieser Stärke erleichtert (dank des Verdauungsenzyms Alpha-Amylase), die so in Glukose umgewandelt wird und folglich den Blutzuckerspiegel in die Höhe schießen lässt. Werden Nudeln al dente gegart (fünf bis sechs Minuten), ist ihr glykämischer Index niedriger, eine längere Garzeit (15 bis 20 Minuten) sorgt für eine Erhöhung des Indexes aufgrund der Gelatinisierung der Stärke, die durch das Wasser hydriert wird und aufquillt. Das Gleiche gilt für das Garen von Karotten, die roh einen niedrigeren glykämischen Index haben als gekocht. Lässt man Nudeln oder Reis nach dem Kochen jedoch wieder erkalten, ist der glykämische Index niedriger (dank eines Vorgangs, den man Retrogradation nennt). Ebenso weisen Linsen, die man viele Stunden im Kühlschrank aufbewahrt, einen niedrigeren glykämischen Index auf als heiße und frisch gekochte Linsen.

Auch industrielle Verarbeitungsprozesse können die Blutzuckerreaktion beeinflussen. Zum Beispiel scheint die Verarbeitung eines Nahrungsmittels zu Flocken (wie bei Fertigkartoffelpüree oder Cornflakes) einen höheren glykämischen Index nach sich zu ziehen. Deswegen haben wir sie nicht in den Ernährungsplan, den Sie am Ende des Buches finden, aufgenommen. Andere Verarbeitungsmethoden – wie das Aufpuffen von Maiskörnern für Popcorn oder von Reiskörnern für Puffreis – erhöhen den ursprünglichen glykämischen Index um 15 bis 20 Prozent. Auch der Mahlgrad von Mehl, also die Größe der darin enthaltenen Stärkepartikel, kann den glykämischen Index verändern: Sind sie kleiner, lassen sie sich von Verdauungsenzymen leichter bearbeiten und verwandeln sich schneller in Glukose. Bei Mehl, das mit Stein gemahlen wurde, sind die Stärkepartikel größer, daher lassen sie den Blutzuckerspiegel weniger schnell ansteigen und weisen einen niedrigeren glykämischen Index auf. Daher wird empfohlen, grobkörnigere Mehle (von Steinmühlen) den feineren Mehlen vorzuziehen, die durch industrielle Verarbeitung (Zylindermühlen) hergestellt wurden.

- **andere Nährstoffe:** Der Ballaststoff- und Proteingehalt von Lebensmitteln verringert die Aufnahme von Kohlenhydraten, also von Glukose. Vollkornprodukte, Hülsenfrüchte und Gemüse besitzen diese Eigenschaft. Auch das Gluten in bestimmten Getreidesorten verlangsamt die Verdauung von Stärke und beschränkt den glykämischen Index. Die in einer Mahlzeit enthaltenen Fette (zum Beispiel Olivenöl oder eine Creme aus Mandeln, Walnüssen oder Pistazien) verlangsamen die Aufnahme von Glukose im Darm.

Der glykämische Index eines Nahrungsmittels ist also das Resultat zahlreicher Variablen, zu denen individuelle Faktoren wie die Dauer des Kauvorgangs und der Verdauung sowie die Beschaffenheit und Leistungsfähigkeit des Stoffwechsels eines Menschen hinzukommen. Eine niedrigglykämische Ernährungsweise kann allerdings dabei helfen, Prädiabetes und Diabetes vorzubeugen.[16,17]

Übertragen wir dies auf die tägliche Ernährung unserer Kinder, empfiehlt sich Folgendes: Zuckerzusatz (aus Weißzucker, Rohrzucker, Honig, Glukosesirup oder Fruktose) sollte vermieden und niemals unter Säuglingsbrei gemischt werden. Seine Einführung sollte so lange wie möglich hinausgezögert und eingeschränkt werden (Zuckerzusatz sollte maximal 5 Prozent der Tagesenergie ausmachen), da er die Geschmacksvorlieben auch für spätere Jahre prägt und dadurch Übergewicht begünstigt. Diese Zuckersorten sind in großen Mengen in industriell hergestellten Backwaren (Hörnchen, Milchbrötchen, Keksen) und gesüßten Getränken enthalten, dazu gehören auch Fruchtsäfte. Die Kalorien, die durch Zuckerzusatz aufgenommen werden, sind nicht nur »leer«, haben also keinen Nährwert für den Körper, sondern sie schränken auch die Aufnahme vollwertigerer Nahrungsmittel ein. Das klassische Beispiel dafür ist ein Kind, das über den Tag verteilt Bonbons und Snacks nascht und Fruchtsaft trinkt, und dann beim Mittag- oder Abendessen, wenn es eine vollwertige Hauptmahlzeit zu sich nehmen soll, keinen Hunger mehr hat und nichts isst.

Proteine. Auch wenn sie im Übermaß schädlich sein können, sind Proteine sehr wichtig, um die Funktion aller Körperzellen – inklusive die der Muskeln – aufrechtzuerhalten. Proteine bestehen aus Aminosäuren, und je nach enthaltener Menge, Qualität und dem Verhältnis der essenziellen Aminosäuren zueinander unterscheidet man zwischen biologisch hochwertigen und minderwertigen Proteinen. Im Gegensatz zu nicht essenziellen Aminosäuren, die von unserem Körper produziert werden, müssen essenzielle Aminosäuren mit der Nahrung zugeführt werden.

Der Proteinbedarf eines Kindes hängt davon ab, wie viel der Körper davon gerade für das Wachstum und für die Ausbildung von neuem Gewebe benötigt. Die Proteine, die wir über die Nahrung aufnehmen, setzen während der Verdauung Aminosäuren frei, die nicht nur für die Energieproduktion, sondern auch für die Bildung des Körpergewebes wichtig sind. In unserem Körper findet täglich ein Prozess des Umsatzes (*turnover*) und der Erneuerung statt, bei dem die Aminosäuren, aus denen Proteine bestehen, abgebaut und wieder neue benötigt werden, um die Funktion unserer Organe aufrechtzuerhalten.

In besonderen Phasen, wie während der Schwangerschaft, den ersten Lebensjahren und dem Wachstum, erfolgt eine gesteigerte Proteinsynthese, um die Bildung neuer Körpergewebe zu ermöglichen. In diesen Lebensphasen ist es wichtig, dass mehr Proteine (über die Nahrung) zugeführt als ausgeschieden (abgebaut) werden. Bei Erwachsenen hingegen sollte dieses Verhältnis ausgeglichen sein.

Hier lohnt ein Blick auf den PDCAAS (*Protein Digestibility Corrected Amino Acid Score*), ein Bewertungssystem, das die Qualität von Proteinen beschreibt und die genaue Wertigkeit der Aminosäuren für die Verdauung von Proteinen bestimmt. Eine Kennzahl um 1 ist typisch für tierische Produkte wie zum Beispiel Eier, Milch oder Rindfleisch, aber auch für manche pflanzlichen Nahrungsmittel wie Sojasamen. Kennzahlen unter 0,7 sind typisch für pflanzliche Produkte wie Weizen, Linsen oder Roggen, denen es an mindestens einer essenziellen Aminosäure fehlt. Proteine tierischen Ursprungs (vor allem Eier und Milch) besitzen meist einen höheren Proteinwert als manche pflanzlichen Produkte, das heißt, in der Zusammensetzung der Aminosäuren ähneln sie menschlichen Proteinen. Allerdings können sich Lebensmittel mittlerer und niedriger biologischer Wertigkeit gegenseitig ergänzen, um den Bedarf an essenziellen Aminosäuren zu decken, daher ist es nicht nötig, hauptsächlich tierische Proteine zu sich zu nehmen. Es ist sogar möglich – und in bestimmten Fällen empfehlenswert –, verschiedene Proteine mittlerer und niedriger biologischer Wertigkeit (Getreide, Hülsenfrüchte, Gemüse, Pilze, Obst etc.) so zu kombinieren, dass die Mahlzeit insgesamt einen PDCAAS von 1 aufweist.

Unter Einbeziehung von Ernährungsberatern und Kinderernährungsexperten haben wir schließlich einen Mittelweg gewählt, der auf der einen Seite den Einsatz pflanzlicher Proteine maximiert und auf der anderen Seite verschiedenste tierische Proteine integriert, um das Risiko einer Mangelernährung zu vermeiden. Während ich zum Beispiel beim Longevità-Programm für Erwachsene nur pflanzliche Nahrungsmittel plus ein paar Fischmahlzeiten pro Woche empfehle, haben wir bei der auf Kinder zugeschnittenen Ernährung bestimmte Fleischsorten und andere tierische Produkte aufgenommen (Eier, Kuhmilch, Ziegenmilch, Fisch). Allerdings empfehlen wir sie auch wirklich nur in der Menge, die das Risiko einer Mangelernährung minimiert und die Vorteile für das Wohlbefinden und ein gesundes, langes Leben maximiert. Zu diesem Zweck betrachteten wir auch die typische Ernährungsweise italienischer Kinder von vor 50 Jahren, da diese Generation einen internationalen Rekord in Sachen Langlebigkeit aufgestellt hat.

Aus diesen Gründen und um durch Vielfalt sicherzustellen, dass Kinder alle Arten von Aminosäuren zu sich nehmen, raten wir zu verschiedenen pflanzlichen und tierischen Proteinquellen. Es bietet sich also an, mehr Gerichte zuzubereiten, die verschiedene Arten von Hülsenfrüchten oder Gemüse miteinander kombinieren.

Doch wie viele Proteine braucht ein Kind denn nun genau? Die empfohlene Proteinzufuhr im Kindesalter, also bis zum elften Lebensjahr, liegt bei 1,3 Gramm pro Kilogramm Gewicht täglich für bis zu zwölf Monate alte Säuglinge und 0,9 Gramm pro Kilogramm Gewicht für ältere Kinder. Demnach hat ein schmächtiges Kind, das 30 Kilo wiegt, einen Tagesbedarf von circa 27 Gramm Proteinen, der zum Beispiel in 300 Gramm gekochten Kichererbsen oder 150 Gramm Lachs enthalten ist.

Was den Verzehr von Fleisch angeht, muss man zwischen rotem und verarbeitetem Fleisch unterscheiden. Zu rotem Fleisch zählen Rindfleisch, Schweinefleisch, Kalbfleisch, Wild etc., und zu verarbeitetem Fleisch zählt all das, was zur Haltbarmachung durch Räuchern oder die Zugabe von Salz oder chemischen Konservierungsmitteln verarbeitet wurde, also Speck, Schinken und Würste jeder Art. Rotes Fleisch wurde von der Weltgesundheitsorganisation auf die Liste der Typ-2-Kanzerogene gesetzt. Es wirkt also »wahrscheinlich« krebserregend beim Menschen, während verarbeitetes Fleisch zu den Typ-1-Kanzerogenen zählt, die »mit Sicherheit« krebserregend wirken – besonders bezüglich Darmkrebs und, auch wenn es dafür weniger Belege gibt, Prostata- sowie Bauchspeicheldrüsenkrebs.[18] Eine durch die Italienische Agentur für Krebsforschung (IARC) erfolgte Auswertung mehrerer Studien ergab, dass bei einem täglichen Verzehr von 50 Gramm verarbeitetem Fleisch das Risiko für Darmkrebs um 18 Prozent steigt. In einer anderen Studie wurde beobachtet, dass bei einem täglichen Verzehr von 25 bis 30 Gramm verarbeitetem Fleisch das Risiko für Brustkrebs um 9 Prozent steigt.[19] Aus diesem Grund sollten Erwachsene täglich nicht mehr als 70 Gramm Fleisch (Gargewicht) zu sich nehmen.[20] Bei Kindern sollte sich der Verzehr von rotem Fleisch sogar auf einmal pro Woche beschränken und der Verzehr von verarbeitetem Fleisch ganz vermieden oder auf ein Minimum beschränkt sein. Ideal wäre es, zu einem Metzger oder Supermarkt zu gehen, der Fleisch von Tieren verkauft, die nicht mit Hormonen und Antibiotika behandelt wurden und am besten aus Weidehaltung stammen. Bio-Fleisch mag zwar teurer sein, doch da ich empfehle, es nur einmal pro Woche zu essen, ist die Differenz bei diesen Ausgaben letztendlich gering.

Da Fleisch im Allgemeinen reich an essenziellen Aminosäuren, Eisen und Vitamin B_{12} ist, empfiehlt die Italienische Gesellschaft für Pädiatrie, nicht komplett darauf zu verzichten, sondern den Verzehr von rotem, weißem und verarbeitetem Fleisch zusammen auf höchstens dreimal pro Woche zu beschränken. Weißes Fleisch (Geflügel) ist rotem vorzuziehen, und verarbeitetes Fleisch (Wurst, Speck) sollte weniger als einmal pro Woche verzehrt werden.[21] Unsere Empfehlung ist, Fleisch nur zwei- oder dreimal pro Woche zu essen, komplett auf verarbeitetes Fleisch zu verzichten oder es stark einzuschränken, und stattdessen zweimal pro Woche Fisch zu essen. Immer berücksichtigt werden sollte allerdings, dass Kinder einen Proteinbedarf von 0,9 Gramm pro Kilogramm Körpergewicht haben. Um zu verstehen, wie sich dieser zusammensetzen kann, werfen Sie auch einen Blick in Anhang B dieses Buches.

Eine Proteinzufuhr durch Milch und Milchprodukte (Joghurt, Käse) ist, wenn es nicht übertrieben wird, bei Kindern kein Problem, und zwar weil

1. Milch sehr nährstoffreich ist.
2. Kinder, die größere Mengen an Milch und Joghurt verzehren, meist weniger zu Lebensmitteln greifen, die reich an Zucker und gesättig-

ten Fettsäuren sind (wie industriell hergestellte Süßigkeiten und Softdrinks).[22]

Studien zu Hundertjährigen haben Ziegenmilch als beste Proteinquelle identifizieren können. Wie auch beim Fleisch sind die Erzeugnisse ideal, die von Weidetieren stammen, denen keine Hormone oder Antibiotika verabreicht wurden.

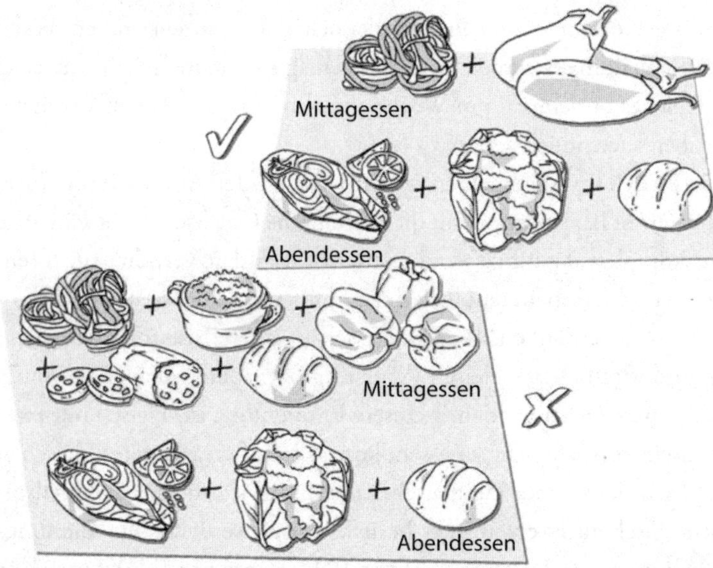

3.1. Beispiele für die richtige und falsche Zusammensetzung eines Mittag- und Abendessens für ein zehnjähriges, 33 Kilo schweres Kind. Oben: Das Mittagessen liefert 9 g Proteine (60 g Nudeln + 150 g Gemüse), das Abendessen liefert 20,5 g Proteine (80 g Lachs + 150 g Gemüse + 60 g Vollkornbrot), macht insgesamt 29,5 g Proteine.
Unten: Allein das Mittagessen besteht aus 31 g Proteinen (60 g Nudeln + 50 g Fleischsoße + 60 g roher Schinken + 150 g Gemüse + 50 g Brot), das Abendessen liefert die gleiche Proteinmenge wie im obigen Beispiel.
Wenn man bedenkt, dass ein Frühstück aus Milch, Brot und Marmelade ungefähr 6 g Proteine liefert und weitere Snacks mit 3 bis 7 g Proteinen dazukommen, dann ist die Proteinzufuhr mit der unteren Kombination zu hoch.

Fette. Oft werden Fette (auch Lipide genannt) als Nährstoffe betrachtet, die die Cholesterin- und Triglyzerid-Werte erhöhen und so Herz-Kreislauf-Erkrankungen begünstigen. Doch dabei handelt es sich um eine verzerrte und vereinfachte Darstellung der Fakten. Wie bereits in meinem Buch *Iss dich jung* dargelegt, können alle Fette, Kohlenhydrate und Proteine sowohl negative als auch positive Wirkungen haben – es kommt auf die Menge und die Art an.

In der frühen Kindheit stellen die in Muttermilch oder Ersatzmilch enthaltenen Fette die Hauptenergiequelle des Säuglings dar (40 bis 50 Prozent) und tragen in den ersten Lebensjahren wesentlich zur neurologischen Entwicklung und Gehirnreifung bei. Außerdem produzieren sie Hormone sowie deren Vermittler und sind für die Aufnahme bestimmter fettlöslicher Vitamine notwendig, genauer der Vitamine A, D, E und K, die allesamt essenziell sind: Vitamin D für gesunde Knochen und ein starkes Immunsystem, Vitamin A für Sehkraft und Haut, Vitamin E in seiner Rolle als biologisches Antioxidans, das die körperlichen Auswirkungen von oxidativem Stress reduziert, und Vitamin K für die Regulation der Blutgerinnung und die Vorbeugung von Blutungen.

Allerdings sollte man neben der Quantität auch auf die Art der Fette achten, die mit der Nahrung aufgenommen werden. Dies gilt besonders, wenn es um die Gesundheit von Kindern geht.

Unter Wissenschaftlern herrscht ein Konsens darüber, dass gesättigte Fettsäuren und Transfette (in Margarine, industriell hergestellten Süßigkeiten, Kuchenfüllungen, Glasuren, Pizza, Keksen und Fast Food, besonders in Pommes und frittiertem Hähnchenfleisch, aber auch in Milchshakes enthalten) eine Rolle bei der Entstehung von Herz-Kreislauf-Erkrankungen wie Schlaganfall, Herzinfarkt etc. und Typ-2-Diabetes im Erwachsenenalter spielen.[23,24]

In kleinen Mengen finden sich Transfette natürlich auch in Lebensmitteln wie Käse und Fleisch, doch der Großteil entsteht bei der industriellen Härtung pflanzlicher Öle mittels starker Erhitzung. Gehärtete

Fette finden in der Lebensmittelindustrie breite Verwendung, da sie billig in der Herstellung, lange haltbar und wiederverwendbar sind und den Geschmack der Produkte verbessern. Diese Art von Fett trägt jedoch zu einer Reduktion des »guten« HDL-Cholesterins und zu einer Erhöhung des »schlechten« LDL-Cholesterins im Blut bei, was die Bildung von arteriosklerotischen Plaques in den Arterien begünstigt. Diese entstehen durch Ansammlungen des LDL-Cholesterins, das oxidieren und sich entzünden kann, was wiederum zu einer Vermehrung von Entzündungszellen führt. Das kann zur Folge haben, dass die Kappe der Plaques reißt und rote Blutkörperchen und Blutplättchen freisetzt, die sich an das beschädigte Gefäß anheften, so einen Verschluss auslösen und den Blutfluss behindern.[25]

Die Weltgesundheitsorganisation geht davon aus, dass der übermäßige Verzehr von ungesättigten Transfettsäuren das Risiko für Herzerkrankungen um 21 Prozent und das allgemeine Sterberisiko um 28 Prozent erhöht.[26]

Im Gegensatz dazu haben ungesättigte Fettsäuren, also einfach ungesättigte Fettsäuren wie Olivenöl oder mehrfach ungesättigte Fettsäuren wie die Omega-3- und Omega-6-Fettsäuren in Fisch (Forelle, Makrele, Lachs, Sardine, Kabeljau, Hering), Avocado und Nüssen, einen positiven Effekt auf unsere Gesundheit und können vor Herz-Kreislauf-Erkrankungen schützen. Wie bei den Proteinen werden auch jene Fette als essenziell bezeichnet, die unser Körper nicht selbst herstellen kann und die wir daher mit der Nahrung zuführen müssen. Während das bei Omega-6-Fettsäuren einfacher ist, da sie in einigen Lebensmitteln enthalten sind, mangelt es uns oft an Omega-3-Fettsäuren, die hauptsächlich in Fisch enthalten sind (pflanzliche Omega-3-Fettsäuren besitzen nicht die gleiche biologische Wertigkeit).

Abschließend lässt sich also festhalten, dass man bei Fetten nicht nur auf den Gesamtgehalt achten sollte, sondern auch auf das Verhältnis von gesättigten Fettsäuren und Transfetten zu ungesättigten Omega-3- und Omega-6-Fettsäuren.

Werfen wir nun einen Blick auf die allgemein für Kinder geltenden Verzehrempfehlungen für Fette:[15]

- Säuglinge sollten bis zum ersten Lebensjahr etwa 40 Prozent der Tagesgesamtenergie in Form von Fetten zu sich nehmen.
- Ein- bis dreijährige Kinder sollten zwischen 35 und 40 Prozent der täglichen Kalorienmenge in Form von Lipiden verzehren.
- Ab dem vierten Lebensjahr entspricht der Fettbedarf circa 20 bis 35 Prozent der täglichen Kalorienmenge.
- Gesättigte Fettsäuren dürfen höchstens 7 bis 10 Prozent der täglichen Kalorienmenge ausmachen (zum Beispiel: bei einer Tageszufuhr von 2000 kcal sollte der Anteil an gesättigten Fettsäuren höchstens 15 bis 20 Gramm betragen).
- Die Aufnahme von Transfetten, die bei Erwachsenen nicht mehr als 1 Prozent der täglichen Kalorienmenge ausmachen sollten (2,2 Gramm pro Tag bei einer Tageszufuhr von 2000 kcal), ist bei Kindern so weit wie möglich zu reduzieren. Halten wir uns auch vor Augen, dass industriell hergestellte Lebensmittel nach einer neuen europäischen Verordnung bei 100 Gramm Gesamtfettgehalt aus nicht mehr als 2 Gramm Transfettsäuren bestehen dürfen.[27]
- Cholesterin: bis zu 300 Milligramm täglich
- Omega-6: 4 bis 8 Prozent der kompletten Kalorienzufuhr
- Omega-3: 0,5 bis 2 Prozent der gesamten Kalorienzufuhr (bis zum zweiten Lebensjahr 350 Milligramm pro Tag, danach 250 Milligramm pro Tag)

In der Praxis bedeutet das für Kinder:[28]

- Vom ersten bis zum dritten Lebensjahr ist Vollmilch in Ordnung. Danach sollte man auf halbfette Milch – mit einem Fettanteil von 1,5 Prozent – umsteigen.
- Ziegenkäse mit reduziertem Fettgehalt (1 bis 3 Prozent) ist anderem Käse vorzuziehen.

- Nahrungsmittel mit gehärteten Fetten sollten vermieden werden (Frittiertes, Soßen und industriell hergestellte Produkte, die gehärtete Pflanzenöle enthalten).
- Der Verzehr von Käse- und Fleischsorten, die natürliche Transfette enthalten, ist einzuschränken.
- Kinder sollten mindestens zwei Portionen Fisch pro Woche essen (eine Portion sollte aus Lachs, Sardelle, Hering etc. bestehen).
- Lebensmittel, die reich an ungesättigten Fettsäuren sind, besonders Olivenöl extra vergine, Fisch und Nüsse, sind vorzuziehen.
- Pflanzenöle (Olivenöl extra vergine) sind besser als Butter.
- Der häufige Konsum von Lebensmitteln wie Donuts, Muffins, Croissants, Keksen, Kuchen und süßen Snacks, die meist viele gesättigte Fettsäuren und Transfette enthalten, sollte vermieden werden.

Nachfolgend noch ein paar nützliche Hinweise zum besseren Verständnis der Nährwertangaben auf den Lebensmitteletiketten in Bezug auf den Gesamtfettgehalt. So können Sie bewusster entscheiden, was Sie kaufen und mit Ihrer Familie essen möchten:

hoher Fettgehalt	mehr als 17,5 g Fett pro 100 g eines Produkts (zum Beispiel enthalten 100 g Mayonnaise circa 69 g Fett)
niedriger Fettgehalt	weniger als 3 g Fett pro 100 g eines festen Lebensmittels oder 1,5 g und weniger pro 100 ml eines flüssigen Lebensmittels (zum Beispiel Milch)
ohne Fett	0,5 g oder weniger pro 100 g eines Produkts (zum Beispiel Magerjoghurt)

Mit Vorsicht ist die Angabe »mit reduziertem Fettgehalt« zu genießen, da dies im Grunde nur besagt, dass das Produkt 30 Prozent weniger Fett enthält als ein vergleichbares. Ist das fragliche Lebensmittel schon von Natur aus sehr fetthaltig (wie Mayonnaise), kann es trotz der Angabe »reduzierter Fettgehalt« noch zur Kategorie »hoher Fettgehalt« zählen, wenn es mehr als 17,5 Gramm Fett pro 100 Gramm Lebensmittel enthält. Außerdem werden hin und wieder Fette durch Zucker ersetzt, was diese Produkte hochkalorisch macht.

Mithilfe der folgenden Tabelle lässt sich der Gehalt an gesättigten Fettsäuren von Fertigprodukten besser einordnen:

hoher Gehalt an gesättigten Fettsäuren	mehr als 5 g gesättigte Fettsäuren pro 100 g eines Produkts (zum Beispiel: 100 ml Mayonnaise enthalten 69 g Fett, davon sind 8 g gesättigt, wohingegen die »Light«-Variante 25 g Fett enthält, davon sind 3 g gesättigt)
niedriger Gehalt an gesättigten Fettsäuren	weniger als 1,5 g pro 100 g eines festen Lebensmittels oder 0,75 g pro 100 ml eines flüssigen Lebensmittels (zum Beispiel: naturbelassener Tofu, Burgerpattie aus Geflügel)
ohne gesättigte Fettsäuren	weniger als 0,1 g gesättigte Fettsäuren pro 100 g eines festen Lebensmittels oder pro 100 ml eines flüssigen Lebensmittels (zum Beispiel: griechischer Joghurt und Fruchtsäfte)

Gesättigte Fettsäuren und Transfette können dazu beitragen, dass das »schlechte« LDL-Cholesterin ansteigt und das »gute« HDL-Cholesterin sich verringert, was für uns ein Gesundheitsrisiko bedeutet. In Bezug auf Körpercholesterin gilt es übrigens zu differenzieren: 80 Prozent des Cholesterins sind endogen, das heißt, es wird von unserer Leber produziert, und lediglich 20 Prozent sind exogen, gelangen also über unsere Nahrung in den Körper. Eine cholesterinhaltige Ernährung lässt das Körpercholesterin nur bei den Menschen ansteigen, die aufgrund einer Veranlagung (etwa bei jedem dritten Menschen) hinsichtlich des Cholesterins in Lebensmitteln »reaktiver« sind. Unser Körper verfügt nämlich über einen selbstregulierenden Mechanismus bei der Cholesterinproduktion.

Daher muss man sich bei gesunden Menschen ohne Begleiterkrankungen (Diabetes, metabolisches Syndrom) weniger wegen des Cholesteringehalts der Nahrung Sorgen machen, der zum Beispiel bei Eiern und Garnelen sehr hoch ist, sondern vielmehr wegen der gesättigten Fettsäuren und Transfette, die sie zu sich nehmen.

Ballaststoffe. Ballaststoffe sind ebenfalls Kohlenhydrate, allerdings können sie von unserem Körper nicht verdaut werden. Deswegen liefern sie uns keine Energie, sind aber dennoch wertvoll für unser Verdauungssystem. Außerdem verringern Ballaststoffe die Aufnahme von Zucker und Fetten. Für Kinder empfiehlt man den Verzehr von 8,4 Gramm pro 1000 kcal (16,8 Gramm Ballaststoffe auf 2000 kcal Tagesenergie). Oder man nimmt das Alter des Kindes und addiert 5 bis 10. Hier ein Beispiel: Ein zehnjähriges Kind sollte täglich also zwischen 15 und 20 Gramm Ballaststoffe zu sich nehmen, die zum Beispiel in 200 Gramm Spinat (4 Gramm Ballaststoffe) + 100 Gramm Apfel (2,5 Gramm Ballaststoffe) + 50 Gramm Vollkornbrot (4 Gramm Ballaststoffe) + 50 Gramm Nudeln (6 Gramm Ballaststoffe) enthalten sind.

Wasser. Unser Körper besteht vorrangig aus Wasser. Der Anteil des Wassers am Körpergewicht eines Neugeborenen mit Termingeburt (zwischen der 37. und 41. Schwangerschaftswoche) liegt bei 75 Prozent, bei einem Erwachsenen bei 50 Prozent. Wenn der Körper wächst, verringert sich die Wassermenge außerhalb der Zellen, gleichzeitig erhöht sie sich im Zellinneren. Das Wasser in unserem Körper stammt zu 70 bis 80 Prozent aus der aufgenommenen festen und flüssigen Nahrung, und zu 20 Prozent entsteht es durch biochemische Reaktionen bei der Umwandlung von Nahrungsmitteln. 60 bis 65 Prozent des Wassers werden über die Nieren und den Urin ausgeschieden, 30 Prozent über die Haut sowie die Atmung und ein kleiner Anteil über den Verdauungsapparat.[15]

Wasser ist für jede unserer Körperfunktionen essenziell: Es ist Grundlage unserer körperlichen und geistigen Leistungen, unserer motorischen Fähigkeiten, unserer Aufmerksamkeit und unseres Gedächtnisses. Es ist erwiesen, dass das visuelle Gedächtnis und das Konzentrationsvermögen bei Kindern besser sind, wenn sie vor einem Test zwischen einem Viertel- und einem halben Liter Wasser trinken. Außerdem haben Kinder, die in der Schule mehr Wasser trinken, ein um 30 Prozent niedrigeres Risiko für Übergewicht. Bezüglich des durchschnittlichen Wasserbedarfs von Kindern kann man sich an den Empfehlungen der EFSA (*European Food Safety Authority*) orientieren:[15]

2 bis 3 Jahre	1,3 Liter pro Tag
4 bis 8 Jahre	1,6 Liter pro Tag
9 bis 13 Jahre	2,1 Liter pro Tag für Jungen und 1,9 Liter für Mädchen
ab 14 Jahren	2,5 Liter pro Tag für Jungen und 2 Liter für Mädchen

Nachdem wir uns alle Makronährstoffe im Detail angesehen haben, gehen wir nun zu den Mikronährstoffen über.

Mikronährstoffe (Vitamine und Mineralstoffe)

Mit dem Begriff »Mikronährstoffe« bezeichnet man Vitamine und Mineralsalze, die einen wichtigen Beitrag zu den biochemischen Reaktionen von Enzymen, Hormonen und anderen Substanzen leisten, die für die Entwicklung und das reibungslose Funktionieren unseres Körpers notwendig sind.

Unter ihnen ist **Eisen** der Mineralstoff, an dem es Kindern besonders schnell mangelt, was sich häufig durch eine Anämie manifestiert. Das Risiko einer Unterversorgung mit Eisen ist vom sechsten Lebensmonat bis zum dritten Lebensjahr – wenn alle Körpergewebe beträchtlich wachsen – und in der Pubertät besonders hoch. Der Mindestbedarf liegt für Kinder zwischen sechs Monaten und drei Jahren bei 7 Milligramm pro Tag und für Vier- bis Zehnjährige bei 9 Milligramm pro Tag. Für Jugendliche werden 12 Milligramm Eisen pro Tag empfohlen (bzw. 18 Milligramm pro Tag bei jugendlichen Mädchen während der Menstruation). Im Anhang werden zwar besonders eisenhaltige Lebensmittel genannt, jedoch empfehlen wir, sich an einen Kinderarzt oder Ernährungsberater zu wenden, um vor allem bei Kindern unter einem Jahr eine ausreichende Versorgung sicherzustellen.

In Verbindung mit Milch, Käse und Phytaten (den Salzen der Phytinsäure, die in Blattgemüse und Tee enthalten sind) kann der Körper Eisen nicht aufnehmen. Andere Substanzen, wie Vitamin C, das sich in vielen Obst- und Gemüsesorten findet, erleichtern wiederum die Aufnahme. Außerdem haben Studien gezeigt, dass bei Kindern und Jugendlichen, die kein oder nur selten Fleisch essen, eine durch Eisenmangel verursachte Anämie häufiger auftritt. Daher ist es bei einer vegetarischen Ernährungsweise wichtig, Nahrungsmittel bewusst auszuwählen oder geeignete Nahrungsergänzungsmittel einzunehmen, um einem Eisenmangel vorzubeugen.

Auch **Vitamin D** spielt eine wichtige Rolle, vor allem beim Wachstum der Knochen. Es liegt in zwei Hauptarten vor: Vitamin D_2 (Ergocalciferol), das Pflanzen durch UV-Strahlung produzieren und das nur über die Nahrung aufgenommen werden kann, und Vitamin D_3 (Cholecalciferol), das in geringer Menge in tierischen Produkten (wie Eigelb, Milch und Dorschleber) vorkommt, aber hauptsächlich in unserer Haut gebildet wird, und zwar wenn mit UVB-Strahlen der Vorläufer 7-Dehydrocholesterol überführt wird. Vitamin-D-Ergänzungsmittel werden in den ersten zwölf Lebensmonaten meist mit einer Dosierung von 400 UI pro Tag verabreicht, unabhängig davon, ob die Säuglinge mit Muttermilch oder Ersatzmilch ernährt werden. Zwischen dem ersten und dem 18. Lebensjahr empfiehlt sich für Zugehörige einer Risikokategorie (also beim Vorliegen einer chronischen Niereninsuffizienz, Leberinsuffizienz, Osteoporose, Adipositas, Malabsorption durch zum Beispiel Zöliakie, chronisch-entzündlichen Darmerkrankungen, in der Schwangerschaft und Stillzeit oder bei täglicher Einnahme von Medikamenten wie Antiepileptika oder Kortisonpräparaten) und im Falle ungesunder Lebensumstände (durch Mangelernährung, unzureichende Sonnenbestrahlung, Bewegungsmangel, Winterzeit) eine ergänzende Zufuhr von täglich 600–1000 UI Vitamin D.

Was **Folsäure** betrifft (zum Beispiel in Gemüse, Tierleber und Eiern enthalten), beugt eine ausreichende Versorgung gesundheitlichen Problemen wie der megaloblastischen Anämie vor, deren Symptome (Müdigkeit, Kraftlosigkeit, Geschwüre an der Zunge oder ein Kribbeln in Händen und Füßen) oft falsch diagnostiziert werden. Bei Säuglingen und Schulkindern liegt der tägliche Bedarf an Folsäure bei 110 bis 250 Mikrogramm, bei Jugendlichen und schwangeren Frauen bei 350 bis 440 Mikrogramm. Blattgemüse (wie Mangold und Blumenkohl) ist das Nahrungsmittel mit dem höchsten Folsäuregehalt. Die Einnahme ergänzender Folsäurepräparate wird in der Schwangerschaft dringend empfohlen.

Von einer Unterversorgung mit **Vitamin B_{12}** hörte man in letzter Zeit häufiger, und zwar in Zusammenhang mit Säuglingen, die aufgrund ihrer veganen Ernährung stationär behandelt werden mussten. Auch eine Zöliakie oder Autoimmungastritis können einen Vitamin-B_{12}-Mangel verursachen, da das Vitamin dann nur sehr eingeschränkt vom Körper aufgenommen wird. Vitamin B_{12} ist sehr wichtig für den Körper, vor allem für die neurologische Entwicklung eines Säuglings, und es findet sich nur in Lebensmitteln tierischen Ursprungs wie Milch, Eiern und Fleisch. Der empfohlene Tagesbedarf liegt bei 0,7 Mikrogramm für Säuglinge und bei 2,4 Mikrogramm bei älteren Kindern. Bestimmte Nahrungsmittel aus dem Meer, wie Venusmuscheln, Oktopus und Miesmuscheln, sind reich an Vitamin B_{12}, aber auch Hühnchen, Eier und Milch.

Zu guter Letzt muss ich betonen, welch wichtige Rolle **Kalzium** für uns spielt. Der Tagesbedarf an Kalzium wurde 2014 in den Nährstoffempfehlungen der Italienischen Gesellschaft für Ernährung sogar für alle Altersgruppen angehoben. Der durchschnittliche Tagesbedarf von vier- bis 17-jährigen Kindern liegt bei 1000 bis 1300 Milligramm, Schwangere und Senioren sollten sogar 1200 Milligramm Kalzium zu sich nehmen. Außer Kuhmilch, die 120 Milligramm Kalzium pro 100 Milliliter enthält, sind Kohl sowie anderes Blattgemüse (Brokkoli, Mangold, Spinat), Sesam, Walnüsse, Mandeln, Lachs, Sardinen, weiße Bohnen, Kichererbsen und Orangensaft gute Kalziumquellen. Tierexperimentelle Modelle haben gezeigt, dass eine ausreichende Kalziumzufuhr auch langfristig für die Gesundheit unserer Knochen wichtig ist. Körperliche Betätigung kann diesen positiven Effekt zusätzlich verstärken.[29]

Nachdem wir alle Makro- und Mikronährstoffe betrachtet haben, die für ein gesundes und langes Leben von Bedeutung sind, werde ich nun eine ganz bestimmte Mahlzeit, nämlich das Frühstück, näher untersuchen und erläutern, welche Rolle sie für die Gesundheit von Kindern und später von Erwachsenen spielt.

Die Bedeutung des Frühstücks

Eine Reihe von Studien, bei denen sowohl Kinder als auch Erwachsene untersucht wurden, unterstreicht, welch wichtige Rolle das Frühstück für unsere Ernährung hat. Warum das so ist? Ein gesundes Frühstück, das reich an Vollkorngetreide ist, kann Blutzuckerschwankungen im Laufe des Tages verringern und Heißhungerattacken vorbeugen. Denn die in Vollkorngetreide enthaltenen Ballaststoffe helfen dabei, den Blutzuckerspiegel stabil zu halten und steigern das Sättigungsgefühl. Im Gegensatz dazu sorgt ein zuckerreiches Frühstück für einen schnellen Anstieg des Blutzuckerspiegels, eine hohe Insulinausschüttung und eine anschließende Unterzuckerung bzw. einen Blutzuckerabfall. Das bedeutet jedoch nicht, dass ein Kind mit Normalgewicht oder sogar Idealgewicht nicht etwas Zucker oder zuckerhaltige Nahrungsmittel zum Frühstück zu sich nehmen kann. Zum Beispiel sind 10 Gramm Zucker oder Honig, etwas Obst oder ein Fruchtsaft, der höchstens 10 bis 15 Gramm Zucker enthält, unproblematisch.

Sie sehen, dass gesundheitliche Probleme von Kindern und Jugendlichen eine frühe Veranlagung haben können, teilweise sogar noch vor der Geburt – abhängig davon, wie bewusst sich ihre Eltern ernähren und leben und was man wissenschaftlich unter einer gesunden Ernährung versteht. Nun stellen Sie sich vielleicht die Frage: Wie ernähren sich Kinder denn nun wirklich? Darauf komme ich im nächsten Kapitel zu sprechen.

Das Wichtigste im Überblick

1. Die Zeitspanne zwischen der Befruchtung und der Vollendung des zweiten Lebensjahres stellt eine bedeutende Phase in der »Stoffwechselprogrammierung« des Kindes dar *(Theorie der ersten 1000 Tage)*.

2. Mutter und Kind sollten in einem beziehungsfördernden und harmonischen sozialen Umfeld leben.

3. Potenziell toxische Substanzen wie Pestizide oder Antibiotika in Lebensmitteln sollten bei Kindern weitestgehend vermieden werden, das Gleiche gilt für Luftverschmutzung.

4. Bereits vor der Schwangerschaft sollte sich die Mutter gesund ernähren.

5. Chronischer Stress während der Schwangerschaft und in der Kindheit sollte vermieden werden.

6. Während der Schwangerschaft sollte man besonders darauf achten, einer Mangelernährung oder Übergewicht vorzubeugen.

7. Jedes Kind sollte zwischen 1,5 und drei Portionen Vollkorngetreide – vorzugsweise biologischer Erzeugung – zu sich nehmen

und große Zuckermengen sowie Lebensmittel mit hohem glykämischem Index und hoher glykämischer Last meiden.

8. Pflanzliche Proteine sollten auf dem Speiseplan Vorrang bekommen. Zudem sollten Kinder zweimal wöchentlich Fisch und in beschränktem Maße unterschiedliche tierische Proteine essen, um einer Mangelernährung vorzubeugen.

9. Auf verarbeitetes Fleisch (Wurst, Schinken etc.) sollte bei Kindern gänzlich verzichtet werden.

10. Der Verzehr von Milchprodukten ist empfehlenswert, vorzugsweise aus Milch von Weidetieren, denen keine Hormone oder Antibiotika verabreicht wurden.

11. Bei Fett ist die Menge entscheidend:
   a. für Säuglinge bis zum ersten Lebensjahr circa 40 Prozent der Tagesgesamtenergie
   b. für ein- bis dreijährige Kinder zwischen 35 und 40 Prozent der täglichen Kalorienmenge
   c. für Kinder ab vier Jahren zwischen 20 und 40 Prozent der täglichen Kalorienmenge

12. Achten Sie auch auf die Qualität der Fette und schränken Sie gesättigte Fettsäuren (wie in Butter und Käse) und Transfette (wie in Frittiertem und abgepackten Süßigkeiten oder Chips) ein. Omega-3-Fettsäuren, die durch den Verzehr von Fisch wie Makrelen und Sardinen zugeführt werden, sind anderen Fetten vorzuziehen. Außerdem sollten Sie beim Anmachen der Speisen bevorzugt Olivenöl verwenden.

13. Vollmilch können Kinder vom ersten bis zum dritten Lebensjahr trinken, danach besser auf halbfette Milch umsteigen.

14. Ziehen Sie fettreduzierten Ziegenkäse (13 Prozent) anderen Sorten vor und meiden Sie Käse mit Transfetten.

15. Streichen Sie Nahrungsmittel mit gehärteten Fetten (Frittiertes, Soßen und industriell hergestellte Produkte, die gehärtete Pflanzenöle enthalten) vom Speiseplan Ihres Kindes.

16. Kinder sollten vorzugsweise Nahrungsmittel zu sich nehmen, die reich an ungesättigten Fettsäuren sind, besonders Olivenöl extra vergine, Fisch und Nüsse.

17. Den richtigen Tagesbedarf Ihres Kindes an Ballaststoffen errechnen Sie, indem Sie das Alter Ihres Kindes zu einer Zahl zwischen 5 und 10 addieren. Zum Beispiel sollte ein zehnjähriges Kind täglich zwischen 15 und 20 Gramm Ballaststoffe zu sich nehmen, die zum Beispiel in 200 Gramm Spinat (4 Gramm Ballaststoffe) + 100 Gramm Apfel (2,5 Gramm Ballaststoffe) + 50 Gramm Vollkornbrot (4 Gramm Ballaststoffe) + 50 Gramm Nudeln (6 Gramm Ballaststoffe) enthalten sind.

18. Der Flüssigkeitsbedarf ist vom Alter abhängig: bei Zwei- bis Achtjährigen liegt er bei circa 1,5 Litern, bei Neun- bis 13-Jährigen bei circa 2 Litern und bei 14-Jährigen bei 2,5 Litern Wasser pro Tag.

19. Eisenhaltige Nahrungsmittel sollten möglichst nicht zusammen mit Tee, Kaffee, Kakao, kalziumreichen Nahrungsmitteln (Milch, Milchprodukte) und Ballaststoffen verzehrt werden, um die Aufnahme des Eisens durch den Körper nicht zu behindern. Für eine leichtere Aufnahme am besten mit Vitamin C kombinieren.

20. Ziehen Sie Nahrungsmittel vor, die Eisen enthalten (Getreide, Milch mit Eisenzusatz), und verabreichen Sie Ihrem Kind hin und wieder spezielle Eisenpräparate.

21. Für eine ausreichende Versorgung mit Vitamin D sollte Ihr Kind mindestens eine Stunde pro Tag an der frischen Luft und in der Sonne verbringen. Achten Sie dabei darauf, dass es vor Sonnenbrand geschützt ist.

22. Bei einer veganen Ernährungsweise empfiehlt sich die Verabreichung von Vitamin B_{12} als Nahrungsergänzungsmittel und die Einbeziehung eines Ernährungsberaters und Kinderarztes.

23. Um eine ausreichende Versorgung mit Folsäure zu gewährleisten, sollte Ihr Kind regelmäßig Blattgemüse wie Mangold und Blumenkohl essen.

4. WIE ERNÄHREN SICH UNSERE KINDER?

Unsere Kinder ernähren sich, wie in vielen anderen wohlhabenden Ländern auch, sicherlich nicht optimal. Um herauszufinden, ob die heutigen Ernährungsgewohnheiten von Kindern und Familien ungefähr dem entsprechen, was Kinderarztverbände allgemein empfehlen, führte man zahlreiche epidemiologische Studien durch. So stellte man zum Beispiel fest, dass US-amerikanische Kinder und Jugendliche zwischen zwei und 18 Jahren viele hochkalorische, aber nährstofflose Nahrungsmittel zu sich nehmen.[1] Diese sogenannten »leeren Kalorien« machen bei ihnen fast 40 Prozent der täglich zugeführten Kalorienmenge aus (798 kcal von insgesamt 2027 kcal).

Eine jüngere epidemiologische Studie aus Italien mit dem Titel *Nutrintake* mit 390 Kindern zwischen sechs und 36 Monaten, deren Eltern ein Ernährungstagebuch führten, ergab, dass viele Kinder sich falsch ernähren, was ihr Wachstum hemmt und Adipositas begünstigt.[2] Vor allem stellte man bei allen Altersgruppen eine deutlich überhöhte Proteinaufnahme fest. Sowohl Kinder unter zwölf Monaten als auch ältere Kinder nehmen der Studie zufolge doppelt oder dreimal so viele Proteine zu sich wie der empfohlene Tagesbedarf. Wie wir im letzten Kapitel sehen konnten, sollten Säuglinge täglich nicht mehr als 1,32 Gramm Proteine pro Kilo Körpergewicht und Kinder zwischen einem und drei Jahren nicht mehr als 0,9 bis 1 Gramm Proteine pro Kilo Körpergewicht zu sich nehmen. Die Proteinzufuhr der in dieser Studie untersuchten Kinder dieser Altersgruppe belief sich jedoch auf 1,2 bis 3,3 Gramm pro Kilogramm Körpergewicht.

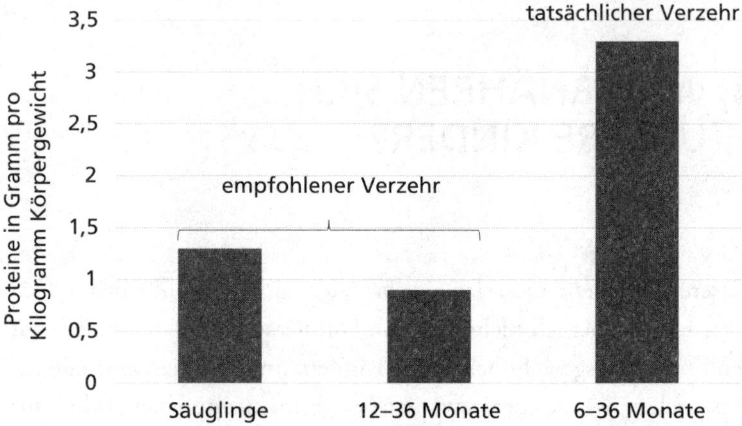

4.1. Empfohlene Tageszufuhr und tatsächliche Tageszufuhr an Proteinen bei italienischen Kindern zwischen 0 und 36 Monaten.

Diese Zahlen stimmen mit den Ergebnissen einer anderen in Italien durchgeführten Studie überein, bei der man beobachten konnte, dass Kinder im Alter von einem bis drei Jahren im Schnitt 397 Gramm Milch, 55 Gramm Fleisch und 24 Gramm Fisch am Tag verzehren, was bereits circa 30 Gramm Proteinen entspricht.[3] Wenn man bedenkt, dass ein dreijähriges Kind ungefähr 15 Kilo wiegt, nimmt es also das Doppelte der empfohlenen Proteinmenge zu sich. Ein anderer häufig gemachter Fehler besteht in der übermäßigen Zufuhr von gesättigten Fettsäuren, wie sie vor allem in tierischen Produkten vorkommen (Fleisch und Käse). Auch hier wird der empfohlene Anteil von 10 Prozent der Tagesenergie weit überschritten. Hinzu kommt meist noch, dass zu wenig Ballaststoffe verzehrt werden, die hauptsächlich in Vollkorngetreide und Gemüse enthalten sind. Bei 33 bis 52 Prozent der über zwölf Monate alten Kinder wird der empfohlene Tagesbedarf an Ballaststoffen nicht gedeckt. Des Weiteren ist es bereits vor Vollendung des ersten Lebensjahres üblich, den Babybrei zu salzen, was zur Folge hat, dass mehr als die Hälfte der 18 Monate alten Kinder eine Natriummenge aufnimmt, die die empfohlene Höchstgrenze weit überschreitet. Ältere Kinder essen meist sogar noch salziger. Infolgedessen gewöhnen sie sich an den übermäßigen Salzgenuss, und ihr Risiko steigt, als Erwachsene unter Herz-Kreislauf-Erkrankungen zu leiden.[4]

Paradoxerweise stellte sich heraus, dass »überernährte« Kinder in vielen Fällen zugleich mangelernährt sind. 100 Prozent der Kinder unter einem Jahr und 80 Prozent der Kinder über einem Jahr leiden nämlich unter Eisenmangel. Im Schnitt wird bei ihnen der empfohlene Tagesbedarf um 27 Prozent unterschritten.

Ein weiterer alarmierender Befund – und eine weltweite Tendenz – ist der exzessive Konsum von einfachen Zuckern, die zum Beispiel in Süßigkeiten, Snacks und Fruchtsäften enthalten sind. Während die untersuchten Babys unter zwölf Monaten die empfohlene Menge an Kohlenhydraten bekamen, also 45 bis 60 Prozent der täglichen Kalorienmenge, nahmen sie bereits so viele einfache Zucker zu sich, dass der empfohlene Grenzwert erreicht wurde, während Kinder über zwölf Monaten diesen Grenzwert sogar überschritten.

Schon 2015 hatte die Weltgesundheitsorganisation die für Kindernahrung zugelassene Menge an Zuckerzusatz halbiert und 2017 dringend empfohlen, sie auf fünf bis sechs Teelöffel täglich (5 Prozent der täglichen Kalorienmenge) zu begrenzen. Ziel ist, dass Kinder pro Tag nicht mehr als 100 kcal über Zucker zu sich nehmen. Doch das ist alles andere als einfach, wenn man bedenkt, dass acht von zehn industriell hergestellten Produkten Zucker zugesetzt sind (sogar salzigen Lebensmitteln wie Soßen!) und sich die meisten Menschen dessen nicht bewusst sind oder unterschätzen, wie viel Zucker wirklich in den Produkten steckt. Zum Beispiel kann eine Portion Müsli circa vier, ein Fruchtsaft fünf und eine Limonade zehn Teelöffel Zucker enthalten. Nordamerikanische Studien zeigten, dass Kinder dort mehr als 100 Gramm Zuckerzusatz pro Tag (entspricht 400 kcal) zu sich nehmen. Die europäische Studie IDEFICS bestätigt, dass Kinder zwischen zwei und neun Jahren über 20 Prozent ihrer Kalorien über Zucker erhalten. Das bedeutet also, dass ein Kind, das pro Tag 2000 kcal verzehrt, über 100 Gramm Zucker oder 400 kcal zu sich nimmt, was sich mit den US-amerikanischen Zahlen deckt. An Wochenenden und in den Sommermonaten ist der Zuckerkonsum meist noch höher.[5]

Die größte Schwierigkeit liegt anscheinend darin, richtig einzuschätzen, wie viel Zucker in Lebensmitteln enthalten ist, wie eine in Berlin durchgeführte und in der Fachzeitschrift *International Journal of Obesity* erschienene Studie aufzeigte.[6] Die Forscher untersuchten das Verhalten von 305 deutschen Familien mit mindestens einem Kind zwischen sechs und zwölf Jahren. Man bat sie darum, die Zuckermenge von verschiedenen Lebensmitteln zu schätzen, wie zum Beispiel von Orangensaft, Joghurt, Pizza und Ketchup. Gut 75 Prozent der Befragten unterschätzte den Zuckeranteil der Lebensmittel, und zu diesen 75 Prozent gehörten auch die Familien mit übergewichtigen und adipösen Kindern. Allerdings sollten wir Zucker nicht auf die gleiche Weise verteufeln wie vor einigen Jahrzehnten Fett. Es sind nicht nur der Zucker und das Fast Food, die Adipositas und Kinderkrankheiten auslösen. In den meisten Fällen liegt das Problem in der Kombination aus Zucker, Stärke (Nudeln, Brot, Pizza, Kartoffeln, Reis, Obst, Fruchtsäfte), gesättigten Fettsäuren und übermäßigem Proteinverzehr. Wie wir noch sehen werden, ist es sicherlich gut, den Zuckerkonsum einzuschränken. Genauso sinnvoll ist aber auch, die Ernährung dauerhaft an das Longevità-Programm anzupassen, und zwar so, dass hin und wieder etwas Süßes erlaubt ist, man aber die Menge und Qualität der Stärken, Fette und Proteine im Auge behält. Fisch und Gemüse sind grundsätzlich bevorzugt zu verzehren, allerdings sollte man auch hier auf Menge und Qualität achten.

Das Gewicht der Kinder steht in engem Zusammenhang mit der Lebenssituation der Eltern. Je höher das Einkommen und der Bildungsgrad der Eltern ist, desto seltener haben sie übergewichtige und adipöse

Kinder. Außerdem ist die Wahrscheinlichkeit höher, dass ein Kind übergewichtig ist, wenn einer der Elternteile adipös ist.

Auch der Schlaf kann das Gewicht beeinflussen: Ein großer Teil der übergewichtigen Kinder schläft nachts weniger als neun Stunden. Eine These, mit der sich einige Studien beschäftigen, lautet, dass man mehr ungesunde Nahrungsmittel zu sich nimmt, wenn man länger wach bleibt, was indirekt zur Gewichtszunahme führt.

Ein ungeeignetes (33 Prozent der Kinder) oder weggelassenes Frühstück (7,9 Prozent) führt dazu, dass vormittags mehr Zwischenmahlzeiten mit hoher energetischer Dichte verzehrt werden (54 Prozent). Außerdem essen nur 20 Prozent der Kinder täglich Obst und Gemüse, wohingegen 36,3 Prozent jeden Tag gesüßte Getränke zu sich nehmen.

Laut einer bereits zitierten Studie trinken Kinder zwischen drei und neun Jahren pro Woche mehr als einen halben Liter Fruchtsaft und etwa eine Dose kohlensäurehaltiger Erfrischungsgetränke.[3]

Das ist ein weiteres Beispiel dafür, dass Produkte, die als ungesund betrachtet werden (kohlensäurehaltige Erfrischungsgetränke), von Kindern seltener konsumiert werden als Produkte, die als gesund betrachtet werden (Fruchtsäfte). Tatsächlich ist weder eine Dose Cola noch ein halber Liter Fruchtsaft pro Woche besonders problematisch. Zu einem Problem werden sie erst dann, wenn ein halbes Kilo Brot, Nudeln, Kartoffeln, Pizza, Reis und Obst dazukommt. Denn das bedeutet, dass die Kinder in einer Woche drei Kilogramm hochkalorische, nährstoffarme Lebensmittel verzehren, die im Körper schnell in Zucker umgewandelt werden. Gehen wir von einem mittleren Zucker- oder Stärkegehalt aus, der zu 50 Prozent schnell aufgenommen wird (siehe Tabelle auf der nächsten Seite), kommen wir auf 1,5 Kilogramm Zucker pro Woche. Das ist gut 42-mal mehr als die 35 Gramm Zucker, die die oben genannte Dose Softdrink enthält.

Nahrungsmittel	Kohlenhydrate	Stärke	Einfache Zucker
Nudeln aus Hartweizengrieß	79,1	68,1	4,2
Reis	80,4	72,9	0,2
Brot Mehltyp 405	66,9	59,1	1,9
Brot Mehltyp 550	63,5	55,9	2,0
Brot Mehltyp 812	59,7	52,3	2,2
Vollkornbrot*	53,4	51,3	2,5
Kartoffeln	17,9	15,9	0,4
Focaccia	57,9	50,7	2,1
Obst*	11	0,2	10,8

*BDA (Datenbank zur Lebensmittelzusammensetzung für epidemiologische Studien in Italien)

4.2. Kohlenhydrat-, Stärke- und Zuckergehalt pro 100 g eines Rohprodukts nach Abzug des Abfalls; Quelle: CREA (*Consiglio per la Ricerca in Agricoltura e l'Analisi dell'Economia Agraria)*.

Wie ich bereits in meiner Einleitung zu diesem Buch erzählt habe, spielte ich als Kind oft mit meinen Freunden Fußball, und die Mannschaft, die verlor, musste den Gewinnern eine Flasche Cola kaufen. Ich rate Ihnen dazu, Eis oder Softdrinks nicht zu verteufeln, vor allem, wenn Kinder sie nur ein- oder zweimal pro Woche konsumieren und sie das glücklich macht. Konzentrieren Sie sich lieber auf das, was 95 Prozent der Zucker ausmacht, die wir unseren Kindern in Form von relativ »leeren« Nahrungsmitteln wie Brot, Reis, Nudeln und Kartoffeln verabreichen, was uns allerdings gar nicht so bewusst ist, da wir diese Lebensmittel für gesund halten und zur berühmten Mittelmeerkost zählen. Doch das Konzept der »Mittelmeerkost« hat zur weltweiten Adipositasepidemie und den damit verbundenen Krankheiten geführt. Nicht etwa, weil sie schädlich ist (im Gegenteil, sie kann in begrenztem Maße Gesundheit und Langlebigkeit fördern), sondern weil sie kaum noch jemand wirklich einhält – selbst wenn man das glaubt, während man Nudel- oder Reisgerichte, als Beilage Kartoffeln und Brot und als Nachtisch Obst auftischt. Brot, Nudeln, Kartoffeln, Pizza, Reis und

Obst sind unbedenklich, allerdings sollten sie nur eingeschränkt verzehrt werden und von nährstoff- und ballastoffreichen Lebensmitteln begleitet werden, die den Magen für mehrere Stunden füllen, das Hungergefühl verringern und einer Mangelernährung vorbeugen. Die ideale Mahlzeit besteht aus 40 bis 50 Gramm Nudeln, 200 Gramm Hülsenfrüchten und 200 Gramm Gemüse. Um herauszufinden, ob man die richtigen Mengen verzehrt, ist es nicht notwendig, die Zutaten zu wiegen: Es reicht aus, anhand des Gewichts (BMI), des Bauchumfangs und – hin und wieder – des Körperfettanteils, der mithilfe einer Impedanzanalyse von einem Arzt oder Ernährungsberater bestimmt werden kann, die Wirkung der Fette auf uns und unseren Körper zu kontrollieren.

Wenn ein Kind also übergewichtig ist oder dazu neigt, leicht zuzunehmen, ist es sehr wichtig, jeden zweiten oder dritten Tag die in Anhang A angegebenen Maße zu nehmen und die Ernährung, vor allem aber die Menge der oben aufgelisteten Nahrungsmittel an das Gewicht und den Bauchumfang anzupassen.

Ein weiterer Grund für Übergewicht ist, wie bereits in Kapitel 2 beleuchtet, dass sich weniger als ein Drittel der Kinder und Jugendlichen tagsüber ausreichend bewegt (zum Beispiel mit dem Fahrrad oder zu Fuß). Gleichzeitig wird die Zahl der Kinder immer größer, die täglich mehr als zwei Stunden vor einem Bildschirm verbringt (Fernseher, Spielekonsole, Tablet oder Handy). Nur 40 Prozent treiben regelmäßig Sport, also mindestens eine Stunde pro Woche. Das Level an Inaktivität ist in städtischen Gebieten und in Familien, in denen die Eltern übergewichtig oder adipös sind, höher.

Wie wir bereits bezüglich Ernährung feststellten, haben Eltern auch in Sachen Bewegung ein verzerrtes Bild: Ein Großteil (61,7 Prozent) der Mütter inaktiver Kinder findet, dass ihre Kinder sich ausreichend oder sogar viel bewegen. Das zeigt ein weiteres Mal, welch zentrale Rolle die Familie sowie das häusliche und schulische Umfeld für die Aneignung bestimmter Verhaltensweisen beim Kind spielen, die sich im Erwachsenenalter nur noch schwer ändern lassen.

In Bezug auf die verschiedenen Erziehungsstile konnte man feststellen, dass sich Kinder, deren Eltern sie strenger erziehen, sich aber gleichzeitig mehr mit ihnen auseinandersetzen, in Sachen Selbstbeherrschung, emotionale Reife und gesunde Ernährung besser entwickeln als Kinder mit weniger strengen und gleichgültigeren Eltern, die weder feste gemeinsame Mahlzeiten noch den Lebensmitteleinkauf planen. Allerdings führt ein sehr autoritärer Erziehungsstil, der das Kind übermäßig einschränkt, häufig zu Rückschlägen in Sachen Ernährungserziehung und bewirkt das Gegenteil von dem, was die Eltern sich eigentlich erhofften.[7]

Probleme und Lösungsansätze: Die Eltern-Umfrage der Create-Cures-Stiftung

Die Mitarbeiter meiner Stiftung *Create Cures Foundation* und ich hatten die Idee, eine Umfrage auszuarbeiten, die es uns nicht nur erlauben würde herauszufinden, welche Gewohnheiten Kinder tatsächlich pflegen und wo dabei die Probleme liegen, sondern auch Lösungen dafür zu finden.

Wir veröffentlichten den Fragebogen dann auf der Facebook-Seite der Stiftung und sprachen damit ein ausgewähltes Publikum an, das bereits von den Informationen beeinflusst war, die wir täglich über diesen Kanal teilen. Selbst wenn unser Content keinen direkten Einfluss auf ihr Verhalten hatte, konnten wir davon ausgehen, dass diese Familien der Ernährung besondere Aufmerksamkeit schenken, da die Seite der Stiftung sich vorrangig mit Ernährung und Gesundheit beschäftigt.

Über 100 Eltern, denen wir hiermit unseren Dank aussprechen, nahmen an der Umfrage teil und erzählten uns im letzten Teil des Fragebogens von den Strategien, die sie anwenden, damit ihre Kinder gesünder essen. Doch wir wollten es noch genauer wissen und fragten sie daher auch, ob diese Tricks wirklich effektiv seien. Das werden wir im Laufe dieses Kapitels noch erfahren.

Die Ergebnisse der Umfrage sind auf der Webseite der Stiftung abrufbar (www.createcures.org) und werden regelmäßig aktualisiert.

Die Umfrage in Zahlen

42,5 Prozent der Befragten leben in Norditalien, 26,4 Prozent in Süditalien und auf den Inseln und 22,9 Prozent in Mittelitalien. 8 Prozent der Befragten wohnen außerhalb Italiens (Schweiz, USA, Irland und Österreich). Die Umfrage besteht aus:

- vier Teilen (Lebensstil, Ernährungsgewohnheiten, Lebensmittelvorlieben, Ernährungstagebuch)
- 103 ausgewerteten Antworten
- 33 Fragen + 1 Ernährungstagebuch für 24 Stunden

Die Umfrage konzentrierte sich auf die Eltern von Kindern mit folgenden Eigenschaften:

- 60 Prozent Jungen
- 40 Prozent Mädchen
- fünf Altersgruppen (0–2, 3–5, 6–10, 11–14 und 15–17 Jahre)

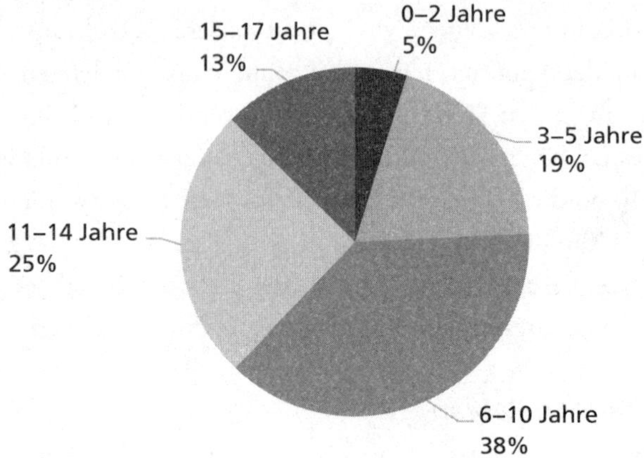

4.3. Prozentualer Anteil der unterschiedlichen Altersgruppen, die an der Umfrage der Create-Cures-Stiftung teilgenommen haben.

Das Gewicht der Kinder in der elterlichen Wahrnehmung

Insgesamt gaben 9 Prozent der befragten Eltern an, dass ihr Kind adipös sei, und dieser Anteil verteilt sich recht gleichmäßig auf alle Altersgruppen, mit Ausnahme der ersten beiden Lebensjahre, wo er bei null liegt. Laut Aussagen der Eltern liegt der Anteil der übergewichtigen Kinder und Jugendlichen bei 8 Prozent, hier konzentriert auf die Altersgruppen der 6- bis 10-Jährigen (56 Prozent) und in geringerem Maße der 11- bis 14-Jährigen (33 Prozent) und 15- bis 17-Jährigen (11 Prozent).

Da uns die Ergebnisse des Forschungsprojekts *OKkio alla salute* bekannt waren, wollten wir überprüfen, ob auch die von uns befragten Eltern eine verzerrte Wahrnehmung in Bezug auf den Ernährungszustand ihrer Kinder hatten. Unsere Umfrage ergab, dass sich viele Eltern des Gewichtes ihrer Kinder bewusst sind (68 Prozent). Allerdings unterschätzen es 17 Prozent der Eltern (sie denken, ihr Kind sei dünner) und 15 Prozent überschätzen es (sie denken, ihr Kind sei dicker).

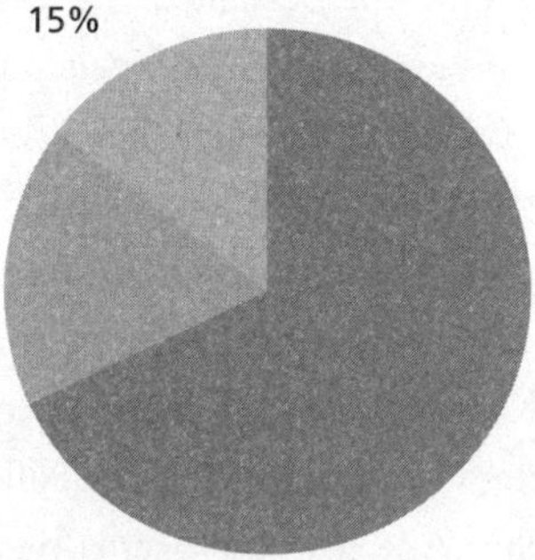

4.4. Die Umfrage der Create-Cures-Stiftung: prozentualer Anteil der Eltern, die das Gewicht ihrer Kinder überschätzen, unterschätzen oder korrekt einschätzen.

Bei unserer Umfrage unterschätzten die Eltern der adipösen Kinder die Lage und hielten ihr Kind für normalgewichtig (67 Prozent) oder sogar untergewichtig (11 Prozent). Lediglich 22 Prozent gaben an, dass ihr Kind übergewichtig sei.

Unter den Eltern der übergewichtigen Kinder herrschte ein größeres Bewusstsein für die reale Situation, nur 33 Prozent erachteten das Gewicht des Kindes als normal.

Die Wahrnehmung der Eltern normalgewichtiger Kinder entspricht am ehesten der Realität, hier sind es nur jeweils 8 Prozent, die das Körpergewicht über- oder unterschätzten.

Konzentrieren wir uns nun auf die zweite Grundvoraussetzung für eine gesundes und langes Leben: die körperliche Betätigung der Kinder und Jugendlichen.

Bewegung

Wie wir wissen, spielt die Ernährung für die Gesundheit von Erwachsenen und Kindern eine fundamentale Rolle. Allerdings sollte auch die Bedeutung der körperlichen Aktivität, auf die wir in Kapitel 11 näher eingehen, nicht unterschätzt werden.

Unsere Umfrage kam diesbezüglich zu einem besorgniserregenden Ergebnis: 17 Prozent der erfassten Kinder gehen keinerlei sportlicher Betätigung nach. Diese Zahlen lassen sich darauf zurückführen, dass sie für immer mehr Aktivitäten vor dem Computer oder anderen Bildschirmen sitzen, wie beim Fernsehen oder bei Videospielen. Glücklicherweise machen allerdings 35 Prozent der Kinder drei- oder viermal pro Woche Sport.

12 Prozent der Kinder verbringt mehr als drei Stunden täglich vor einem Bildschirm, der Großteil (39 Prozent) allerdings nur eine Stunde. Ein recht ansehnlicher Anteil (22 Prozent) dieser Kinder geht weniger als eine Stunde am Tag Aktivitäten im Sitzen nach. Sport und Bewegung sind wichtig für einen gesunden Körper: Trifft Bewegungsmangel auf eine unausgewogene Ernährung, kann das Beschwerden verursachen, die anzeigen, dass eine Veränderung des Lebensstils notwendig ist. Es ist also von großer Bedeutung, dass man lernt, diese Signale zu erkennen, um gegensteuern zu können.

Gesundheit und Ernährung

Anzeichen für eine unausgewogene Ernährung von Kindern können bestimmte Gesundheitsprobleme sein, die von einfacher Karies bis zu schweren Krankheiten reichen.

In unserer Umfrage litten nur 18 Prozent der Kinder und Jugendlichen unter Karies und 20 Prozent unter mit der Ernährung in Verbindung stehenden Beschwerden. Hier sind einige Fälle von Dermatitis zu verzeichnen, allerdings leidet ein Großteil der Umfrageteilnehmer (14 Prozent) unter Akne, vor allem zwischen elf und 17 Jahren. In einer Altersklasse der Jugendlichen (elf bis 14 Jahre) traten Fälle von Anämie auf, bei Jungen wie bei Mädchen gleichermaßen. Nur 15 Prozent der Kinder litten unter Allergien, vor allem gegen Milchprodukte und Eier.

Nachdem wir die Zahlen bezüglich des Lebensstils betrachtet haben, wenden wir uns nun im Detail der Ernährung zu.

Was essen unsere Kinder?

Frühstück. Die Eltern, die an unserer Umfrage teilgenommen haben, beantworteten uns 13 Fragen, die uns Aufschluss darüber geben sollten, welche Nahrungsmittel Kinder meist zum Frühstück zu sich nehmen.

Die Auswertung der Antworten ergab, dass fast die Hälfte der Kinder (43 Prozent) täglich Kekse isst. 39 Prozent trinken Milch oder essen Joghurt aus Kuhmilch und circa 26 Prozent nehmen Getränke oder Joghurt pflanzlichen Ursprungs zu sich (aus Soja, Reis, Mandeln, Hafer etc.). Lediglich ein Fünftel (20 Prozent) der Kinder isst morgens frisches Obst und es gibt – überraschenderweise – nur wenige, die Croissants (9 Prozent) oder Zwieback (6 Prozent) essen. Croissants oder ähnliches Gebäck frühstücken 21 Prozent der Kinder nur ein- bis dreimal pro Monat, Zwieback wird von 17 Prozent nur einmal pro Woche verzehrt.

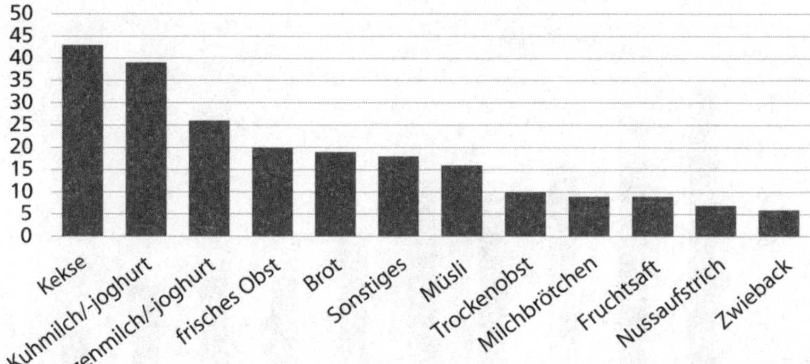

4.5. Umfrage der Stiftung: prozentualer Anteil der Kinder und Jugendlichen, die die angegebenen Nahrungsmittel jeden Tag frühstücken.

In einer Umfrage ist es unmöglich, die gesamte Bandbreite der möglichen Antworten zu antizipieren, daher haben wir die Kategorie »Sonstiges« hinzugefügt. Bei den Befragten, die diese Kategorie angekreuzt haben, stellte sich heraus, dass circa jedes vierte Kind oder jeder vierte Jugendliche (26 Prozent) jeden Morgen hausgemachten Kuchen isst.

Zwischenmahlzeiten. In der dazugehörigen Grafik (unten) kann man erkennen, dass sich der größte Balken (32 Prozent) auf die Kategorie »Sonstiges« bezieht. Hier werden vormittags und nachmittags von den Kindern und Jugendlichen Cracker (24 Prozent), Focaccia/Brot/Pizza (24 Prozent) und hausgemachter Kuchen (14 Prozent) gegessen. Manch ein Kind trinkt als Snack auch einen Smoothie (9 Prozent).

Ein beträchtlicher Anteil isst jeden Tag frisches Obst (29 Prozent) oder Nüsse (24 Prozent). Etwas weniger häufig werden Kekse (22 Prozent), Süßigkeiten (22 Prozent) und belegte Brote (15 Prozent) genannt.

Der Verzehr von Schokolade ist bei 24 Prozent auf ein- bis dreimal pro Monat begrenzt, wohingegen Joghurt von 34 Prozent der Kinder an drei Tagen pro Woche gegessen wird.

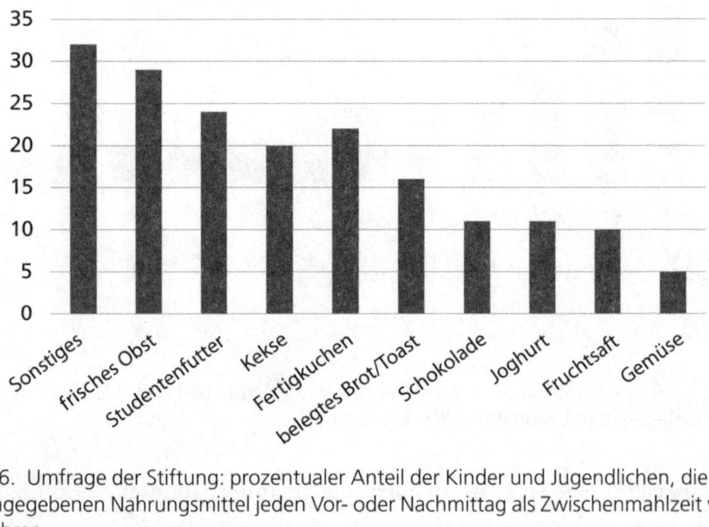

4.6. Umfrage der Stiftung: prozentualer Anteil der Kinder und Jugendlichen, die die angegebenen Nahrungsmittel jeden Vor- oder Nachmittag als Zwischenmahlzeit verzehren.

Mittagessen. Laut der Umfrage isst mehr als die Hälfte der Kinder mindestens dreimal wöchentlich außer Haus zu Mittag.

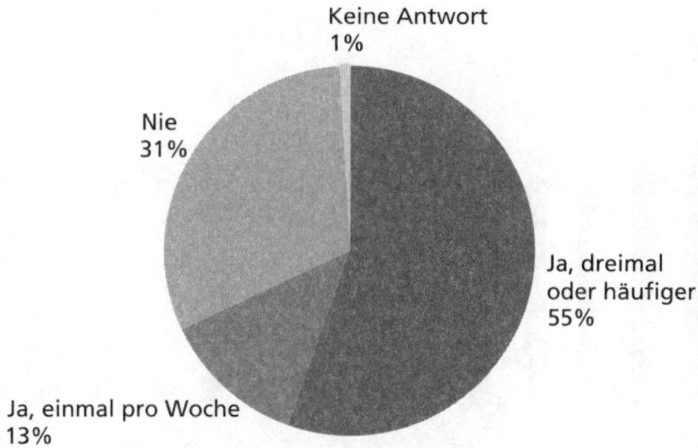

4.7. Umfrage der Stiftung: Häufigkeit, mit der Kinder und Jugendliche außer Haus essen.

Zum Mittag essen mehr als die Hälfte der Kinder Nudeln (oder Reis oder anderes Getreide, 55 Prozent), Gemüse (45 Prozent), Brot (41 Prozent) und Obst (41 Prozent). Es wird verhältnismäßig selten ein zweiter Gang gegessen (Eier, Milchprodukte, Fleisch etc.), da dieser hierzulande eher beim Abendessen serviert wird.

Rotes Fleisch ist bei den meisten Befragten einmal die Woche die Basis des Mittagessens (45 Prozent), genauso wie Eier (45 Prozent), Fisch (40 Prozent), Geflügel (37 Prozent), Käse (36 Prozent), Wurstwaren und verarbeitetes Fleisch (31 Prozent). Es werden auch Hülsenfrüchte verzehrt: von 36 Prozent der Kinder an drei Tagen pro Woche und von 29 Prozent mindestens einmal pro Woche.

In der Kategorie »Sonstiges« verteilen sich die Antworten gleichmäßig auf hausgemachten Kuchen, frisch gepresste Säfte, Pizza und Sojaprodukte (alle bei 25 Prozent). Bei dieser Art von Erhebung können wir nicht wissen, ob die verschiedenen Lebensmittel zu ein und derselben

Mahlzeit verzehrt werden. Daher haben wir die Teilnehmer gebeten, ein Ernährungstagebuch zu führen. Im Folgenden werde ich dieses Tagebuch analysieren.

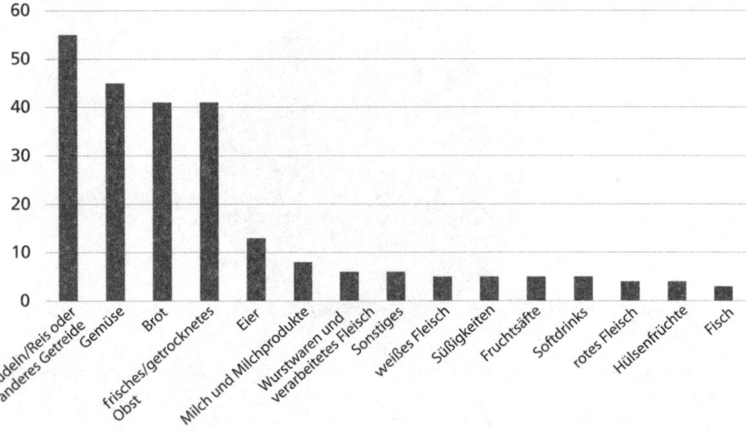

4.8. Umfrage der Stiftung: prozentualer Anteil der Kinder und Jugendlichen, die die angegebenen Nahrungsmittel täglich zum Mittagessen zu sich nehmen.

Abendessen. Gemüse wird etwas häufiger zu Abend gegessen als zu Mittag (47 Prozent versus 45 Prozent). Wahrscheinlich, weil man mittags eine schnelle Mahlzeit ohne Beilagen vorzieht. Zum Abendessen gibt es in vielen Haushalten einen zweiten Gang mit Beilagen.

Die Eltern, die an unserer Umfrage teilgenommen haben, scheinen zu wissen, dass es wichtig ist, eine gewisse Abwechslung in die Mahlzeiten zu bringen und nicht das gleiche Gericht mehrmals pro Woche zu kochen. Daher verteilt sich der zweite Gang beim Abendessen folgendermaßen:

- Fisch: einmal wöchentlich bei 47 Prozent und dreimal wöchentlich bei 32 Prozent der Kinder;
- Eier: einmal wöchentlich bei 46 Prozent und dreimal wöchentlich bei 13 Prozent der Kinder;

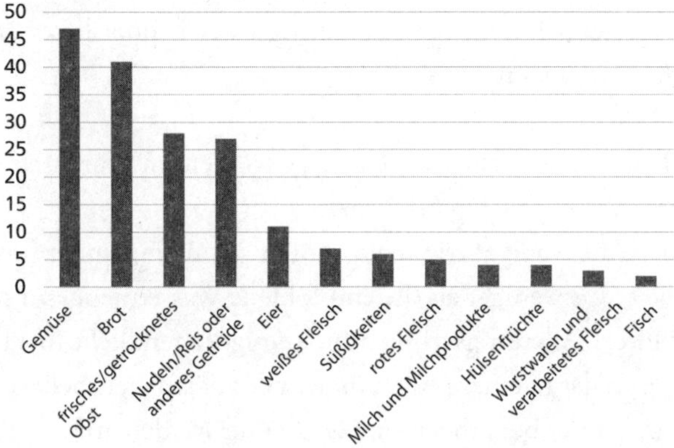

4.9. Umfrage der Stiftung: Prozentualer Anteil der Kinder und Jugendlichen, die die angegebenen Nahrungsmittel täglich zum Abendessen zu sich nehmen.

- Geflügel: einmal wöchentlich bei 46 Prozent und ein- bis dreimal wöchentlich bei 23 Prozent der Kinder;
- Hülsenfrüchte: einmal wöchentlich bei 40 Prozent und dreimal wöchentlich bei 30 Prozent der Kinder;
- Milchprodukte: einmal wöchentlich bei 39 Prozent, dreimal wöchentlich bei 21 Prozent und ein- bis dreimal wöchentlich bei 16 Prozent der Kinder;
- Fleisch: einmal wöchentlich bei 29 Prozent und ein- bis dreimal wöchentlich bei 28 Prozent der Kinder;
- Wurst und/oder verarbeitetes Fleisch: einmal wöchentlich bei 28 Prozent und ein- bis dreimal wöchentlich bei 17 Prozent. Wurstwaren werden jedoch von der gleichen Prozentzahl an Kindern (17 Prozent) öfter gegessen, nämlich dreimal pro Woche.

In der Kategorie »Sonstiges« tauchen in gleichem Maße Pizza und Produkte aus Soja und Seitan auf.

Letztere – für die meisten europäischen Haushalte doch eher ungewöhnliche Nahrungsmittel – zeugen davon, dass die Eltern, die an unserer Umfrage teilnahmen, der Ernährung ihrer Kinder besondere Aufmerksamkeit schenken.

Wasser. Die Kinder in unserer Umfrage trinken im Durchschnitt circa einen Liter Wasser pro Tag (48 Prozent).

Zu jenen, die weniger trinken, gehören vor allem Kinder unter sechs Jahren, die etwas weniger als die empfohlene Wassermenge zu sich nehmen (1,5 Liter). Allerdings trinken auch einige Jugendliche (bis 17 Jahre) zu wenig, und das in einem Alter, in dem der Flüssigkeitsbedarf deutlich höher ist (2,5 Liter bei Jungen und 2 Liter bei Mädchen).

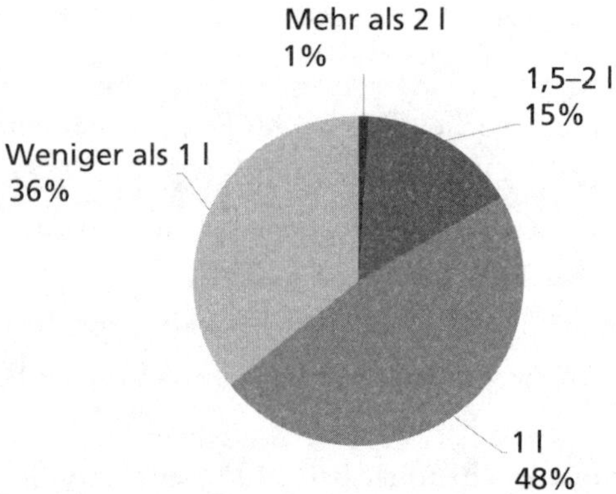

4.10. Umfrage der Create-Cures-Stiftung: prozentualer Anteil der Kinder und Jugendlichen, die die angegebenen Wassermengen täglich zu sich nehmen.

Anschließend wollten wir herausfinden, was den Kindern und Jugendlichen schmeckt und was nicht, um daraus Strategien für eine ausgewogenere Ernährung entwickeln zu können.

Was essen unsere Kinder gerne?

Um zu verstehen, was Kinder und Jugendliche am liebsten mögen, haben wir sie gefragt, wie häufig sie bestimmte Lebensmittel pro Woche essen. Auf diese Weise wollten wir herausfinden, ob ein gesundes Nahrungsmittel in ihre Ernährung integriert werden kann, wenn auch nur hin und wieder.

Frühstück. Wir konnten bereits feststellen, dass beim Frühstück Milch und Kekse dominieren. Pflanzenmilch und Ziegenmilch finden potenziell Anklang – täglich frühstücken damit jeweils 34 und 17 Prozent der Kinder.

Auch frisch gepresste Säfte und Obst kommen gut an, und 34 Prozent der Kinder würden sie täglich essen bzw. trinken.

33 Prozent der Umfrageteilnehmer essen gerne Zwieback und Vollkornkekse und würde damit die Kekse aus raffiniertem Mehl ersetzen. Als Brot- oder Zwiebackaufstrich wird Honig der Marmelade vorgezogen (43 zu 39 Prozent).

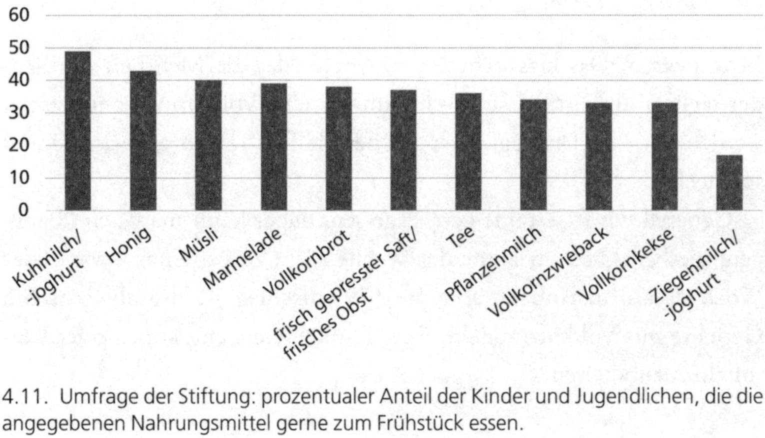

4.11. Umfrage der Stiftung: prozentualer Anteil der Kinder und Jugendlichen, die die angegebenen Nahrungsmittel gerne zum Frühstück essen.

Zwischenmahlzeiten. Als Zwischenmahlzeiten oder Snacks hätten viele Kinder und Jugendliche in unserer Umfrage keine Probleme damit, jeden Tag gesunde Snacks wie Obst (49 Prozent), Brot mit Olivenöl (47 Prozent) oder Nüsse (44 Prozent) zu essen. Sie mögen sie sogar lieber als Zwieback mit Marmelade.

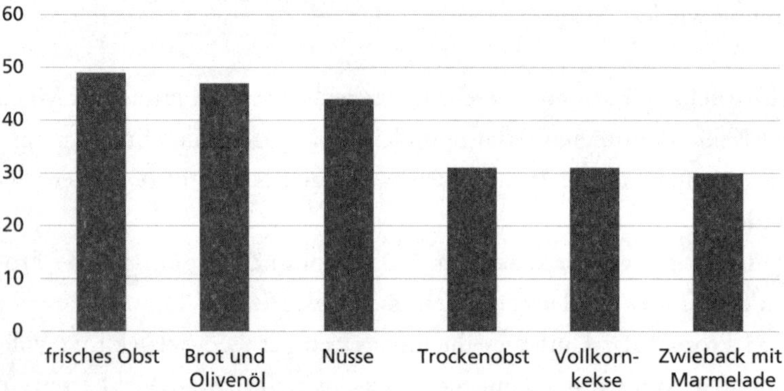

4.12. Umfrage der Create-Cures-Stiftung: prozentualer Anteil der Kinder und Jugendlichen, die die angegebenen Nahrungsmittel gerne am Vor- oder Nachmittag als Zwischenmahlzeit verzehren.

Mittagessen. Das klassische Nudelgericht, das die Mehrheit der Kinder täglich zu Mittag isst, könnte durch seine Vollkornvariante ersetzt werden, die laut Umfrage mehr als der Hälfte (51 Prozent) der Kinder schmeckt.

Generell wird Getreide gern gegessen, daher kann man sich überlegen, diesbezüglich im Laufe der Woche mehr zu variieren – wie es der Wochenplan im Anhang ab Seite 379 vorschlägt –, also abwechselnd Gerichte mit Vollkornnudeln, Reis, Dinkel, Gerstengraupen oder Kartoffeln zuzubereiten.

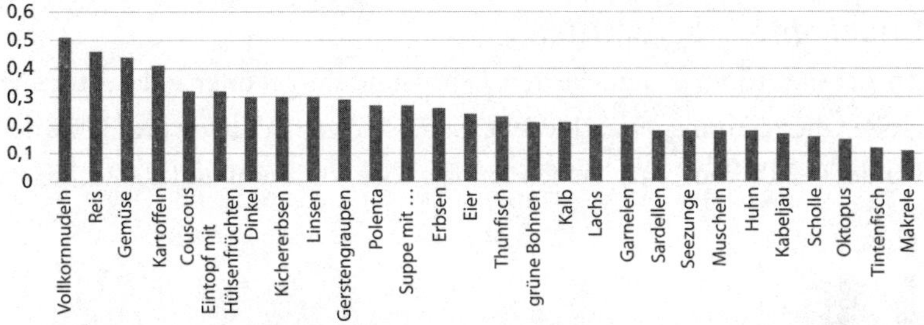

4.13. Umfrage der Stiftung: prozentualer Anteil der Kinder und Jugendlichen, die die angegebenen Nahrungsmittel gerne zu Mittag essen.

Abendessen. Was die Vorlieben der Kinder beim Abendessen angeht, verhält es sich ähnlich wie beim Mittagessen: Es gibt kein Lebensmittel, das über allen anderen steht, allerdings sind die Vorlieben insgesamt recht homogen. Daher bietet es sich an, die zur Auswahl stehenden Nahrungsmittel so oft wie möglich zu variieren: an einem Tag ein Gericht mit Fleisch, am nächsten mit Fisch und dann eines mit Gemüse usw. Das haben wir auch so in dem Ernährungsplan umgesetzt, den Sie in Anhang B ab Seite 379 finden.

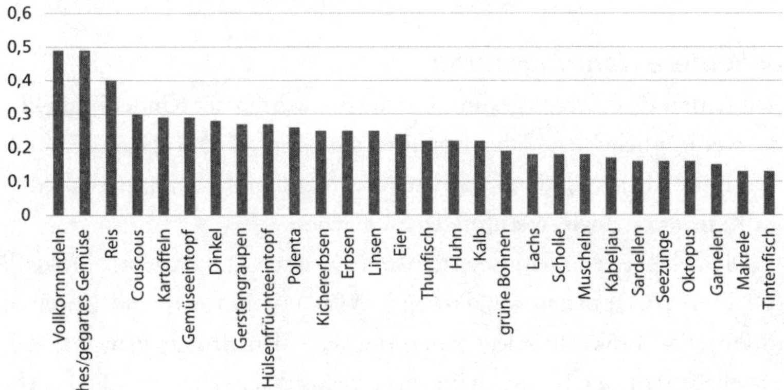

4.14. Umfrage der Create-Cures-Stiftung: prozentualer Anteil der Kinder und Jugendlichen, die die angegebenen Nahrungsmittel gerne zu Abend essen.

Unbeliebte Lebensmittel

Zu den bei Kindern unbeliebten Lebensmitteln gehören – das ist keine große Überraschung – verschiedene Gemüsesorten. Mehr als die Hälfte der Kinder (52 Prozent) mag keinen Spinat, Brokkoli, Kohl und Radicchio.

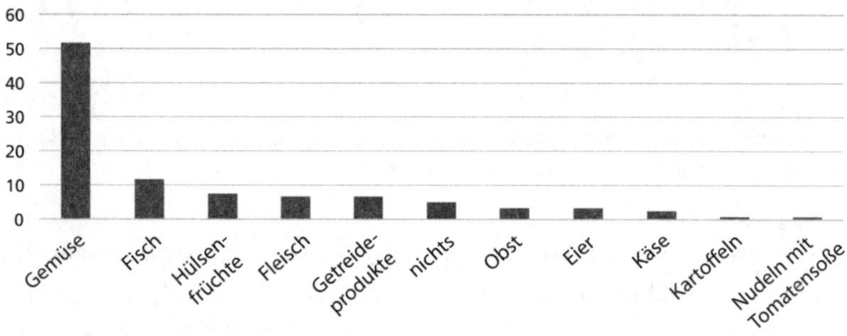

4.15. Umfrage der Create-Cures-Stiftung: prozentualer Anteil der Kinder und Jugendlichen, die die angegebenen Nahrungsmittel nicht gerne essen.

12 Prozent der Kinder mögen keinen Fisch. Rotes Fleisch, Hülsenfrüchte (vor allem Erbsen) und Gerichte auf Getreidebasis (auch Nudelgerichte) werden hingegen von 7 Prozent der Kinder ungern gegessen.

Beliebtere Nahrungsmittel

Wir hatten zwar bereits geahnt, wie die Antworten der Kinder bezüglich der weniger beliebten Nahrungsmittel ausfallen würden (Gemüse, Fisch und Hülsenfrüchte), doch wir baten sie trotzdem darum, innerhalb dieser Kategorien noch Abstufungen zu machen.

Die beliebtesten Gemüsesorten sind Karotten (14 Prozent), Brokkoli (10 Prozent), Tomaten (10 Prozent), Salat (10 Prozent) und Zucchini (8 Prozent). Brokkoli belegt paradoxerweise den dritten Platz bei den unbeliebtesten Gemüsesorten und gleichzeitig den zweiten Platz als beliebtes Gemüse. Das zeigt, wie unterschiedlich Geschmäcker sind und wie wichtig es ist, ohne Vorurteile herauszufinden, was den Kindern schmeckt.

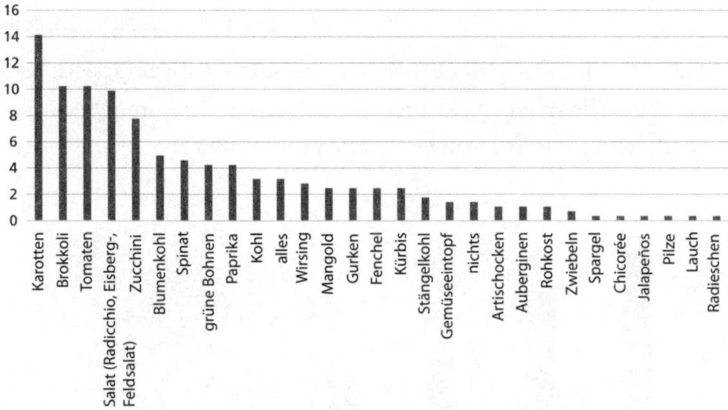

4.16. Umfrage der Create-Cures-Stiftung: prozentualer Anteil der Kinder und Jugendlichen, die die angegebenen Gemüsesorten gerne essen.

Ein weiteres Nahrungsmittel, das nur schwer ans Kind zu bringen ist, ist Fisch. Aber es kommt auf die Sorte an. Unsere Umfrage ergab, dass Kinder und Jugendliche vor allem gerne Lachs essen, gefolgt von Kabeljau, Thunfisch und Garnelen. Wir haben deshalb ein paar dieser Fischarten in die Rezeptsammlung in Anhang B aufgenommen. Darunter ist auch ein besonderes Sushi-Rezept (der Fisch wird dafür gegart), dessen Zubereitung den Kindern sehr viel Spaß machen kann.

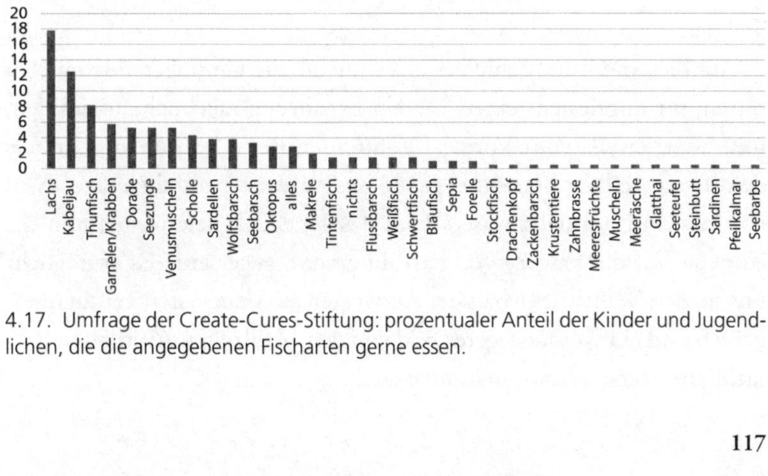

4.17. Umfrage der Create-Cures-Stiftung: prozentualer Anteil der Kinder und Jugendlichen, die die angegebenen Fischarten gerne essen.

Zu guter Letzt kommen wir zu den Hülsenfrüchten, einem wunderbaren Lebensmittel, das in der Ernährungsweise langlebiger Gesellschaften eine große Rolle spielt, von Kindern allerdings nicht immer gern gegessen wird, höchstens in Form von Linsen und Bohnen.

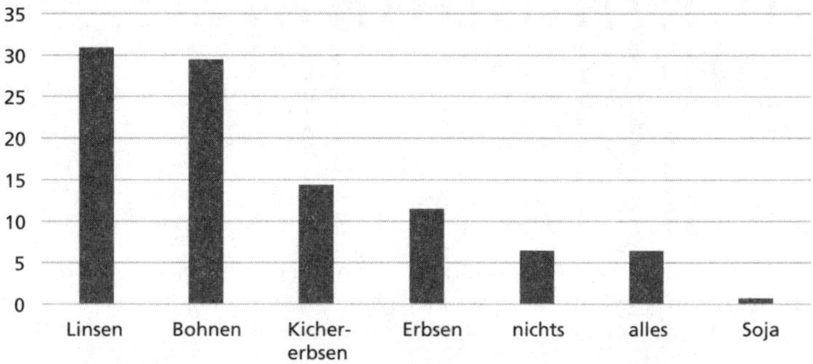

4.18. Umfrage der Create-Cures-Stiftung: prozentualer Anteil der Kinder und Jugendlichen, die die angegebenen Hülsenfrüchte gerne essen.

Das Ernährungstagebuch

Die Angaben, wie häufig bestimmte Nahrungsmittel gegessen werden, geben uns jedoch keinen Aufschluss darüber, wie sie kombiniert werden. Zum Beispiel wissen wir, dass 55 Prozent der Kinder jeden Mittag Nudeln und 45 Prozent Gemüse essen, aber wir wissen nicht, ob beides Teil desselben Gerichts ist.

Aus diesem Grund schien es uns sinnvoll, die Umfrageteilnehmer zu bitten, für mindestens einen Tag ein Ernährungstagebuch auszufüllen, und zwar jeweils vom Vortag (24-Stunden-Recall). Die Angaben aus dem ersten Teil der Befragung gaben uns Antworten auf die Frage: »Was isst Ihr Kind normalerweise?« Und das Tagebuch lieferte uns nun die Antwort auf die Frage: »Was hast du gestern gegessen?« Es ermöglicht uns so, den Wahrheitsgehalt der Antworten aus dem ersten Teil zu überprüfen und ein vollständigeres Bild von den Mahlzeiten zu erhalten (tatsächliche Menge, Kombinationen etc.).

So sehen wir, dass Milch und Kekse beim Frühstück die ersten Plätze belegen (bei 25 Prozent der Kinder), gefolgt von Müsli mit Milch/ Joghurt (16 Prozent).

Die Antworten der Eltern zu den Frühstücksgewohnheiten der Kinder – im ersten Teil der Umfrage – finden hier also Bestätigung.

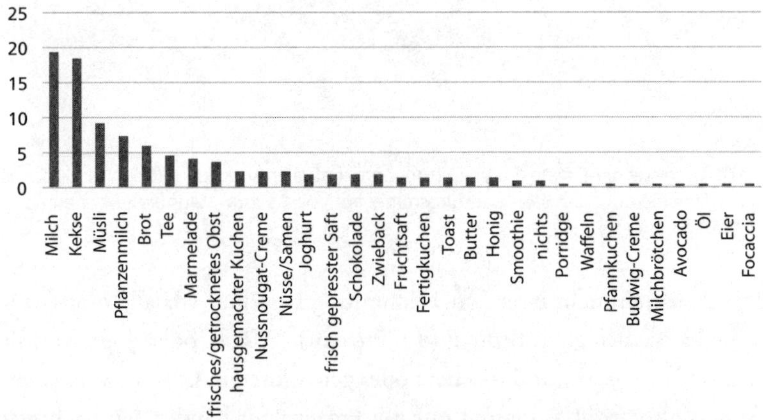

4.19. Umfrage der Create-Cures-Stiftung: prozentualer Anteil der Kinder und Jugendlichen, die die angegebenen Nahrungsmittel am Vortag zum Frühstück aßen.

Als Snack am Vormittag essen über 25 Prozent der Kinder frisches Obst, doch Cracker und anderes Salzgebäck stehen an zweiter Stelle, wie die Antworten zur Kategorie »Sonstiges« bereits vorwegnahmen. 9 Prozent der Kinder nehmen keinerlei Snack zu sich.

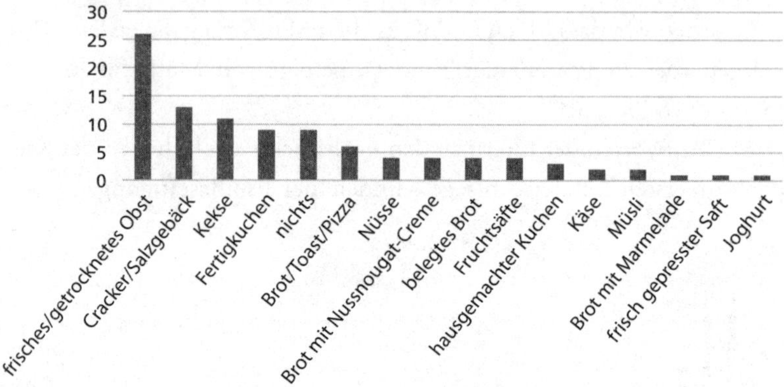

4.20. Umfrage der Create-Cures-Stiftung: prozentualer Anteil der Kinder und Jugendlichen, die die angegebenen Nahrungsmittel am Vortag vormittags als Zwischenmahlzeit aßen.

Die Zwischenmahlzeiten am Nachmittag bestehen vor allem aus verschiedenen belegten Broten (40 Prozent), Milch oder Joghurt mit Müsli (27 Prozent) und frischem oder getrocknetem Obst bzw. Nüssen. Anders als vormittags lassen nur 4,5 Prozent der Kinder den nachmittäglichen Snack aus.

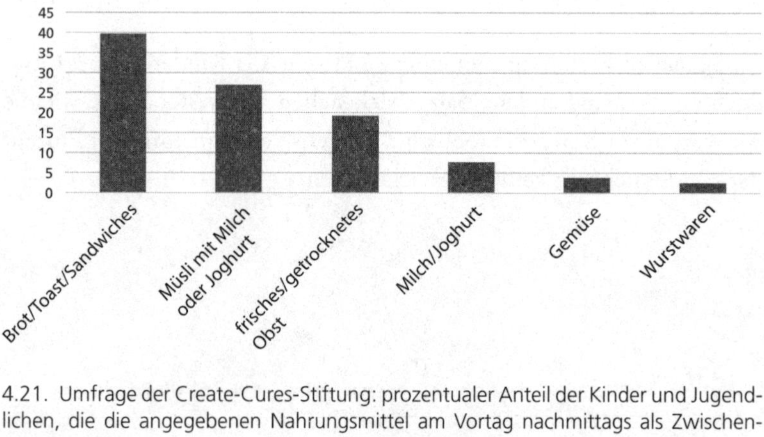

4.21. Umfrage der Create-Cures-Stiftung: prozentualer Anteil der Kinder und Jugendlichen, die die angegebenen Nahrungsmittel am Vortag nachmittags als Zwischenmahlzeit aßen.

Das häufigste Mittagessen ist, wie die Antworten zu Essgewohnheiten und Vorlieben bereits erahnen ließen, das klassische Nudel- oder Reisgericht mit Tomatensoße (37 Prozent), gefolgt von Käse (21 Prozent) und Gemüse (12 Prozent).

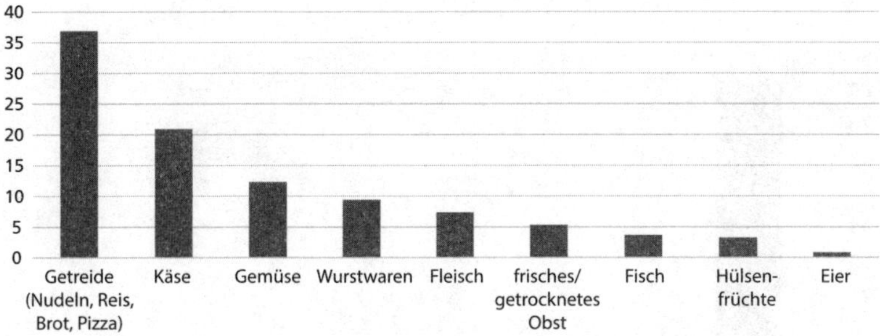

4.22. Umfrage der Create-Cures-Stiftung: prozentualer Anteil der Kinder und Jugendlichen, die die angegebenen Nahrungsmittel am Vortag zu Mittag aßen.

Zusätzlich zu den Hauptmahlzeiten naschen 12 Prozent der Kinder und Jugendlichen Schokolade oder trinken vor dem Schlafengehen ein Glas Milch (Letzteres vor allem in der Altersgruppe der Drei- bis Fünfjährigen).

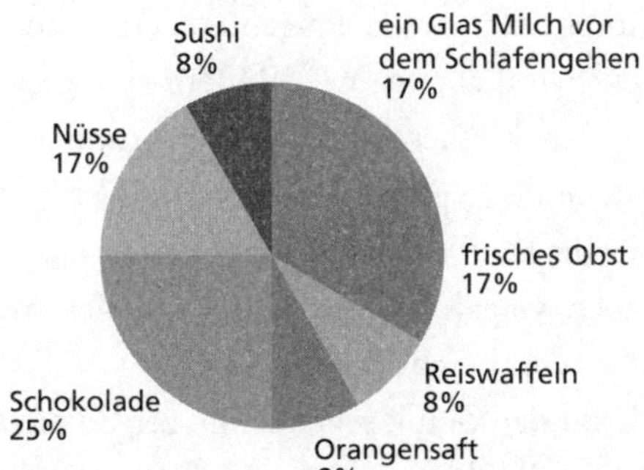

4.23. Umfrage der Create-Cures-Stiftung: prozentualer Anteil der Kinder und Jugendlichen, die die angegebenen Nahrungsmittel am Vortag zusätzlich zu den in der vorigen Grafik aufgeführten Mahlzeiten aßen.

Bezüglich der Getränke ist die Situation folgendermaßen: über 80 Prozent der Kinder trinken Wasser. Andere Getränke wie Tee, frisch gepresste Säfte, Fruchtsaftkonzentrate, Pflanzenmilch oder kohlensäurehaltige Getränke werden selten getrunken, zumindest den Angaben in den Ernährungstagebüchern zufolge.

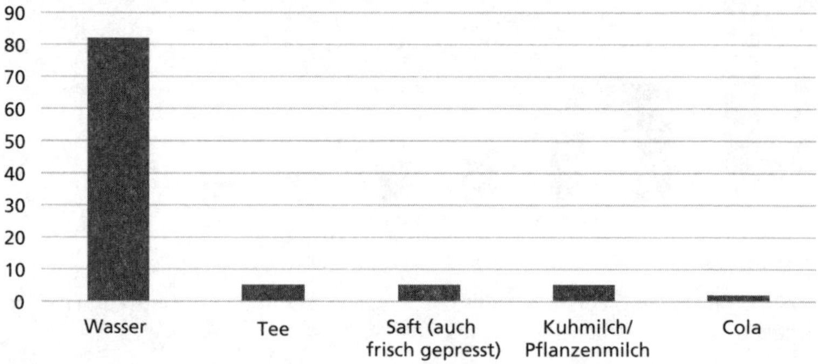

4.24. Umfrage der Create-Cures-Stiftung: prozentualer Anteil der Kinder und Jugendlichen, die die angegebenen Getränke am Vortag zu sich nahmen.

Die Strategien der Eltern

Selbst wenn wir Hunderte von Fragen stellen würden, wüssten wir immer noch nicht wirklich, wie wir Kindern eine gesunde Ernährung schmackhaft machen können. Aus diesem Grund haben wir in der Umfrage eine offene Frage gestellt, und zwar: »Welche Strategien wenden Sie an, damit Ihr Kind etwas isst, was es nicht mag?«

Außerdem haben wir gefragt: »Funktionieren diese Strategien, die Sie in Ihrer letzten Antwort beschrieben haben?«

Wie man anhand der Grafik sehen kann, zeigen diese Strategien bei der Hälfte der Eltern Wirkung, bei einem Viertel (28 Prozent) manchmal und bei 16 Prozent nie.

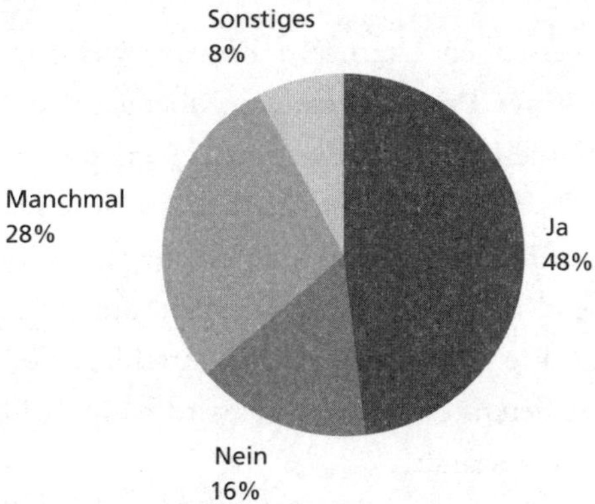

4.25. Umfrage der Create-Cures-Stiftung: Wirkung der von Eltern angewandten Strategien, um Kinder davon zu überzeugen, unbeliebte Nahrungsmittel zu essen.

Die Antworten gehen sehr weit auseinander und nicht immer sind die häufigsten Lösungsansätze auch tatsächlich die wirksamsten. Um den Eltern unter unseren Lesern neue Ideen und Anregungen zu geben, führen wir sie im Folgenden auf.

Eine der Hauptstrategien besteht darin, unbeliebte Lebensmittel **unterzumischen oder zu verstecken**. Zu diesem Mittel greifen 22 Prozent der befragten Eltern, und zwar bei Kindern jeden Alters (von den ersten Lebensmonaten bis hin zu 17 Jahren). In 50 Prozent der Fälle funktioniert es, unbeliebte gesunde Nahrungsmittel als Gemüsefrikadellen zu servieren, sie mit einer Lieblingszutat zu mischen, sie zu panieren, Gemüsetartes zu backen oder Gewürze, Soßen (hausgemachte Mayonnaise) oder Parmesan hinzuzugeben.

Nahrungsmittel probieren zu lassen ist eine weniger verbreitete (14 Prozent), aber effektive Methode: Sie funktioniert in 91 Prozent der Fälle. Es lohnt sich also, die Geduld aufzubringen, Kindern neue Nahrungsmittel zu zeigen und sie zum Probieren zu ermutigen, denn so können sie Erfahrungen machen, die oft nicht dem entsprechen, was sie erwartet haben.

Genauso oft versuchen Eltern (14 Prozent) weniger beliebte Nahrungsmittel **mit einer Prise Fantasie** zuzubereiten und zu servieren. Allerdings funktioniert das Ausdenken neuer Gerichte leider nur in etwa der Hälfte der Fälle. Die Eltern versuchen, die schwierige Aufgabe, ihre Kinder gesund zu ernähren, dadurch zu meistern, dass sie die Mahlzeiten so ansprechend wie möglich präsentieren, auf die Zusammenstellung der Farben achten, kreative Gerichte vorschlagen oder die Garmethode häufiger variieren. Diese Strategie wird hauptsächlich bei Sechs- bis Zehnjährigen angewandt.

Sich Zeit zu nehmen, um Kindern die Vorteile einer gesunden Ernährung zu erklären und ihnen verständlich zu machen, warum ein bestimmtes Nahrungsmittel gegessen werden sollte, ist eine Vorgehensweise, die nur 10 Prozent der Eltern anwenden, allerdings scheint sie in 90 Prozent der Fälle erfolgreich zu sein, vor allem bei Kindern ab sechs oder sieben Jahren.

Die Strategie, **das Kind zu belohnen**, wenn es alles aufisst, wird von 8 Prozent der Eltern bei Kindern von sechs bis zehn Jahren angewandt, und sie funktioniert in fast 70 Prozent der Fälle.

Eine etwas drastischere Methode, die jedoch recht wirksam ist (bei 80 Prozent der Fälle), besteht darin, **das Kind dazu zu verpflichten, alles aufzuessen** oder ihm **keine Alternative anzubieten**.

Auch diese Technik wenden 8 Prozent der Eltern an, vor allem bei Kindern und Jugendlichen, die bis zu 14 Jahre alt sind. Danach sorgt die rebellische Natur der Pubertierenden dafür, dass diese Methode keinerlei Wirkung mehr zeigt.

6 Prozent der Eltern hat wiederum **im Spiel** eine überzeugende Methode gefunden, um Kinder zum Essen zu motivieren, vor allem in der Altersklasse der Drei- bis Fünfjährigen. Kindern davon zu erzählen, wie aus Getreide Mehl entsteht und aus der Olive Olivenöl, oder ihnen Tiere auf dem Bauernhof zu zeigen und Geschichten dazu zu erzählen, bringt in 80 Prozent der Fälle den gewünschten Effekt.

Mit älteren Kindern kann diese spielerische Herangehensweise auch das gemeinsame Kochen und Tischdecken beinhalten.

Immer wieder die gleichen Nahrungsmittel anzubieten, ist ein genauso verbreiteter Lösungsansatz wie der spielerische. Er scheint jedoch nur in 40 Prozent der Fälle zu funktionieren.

Die Strategie, die laut unserer Umfragen die besten Ergebnisse erzielt (fast 100 Prozent), besteht darin, nur **eine kleine Portion des unliebsamen Nahrungsmittels anzubieten**, um das Kind damit vertraut zu machen. Doch nur 6 Prozent der Eltern wenden diese Strategie an, vor allem in der Altersgruppe der Sechs- bis Zehnjährigen.

Zu guter Letzt gibt es noch die Methode, **mit gutem Beispiel voranzugehen**, die jedoch nur selten angewandt wird (5 Prozent), obwohl sie in 75 Prozent der Fälle Wirkung zeigt.

Es führt kein Weg daran vorbei, dass Eltern in Sachen Ernährung eine Vorbildfunktion einnehmen, auch wenn das häufig nicht ausreicht, zumindest nicht direkt. Uns hat die Antwort eines Elternteils gefallen, der schrieb, dass diese Methode gut geeignet sei, aber nur langfristig Wirkung zeige. Es braucht also sehr viel Geduld (das wissen Eltern nur zu gut), doch meist trägt sie Früchte! Diesem Modell folgen zwar vorrangig Eltern mit Kindern, die älter als sechs Jahre sind, allerdings könnte man damit auch schon in den ersten Lebensjahren beginnen.

Die unten stehende Tabelle fasst die Ergebnisse des ersten Teils der Umfrage zusammen:

Lösungsansatz	Wirkung	Verbreitung
Kleine Mengen des unbeliebten Nahrungsmittels anbieten	100 %	6 %
Alles probieren lassen	91 %	14 %
Die Vorzüge des Nahrungsmittels erklären	90 %	10 %
Zum Essen verpflichten oder keine Alternative anbieten	80 %	8 %
Auf spielerische Art an das Essen heranführen	80 %	6 %

Lösungsansatz	Wirkung	Verbreitung
Mit gutem Beispiel vorangehen	75 %	5 %
Anreize oder Belohnungen bieten	70 %	8 %
Unbeliebte Lebensmittel in beliebtem Essen verstecken	50 %	22 %
Neue Rezepte oder Fantasierezepte ausprobieren	50 %	14 %
Das Lebensmittel immer wieder anbieten	40 %	6 %

Vorschläge dazu, wie sich das Kind ernähren sollte

Das war eine der Kategorien, die die Eltern bei der Umfrage ausfüllen sollten.

Sie antworteten, dass sie sich eine gesündere, ausgewogenere und abwechslungsreichere Ernährung für ihre Kinder wünschten, und ein größeres Bewusstsein für Makronährstoffe (besonders Proteine) und Mikronährstoffe (Vitamine und Mineralstoffe). Außerdem wären viele Eltern froh, wenn ihre Kinder mehr Gemüse, Hülsenfrüchte, Fisch, Obst und Vollkornprodukte essen würden. Gleichzeitig wünschen sie sich, dass ihr Kind weniger überzuckerte Lebensmittel, Fleisch, Nudeln und Brot zu sich nimmt.

Ein Elternteil antwortete, dass er eine auf biologischen Nahrungsmitteln basierende Ernährung favorisieren würde, ein anderer Elternteil bevorzugte eine vegetarische Lebensweise.

Manche Eltern wären froh, wenn ihr Kind weniger snacken würde, andere schrieben, dass die Mahlzeiten nur so groß sein sollten, dass die Kinder zwar satt werden, aber nicht übermäßig zunehmen oder sogar überschüssige Kilos verlieren.

Aus diesen Antworten geht hervor, dass viele Eltern sich der Probleme in Sachen Ernährung durchaus bewusst sind.

Doch meist sind ja nicht nur die Eltern allein für die Ernährung ihrer Kinder verantwortlich. Mir schien es deshalb an diesem Punkt sinnvoll, das Thema Schulkantinen zu behandeln.

Das Essen in Schulkantinen

Die von mir gegründete *Create Cures Foundation* untersuchte die Nährstoffqualität der in Schulkantinen angebotenen Speisen, vorrangig in Mittelitalien.

Für unsere Untersuchung haben wir uns neben anderen Quellen auch der Webseite von *Foodinsider* bedient, die mit der Absicht geschaffen wurde, Schulmenüs zu bewerten und zu verbessern.[8] Dafür nehmen die Eltern an einer Umfrage teil, die sich an den Richtlinien zum Schulessen und den Empfehlungen der Weltgesundheitsorganisation orientiert.

Die im Folgenden dargestellten Beobachtungen stammen aus einer im Schuljahr 2017/18 durchgeführten Umfrage. Dank dieses simplen Instruments war es uns möglich, grundsätzliche Ernährungsprobleme in den untersuchten Schulkantinen zu identifizieren. Wir kamen zu dem Ergebnis, dass gewisse Veränderungen die Qualität des Schulessens deutlich verbessern könnten. Die folgenden kritischen Punkte haben wir bei der Ausarbeitung gesunder Mahlzeiten für Kinder und Jugendliche, die Sie in Anhang B ab Seite 379 finden können, berücksichtigt.

Ein zu hoher Proteingehalt. Oft finden sich mehrere Proteinquellen in einer Mahlzeit (zum Beispiel: Nudeln mit Sauce bolognese und gekochter Schinken mit Erbsen). Addiert man diese Proteine zu den zum Frühstück (Milch, Brot, Eier etc.) und Abendessen (Fleisch, Käse, Fisch, Hülsenfrüchte etc.) aufgenommenen Proteinen, wird deutlich, dass die Kinder einer sehr hohen Proteinzufuhr ausgesetzt sind. Außerdem gehören diese Proteine zu jener Sorte, die dem Wachstum und einer gesunden Langlebigkeit am abträglichsten sind. Dies belegen die bereits beschriebenen Studien.

Wir schlagen daher ein Menü vor, mit dem der für Kinder und Jugendliche empfohlene Proteingehalt pro Mahlzeit eingehalten wird (je nach Alter zwischen 0,94 und 0,99 Gramm Proteine pro Kilogramm

Körpergewicht). Es ist wichtig, dass sich Eltern über das Schulessen informieren und die Kinder darum bitten zu beschreiben (oder vielleicht zu fotografieren), was sie außer Haus gegessen haben, damit man den Nachmittagssnack und vor allem das Abendessen dementsprechend anpassen kann. Wenn ein 40 Kilo schweres Kind mittags in der Schule 10 Gramm Schinken und eine Scheibe Käse gegessen hat, hat es circa 25 Gramm Proteine zu sich genommen. Für das Abendessen wäre es also ausreichend, 150 Gramm Kichererbsen oder Bohnen zu kochen, um den empfohlenen Tagesbedarf an Proteinen zu decken. Wird zu Hause häufig mit Kichererbsen und Gemüse gekocht, gleicht das auch das übermäßige Angebot an rotem Fleisch, konserviertem Fleisch und Käse in vielen Schulen aus.

Üppiges Fleischangebot. In manchen Schulen bestehen 13 von 20 Gerichten im Monat aus Fleisch, zehn davon aus rotem. In Anhang B finden Sie ab Seite 380 eine Tabelle, in der ich empfehle, wie oft man bestimmte Nahrungsmittel pro Woche verzehren sollte.

Das Angebot von konserviertem Fleisch wurde in fast allen Schulkantinen in den letzten Jahren reduziert. Der Europäische Kodex zur Krebsbekämpfung empfiehlt, konserviertes Fleisch zu meiden und den Konsum von rotem Fleisch einzuschränken. Wir schlagen vor, rotes Fleisch sowie Geflügel einmal pro Woche zu essen und dabei – wenn möglich – auf biologische Produkte zurückzugreifen. Vom regelmäßigen Verzehr von Wurstwaren raten wir ab, sie sollten nur sporadisch gegessen werden.

Geringe Getreidevielfalt. In Schulkantinen werden oft große Mengen an Nudeln und Reis angeboten, zu denen außerdem Brot oder Brötchen gereicht werden: Dies reicht von 50 bis 60 Gramm in der Grundschule bis zu 100 Gramm in weiterführenden Schulen. Doch das Problem ist nicht nur die Quantität – es wird auch mehrmals in der Woche das Gleiche angeboten. Wir empfehlen, weniger Nudeln und Reis (50 Gramm) und mehr begleitende Hülsenfrüchte und Gemüse zu servieren (Nudeln mit Brokkoli, Nudeln mit Kichererbsen, Nudeln mit

Linsen, Nudeln und Bohnen mit Mischgemüse, Reis und Erbsen, Gemüsesuppen, Risotto mit Hülsenfrüchten und Gemüse etc.). Außerdem sollte statt mit Milch oder Sahne mit Olivenöl gekocht werden.

Eintönigkeit bei Gemüse. Fast immer werden Salate, Karotten und Erbsen angeboten. Wir raten dazu, beim Gemüse so viel wie möglich zu variieren und immer saisonale, regionale und biologische Produkte zu wählen. Wir empfehlen auch, den Kindern immer neue Gemüsesorten zu servieren, um sie an andere Geschmacksrichtungen zu gewöhnen.

Eier. Im Schulessen finden sich zu häufig Eierzeugnisse, selbst wenn das Gericht an sich kein klassisches Eigericht ist. Empfohlen wird, statt pasteurisierten Eiern frische zu verwenden, vorzugsweise aus biologischer Freilandhaltung. Außerdem sollten Kinder nicht mehr als zwei bis fünf Eier pro Woche essen.

Wenig Hülsenfrüchte. Vor nicht allzu langer Zeit tauchten Hülsenfrüchte in Schulkantinen fast ausschließlich in Form von einer klassischen Erbsenbeilage auf. Heutzutage werden zunehmend Suppen mit Hülsenfrüchten und vollwertige Mahlzeiten aus Nudeln mit Bohnen oder Kichererbsen oder aus Reis mit Linsen angeboten. Manche Vorzeigekantinen – wie in Cremona – bereiten leckere Gerichte aus Hülsenfrüchten zu, zum Beispiel eine Tarte aus Kürbis, Kichererbsen und Provola, Linsenfrikadellen, Tartes aus Bohnen und Ricotta oder Erbsenkroketten. Wir empfehlen Hülsenfrüchte häufiger auch als Hauptbestandteil eines Gerichtes zu servieren, zu Bio-Produkten zu greifen und mit weniger Sahne oder Käse zu kochen.

Nachspeisen. In einigen Schulkantinen wird das Projekt »Wir snacken Obst« umgesetzt, bei dem das Obst, das die Kinder normalerweise mittags als Nachtisch essen, stattdessen als Zwischenmahlzeit am Vormittag ausgegeben wird. In anderen Kantinen beharrt man auf Joghurt, Pudding und anderen Nachspeisen, oft auch aus industrieller Herstellung. Wir empfehlen frisches Obst oder alternativ Trockenobst (wie getrocknete Aprikosen, die sehr ballaststoffreich sind), Schalenfrüchte wie Walnüsse, Mandeln oder Haselnüsse oder auch dunkle Schokolade mit mindestens 70 Prozent Kakao.

Nicht jede Kantine hat Vollkornprodukte in den Speiseplan aufgenommen, wie es die Weltgesundheitsorganisation und der Europäische Kodex zur Krebsbekämpfung empfehlen. Wir raten dazu, so oft wie möglich Getreideprodukte (Nudeln, Brot, Pizza) in ihrer Vollkornvariante zu verwenden, die Menge insgesamt zu reduzieren und stattdessen Hülsenfrüchte und Gemüse hinzuzufügen. Vorsicht ist jedoch bei Vollkornreis geboten, der oft einen hohen Arsengehalt aufweist.

Im Jahr 2013 führte das italienische Gesundheitsministerium gemeinsam mit dem Ministerium für Bildung, Akademisches und Forschung eine Studie zu Schulkantinen durch, an der landesweit 7733 Schulen aller Bildungsgrade beteiligt waren.[9]

Die Missstände, die diese Untersuchung zum Vorschein brachte, ähneln jenen, von denen auch *Foodinsider* berichtet: Als Vormittagssnack wird selten Obst ausgeteilt (nur 28 Prozent der untersuchten Schulen sieht das für Pausen vor). Außerdem bemüht sich die Hälfte der Lehrinstitute nicht um die Reduktion und Verwertung von übrig gebliebenem Essen: Vieles, was noch brauchbar wäre, wird weggeworfen. Und das vermutlich, weil die Portionen zu groß waren oder das, was serviert wurde, den Kindern nicht sonderlich geschmeckt hat.

Nachdem wir einen Blick auf die Missstände geworfen haben, geben wir Ihnen nun auch Beispiele von Kantinen, die man sich zum Vorbild nehmen kann.

Vorbildliche Kantinenkonzepte

Es gibt einige Kantinen, an denen sich alle Schulen ein Beispiel nehmen sollten. Sie sind ebenfalls auf der Webseite von *Foodinsider* zu finden. Im Folgenden führen wir die wichtigsten Merkmale dieser Kantinen auf:

Gesunde Zwischenmahlzeiten. Manche Schulen bieten den Kindern vormittags frisches Obst an. Auf diese Weise können sich die Schüler auch zwischendurch gesund ernähren, anstatt Süßigkeiten und andere abgepackte Snacks zu essen, die nicht nur eine hohe Zucker- und Fettzufuhr bedeuten, sondern denen es auch an den im Obst enthaltenen Vitaminen, Mineral- und Ballaststoffen mangelt, die die Konzentration und Aufmerksamkeit der Kinder fördern.

Die Biokantine. Eine Schule in der Provinz Venetien hat ihre Schulkantine fast gänzlich auf bio umgestellt. 95 Prozent der angebotenen Nahrungsmittel stammt aus ökologischer Erzeugung und die restlichen 5 Prozent aus Nahrungsmitteln höchster Qualität. Außerdem verwendet diese Kantine kein Obst oder Gemüse, das vorgewaschen oder vorgekocht und dann abgepackt wurde. Alle fünf Wochen veranstaltet sie zudem eine Veggie-Woche.

Über biologische Lebensmittel nimmt man meist mehr Vitamine und Mineralstoffe auf, da sie im Allgemeinen nährstoffreicher sind und eine geringere – manchmal sogar gar keine – Pestizidbelastung aufweisen.

Einbindung der Eltern. In manchen Schulen tragen die Eltern aktiv zum Betrieb der Schulkantine bei, indem sie sich persönlich um die Auswahl der Zulieferer und der Lebensmittel kümmern. Das führt dazu, dass die Kantinen statt verarbeiteter, tiefgekühlter oder minderwertiger Produkte nur noch frische, saisonale und gesunde Lebensmittel verwenden.

Die Kantine im Viertel. In einem Mailänder Stadtteil kreierten acht Restaurants auf Initiative einiger Eltern ein Mittagsmenü für Schüler, das sie in etwa so viel kostet wie das Essen einer Fast-Food-Kette. Das Menü besteht aus gesunden, nährstoffreichen und schmackhaft zubereiteten Lebensmitteln und macht es den Kindern so leicht, auf Junkfood zu verzichten. Die Kantine im Viertel ist freitags zu einem festen Programmpunkt der Kinder geworden.

Pappafish. In den Marken nehmen 42 Gemeinden am Projekt *Pappafish* teil, das sich an die Kleinsten wendet und durch ein kreatives didaktisches Programm – Malen, Kochen, Ausflüge – erreichen will, dass Kinder mehr Fisch essen. Im Fokus steht frischer Fisch, der aus dem Mittelmeer kommt, wie Makrele, Sardelle und Venusmuscheln, die reich an Mineralstoffen und mehrfach gesättigten Fettsäuren sind. Dieser Fisch findet sich dann auch regelmäßig auf den Speiseplänen der Schulkantinen wieder. Die Initiative wurde von den Kindern sehr gut angenommen und ist daher ein gutes Beispiel dafür, wie man selbst den Jüngsten mit kleinen Projekten eine gesunde und abwechslungsreiche Ernährung näherbringen kann. Bei Fisch ist jedoch trotzdem Vorsicht geboten, da viele Arten Quecksilber und andere Giftstoffe enthalten. Es wäre daher gut, wenn Sie unserer Empfehlung nachkämen und in der Familie nur sehr wenig Thunfisch, Schwertfisch und andere große Fischarten verzehren würden, und generell nur zweimal die Woche Fisch auf den Tisch käme.

Auch in Deutschland gibt es in vielen Bundesländern ähnliche Projekte und Initiativen mit dem Ziel, das Essen in Schulkantinen gesünder und nachhaltiger zu gestalten und den Fleischkonsum einzuschränken.

Nachdem wir uns einen Überblick über die Schwachpunkte und Stärken von Schulkantinen verschafft hatten, war es nötig, sich an die Schüler selbst zu wenden, um ihre Sichtweise zu verstehen und herauszufinden, welche Strategien am besten funktionieren würden.

Aus der Sicht der Kinder

Die Ernährungsberater meiner Stiftung halten seit einiger Zeit Präsentationen in weiterführenden Schulen, um eine gesunde Ernährungsweise bei Jugendlichen zu fördern. Vor Beginn ihres Vortrags fragen sie die Schüler immer: »Wie würdest du dich gerne ernähren?« Die Schüler sollen ihre Antworten anonym auf ein Blatt Papier schreiben. Am Ende des Vortrags stellen sie ihnen noch eine weitere Frage, nämlich: »Wie kannst du deine Ernährung ab morgen verbessern?«

Die folgende Übersicht zeigt eine Auswertung der Antworten der 284 Schüler zwischen 14 und 19 Jahren, die wir bis jetzt befragen konnten, und ein paar ihrer Antworten als Beispiele.

Frage: »Wie würdest du dich gerne ernähren?«

- 148 von 284 Schüler betrachten ihre Ernährung als gesund und ausgewogen (52,1 Prozent).
- 110 von 284 Schüler beurteilen ihre Ernährung als eher ungesund (38,7 Prozent).
- 15 von 284 Schülern ernähren sich gezielt, um im Sport leistungsfähiger zu sein (5,3 Prozent).
- 11 von 284 Schülern gaben keine Antwort (3,9 Prozent).

Frage: »Wie kannst du deine Ernährung ab morgen verbessern?«
(Die Prozentsumme ist größer als 100, da es möglich war, mehrere Angaben zu machen.)

- »Indem ich weniger Fast Food esse«: 72 von 284 (25,4 Prozent)
- »Indem ich mehr Gemüse esse«: 50/284 (17,6 Prozent)
- »Indem ich weniger Softdrinks trinke«: 39/284 (13,7 Prozent)
- »Indem ich mehr Obst esse«: 33/284 (11,6 Prozent)
- »Indem ich damit beginne zu frühstücken«: 22/284 (7,7 Prozent)
- »Indem ich auf Zuckerhaltiges achte«: 22/284 (7,7 Prozent)
- »Indem ich kleinere Portionen esse«: 21/284 (7,4 Prozent)
- »Indem ich mehr Sport mache«: 19/284 (6,7 Prozent)
- »Indem ich weniger Nudeln, Brot und Reis esse«: 19/284 (6,4 Prozent)
- »Ich muss nichts verbessern«: 18/284 (6,3 Prozent)
- »Indem ich weniger zwischendurch esse«: 17/284 (6 Prozent)
- »Indem ich weniger gesättigte Fettsäuren zu mir nehme«: 14/284 (4,5 Prozent)
- »Indem ich weniger proteinhaltige Nahrungsmittel esse«: 12/284 (4,2 Prozent)

- »Indem ich größere Pausen zwischen den Hauptmahlzeiten mache, um 12 Stunden zu fasten«: 12/284 (4,2 Prozent)
- »Indem ich mich deutlich vielseitiger ernähre«: 9/284 (3,2 Prozent)
- »Indem ich mehr Wasser trinke«: 7/284 (2,5 Prozent)
- »Indem ich mehr Fleisch esse«: 6/284 (2,1 Prozent)
- »Indem ich mehr Hülsenfrüchte esse«: 6/284 (2,1 Prozent)
- »Indem ich mehr Fisch esse«: 5/284 (1,8 Prozent)
- »Indem ich weniger Obst esse«: 5/284 (1,8 Prozent)
- »Indem ich auf meinen Salzkonsum achte«: 5/284 (1,8 Prozent)
- »Indem ich weniger Käse esse«: 4/284 (1,4 Prozent)

In Anhang E finden Sie noch weitere Beispiele für die schriftlichen Antworten der Schüler.

Unterstrichen werden sollte dazu, dass ein großer Teil der Schüler nach dem Vortrag der Ernährungsberater das antwortet, was sie überall hören: den Konsum von Junkfood verringern, mehr Gemüse essen, weniger gezuckerte Getränke trinken, mehr Obst essen sowie auf Zucker und die Portionengröße achten. Doch tatsächlich essen sie gar nicht so viel Junkfood oder Zucker. Stattdessen essen sie zu viel Nudeln, Brot, Reis, Kartoffeln und Obst, doch lediglich ein Schüler von 20 hat das nach Ende des Vortrags wirklich verstanden. 11 Prozent sagen sogar, dass sie mehr Obst essen sollten, obwohl sie bereits ein bis zwei Portionen pro Tag verzehren. Mehr Obst ist kein Problem, allerdings nur, wenn es ein Stück Brot ersetzt. Was die Hälfte der übergewichtigen oder zu Übergewicht tendierenden Schüler nicht versteht, ist, dass eine Dose Cola oder eine Süßigkeit pro Woche weniger problematisch ist als eine Ernährung, die aus viel Fleisch, Käse und vor allem großen Portionen Nudeln, Brot, Reis und Kartoffeln besteht, die 1,5 Kilogramm Zucker pro Woche liefern – und das in einem ähnlich schnellen Tempo wie Junkfood oder Softdrinks. Tatsächlich sollten sie die Portionen, die sie essen, nicht verkleinern, sondern vergrößern: mehr Olivenöl, Hülsenfrüchte und Gemüse (die Notwendigkeit, den Konsum von Gemüse zu steigern, scheint von einem guten Teil der Schüler verstanden worden zu sein), dafür aber weniger Fleisch, Käse, Nudeln und Brot.

Kinder und Jugendliche sind in Sachen Ernährung schlecht informiert und wiederholen nur das, was sie darüber zu Hause, in der Schule und über die Medien hören. Die Folge davon ist, dass die Italiener – wie die Amerikaner – auf einen Rekordanteil an übergewichtigen, adipösen und sich falsch ernährenden Kindern und Jugendlichen kommen.

Nachdem wir im Detail betrachtet haben, was Kinder und Jugendliche sowohl zu Hause als auch in der Schule essen, werden wir im nächsten Kapitel die Besonderheiten bestimmter Ernährungsweisen wie der veganen und der vegetarischen Kost und ihre gesundheitlichen Folgen bei Kindern unter die Lupe nehmen. Damit möchte ich Ihnen ein möglichst vollständiges Bild der verschiedenen Ernährungsweisen von Kindern und ihren Risiken und Vorteilen vermitteln.

Das Wichtigste im Überblick

1. Ein Großteil der Kinder verzehrt zu viele Proteine, gesättigte Fettsäuren, Salz, einfache Zucker sowie stärkehaltige Nahrungsmittel (Brot, Nudeln, Kartoffeln und Reis) und zu wenig Ballaststoffe, Gemüse und Hülsenfrüchte.

2. Eltern übergewichtiger Kinder haben eine verzerrte Wahrnehmung bezüglich des Gewichts ihres Nachwuchses.

3. Eltern, die sich der Notwendigkeit einer gesunden Ernährung bewusst sind, entwickeln verschiedene Strategien, um ihren Kindern bestimmte Nahrungsmittel schmackhaft zu machen.

4. Schulkantinen bieten oft keine wirklich gesunde Kost an. Es gibt jedoch eine Tendenz dazu, sich nach den von Experten erarbeiteten Empfehlungen zu richten.

5. Die Medien und die zunehmende Thematisierung von Ernährung führen in den Familien und auch bei Kindern und Jugendlichen zur fälschlichen Annahme, alle Komponenten der mediterranen Kost seien gesund und man solle lediglich auf das sogenannte »Junkfood« verzichten.

5. EINSCHRÄNKENDE ERNÄHRUNGSFORMEN FÜR KINDER

Wie wir in den vorangegangenen Kapiteln sehen konnten, spielen die Ernährungsgewohnheiten der Familie eine entscheidende Rolle für die Gesundheit der Kinder und Jugendlichen. Dies gilt umso mehr, wenn die Eltern sich bewusst für eine einschränkende Ernährungsweise wie die vegetarische oder die vegane Ernährung entscheiden. Diese werden unter Erwachsenen und – direkt oder indirekt – auch unter Kindern und Jugendlichen immer beliebter. Nachfolgend möchte ich die Hauptmerkmale dieser Ernährungsweisen beschreiben, ihre Grenzen und möglichen Risiken beleuchten und aufzeigen, worauf man bei ihnen unbedingt achten muss, damit das langfristige Wohlbefinden von Kindern gewährleistet ist.

Vegane und vegetarische Ernährung

Die vegetarische Ernährungsweise findet unter Erwachsenen und inzwischen auch unter den Kleinsten immer mehr Verbreitung. Schätzungen zufolge ernähren sich 4,6 Prozent der Italiener vegetarisch und 3 Prozent vegan. Diese Zahlen spiegeln eine weltweite Entwicklung wider: In den USA liegt der Anteil der erwachsenen Vegetarier oder Veganer bei 2,3 Prozent und von 1213 befragten amerikanischen Jugendlichen zwischen acht und 18 Jahren ernährten sich 3 Prozent vegetarisch und 1 Prozent vegan (*Vegetarian Resource Group*, VRG). In Deutschland ernähren sich 10 Prozent der Erwachsenen vegetarisch, 2 Prozent vegan. Nach Angaben des Robert Koch-Instituts ernähren sich insgesamt 3,4 Prozent der Kinder und Jugendlichen (1,4 Prozent bzw. 5 Prozent) in Deutschland vegetarisch.[1] Allerdings gibt es verschiedene Ausprägungen der vegetarischen Ernährungsweise, die sich hinsichtlich der Nährstoffzufuhr qualitativ sehr stark voneinander unterscheiden. Diese Unterschiede sollte man kennen, um eine informierte und verantwortungsbewusste Entscheidung treffen zu können. Wir differenzieren zwischen acht verschiedenen Arten »vegetarischer« Ernährung, die unser Essverhalten jeweils anders einschränken.

- **Pescetarische Ernährung:** Verzichtet wird auf das Fleisch von Tieren, die am Boden oder in der Luft zu Hause sind, gegessen werden aber Fisch, Muscheln, Meeresfrüchte und Nahrungsmittel tierischen Ursprungs wie Milch, Käse, Eier, Honig (neben Getreide, Obst, Gemüse und Hülsenfrüchten).
- **Ovo-lacto-vegetarische Ernährung:** Verzichtet wird auf Fleisch, Fisch, Muscheln und Meeresfrüchte. Gegessen werden Milch und Milchprodukte, Eier, Honig und jedes andere Nahrungsmittel pflanzlichen Ursprungs (auch Algen, Pilze, Hefe, Bakterien).
- **Lacto-vegetarische Ernährung:** Entspricht der obigen Ernährungsweise mit dem Unterschied, dass auf Eier verzichtet wird. In der westlichen Welt ist diese Kost weniger verbreitet, in bestimmten Regionen Indiens jedoch recht üblich.
- **Ovo-vegetarische Ernährung:** Entspricht der ovo-lacto-vegetarischen Ernährungsweise, nur wird hier zusätzlich auf Milch und Milchprodukte verzichtet.
- **Vegane Ernährung:** Es wird auf alle Nahrungsmittel tierischen Ursprungs verzichtet, auch auf Eier, Honig, Milch und Milchprodukte, Propolis und Gelée royale.
- **Rohkosternährung:** Gegessen werden nur Nahrungsmittel pflanzlichen Ursprungs, die nicht gekocht oder anderen Garmethoden ausgesetzt werden, die 42 °C überschreiten. Dörren ist zulässig, daher

können Obst, Gemüse, Nüsse, Samen, Getreide und gekeimte Hülsenfrüchte gegessen werden. Es gibt auch eine Variante, bei der nicht pasteurisierte Milchprodukte, Fisch und rohes Fleisch verzehrt wird.

- **Fruktarische Ernährung:** Erlaubt ist ausschließlich der Verzehr von Fruchtgemüse (Tomate, Paprika, Gurke etc.), frischem und getrocknetem Obst (Apfel, Birne, Aprikose, Pfirsich etc.) und Ölfrüchten wie Oliven und Avocado. Auf den Verzehr anderer Pflanzenteile wie Wurzeln, Blätter, Blüten, Stamm oder Samen (Getreide, Hülsenfrüchte) wird verzichtet.
- **Die Ernährung der »Jäger und Sammler«** (auch *Paleo-* oder *Steinzeit-Diät* genannt): In der vegetarischen Variante wird lediglich das gegessen, was auf natürliche Weise vom Baum oder der Pflanze fällt (Samen, Fallobst, Ölsamen). In der Hauptvariante ist zudem der Verzehr von Fleisch und Fisch erlaubt.

Es ist ersichtlich, dass viele der oben genannten Ernährungsweisen gesundheitliche Risiken mit sich bringen können, vor allem in der frühen Kindheit, Pubertät, Schwangerschaft und Stillzeit, wenn der Bedarf an Energie und Nährstoffen besonders hoch ist. Diese Ernährungsweisen sind für Kinder, Schwangere oder Senioren nicht empfehlenswert, da bei diesen Gruppen das Risiko für einen Nährstoffmangel am größten ist. Wer sich jedoch unbedingt auf eine dieser Weisen ernähren möchte, sollte dabei unbedingt auf bestimmte Nährstoffkategorien achten, deren angemessene Zufuhr sichergestellt sein sollte: Proteine (insbesondere essenzielle und halbessenzielle Aminosäuren), Mikronährstoffe wie Eisen, Selen, Jod, Zink, Kalzium und bestimmte Vitamine (D, A, B_{12}, Folsäure).

»Do-it-yourself-Ernährungsweisen« können sehr gefährlich werden, wenn man zu wenig über Nährstoffe weiß. Sie sollten bei Kindern, Erwachsenen und Senioren nur gezielt und in Einzelfällen eingesetzt werden, da eine Mangelernährung nicht nur direkte negative Auswirkungen auf die Gesundheit haben kann, sondern auch noch Jahre danach, wie ich bereits detailliert in den vorherigen Kapiteln beschrieben habe. Auch die Ernährung von schwangeren und stillenden Frauen sollte ausgewogen sein, um den Fötus über die Plazenta und das Neugeborene über die Muttermilch optimal zu versorgen. Es mag zwar sein, dass die Milch mangelernährter Mütter akzeptable Laktose- und Proteinwerte aufweist, dies gilt allerdings nicht für ihren Gehalt an Vitaminen und Mineralstoffen wie Vitamin A, B_1 (Thiamin), B_2 (Riboflavin), B_5 (Pantothensäure), B_6 (Pyridoxin), B_{12} (Cobalamin), D, E, Selen, Jod und essenziellen Omega-3- (DHA) und Omega-6-Fettsäuren (Arachidonsäure), der sehr stark von der mütterlichen Ernährung abhängt. Babys, die keine Muttermilch bekommen und in Familien leben, die sich vegetarisch ernähren, sollte man mit Ersatzmilch auf Basis pflanzlicher Proteine füttern. Allerdings sollte diese Milch explizit auf die Bedürfnisse von Säuglingen zugeschnitten und mit Proteinen, Aminosäuren (zum Beispiel Methionin) und Vitaminen angereichert sein, die in handelsüblicher Pflanzenmilch aus Reis, Mandeln oder Soja nicht vorkommen.

Zur Energiezufuhr bei veganen oder vegetarischen Ernährungsweisen lässt sich sagen, dass sie aufgrund der stark sättigenden (hoher Ballaststoffgehalt) und niedrigkalorischen Nahrungsmittel tendenziell etwas geringer ausfällt. Für Personen, die schnell an Gewicht verlieren, ist es daher empfehlenswert, zwischen den Hauptmahlzeiten einen Snack mit hoher Kaloriendichte zu sich zu nehmen, am besten auf Getreidebasis (Zwieback mit Marmelade, Brot mit Tomate und Olivenöl extra vergine) oder in Form von Trockenobst und Nüssen.

Schauen wir uns nun genauer an, wo die Risiken einer veganen oder vegetarischen Ernährungsweise in Bezug auf Makro- und Mikronährstoffe liegen:

Proteine. Bei Kindern, die sich vegetarisch ernähren, ist die Aufnahme essenzieller Aminosäuren (also jener, die vom menschlichen Körper nicht synthetisiert werden können) kritisch, da sie vor allem in Lebensmitteln tierischen Ursprungs und nur in geringem Maße in pflanzlichen Nahrungsmitteln vorkommen. Daher ist es wichtig, die pflanzlichen Proteinquellen zu variieren, um den Aminosäuremangel eines Nahrungsmittels mit einem anderen auszugleichen, das diese Aminosäure enthält. Zum Beispiel enthält Getreide nur wenig Lysin (mit Ausnahme von Quinoa, die reich an essenziellen Aminosäuren ist). Hülsenfrüchte wiederum weisen kein Methionin auf, dafür aber ausreichend Lysin. Daher gleicht eine Kombination dieser beiden Nahrungsmittel den Mangel des anderen aus.

Außerdem sollte die Proteinzufuhr aufgrund der unterschiedlichen biologischen Wertigkeit pflanzlicher Proteine unter Einbeziehung eines Ernährungsberaters erhöht werden, damit das Kind ausreichend mit Aminosäuren versorgt wird.

Fette. Essenzielle Fettsäuren (Omega-3 und Omega-6) sind nicht nur für die Ausbildung des Nervensystems im Fötusalter und in den ersten Lebensjahren wichtig, sie beeinflussen auch die intellektuelle Reifung, die motorische und okuläre Koordination und die Entwicklung der Netzhaut. Außerdem bringt man sie mit einem Stoffwechselprofil in Zusammenhang, das vor Herz-Kreislauf-Erkrankungen und Adipositas schützt.

Einige vegetarische oder vegane Ernährungsweisen können den Bedarf an Omega-6-Fettsäuren (Linolensäure) decken, die wir in Samen und Trockenobst finden. Doch häufig versorgen sie den Körper mit zu wenig Omega-3-Fettsäuren (α-Linolensäure), die vorrangig in Nahrungsmitteln tierischen Ursprungs vorkommen (wie in Fisch, insbesondere Hering, oder in Fischölen wie Dorschleberöl) und in manchen Ölsamen (Leinsamen, Hanfsamen, Walnüsse). Für eine ausgewogene Zufuhr sollte die Aufnahme von Omega-6- und Omega-3-Fettsäuren in einem Verhältnis von 5:1 stehen. Die Menge der aufgenommenen Omega-6-Fettsäuren sollte die der Omega-3-Fettsäuren also um das Fünffache übersteigen, um die Umwandlung und die Verfügbarkeit von entzündungshemmenden Derivaten der PUFA (mehrfach ungesättigten Fettsäuren), EPA (Eicosapentaensäure) und DHA (Docosahexaensäure) zu fördern. Im Allgemeinen liegen diese Fettsäuren bei Nahrungsergänzungsmitteln aus hochwertigen Fischölen bereits in diesem Verhältnis vor. Vegetarier und Veganer sollten also Lebensmittel verzehren, die reich an Omega-3-Fettsäuren (Algen, Walnüsse, Leinsamen, Chiasamen) und Nährstoffen (Proteinen, Pyridoxin, Biotin, Kalzium, Kupfer, Magnesium und Zink) sind, da sie die Umwandlung in aktive Verbindungen wie EPA und DHA fördern.

Es ist grundsätzlich ratsam, einen Ernährungsberater zu konsultieren, bevor man seine Ernährung umstellt oder Nahrungsergänzungsmittel einnimmt. Insbesondere Vegetarier und Veganer sollten sich einmal im Jahr an einen Ernährungsberater wenden. Vor allem in der Schwangerschaft, Stillzeit und den ersten beiden Lebensjahren eines Kindes ist die Einnahme bestimmter Nahrungsergänzungsmittel empfehlenswert.

Ballaststoffe. Vegetarische Ernährungsweisen sind sehr ballaststoffreich (besonders Vollkornprodukte, Gemüse, Hülsenfrüchte etc.). Und auch wenn Ballaststoffe eine zentrale Rolle bei der Verdauung und vielen Stoffwechselvorgängen spielen, laufen gerade Veganer Gefahr, zu viele Ballaststoffe zu essen, was einen negativen Einfluss auf die Aufnahme von Kohlenhydraten und verschiedenen Mikronährstoffen haben kann, unter anderem Kalzium und Folsäure. Bei einem sich vegetarisch oder vegan ernährenden Kind kann eine übermäßige Ballaststoffzufuhr dazu führen, dass Kohlenhydrate weniger gut aufgenommen werden und daher zu wenig Energie umgewandelt wird, was im Grunde bedeutet, dass zusätzlich Kalorien zugeführt werden müssen, um den Tagesbedarf zu decken.

Außerdem können die in Getreide und Hülsenfrüchten enthaltenen Phytate die Aufnahme von Eisen, Zink und Kalzium behindern.

Eisen. Das in Lebensmitteln enthaltene Eisen kann mehr oder weniger gut vom Körper aufgenommen werden: Seine bioverfügbare Form (die besser aufgenommen und vom Körper verwertet wird), auch Häm-

Eisen genannt, findet sich in Nahrungsmitteln tierischen Ursprungs. Pflanzliche Nahrungsmittel hingegen enthalten nur Nicht-Häm-Eisen, das eine geringere Bioverfügbarkeit aufweist. Bei einer ovo-vegetarischen Ernährung wird das bioverfügbare Eisen über Eier zugeführt, bei einer veganen Ernährungsweise steht dem Körper jedoch nur Nicht-Häm-Eisen zur Verfügung. Um in beiden Fällen eine ausreichende Eisenzufuhr zu ermöglichen, empfiehlt es sich, davon als Veganer mehr als 1,8-mal so viel zu sich zu nehmen wie als Allesesser. Am besten verzehrt man Nahrungsmittel, die reich an Eisen sind (Hülsenfrüchte und dunkles Blattgemüse), in Kombination mit Vitamin-C-haltigen Nahrungsmitteln wie Zitrussäften, Kiwis, Tomaten, Brokkoli oder Paprika, damit das Eisen leichter aufgenommen wird.

Um Phytate unschädlich zu machen (eine in Hülsenfrüchten und Vollkorn enthaltene Substanz), die die Aufnahme von Eisen behindern können, muss man ein paar Tricks anwenden: Hülsenfrüchte und Getreide (wie Gerstengraupen) sollten zwölf Stunden in lauwarmem und mit Zitronensaft gesäuertem Wasser eingeweicht und vor dem Kochen gut abgewaschen werden. Mutterhefe macht die Phytinsäure im Brot unschädlich. Das Kochen von Gemüse reduziert dessen Phytingehalt ebenfalls. Ähnlich verhält es sich mit Tanninen – in Tee, Kaffee und Kakao vorkommende Substanzen –, die das Eisen binden und unserem Körper damit dessen Aufnahme erschweren. Diese Getränke sollten also mit einem großen zeitlichen Abstand zu den Hauptmahlzeiten genossen werden. Auch der gleichzeitige Verzehr von Lebensmitteln, die viel Kalzium enthalten, vermindert die Aufnahme von Eisen: Auch sie sind also nur in Maßen zu verzehren. Besonders sich vegetarisch ernährende Schwangere und Kinder unter drei Jahren sollten viele eisenhaltige Lebensmittel verzehren (Getreide, mit Eisen angereicherte Milch) und regelmäßig Nahrungsergänzungsmittel einnehmen.

Kalzium. Bei Ovo-Lacto-Vegetariern ist aufgrund des Verzehrs von Milch und Milchprodukten (obwohl die Verbindung von Kalzium und

Phosphor in der Milch für die Kalziumaufnahme nicht optimal ist) sowie von Eiern und Nüssen ein Mangel an diesem Mikronährstoff weniger wahrscheinlich. Bei einer veganen Ernährungsweise ist die Kalziumzufuhr jedoch häufig unzureichend. Laut der Weltgesundheitsorganisation haben Kinder den folgenden Tagesbedarf an Kalzium:

- 300 mg pro Tag in den ersten sechs Lebensmonaten
- 400 mg pro Tag vom siebten bis zum zwölften Lebensmonat
- 500 mg pro Tag von einem bis drei Jahren
- 600 mg pro Tag von vier bis sechs Jahren
- 700 mg pro Tag von sieben bis neun Jahren
- 1 300 mg pro Tag von zehn bis 18 Jahren

Substanzen wie Tee, Kaffee, Schokolade oder Salz können die Kalziumaufnahme beeinträchtigen und sollten daher nur in Maßen und vorzugsweise nicht zu den Mahlzeiten verzehrt werden. Außerdem sollte man Lebensmitteln den Vorzug geben, die reich an Kalzium sind (Getreide, Weizenkeime, Nüsse und Mineralwasser).

Vitamin B_{12}. Kommt in bioverfügbarer Form (also aufnehmbar, biologisch aktiv und für den Körper verwertbar) nur in Nahrungsmitteln tierischen Ursprungs vor (Milch, Eier, Fleisch, Fisch). Pflanzliches Vitamin B_{12} ist hingegen nicht funktionell aktiv, selbst wenn es vom Körper aufgenommen wird. Vitamin B_{12} ist essenziell für die Bildung roter Blutkörperchen, die Eliminierung potenziell gefährlicher Moleküle und die Bildung der Substanz Myelin, in die die Neuronen gehüllt sind. Ein Vitamin-B_{12}-Mangel kommt recht häufig bei Schwangeren, Kindern, Jugendlichen und Senioren vor und kann zu einer Anämie oder einer Störung des Nervensystems führen. Bei Säuglingen von sich vegan ernährenden Müttern und Babys, die nach dem Abstillen vegan ernährt werden, ist das Risiko einer Fehlentwicklung des zentralen Nervensystems sehr hoch, was unter anderem eine langsamere Reizweiterleitung im Gehör- und Sehsystem, Lernstörungen, Schwierigkeiten bei sozialer Interaktion oder eine langsamere neuromotorische Entwicklung (wie Probleme bei der Haltung von Kopf und Torso beim Gehen) zur Folge haben kann.

Vitamin D. Ein Mangel an Vitamin D ist bei allen Ernährungsweisen, egal ob vegetarisch oder nicht, weit verbreitet. Leiden Kinder an einem Vitamin-D-Mangel, beeinträchtigt dies möglicherweise ihr Knochenwachstum und ihr Immunsystem. Pescetarier können Lebensmittel wählen, die reich an Vitamin D sind (zum Beispiel Lachs). Schwangere und Kinder, bei denen das Risiko für einen Mangel gegeben ist, sollten Vitamin D ergänzend zuführen (Schwangere 600 UI täglich, Kinder im ersten Lebensjahr 400 UI täglich und zwischen dem ersten und dem 18. Lebensjahr 600–1000 UI täglich). Ich rate jedoch, wenn möglich, von einer täglichen Nahrungsergänzung mit Vitamin D ab. Orientieren Sie sich bei der Ernährung Ihres Kindes lieber an den Empfehlungen in diesem Buch und lassen Sie Ihr Kind mindestens eine Stunde pro Tag an der frischen Luft und in der Sonne verbringen – es sollte dabei jedoch vor Sonnenbrand geschützt sein. Das Sonnen- bzw. Tageslicht ermöglicht es dem Körper, sein eigenes Vitamin D herzustellen. Zusätzlich zu einer ausgewogenen Ernährung ist es sinnvoll und ausreichend, ein- oder zweimal pro Woche ein hochwertiges Vitamin-D-Präparat einzunehmen, um einen gravierenden Mangel zu vermeiden.

Mineralstoffe. Die vegetarische Kost ist reich an Kupfer und Selen, allerdings können diese Spurenelemente zu einem Zinkmangel führen, dessen Aufnahme an die Proteinzufuhr gekoppelt ist und durch Phytate beeinträchtigt werden kann. Zink ist für das Wachstum, die psychomotorische und kognitive Entwicklung sowie für das Immunsystem und seine Antwort auf Infektionen von größter Bedeutung. Vorrangig ist es in Nahrungsmitteln tierischen Ursprungs enthalten, nur wenige pflanzliche Produkte wie Weizenkleie, getrocknete Hülsenfrüchte und Nüsse weisen eine höhere Zinkkonzentration auf. Ein Mangel liegt vor, wenn der Plasma-Zinkspiegel unter 60 µg/dl liegt.

Angesichts der Tatsache, dass Eltern Kinderärzte immer häufiger zu vegetarischen Ernährungsweisen konsultieren, vegane und vegetarische Produkte zunehmend als besonders gesund vermarktet werden und sich die Fälle von vegan oder vegetarisch ernährten Säuglingen häufen, deren kritische Mangelernährung im Krankenhaus behandelt werden muss, hat die *Italienische Gesellschaft für präventive und soziale Pädiatrie* (SIPPS) eine Reihe von Empfehlungen formuliert, um Kinderärzte und Familien über die Vorzüge und Risiken dieser Ernährungsweisen im Kindesalter aufzuklären.[2,3]

Nun folgt eine Zusammenfassung unserer Erkenntnisse zu einschränkenden Ernährungsweisen.

1) **Auswirkungen auf Krankheiten:** Der aktuelle Stand der Forschung lässt darauf schließen, dass die vegetarische Kost und ihre Varianten sowie der Veganismus im Vergleich zu einer fleischhaltigen Ernährung bezüglich chronischer, nicht übertragbarer Krankheiten keinen Vorteil bieten. Daher besteht momentan keine Veranlassung, diese Ernährungsweisen für Kinder zu empfehlen.

   Außerdem stammen die meisten Erkenntnisse dazu aus Recherchen und Studien über Erwachsene, weshalb sie nur schwer auf Kinder übertragbar sind. Allerdings geht aus diesen Studien auch hervor, dass vegetarische Ernährungsweisen einzelne Risikofaktoren reduzieren können. Zum Beispiel wirken sie sich positiv auf das Mikrobiom des Darms aus, da sie die Anzahl krankheitserregender Darmbakterien reduzieren und die der schützenden Bakterien erhöhen.

2) **Auswirkungen auf Wachstum und neurokognitive Entwicklung in den ersten zwei Lebensjahren:** Ein durch vegetarische Ernährungsweisen hervorgerufener Nährstoffmangel (vor allem an Eisen, Vitamin B_{12}, DHA, Vitamin D, Kalzium) kann in den ersten beiden Lebensjahren Körpergröße, Gewicht und Psychomotorik des Kindes beeinträchtigen, sofern ihre Zufuhr nicht ergänzt wird. Wissenschaftliche Studien, die sich mit den Auswirkungen vegetarischer

und veganer Ernährungsweisen auf das Wachstum beschäftigten, wurden vorrangig an Probanden durchgeführt, die die fehlenden Vitamine ergänzend zu sich nahmen. Aus diesen Untersuchungen geht hervor, dass eine ausgewogene und angemessen ergänzte vegetarische oder vegane Ernährungsweise das Wachstum nicht beeinträchtigt. Wurden jedoch keine Nahrungsergänzungsmittel eingenommen, verzeichnete man bei den Probanden allerdings unterdurchschnittliche anthropometrische Maße. Die psychomotorische Entwicklung kann stark von einem durch vegetarische und vegane Kost verursachten Nährstoffmangel beeinträchtigt werden, was kurzfristige und langfristige Folgen hat.

3) **Vegetarische und vegane Kost im Vorschul- und Schulkindalter:** Mit einer gut geplanten vegetarischen oder veganen Ernährung sind ein normales Wachstum und eine normale Entwicklung des Kindes möglich. Von Do-it-yourself-Diäten oder nicht angemessen ergänzten Ernährungsweisen ist jedoch dringend abzuraten. Es ist grundsätzlich sinnvoll, sich an einen Experten zu wenden und folgende Empfehlungen zu beachten:
   - Stellen Sie die ausreichende Zufuhr von Kalzium, Eisen, Folsäure und Vitaminen (B_{12}, D) sicher, und zwar über den Verzehr von Nahrungsmitteln, in denen diese Spurenelemente natürlicherweise vorkommen oder die mit ihnen angereichert wurden (im Handel erhältlich).
   - Decken Sie den täglichen Energiebedarf Ihres Kindes.
   - Führen Sie für eine Woche ein Ernährungstagebuch, um gemeinsam mit einem Ernährungsberater herauszufinden, ob Ihr Kind ausreichend Makro- und Mikronährstoffe zu sich nimmt.
4) **Vegetarische Ernährungsweisen bei Jugendlichen:** Aus den bisher veröffentlichten Studien geht hervor, dass sich vegetarisch oder vegan ernährende Jugendliche vermehrt an einem Mangel an Vitamin B_{12}, Eisen oder Vitamin D leiden. Auch in diesen Fällen wird empfohlen,

sich an einen Ernährungsexperten zu wenden und Nahrungsergänzungsmittel einzunehmen.

Nachdem ich mich eingehend mit verschiedenen Ernährungsweisen beschäftigt hatte, beschloss ich, mich auf einen anderen wichtigen Bereich zu konzentrieren, der Kindern und Jugendlichen ein langes und gesundes Leben ermöglicht: biologische Nahrungsmittel. Warum ist es wichtig, biologisch erzeugte Nahrungsmittel zu essen? Und wie wirken sie sich auf unsere Gesundheit aus? Das sind die Fragen, die ich im nächsten Kapitel zu beantworten versuche.

Das Wichtigste im Überblick

1. Es gibt verschiedene Arten von einschränkenden Ernährungsweisen, die eine oder mehrere Nahrungsmittelkategorien ausschließen: pescetarisch, ovo-lacto-vegetarisch, lacto-vegetarisch, ovo-vegetarisch, vegan, fruktarisch, Rohkost oder die »Jäger-und-Sammler-Ernährung«.

2. Do-it-yourself-Diäten sollten gemieden werden, da sie vor allem in der frühen Kindheit, Jugend, Schwangerschaft und Stillzeit zu einem Nährstoffmangel führen können und daher nur gut geplant und ärztlich kontrolliert durchgeführt werden sollten.

3. Am häufigsten liegt ein Mangel an Proteinen, essenziellen Fetten, Eisen, Kalzium, Zink, Vitamin D, A, B_2, B_5, B_6, B_{12}, E, Selen, Jod, Omega-3- und Omega-6-Fettsäuren vor.

4. Daher ist es wichtig, pflanzliche Proteinquellen abzuwechseln, um den niedrigen Aminosäuregehalt eines Nahrungsmittels mit

einem anderen Nahrungsmittel ausgleichen zu können, das diese Aminosäure enthält. Zum Beispiel indem man verschiedene Sorten von Hülsenfrüchten und Getreide miteinander kombiniert.

5. Man sollte Nahrungsmittel essen, die reich an Omega-3-Fettsäuren (Algen, Walnüsse, Leinsamen) und Nährstoffen wie Proteinen, Pyridoxin, Biotin, Kalzium, Kupfer, Magnesium und Zink sind, um die ausreichende Versorgung mit Omega-3- und Omega-6-Fettsäuren sicherzustellen.

6. Achten Sie auf die Ballaststoffmenge: Zu viele Ballaststoffe können die Aufnahme von Nährstoffen wie Kalzium und Folsäure beeinträchtigen.

7. Hülsenfrüchte und Getreide sollten für zwölf Stunden in lauwarmem, mit Zitronensaft gesäuertem Wasser einweichen und vor dem Kochen gut abgewaschen werden.

8. Verwenden Sie beim Backen Mutterhefe.

9. Tee, Kaffee und Kakao sollten nicht zu den Mahlzeiten getrunken werden, da der Körper das in der Nahrung enthaltene Eisen und Kalzium sonst nicht aufnehmen kann.

10. Der gleichzeitige Verzehr von eisenhaltigen und stark kalziumhaltigen Nahrungsmitteln wie Milch und Milchprodukten sollte bei Kindern eingeschränkt werden.

11. Kinder sollten Nahrungsmittel mit hohem Eisengehalt verzehren (Getreide, Milch mit Eisenzusatz) und regelmäßig Ergänzungsmittel einnehmen.

12. Kinder sollten bevorzugt Nahrungsmittel mit hohem Kalziumgehalt zu sich nehmen: Getreide und Getreidekeime, Nüsse und kalkhaltiges Mineralwasser.

13. Bei einer veganen Ernährungsweise empfiehlt sich die Einnahme von Vitamin B_{12} als Nahrungsergänzungsmittel.

14. Um die Produktion von Vitamin D anzuregen, sollten Kinder mindestens eine Stunde pro Tag an der frischen Luft und in der Sonne verbringen, dabei allerdings vor Sonnenbrand geschützt sein.

15. Für Menschen, die schnell abnehmen, empfehlen sich Mahlzeiten und Snacks mit hoher Kaloriendichte (wie Zwieback mit Marmelade, Obst, Brot mit Tomate und Olivenöl extra vergine oder Nüsse).

16. Konsultieren Sie einen Ernährungsberater, um eine mögliche Mangelversorgung bei Ihrem Kind auszugleichen, und verwenden Sie im Handel erhältliche Präparate, die entsprechend zusammengesetzt sind.

17. Führen Sie ein einwöchiges Ernährungstagebuch, um gemeinsam mit einem Ernährungsberater herauszufinden, ob bei Ihrem Kind eine ausreichende Nährstoffzufuhr gewährleistet ist.

6. BIO-LEBENSMITTEL UND ANTIBIOTIKA

Wie wertvoll biologische Lebensmittel sind

Biologische Lebensmittel können einen großen Beitrag dazu leisten, unseren Körper zu schützen und dem Auftreten verschiedenster Gesundheitsprobleme vorzubeugen. Ihren Ursprung hat die Produktion von Bio-Lebensmitteln in den 70er-Jahren, als aufgrund der immer größeren Abhängigkeit der konventionellen Landwirtschaft von Pestiziden und Düngemitteln das Bedürfnis nach möglichst gesunden und strenger kontrollierten Produkten aufkam. Die Philosophie ökologischer Landwirtschaft gründet auf Anbaumethoden, die – in allen Phasen – auf die Natur und die Gesundheit des Menschen Rücksicht nehmen, und zwar durch den Einsatz von natürlichem Dung statt chemischen oder genetisch modifizierten Herbiziden, Fungiziden oder synthetischen Insektiziden. Agronomisch betrachtet basiert diese Form der Landwirtschaft außerdem auf dem Fruchtwechselprinzip, das den Boden und die sich darin befindlichen organischen Substanzen schont. Die Viehzucht wird mit Blick auf das Wohl des Tieres betrieben, das heißt, dass auf Methoden der Massentierhaltung verzichtet, natürliches Futter verwendet wird und Medikamente nur im Krankheitsfall zum Einsatz kommen.

Die Produktion ökologischer Lebensmittel ist kostenintensiver als die konventionelle Landwirtschaft. Das fängt bereits bei den Rohmaterialien an und reicht bis hin zur Betriebsführung. All das schlägt sich schließlich in höheren Verbraucherpreisen nieder, die sowohl von den ökologischen Betrieben als auch vom Großhandel verlangt werden.

Doch trotz der höheren Preise wächst die Nachfrage nach biologischen Lebensmitteln ständig:

- 2018 wurde in Italien ein Anstieg um 10,8 Prozent verzeichnet (Quelle: *Coldiretti*),
- 2015 in Europa ein Anstieg um 13 Prozent (Quelle: *IFOAM, Internationale Vereinigung der ökologischen Landbaubewegungen)* und
- 2015 in den USA ein Anstieg um 11 Prozent (Quelle: IFOAM).

Aus den im Jahr 2018 erhobenen Zahlen des italienischen Ministeriums für Agrar-, Lebensmittel- und Forstpolitik sowie Tourismus geht hervor, dass Italiener vor allem bei Honig (14,7 Prozent), Eiern (13,8 Prozent), Obst (8,5 Prozent) und Gemüse (5,7 Prozent) gerne zu biologischen Produkten greifen.

Oft stellt sich heraus, dass sich Menschen, die Bio-Produkte kaufen, sehr bewusst ernähren, mehr Obst und Gemüse essen und einen insgesamt gesünderen Lebensstil pflegen. Ihre Entscheidung, sich biologisch zu ernähren, wird von der Angst vor Schadstoffen in Lebensmitteln und der Überzeugung beeinflusst, dass Bio-Produkte vitaminhaltiger und nährstoffreicher sind.

Ist bio wirklich besser für die Gesundheit und ein langes Leben?

Eine jüngere Studie begleitete 68 000 Teilnehmer über einen Zeitraum von fünf Jahren und konnte beobachten, dass der Verzehr von Bio-Lebensmitteln das Krebsrisiko um 25 Prozent senkt, vor allem in Bezug auf Brust- und Lymphdrüsenkrebs.[1] Dies bestätigen Zahlen aus Großbritannien, wo sich das Auftreten des Hodgkin-Lymphoms, eines bösartigen Tumors des Lymphsystems, in Verbindung mit dem Verzehr von Bio-Lebensmitteln um 21 Prozent verringerte.

Selbst wenn diese Zahlen noch keine Allgemeingültigkeit besitzen, wird deutlich, dass es gesünder ist, möglichst viel ökologisch erzeugte Lebense mittel zu essen, auch aufgrund der toxischen Wirkung, die Pestizide auf die menschlichen Zellen haben können. In den nächsten 20 Jahren wird es große Veränderungen bezüglich der Qualität von Lebensmitteln geben, nicht nur hinsichtlich des Anbaus, sondern auch im Bereich der Qualitätskontrolle. So wird in Zukunft nicht nur geprüft werden, ob ein Produkt auch wirklich ökologisch erzeugt wurde, sondern es wird auch auf weitere Qualitätsmerkmale hin getestet werden. Deshalb ist es sinnvoll, seine Ernährung weitestgehend auf biologische Nahrungsmittel umzustellen.

Wie in allen Bereichen der freien Marktwirtschaft kommt es auch in der biologischen Landwirtschaft zu illegalen Praktiken, Betrug oder dem legalen Umschiffen von Gesetzen. Doch dies ist kein Grund, der Konsumenten vom Kauf biologischer Lebensmittel abhalten sollte. Meine Stiftung Create Cures hat bereits begonnen, mit verschiedenen Universitäten zusammenzuarbeiten, um die vielerorts schwierigen Zustände zu bekämpfen. Im Folgenden werden wir nun die Welt der biologischen Tierhaltung genauer unter die Lupe nehmen.

Ökologische Tierhaltung

Die ökologische Tierzucht befolgt eine Reihe von Regeln und Methoden, die die Gesundheit und das Wohlbefinden des Tieres schützen sollen. Das wirkt sich auch positiv auf die Qualität und Sicherheit der tierischen Produkte (Milch, Käse, Fleisch, Eier) aus, die in den Handel kommen und vom Menschen konsumiert werden.

Das große Problem der konventionellen Intensivtierhaltung liegt im Einsatz künstlicher Stoffe (Wachstumshormone, Antibiotika etc.), die das Ertragspotenzial der Tiere maximieren sollen. Der Einsatz von Wachstumshormonen bei Rindern ist (seit 1999) in gut 27 europäischen Ländern sowie in Australien, Kanada und Japan verboten. Für die Tierhaltung in den USA wurden sie jedoch 1993 von der FDA (*Food and Drug Administration*) zugelassen. Diese Hormone verursachen einen Anstieg des IGF-1-Spiegels (*Insulin-like Growth Factor 1*, zu Deutsch

»insulinähnlicher Wachstumsfaktor 1«) und werden eingesetzt, um die Milchproduktion und das Wachstum des Tieres anzuregen. Für das Rind steigt dadurch das Risiko, an einer Mastitis (Brustdrüsenentzündung) zu erkranken, was den Einsatz von weiteren Antibiotika zur Folge hat.

Es ist genau dieser Antibiotikaeinsatz in der Tierhaltung, der weltweit zu einem großen Problem geworden ist. Mit einer Verordnung des Europäischen Parlaments wurde ein »Gemeinschaftsverfahren für die Festsetzung von Höchstmengen für Rückstände pharmakologisch wirksamer Stoffe in Lebensmitteln tierischen Ursprungs« festgelegt.[2] Diese Verordnung definiert also die erlaubten Höchstmengen für Rückstände von den in der Veterinärmedizin eingesetzten Antibiotika in Fleisch, Fisch, Milch, Eiern und Honig, um die Sicherheit dieser Lebensmittel zu gewährleisten. Experten der *Europäischen Behörde für Lebensmittelsicherheit* (EFSA) und der *Europäischen Arzneimittel-Agentur* (EMA) haben empfohlen, antimikrobielle Stoffe in der Tierhaltung nur bei Infektionskrankheiten einzusetzen, den Gebrauch also insgesamt auf ein Minimum zu reduzieren. Sie betonten allerdings, dass es für diese Problematik keine Universallösung gäbe. Mit Ausnahme von Sonderfällen sollte der Einsatz von Antibiotika zur Vorbeugung von Krankheiten schrittweise alternativen Methoden (Impfungen, Probiotika, Präbiotika, Bakteriophagen und organischen Säuren) und Zuchtpraktiken weichen, die die Erkrankung eines Tieres und eine schnelle Übertragung der Infektion weniger wahrscheinlich machen.

Allerdings gibt es noch Medikamente, die nicht registriert sind und für deren Gebrauch daher noch keine Dosisrichtwerte definiert wurden. Eingesetzt werden sie vorrangig bei Tieren, die eher in kleinem Umfang gezüchtet werden, wie Ziegen, Schafe, Pferde, Hasen und Bienen. Bei diesen Tierarten kommt es unter tierärztlicher Aufsicht oft zu einem sogenannten *Off-Label-Use* (einer Verwendung von Medikamenten außerhalb arzneimittelrechtlicher Zulassung). Im Vergleich zum Medikamenteneinsatz bei Zuchttieren wie Rindern oder Schweinen werden hier mehr Verstöße registriert.

Anfang 2006 wurde die Verwendung von Antibiotika als wachstumsfördernder Zusatzstoff in der EU verboten. In den USA sind diese Medikamente allerdings zugelassen. Sie verändern die Darmflora des Tieres langfristig, und es besteht das Risiko, dass sich die Unwirksamkeit des Antibiotikums zunächst auf die Menschen überträgt, die direkten Kontakt mit den Tieren haben, aber dann – über die Landwirtschaft und das Grundwasser – auch auf die gesamte Bevölkerung. Auf diese Antibiotikaresistenz kommen wir in diesem Kapitel noch zu sprechen.

Aus vielen Studien geht hervor, dass die vorgesehenen zeitlichen Abstände zwischen der Verabreichung eines Medikaments und der Vermarktung der tierischen Produkte (die sogenannte Karenzzeit, also der Zeitraum, der nach einer chemischen Behandlung vergehen muss, bevor ein Produkt für den menschlichen Verzehr bestimmt werden kann) nicht immer eine Garantie dafür sind, dass die Antibiotikarückstände im Fleisch oder in anderen tierischen Produkten im gesetzlichen Rahmen sind. Dies liegt teilweise an der Verabreichungsweise, aber auch an betrügerischen Praktiken.

Leider zählt Italien in Bezug auf die eingesetzten Mengen an Antibiotika in der Tierhaltung zu den Spitzenreitern. Die nordeuropäischen Länder, die strengere Vorgaben für den Antibiotikaeinsatz in der Tierhaltung erlassen haben, verzeichnen im Vergleich zu Italien entsprechend weniger Fälle von Antibiotikaresistenz.

In der Schweine- und Geflügelzucht sind die Bedingungen für die Entwicklung von Antibiotikaresistenzen am günstigsten. Eine in Großbritannien durchgeführte Studie verglich zwölf ökologische Betriebe mit Schweinen und Geflügel mit 13 nicht ökologischen Betrieben und stellte fest, dass Letztere bis zu 30 Dosen mehr Antibiotika pro Kilogramm produzierten Fleisches einsetzten als die Bio-Höfe.

Hier sollte darauf hingewiesen werden, dass in der ökologischen Tierhaltung jegliche Form des präventiven Antibiotikaeinsatzes verboten ist. Impfungen und Wurmkuren, also Parasitenkontrolle, sind die einzigen Behandlungen, die nach vorheriger Zustimmung durch Behörden oder Kontrollorgane durchgeführt werden können. Bei dieser Form der Viehzucht sollen erkrankte Tiere mit natürlichen Mitteln aus der Pflanzenheilkunde (Pflanzenextrakte, Pflanzenaromen) oder Spurenelementen (zum Beispiel Eisen, Kalzium, Chrom, Jod, Zink oder Magnesium) behandelt werden. Hat die Behandlung mit den oben genannten Mitteln keinen Erfolg, kann das für den landwirtschaftlichen Betrieb zuständige Kontrollorgan auch den Einsatz von Antibiotika genehmigen. Dabei muss jedoch eine Karenzperiode eingehalten werden, die doppelt so lang ist wie in der konventionellen Tierhaltung. Bei Substanzen, die keine Karenzzeit vorsehen, beträgt die Wartezeit 48 Stunden.

Aber warum sprechen wir in einem Buch über Ernährung, Ernährungsgewohnheiten und Ernährungsstrategien für Kinder und Jugendliche über Antibiotika und über Antibiotikaresistenzen? Weil Ernährung und Antibiotikaresistenz miteinander in Zusammenhang stehen.

Ernährung und Antibiotikaresistenz

Eine italienische Studie, die kürzlich in der Fachzeitschrift *International Journal of Antimicrobial Agents* veröffentlicht wurde, konnte eine Korrelation zwischen dem Ernährungsstil und dem Auftreten einer Antibiotikaresistenz belegen. Untersucht wurden die Ernährungsgewohnheiten von drei Personengruppen – 26 Veganer, 32 Vegetarier und 43 Allesesser – und die Zusammensetzung ihres Darmmikrobioms. Die Studienteilnehmer stammten aus derselben geografischen Gegend, und keiner von ihnen war in den zwölf Monaten vor Studienbeginn mit Antibiotika behandelt worden.

Mit den neuesten Techniken der Molekularbiologie wurden bestimmte Gene in Bakterien untersucht, die sie resistent gegenüber den vier Klassen von Breitspektrum-Antibiotika machen, die bei den üblichen bakteriellen Infektionen zum Einsatz kommen (Sulfonamide, Tetracycline, Aminoglykoside und β-Lactam-Antibiotika). Man fand heraus, dass sich im Darm der Veganer weniger Gene befanden, die eine Unempfindlichkeit gegenüber Antibiotika auslösen können. Das kann man mit dem Antibiotikaeinsatz in der Tierhaltung erklären oder auch damit, dass sich diese Gene leichter über tierische als über pflanzliche Produkte verbreiten. Beide Erklärungen deuten darauf hin, das Fleisch und andere tierische Erzeugnisse die entscheidenden Vehikel für Antibiotikaresistenzen beim Menschen sind. Abbildung 6.1. zeigt, wie sich eine Antibiotikaresistenz verbreiten kann.

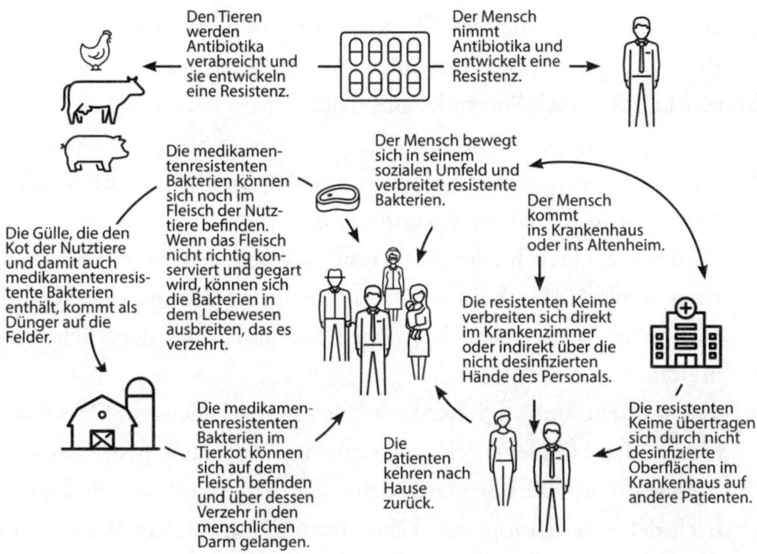

6.1. Beispiele einer Verbreitung von Antibiotikaresistenz

Eine chinesische Studie konnte auf Kopfsalaten und Tomaten Keime nachweisen, die genetisches Material für eine Colistin-Resistenz in sich trugen (ein Antibiotikum, das als letztes Mittel bei enterobakteriellen Infektionen eingesetzt wird).[3] Dies kann sich auf den Menschen übertragen, vor allem wenn das Gemüse nicht richtig gewaschen wird.

Wird der Antibiotikaresistenz kein Einhalt geboten, kann das weltweit verheerende Auswirkungen auf die Gesundheit der Menschen haben. Es handelt sich hierbei einerseits um unmittelbar spürbare Folgen, wie antibiotikaresistente Infektionen, die potenziell tödlich enden, und andererseits um heimtückischere Folgen, die mit der unsachgemäßen Verwendung von Antibiotika in Verbindung stehen.

Aus diesem Grund ergreifen viele Regierungen auf der ganzen Welt gezielte Maßnahmen zur Kontrolle und Prävention von Antibiotikaresistenzen.[4] Doch auch wir müssen einen aktiven Beitrag dazu leisten, unsere eigene Gesundheit und die unserer Kinder und unserer Gemeinschaft zu schützen. Am besten fangen Sie dafür bei alltäglichen Handlungen an, für die ich Folgendes empfehle:

Desinfizieren Sie regelmäßig Hände und Arbeitsflächen und meiden Sie Produkte, die Antibiotika enthalten.

- Waschen Sie sich häufig die Hände und reinigen Sie die Oberflächen in der Küche. Keime, die eine Lebensmittelvergiftung hervorrufen, können an vielen Orten überleben und sich in der Küche verbreiten.
- Vor, während und nach der Verarbeitung von Lebensmitteln sollten Sie sich Ihre Hände 20 Sekunden lang mit Wasser und Seife waschen.
- Reinigen Sie Küchengeräte, Schneidebretter und Arbeitsflächen nach der Verarbeitung von Lebensmitteln mit heißem Wasser und Spülmittel.
- Waschen Sie frisches Obst und Gemüse vor dem Verzehr gründlich unter fließendem Wasser.

Bewahren Sie Lebensmittel getrennt voneinander auf.

Rohes Fleisch, Geflügel, Meeresfrüchte und Eier können die in Fertigprodukten enthaltenen Keime verbreiten.

- Tüten Sie beim Einkauf rohes Fleisch, Geflügel und Meeresfrüchte getrennt von anderen Lebensmitteln ein.
- Bewahren Sie rohes Fleisch, Geflügel, Meeresfrüchte und Eier im Kühlschrank nicht neben anderen Lebensmitteln auf.
- Bewahren Sie Lebensmittel getrennt voneinander und in gut verschließbaren Behältern auf.
- Verwenden Sie für rohes Fleisch, Geflügel und Meeresfrüchte eigene Schneidebretter und Teller.
- Lagern Sie Fleisch und Gemüse nicht zusammen, um eine Kontamination zu vermeiden.

Garen Sie Lebensmittel bei richtiger Temperatur.

Richtig und sicher gart man Lebensmittel so, dass die Temperatur im Lebensmittel hoch genug ist, um infektiöse Keime abzutöten. Will man ganz sichergehen, dass das gekochte Essen unbedenklich ist, sollte man ein Lebensmittelthermometer verwenden. Hier die für bestimmte Lebensmittel empfohlenen Gartemperaturen:

- 63 °C für ganze Stücke vom Rind, Schwein, Kalb und Lamm (lassen Sie das Fleisch drei Minuten lang ruhen, bevor Sie es anschneiden oder verzehren)
- 72 °C für Hackfleisch von Rind oder Schwein
- 74 °C für Geflügel jeder Art, auch für gehacktes Hühner- oder Putenfleisch
- 63 °C für Fisch

Lagern Sie Lebensmittel bei den richtigen Temperaturen.

- Legen Sie Lebensmitteleinkäufe schnell in den Kühlschrank und lagern Sie sie dort bei unter 4 °C, um die Verbreitung von Keimen zu vermeiden. Bakterien können sich bei Raumtemperatur bzw. in der nicht sicheren Temperaturspanne zwischen 4 und 60 °C schnell vermehren.

- Lagern Sie verderbliche Lebensmittel niemals länger als zwei Stunden außerhalb des Kühlschranks (bei Außentemperaturen von über 32 °C nicht länger als eine Stunde).
- Im Kühlschrank sollte stets eine Temperatur unter 4 °C herrschen, und darin lagernde Lebensmittel sollten regelmäßig kontrolliert werden (im Zweifelsfall besser entsorgen als etwas riskieren).
- Tauen Sie Lebensmittel am besten im Kühlschrank, in kaltem Wasser oder in der Mikrowelle auf.
- Tauen Sie Lebensmittel niemals bei Raumtemperatur auf.

Eine Antibiotikaresistenz kann nicht nur in Zusammenhang mit der Ernährung auftreten, sondern auch durch die übermäßige, manchmal ungerechtfertigte oder falsche Einnahme dieser Medikamente.

Antibiotika und ihre gesundheitlichen Auswirkungen

Antibiotika sind für den Kampf gegen bakterielle Infektionskrankheiten von größter Bedeutung, allerdings werden sie in übertriebenem Maße eingesetzt – sowohl in einer Vielzahl von Produkten wie Seifen und anderen Haushaltsartikeln als auch bei Tieren und nicht zuletzt beim Menschen. Aufgrund dieses Missbrauchs verlieren Antibiotika immer mehr an Wirkung, da die Bakterien natürliche Schutzmechanismen gegen die Antibiotika entwickeln und somit den Behandlungen gegenüber resistent werden. Die Bakterien, die das Antibiotikum überleben, haben einen Resistenzmechanismus entwickelt, der sie künftig vor einer Abtötung durch das Medikament schützt.

Hauptursächlich für die Entwicklung einer Antibiotikaresistenz ist ein als »selektiver Druck« definiertes Phänomen, das durch den Gebrauch von Antibiotika erst hervorgerufen wird: Wenn sich bei einem Patienten eine bakterielle Resistenz entwickelt, treten bei ihm schwerwiegendere oder schwerer behandelbare Infektionen auf, weswegen weitere Antibiotika und immer öfter Breitspektrum-Antibiotika zum Einsatz kommen.

Das Naturphänomen der Antibiotikaresistenz ist eine große Herausforderung für die Gesundheitssysteme in Europa und auf der ganzen Welt.[5] Laut aktuellen Statistiken, die die Hauptursachen für Infektionen und Antibiotikaresistenzen beleuchten, sind 2015 über 33 000 Menschen an Infektionen gestorben, da Behandlungen mit Antibiotika wirkungslos blieben.[6] Macht man sich dann bewusst, dass in diesem Jahr zusammengenommen genauso viele Menschen an Grippe, Tuberkulose und HIV/AIDS starben, dann ist das eine erschreckend hohe Zahl. Tatsächlich wurden diese 33 110 Todesfälle durch 671 689 Infektionen verursacht, für die gegenüber Medikamenten unempfindliche Bakterien verantwortlich waren. Glaubt man den Schätzungen der OSZE (Organisation für Sicherheit und Zusammenarbeit in Europa), dann werden Länder wie Italien, Griechenland und Portugal bis 2050 »die höchsten, durch Antibiotikaresistenzen verursachten Sterberaten« aufweisen.[7]

Es gibt Statistiken, die den Antibiotikaeinsatz in jedem europäischen Land verzeichnen. In Italien kommen auf 1000 Einwohner 27 Dosen Antibiotika zum Einsatz; schlechter stehen nur Griechenland (36 Dosen) und Frankreich (30 Dosen) da. Zu den Ländern mit verantwortungsvollerem Antibiotikagebrauch – auch aufgrund von vergangenen Epidemien mit teils gravierenden Ausmaßen, die die Regierungen und die Öffentlichkeit dazu gezwungen haben, sich der Schwere des Problems bewusst zu werden – gehören Belgien (10 Dosen) und die nordeuropäischen Länder (Estland 12, Lettland 13, Slowenien 14, Deutschland und Dänemark 15). Im Jahr 2015 registrierte Italien mehr auf Antibiotikare-

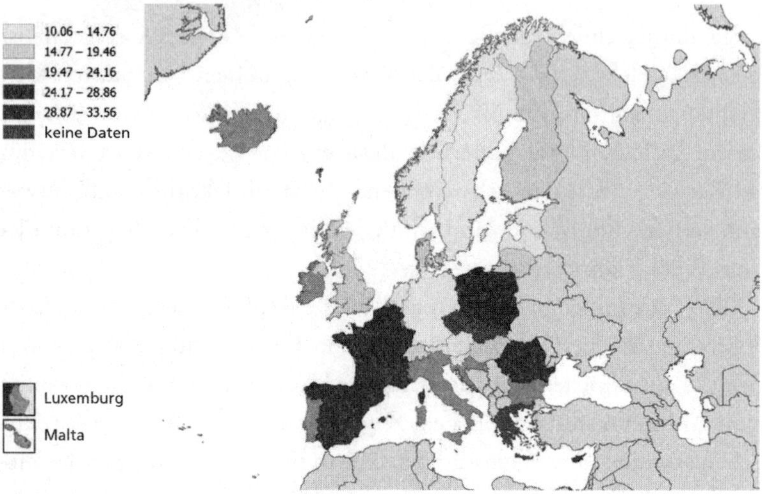

6.2. Antibiotikaeinsatz in Europa 2017 (Quelle: *European Centre for Disease Prevention and Control*).

sistenz zurückführbare Infektionen als jedes andere Land in Europa, nämlich 200 000. An zweiter Stelle stand Frankreich mit 120 000 Infektionen und Deutschland mit 50 000.

Die Todesfälle in Italien gehen vorrangig auf Infektionen zurück, die durch Bakterien verursacht wurden, die gegenüber Carbapenemen und Colistin (beides Antibiotika der letzten Generation) resistent waren, und beliefen sich 2015 insgesamt auf über 10 000 (zweimal so viele Fälle wie in Frankreich und viermal so viele wie in Deutschland und Großbritannien).

Außerdem geht aus der Studie hervor, dass sich drei von vier Infizierten im Krankenhaus angesteckt hatten, was darauf hinweist, dass bezüglich Patientensicherheit noch viel getan werden muss.

In Europa geht die größte Gefahr vom Bakterium *Escherichia coli* aus, das gegenüber Carbapeneme-Antibiotika der dritten Generation resistent ist und 2015 fast 300 000 Infektionen auslöste. Dies kostete nicht nur über 9000 Menschen das Leben, sondern auch 100 000 Menschen

37 gesunde Lebensjahre. Auf Platz zwei steht der Methicillin-resistente *Staphylococcus aureus* (MRSA), der in Europa 148 000 Infektionen verursachte und für über 7000 Todesopfer verantwortlich ist. Das Bakterium *Pseudomonas* reagiert unempfindlich auf Carbapeneme, was bereits zu 4000 Todesfällen führte. Die zur Gattung *Klebsiella pneumoniae* gehörenden Bakterien sind resistent gegenüber Cephalosporinen der dritten Generation und Carbapenemen – Ersteres kostete bereits 3600 Menschen das Leben, Letzteres 2000 Menschen.

Rührt der übermäßige Antibiotikagebrauch in Italien von der Notwendigkeit, eine hohe Zahl an Infektionen zu behandeln, oder ist er ungerechtfertigt? Das ECDC (*Europäisches Zentrum für die Prävention und die Kontrolle von Krankheiten*) konstatiert, dass in Italien ein großer Teil der Antibiotika gegen virale Infektionen wie Erkältungen oder die Grippe eingesetzt wird – gegen die Antibiotika jedoch gar nichts ausrichten können – und nicht zur Bekämpfung bakterieller Infekte. Außerdem liegt der Anteil von Italienern, die über den richtigen Gebrauch von Antibiotika informiert sind und wissen, dass sie gegenüber Viren wirkungslos sind, unter dem europäischen Durchschnitt.

Am meisten Antibiotika werden in der jüngsten und in der ältesten Altersgruppe verschrieben, also in den ersten vier Lebensjahren und nach dem 75. Lebensjahr.

Besonders häufig kommen sie hier gegen Rachen- und Mandelentzündungen sowie Mittelohrentzündungen (*Otitis media*) zum Einsatz. Eine zwischen 2008 und 2012 durchgeführte Studie untersuchte, wie häufig Kindern in der Altersspanne von null bis 18 Jahren in Deutschland, Italien, Südkorea, Norwegen, Spanien und den USA Antibiotika verschrieben wurden, und konnte feststellen, dass dies von Land zu Land stark variierte.[8] Werfen wir einen genaueren Blick auf diese Forschungsergebnisse: Die in sechs verschiedenen Ländern durchgeführte Untersuchung ergab, dass auf 1000 Kinder in den ersten beiden Lebensjahren in Südkorea 3410 Antibiotikarezepte fielen, in Italien 1600, in

Spanien 1500, in den USA 1100, in Deutschland 1000 und in Norwegen 500. Im Vergleich zu norwegischen Kindern bekommen Kinder in Südkorea also 7,5-mal so oft Antibiotika verschrieben – in Italien 3,6-, in Spanien 3,4-, in den USA 2,35- und in Deutschland 2,31-mal so oft.

Ein weiterer Faktor, der zur Entstehung von Antibiotikaresistenzen beiträgt, ist die häufige Verschreibung von Breitspektrum-Antibiotika. Und dies, obwohl die Weltgesundheitsorganisation im Sinne eines umsichtigen Gebrauchs eher zur Verschreibung von Schmalspektrum-Antibiotika rät, die nur einen spezifischen Bakterienstamm bekämpfen, und dies in angemessenen Dosen und nur so lange wie nötig. Aus der gleichen Studie ging hervor, dass die als erster Therapieansatz empfohlenen Schmalspektrum-Antibiotika (wie Amoxicillin) in Norwegen öfter verschrieben werden als Breitspektrum-Antibiotika (64,8 Prozent). In den anderen Ländern war das Verhältnis jedoch umgekehrt: 38,2 Prozent in Deutschland, 31,8 Prozent in den USA, 27,7 Prozent in Spanien, 25,1 Prozent in Italien und 9,8 Prozent in Südkorea.

Eine Auswertung von Daten auf der Onlineplattform *Pedianet* ergab, dass italienischen Kindern mehr Antibiotika verschrieben werden (52 Prozent) als Gleichaltrigen in Großbritannien (36 Prozent) und in den Niederlanden (18 Prozent), aber vor allen Dingen werden sie sehr viel häufiger mit Kombinationspräparaten aus Amoxicillin und Clavulansäure behandelt.[9]

Im Jahr 2015 wurde in der Region Emilia-Romagna das Projekt *PRoBA* ins Leben gerufen, bei dem Kinderärzte, Krankenhausärzte, Mikrobiologen und Apotheker gemeinsam versuchen, die Behandlungsmethoden der häufigsten Kinderinfektionskrankheiten zu überdenken, um die Schäden zu begrenzen, die wir oben betrachtet haben.[10] Das Projekt setzt sich für die Umsetzung neuer Richtlinien zur Therapie der beiden Krankheiten ein, bei denen die meisten Antibiotika verschrieben werden – Mittelohrentzündung und Mandel- bzw. Rachenentzündung –, und versorgt Praxen mit Schnelltests, um die Patienten auf Streptokokken zu testen (gefürchtete Bakterienart, gegen die Antibiotika wirken). Eltern wurden durch Informationskampagnen, Flyer und Aushänge in Praxen, medizinischen Einrichtungen, an Bussen und Haltestellen für einen bewussten Antibiotikagebrauch sensibilisiert. Aushänge in Grundschulen und weiterführenden Schulen sollten außerdem darauf aufmerksam machen, wie wichtig die Handhygiene vor allem bei Kindern ist. Die Ergebnisse dieser Herangehensweise machen Mut: Der Projektbericht 2017 konstatiert eine signifikant niedrigere und weiter sinkende Verschreibungsrate für systemische Antibiotika bei Kindern und Jugendlichen zwischen null und 14 Jahren. Kamen 2008 noch 1277 Rezepte auf 1000 Kinder, waren es 2016 nur noch 881. Außerdem ist die Tendenz erkennbar, Wirkstoffe gezielter einzusetzen und weniger Breitspektrum-Antibiotika zu verschreiben, die zu einem großen Teil für das Phänomen der Antibiotikaresistenz verantwortlich sind.

Die gute Nachricht, die die Gesellschaft dazu motivieren sollte, alles daranzusetzen, die Entstehung von Antibiotikaresistenzen zu verhindern, ist, dass dies kein unumkehrbares Phänomen ist. Es ist reversibel, wie ein Beispiel aus Finnland zeigt: Hier stieg die Resistenz der Streptokokken der A-Gruppe gegenüber Erythromycin, woraufhin man die Verabreichung dieses Medikaments um 40 Prozent einschränkte. Dies führte dazu, dass sich die Erythromycin-Resistenz um ungefähr die Hälfte reduzierte.[11]

Das Problem bakterieller Antibiotikaresistenz ließe sich auf drei Arten lösen:

- indem man neue Antibiotika gegen resistente Bakterien entwickelt
- indem man die Bevölkerung mit einer Impfung vor Infektionen schützt
- durch einen gezielteren Einsatz der Antibiotika

Allerdings konnten wir im letzten Absatz sehen, dass die Problematik der Antibiotikaresistenz wie ein Teufelskreis funktioniert, der nicht nur durch den übermäßigen Antibiotikaeinsatz beim Menschen genährt wird, sondern auch durch den nicht sachgemäßen Einsatz in der Tierhaltung. Dadurch, dass die gleichen Klassen antimikrobieller Substanzen beim Menschen und beim Tier verwendet werden, ist das Problem komplexer geworden, da die Antibiotikaresistenz nun über die Lebensmittelkette vom Tier auf den Menschen übertragen wird: Über Obst, Gemüse oder tierische Produkte wie Fleisch, Eier und Milch gelangen bakterielle Gene in den menschlichen Körper und machen ihn unempfindlich gegenüber bestimmten Antibiotika.

Abschließend lässt sich sagen, dass sich das wachsende Interesse an Ernährungs- und Gesundheitsthemen auch auf die Qualität der Lebensmittel und insbesondere auf die Methoden in der Tierhaltung, im Anbau und in der Lebensmittelproduktion auswirkt. In diesem Kapitel habe ich beschrieben, wie die Entscheidung für ökologisch produzierte Lebensmittel das Risiko verringert, Produkte zu verzehren, durch die zu große Mengen an Antibiotikarückständen in unseren Körper gelangen, die ein Vehikel für Antibiotikaresistenzen sind.

Das Wichtigste im Überblick

1. Durch den übermäßigen Einsatz von Antibiotika in der Viehzucht entstehen resistente Bakterien, und Antibiotikarückstände gelangen in den Körper des Verbrauchers.

2. In der ökologischen Tierhaltung sind als vorbeugende Behandlungen lediglich Impfungen und Wurmkuren zulässig. Bei dieser Form der Viehzucht sollen erkrankte Tiere mit natürlichen Mitteln aus der Pflanzenheilkunde (Pflanzenextrakte, Pflanzenaromen) oder mit Spurenelementen (Mineralstoffe, die eine entscheidende Rolle bei Vitalprozessen spielen, zum Beispiel Eisen, Kalzium, Chrom, Jod, Zink, Magnesium) behandelt werden.

3. Greifen Sie bei Fleisch, Eiern, Milch und Milchprodukten so häufig wie möglich zu Bio-Produkten.

4. Zum Schutz vor Bakterien und Antibiotika und ihrer Verbreitung:
   - Halten Sie Hände, Oberflächen und Lebensmittel immer keimfrei.
   - Trennen Sie Lebensmittel und lagern und kochen Sie sie bei den richtigen Temperaturen.
   - Machen Sie verantwortungsvoll Gebrauch von Antibiotika als Arzneimittel.

7. DIE ERNÄHRUNG IN DER SCHWANGERSCHAFT

Wie wir bereits in den vorangegangenen Kapiteln feststellen konnten, hat die Gesundheit der Mutter generell einen großen Einfluss auf das Wohlbefinden ihres Kindes. Während der Schwangerschaft spielen ihre Ernährung und ihre Gesundheit jedoch eine noch viel gewichtigere Rolle. Daher ist es entscheidend, dass die Mutter, von der das Kind während der Schwangerschaft und der Stillzeit komplett abhängig ist, im Interesse ihrer eigenen Gesundheit und der des Kindes auf eine optimale Ernährung achtet. An früherer Stelle haben wir uns angesehen, wie die in der DNA enthaltenen Informationen durch »epigenetische« Mechanismen in ihrem Ausdruck modifiziert werden können. Diese Mechanismen werden durch von außen auf den Körper einwirkende Faktoren ausgelöst: UV-Strahlen, Luftverschmutzung, Ernährung und Medikamente. Diese Mechanismen können die Vorgänge in unserem Körper verändern und – treten sie in der embryonalen oder fetalen Phase auf – potenziell lebenslange Folgen haben. Ist die Mutter stark gestresst oder leidet sie an Depression, Angstzuständen, Epilepsie, Asthma, Anämie, Adipositas, Diabetes oder Mangelernährung, kann dies zu epigenetischen Veränderungen beim Fötus führen. Das Gleiche gilt, wenn die Schwangere oder Stillende toxischen Substanzen wie Medikamenten, Drogen, Nikotin, Alkohol oder infektiösen Erregern ausgesetzt ist.

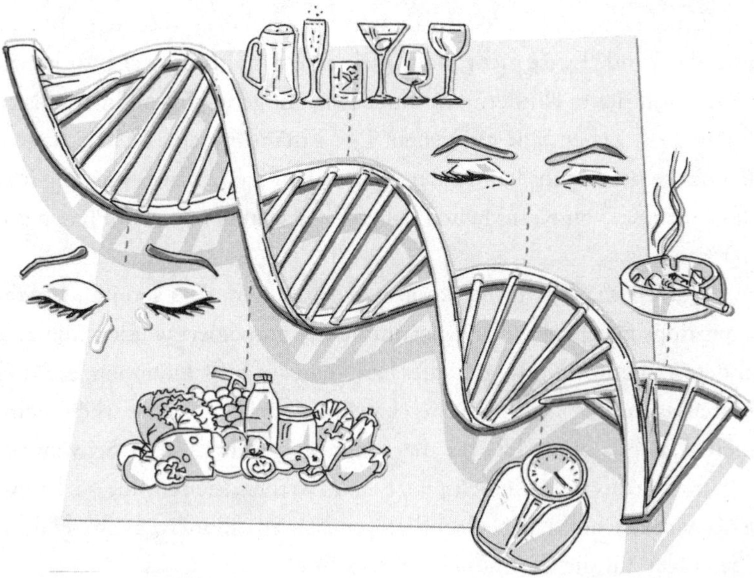

7.1. Das fetoplazentare System passt sich je nach Zustand des Uterus über epigenetische Veränderungen an. Stress und Krankheiten der Mutter wie Depression, Adipositas, Mangelernährung oder der Einfluss toxischer Substanzen wie Tabak und Alkohol gehören zu den Faktoren, die eine Modifikation im Aufbau der DNA des Fötus verursachen können, ohne dabei grundlegende Geninformationen zu verändern.

Es ist daher keine Überraschung, dass wissenschaftliche Verbände in der Gynäkologie und Pädiatrie der Ernährung in dieser sensiblen Phase des Lebens von Mutter und Kind eine große Bedeutung zusprechen. Im Allgemeinen wird jedoch der Tatsache, dass die mütterliche Ernährung in diesem Zeitraum das **gesamte** Leben des Kindes beeinflusst, kein großes Gewicht verliehen. Während eines Vortrags, den ich auf einer Konferenz in Australien zum Thema Ernährung hielt, sagte ein auf diesem Gebiet angesehener australischer Experte zu mir: »Mich interessiert nicht, wie sich Ernährung auf die Langlebigkeit auswirkt, mich interessiert nur, was das, was ich Patienten gebe, in den folgenden zehn Tagen bewirkt.« Hunderte von Büchern beschäftigen sich mit der Bedeutung von Ernährung und anderen Faktoren für den Fötus, das Neugeborene und das Kind. Es ist nicht mein Ziel, eine Ernährungsweise zu konzipieren, mit der es Kindern nur kurzfristig gut geht – es soll ihnen bis zu ihrem 110. Lebensjahr gut gehen. Die Ernährung eines Menschen zu Beginn seines Lebens kann einen Einfluss auf die Lebenserwartung und das Auftreten von Krankheiten haben – sogar in den letzten Phasen seiner Existenz.

Beim Thema Ernährung kommt es häufig vor, dass spontan Ernährungstipps gegeben oder Essgewohnheiten propagiert werden, die alles andere als gesund sind – und dies basierend auf Informationen, die vom Hörensagen, aus Internetrecherchen oder sozialen Netzwerken stammen. Das gilt besonders für die Ernährung während der Schwangerschaft, um die viele Gemeinplätze und Mythen kreisen, die nicht nur jeder wissenschaftlichen Grundlage entbehren, sondern auch gefährliche Folgen für die Gesundheit haben können.

Dieses Thema sollte, gerade weil es so wichtig und speziell ist, ernsthaft und mit einem Experten (einem Gynäkologen, Kinderarzt, Gastroenterologen, Ernährungsberater oder Diätassistenten) besprochen werden, der dazu ausgebildet wurde, Mütter in dieser besonderen Zeit im Leben zu unterstützen.

Auf der Grundlage der aktuell geltenden Empfehlungen und wissenschaftlichen Befunde werden wir in diesem Kapitel Ernährungsmythen beleuchten, oft gestellte Fragen klären und werdenden Müttern grundlegende Informationen und Empfehlungen an die Hand geben. Hierzu leisteten nicht nur die Kinderärztin Dr. Romeo, Dr. Cervigni und Professor Laviano einen sehr wichtigen Beitrag, wir haben auch noch drei der renommiertesten italienischen Kinderernährungsexperten zurate gezogen. Unser Ziel war es, auf einen gemeinsamen Nenner zu kommen, der Folgendes berücksichtigt: 1) die Gesundheit des Kindes, 2) sein Wachstum und 3) seine Veranlagung zu einem gesunden und langen Leben.

Warum spielt die Ernährung in der Schwangerschaft eine so große Rolle?

Die richtige Ernährung während der Schwangerschaft trägt dazu bei, dass sich das Ungeborene gut entwickelt. Denn bei übergewichtigen oder adipösen Müttern – oder bei Schwangeren, die an mit Übergewicht in Verbindung stehenden Krankheiten leiden (Bluthochdruck, Nierenerkrankungen, Diabetes mellitus) – kommt es während der Schwangerschaft häufiger zu Komplikationen, die auch Folgen für das Baby haben können, wie zum Beispiel: [1]

- **Fehlgeburt**, mit Abgang des Fötus.
- **Frühgeburt:** Ein Frühchen ist im Vergleich zu Kindern mit Termingeburt anatomisch und/oder organisch unterentwickelt, und je früher es zur Welt kommt, desto höher ist sein gesundheitliches Risiko.[2] Bei Frühchen ist es deshalb wahrscheinlicher, dass sie eines Tages an Atemwegserkrankungen, Infektionskrankheiten, Magen-Darm-Erkrankungen, Stoffwechselstörungen (Hypoglykämie, Hypokalzämie etc.) und neurologischen Störungen leiden, manchmal sogar an sehr gravierenden.
- **Kinder mit einem Geburtsgewicht über der Norm** (mehr als 4,2 Kilogramm) können sowohl direkt bei der Geburt (Ist der Fötus für den Geburtskanal zu groß, kann dies zu Frakturen des Schlüsselbeins oder des Oberarmknochens oder zu einer Zerrung der arteriellen Nervenbündel führen, was eine Lähmung der Armmuskulatur zur Folge hat) als auch in den Stunden nach der Geburt Probleme bekommen (etwa einen niedrigen Blutzuckerspiegel). Auch langfristig gesehen ist bei einem erhöhten Geburtsgewicht das Risiko größer, dass das Kind an Adipositas, Hyperglykämie, Insulinresistenz und einer Beeinträchtigung seiner kognitiven und behavioralen Entwicklung leidet.[3]

- **Kinder mit einem Geburtsgewicht unter 2,5 Kilogramm:** Plazentare Probleme führen zur Mangelernährung des Fötus und folglich zu einem niedrigen Geburtsgewicht. Die Plazenta versorgt das Blut des Fötus mit Sauerstoff und den Nährstoffen der Mutter. Bekommt er davon zu wenig, passt sich der Fötus an die Mangelernährung an, indem er zur Maximierung von Wachstum und Energiereserven hormonelle Ausgleichsmechanismen entwickelt. Sie erhöhen die periphere Sensibilität gegenüber Hormonen wie Insulin und Glucocortikoiden. Bei einer größeren Verfügbarkeit von Nährstoffen lässt sich ein Ausgleich des Wachstumsdefizits bei Gewicht und Statur (in 85 bis 90 Prozent der Fälle) beobachten, aber auch eine Zunahme des Fettgewebes. Bei all dem scheint die Ausschüttung des Wachstumshormons und seiner Rezeptoren verändert zu sein. Auf diese Weise holt ein Kind mit niedrigem Geburtsgewicht diesen Rückstand in den ersten Lebensjahren zwar schnell nach, allerdings steigt auch sein Risiko, in späteren Jahren Adipositas, erhöhten Blutdruck oder einen zu hohen Lipidspiegel im Blut (sowohl Cholesterin als auch Triglyzeride) oder Diabetes zu entwickeln. Daher ist es vor und während der Schwangerschaft wichtig, dass sich die Frau gesund ernährt, um eine Mangelernährung oder Überversorgung zu vermeiden. Mutter und Kind sind zwei symbiotische Organismen, die voneinander abhängen und sich durch den anderen verändern. Diese Dynamik impliziert auch eine gewisse Verletzlichkeit, die dazu führen kann, dass ein Fehler in dieser Phase bleibende Schäden anrichtet.

Da dies ein so wichtiges Thema ist, werde ich nun genauer darauf eingehen, wie Schwangere sich richtig ernähren. Dazu formuliere ich auch praktische Tipps und Ratschläge, an denen sich werdende Mütter orientieren können.

Muss man als Schwangere wirklich »für zwei essen«?

Die gesunde Ernährung in der Schwangerschaft unterscheidet sich nicht sonderlich von der in anderen Lebensphasen einer Frau, mit dem Unterschied, dass eine werdende Mutter nicht nur sich selbst mit Nährstoffen versorgen muss, sondern auch das ungeborene Kind, dessen Bedarf proportional zu seiner Größe wächst. Das begründet allerdings in keiner Weise die weitverbreitete Ansicht, dass Schwangere doppelt so viel essen sollten wie gewöhnlich: Allenfalls ist es angebracht, Nahrungsmittel auszuwählen, die reich an den Nährstoffen sind, die Mutter und Kind brauchen.

Tatsächlich liegt die Kalorienmenge, die Schwangere täglich zu sich nehmen sollten, um ein gesundes Wachstum des Fötus zu ermöglichen, laut den Richtlinien der Europäischen Behörde für Lebensmittelsicherheit (EFSA) im zweiten Trimester (+ 260 kcal) und im dritten Trimester (+ 500 kcal) nur leicht über dem, was eine erwachsene Frau für eine ausgewogene Ernährung zu sich nehmen sollte. Allerdings gilt es zu bedenken, dass bei übergewichtigen Müttern der zusätzliche Bedarf bereits gedeckt sein kann. Bei Übergewicht und Erkrankungen wie Diabetes, die sich auch während der Schwangerschaft entwickeln können, sollte deshalb der tatsächliche Bedarf von einem Arzt ermittelt werden. In dem speziellen Fall, dass eine normalgewichtige Jugendliche schwanger wird, ist der Kalorienbedarf grundsätzlich höher.

Wie viel kann und sollte man während der Schwangerschaft zunehmen?

Die Antwort auf diese Frage hängt vom Gewicht der Mutter vor der Schwangerschaft ab. Die Gewichtszunahme beeinflusst die Dauer der Schwangerschaft, das Gewicht des Neugeborenen und das Risiko, dass das Kind eines Tages an Adipositas und Diabetes erkrankt. Eine bereits übergewichtige Frau sollte also sehr auf ihr Gewicht achten, da sie während der Schwangerschaft weniger zunehmen sollte als eine Frau mit Normalgewicht. Um herauszufinden, welche Gewichtszunahme noch ausgewogen ist, kann der BMI-Wert vor der Schwangerschaft als Referenz dienen:

- Ist die Frau untergewichtig (BMI < 18,5), sollte sie 12,5 bis 18 Kilogramm zunehmen.
- Ist die Frau normalgewichtig (BMI zwischen 18,5 und 24,9), sollte sie 11,5 bis 16 Kilogramm zunehmen.
- Ist die Frau übergewichtig (BMI > 25) oder adipös (BMI > 30), besteht ein erhöhtes Risiko für Mutter und Kind. Bei einer geplanten Schwangerschaft sollte sie im Vorhinein unbedingt einen Arzt oder Ernährungsberater konsultieren und mit ihm einen persönlichen Ernährungsplan und ein Bewegungsprogramm aufstellen, um das Gewicht vor der Schwangerschaft auf einen idealen BMI-Wert zu reduzieren, das heißt nicht höher als 25 bei Frauen mit leichtem Übergewicht und mindestens unter 30 bei Frauen mit leichter Adipositas.

Andernfalls haben adipöse Mütter ein erhöhtes Risiko für Gestosen, Schwangerschaftsdiabetes oder venöse Thromboembolien, welche auch die Wahrscheinlichkeit für eine Frühgeburt und Stoffwechselstörungen beim Fötus vergrößern. Bei übergewichtigen Frauen sollte das Screening auf Schwangerschaftsdiabetes, das normalerweise zwischen der 24. und 28. Woche angesetzt ist, auch schon zwischen der 16. und 18. Woche durchgeführt werden.

Wenn wir von Gewichtskontrolle während der Schwangerschaft und von kontrollierter Gewichtszunahme sprechen, müssen wir auch über etwas reden, was allgemein als »Schwangerschaftsgelüste« bezeichnet wird.

Welche Funktion haben die »Schwangerschaftsgelüste«?

Im Volksmund spricht man den »Schwangerschaftsgelüsten« eine Rolle zu, für die es bisher jedoch noch keine wissenschaftliche Erklärung gibt. Der Ursprung dieses manchmal bizarren Verlangens nach bestimmten Nahrungsmitteln ist nicht bekannt, doch man vermutet, dass es etwas mit den für die Schwangerschaft typischen hormonellen Schwankungen zu tun hat. Viele glauben, dass unbefriedigte Essgelüste sich als Pigmentflecken auf der Haut des Neugeborenen manifestieren, und zwar in der Farbe des begehrten Nahrungsmittels. In Wirklichkeit handelt es sich bei bräunlichen Pigmentflecken um Melaninansammlungen (ein für Leberflecke typisches Naturpigment der Haut, das für deren Bräunung zuständig ist) und nicht um ungestillte Schokoloadengelüste. Rote Pigmentflecken wiederum sind Angiome, die aus einem Gewirr winziger Blutgefäße bestehen. Man weiß noch nicht, ob Schwangerschaftsgelüste auf die Nährstoffbedürfnisse der werdenden Mutter zurückzuführen sind. Man kann ihnen jedoch nachgeben, solange sie keine Abweichung von der für Schwangere (und Nichtschwangere) als gesund empfohlenen Ernährung bedeuten.

Dies ist ein guter Anlass, um darüber nachzudenken, ob es Lebensmittel gibt, die man als Schwangere besser nicht verzehren sollte, da es sich bei diesen Gelüsten häufig um Dinge handelt, die nicht wirklich gesund sind. Ich werde nun versuchen, diese Nahrungsmittel so detailliert wie möglich zu analysieren, und den Diskurs dann auf das wichtige Thema der Lebensmittelsicherheit ausweiten.

Gibt es Nahrungsmittel, auf die Schwangere verzichten sollten?

In den meisten europäischen Ländern sieht die Lebensmittelkontrolle entlang der gesamten Produktionskette von Herstellern und zuständigen Behörden Inspektionen vor, um mikrobiologische, chemische und physische Gefahren durch den Verzehr von Lebensmitteln auf ein Minimum zu reduzieren. Nichtsdestotrotz sind bestimmte Nahrungsmittel für Schwangere weniger geeignet oder bedürfen – vor allem, wenn sie zu Hause zubereitet werden – besonderer Vorsichtsmaßnahmen, da das Risiko besteht, dass sich Infektionen auf den Fötus übertragen oder chemische Substanzen bei ihm langfristige gesundheitliche Schäden verursachen.[4]

Infektionsrisiken

Zunächst werden wir uns einen Überblick über mögliche Infektionen verschaffen und herausstellen, wie man sich vor ihnen schützen kann. Dann gehen wir über zu den chemischen Gesundheitsrisiken.

- **Listerieninfektion:** Listerien sind Bakterien, die sich bei Temperaturen zwischen 0 und 45 °C vermehren – sie sind also umweltresistent und überleben auch verschiedene Umwandlungsprozesse der Nahrungsmittel. Zu den Produkten, auf die sich eine Listerieninfektion häufig zurückführen lässt, gehören Fisch, Fleisch, Rohkost, nicht pasteurisierte Milch und Milchprodukte (zum Beispiel Brie, Roquefort, Gorgonzola, Weichkäse aus Ziegen-, Schafs- oder Kuhmilch), Pasteten, Butter, Eis, abgepackter Salat, abgepackte Sandwiches, Hotdogs und Fertiggerichte in Restaurants. Gereifte Käsesorten sind meist unbedenklich, da sie weniger Wasser enthalten, was das Wachstum von Bakterien behindert. Zu den wenig riskanten Käsesorten zählen daher Cheddar, Edamer, Emmentaler, Gruyère, Parmesan und Tofu. Zu den Käsesorten, die man mit einer gewissen

Sicherheit verzehren kann, vorausgesetzt, sie wurden aus pasteurisierter Milch hergestellt, gehören Mozzarella, Feta, Ricotta und Streichkäse.

- **Campylobacter-Infektion:** Rohes oder leicht gegartes Fleisch (vor allem Hühnchen) und nicht pasteurisierte Milch stellen die Hauptinfektionsquellen dar. Es ist dringend ratsam, nach der Zubereitung von rohem Fleisch die Hände, Arbeitsflächen und Kochutensilien gut zu reinigen, damit eventuell vorhandene Bakterien nicht auf andere Lebensmittel übergehen.
- **Salmonelleninfektion:** Vorsicht ist bei Nahrungsmitteln auf Basis von Fleisch und rohen Eiern geboten, also zum Beispiel bei Tartar, hausgemachter Mayonnaise oder Tiramisu.
- **Toxoplasmose:** Das *Toxoplasma gondii* ist ein Parasit, der eine Fehlgeburt und/oder fetale Missbildungen verursachen kann. Die Infektion ist besonders heimtückisch, da die Mutter überhaupt keine oder wenig spezifische Symptome (Kraftlosigkeit oder Erschöpfung, leichtes Fieber, Rachenentzündung) haben kann. Um einer Toxoplasmose vorzubeugen, sollte man sich häufig die Hände waschen, beim Säubern des Katzenklos (die Hauptübertragungsmöglichkeit) stets Handschuhe tragen, kein rohes oder leicht gegartes Fleisch, keine Wurstwaren wie Salami und Schinken und keine unpasteurisierte Milch oder Milchprodukte zu sich nehmen, Gemüse besonders sorgfältig waschen (am besten mit einem speziellen Desinfektionsmittel) und auf den Verzehr von Salaten und anderen rohen Gemüsesorten verzichten.
- **Infektionsrisiko bei rohem Fisch:** Am besten verzichten Schwangere aufgrund des Risikos einer Lebensmittelvergiftung oder Infektion (durch Viren, Bakterien oder Parasiten wie Anisakis) auf jede Art von rohem Fisch. Vom Verzehr von Krebsen, Garnelen, Langusten und Krustentieren sollte ebenfalls abgesehen werden, es sei denn, sie sind ausreichend durchgegart (es könnte jedoch sein, dass vor-

handene Toxine durch den Garprozess nicht komplett eliminiert wurden). Auch auf nicht gut durchgegarte Venusmuscheln, Austern, Miesmuscheln und andere Muschelarten sollte verzichtet werden, um eine Salmonelleninfektion zu vermeiden. Die verschiedenen Kältebehandlungen (Schockfrosten oder Lagerung in der Tiefkühltruhe für mindestens vier Tage), das Räuchern oder Einlegen in Salz schützen vor einer Infektion. Der Verzehr von rohem oder gegartem Sushi ist unbedenklich, solange es mit den oben genannten Methoden verarbeitet wurde. Man sollte auch bedenken, dass guter Fisch seinen Preis hat, daher sind All-you-can-eat-Angebote von Restaurants mit Vorsicht zu genießen, vor allem, wenn sie besonders günstig sind. Häufig werden die Vorgaben zum Schockfrosten nicht ganz eingehalten, was das Infektionsrisiko erhöht.

Chemische Risiken

Fisch ist eine optimale Quelle für Omega-3-Fettsäuren, die für die Entwicklung des fetalen Nervensystems und den Schutz vor Herz-Kreislauf-Erkrankungen unentbehrlich sind.[5] Was die Belastung von Speisefischen mit giftigen Stoffen wie Quecksilber, Dioxin und Polychlorierten Biphenylen (PCB) angeht, ist man zu dem Schluss gekommen, dass es gesünder für Schwangere ist, Fisch zu essen, als ihn deshalb vom Speiseplan zu streichen – unter der Voraussetzung, dass man die richtige Sorte wählt und ihn von einer sicheren Quelle bezieht.

Allerdings sollten wir uns diese chemischen Substanzen und ihre Auswirkungen trotzdem genauer anschauen: Dioxine und PCB sind fettlösliche Substanzen, die sich im Fettgewebe ansammeln und hauptsächlich in fettreichen Fischen wie Lachs, Sardinen und Heringen zu finden sind. Daher wird empfohlen, diese Fischsorten nur ein- bis zweimal pro Woche zu verzehren. Der Methylquecksilbergehalt eines Fisches hingegen hängt nicht von seinem Fettanteil ab. Dieser Stoff, der sich über die Nahrungskette hinweg ansammelt, findet sich vorrangig bei großen

Raubfischen (Schwertfischen, großen Kabeljaus und Thunfischen), die aus stark verschmutzten Gewässern wie dem Baltischen Meer stammen.[6] Diese Fischarten sollten Sie nur einmal pro Monat essen. Die hier beschriebenen chemischen Stoffe sind sehr langlebig, und unser Körper braucht einige Jahre, bis er sie neutralisiert hat. Folglich hängt die Menge dieser giftigen Substanzen im Körper, die sogenannte »Körperlast«, nicht von der Dioxinaufnahme während der Schwangerschaft ab, sondern vom Fischverzehr der vorausgegangenen Jahre. Aus diesem Grund gleicht die Streichung von Fisch vom Speiseplan einer Schwangeren die vorher über Jahre hinweg angesammelten Toxine nicht aus.

Man sollte sich bewusst machen, dass unser Körper nicht nur fettlöslichen Umweltgiften ausgesetzt ist. Besonders Menschen, die gerne und oft Fleisch essen, können die zulässige Dosis an Dioxinen und dioxinähnlichen Verbindungen überschreiten, ganz unabhängig von ihrem Fischverzehr.[7] Ersetzt man Fisch durch Fleisch, führt dies also nicht dazu, dass man weniger giftige Substanzen über die Nahrung aufnimmt.

Mit den folgenden Tipps können Sie den größten Nutzen aus dem Verzehr von Fisch ziehen und seine negativen Auswirkungen ausgleichen:

- Reduzieren Sie den Konsum großer Fische wie Schwertfisch, Stör, Seeteufel und Thunfisch. Schwangere Frauen, die höchstens zwei Portionen Fisch pro Woche essen, können die zulässige Dosis an Methylquecksilber kaum überschreiten, wenn sie auf roten oder weißen Thunfisch, Schwertfisch oder Haifisch verzichten. Thunfisch aus der Dose enthält meist weniger Quecksilber als frischer Thunfisch, da dafür kleinere Arten verarbeitet werden und die Fische jünger sind. Allerdings sind die gesetzlichen Höchstmengen nicht ideal für Schwangere, und es empfiehlt sich deshalb, diese Art von Fisch grundsätzlich nur alle 15 bis 30 Tage zu verzehren.
- Schwangere Frauen, die bis zu zwei Portionen (130 Gramm pro Portion) »fetten« Fisch wie Lachs, Forelle oder Hering (nicht aus dem

Baltischen Meer) in ihren Speiseplan integrieren, überschreiten die tolerierbare Wochendosis an Dioxinen und dioxinähnlichen Verbindungen nicht. Achten Sie deshalb darauf, dass es bei diesen zwei Portionen bleibt.

Sind Nahrungsergänzungsmittel während der Schwangerschaft notwendig?

Wenn sich eine Frau vollwertig und abwechslungsreich ernährt, also Nahrungsmittel wie Obst, Gemüse und Hülsenfrüchte verzehrt, dürfte ihr Bedarf an Vitaminen gedeckt sein, und es ist nicht nötig, spezielle Nahrungsergänzungsmittel einzunehmen – mit Ausnahme von Folsäure. Eine ausgewogene Ernährung deckt auch den Mineralstoffbedarf einer Schwangeren ab, wenn man besonders darauf achtet, dass genügend Kalzium, Eisen und Jod in der Nahrung enthalten ist. Aus einer kürzlich veröffentlichten Studie mit 241 Kindern, die höchstwahrscheinlich an einer Autismus-Spektrum-Störung leiden, ging hervor, dass die Einnahme von Multivitaminpräparaten sechs Monate vor der Schwangerschaft und im Laufe des ersten Schwangerschaftsmonats das Risiko einer Autismus-Spektrum-Diagnose verringert bzw. dass die Gruppe von Kindern, deren Mütter Vitaminpräparate eingenommen hatten (Autismusrate bei 14 Prozent), im Vergleich zu jenen, deren Mütter keine einnahmen (Autismusrate bei 32,7 Prozent), weniger markante Symptome zeigten.[8] Diese Ergebnisse sind jedoch nicht allgemeingültig und bedürfen der Überprüfung durch weitere Studien mit größeren Stichproben, um einen tatsächlichen Zusammenhang belegen zu können. Ist es der werdenden Mutter nicht möglich, auf ihre Ernährung zu achten und ausreichend Nährstoffe zu sich zu nehmen, sollte sie zusätzlich Multivitaminpräparate zu sich nehmen. Ihre Ernährung und die optimale Ergänzung durch Multivitaminpräparate sollten Schwangere allerdings immer erst mit dem Arzt besprechen.

Ab wann sollte man Folsäure einnehmen?

Ein Mangel an Folaten kann bestimmte Formen der Anämie verursachen und das Risiko für fetale Missbildungen – zum Beispiel von Lippen oder Gaumen (Gaumenspalte mit Lippenspalte) – und für gravierende kongenitale Fehlbildungen des Herz-Kreislauf-Systems, des Harntrakts und des Neuralrohrs erhöhen. Laut EUROCAT (*European Surveillance of Congenital Anomalies*), einer Organisation, die europaweit Fehlbildungen registriert, kommen auf 1000 Neugeborene im Schnitt 20 Fälle von kongenitalen Fehlbildungen.

Folate und Folsäure spielen in der Schwangerschaft also eine bedeutende Rolle. Doch um was handelt es sich dabei eigentlich genau?

Folate sind Vitamine der B-Gruppe (Vitamin B_9). Die Bezeichnung stammt vom Lateinischen *folium* ab, was »Blatt« bedeutet. Tatsächlich sind diese Vitamine vor allem in Gemüse mit großen grünen Blättern enthalten, beispielsweise Spinat. Während Folate natürlicherweise in Nahrungsmitteln vorkommen, ist Folsäure ein synthetisches Molekül, das Lebensmitteln zugesetzt wird oder als Nahrungsergänzungsmittel eingenommen werden kann. Unser Körper kann diese Vitamine nicht selbst herstellen. Daher ist es besonders wichtig, täglich Obst, Gemüse und Hülsenfrüchte zu verzehren, die Folsäure enthalten. Frauen, die eine Schwangerschaft planen, sollten ihre Ernährung außerdem mit Folsäurepräparaten ergänzen.

Die empfohlene Tagesdosis liegt während der Schwangerschaft bei mindestens 400 Mikrogramm. Die ergänzende Einnahme von Folsäure sollte mindestens einen Monat vor der Befruchtung beginnen und mindestens bis zum vierten Schwangerschaftsmonat fortgeführt werden. Diese Empfehlung ist noch dringlicher bei Risikogruppen – wie Frauen, die bereits Kinder mit Fehlbildungen des Neuralrohrs geboren haben, die an Malabsorptionen, Zöliakie, Schwangerschaftsdiabetes oder Adipositas leiden, die Antiepileptika nehmen oder bei denen eine Veranlagung für neurologische Erkrankungen/Missbildungen besteht. Zahlreiche Studien konnten nachweisen, dass die ergänzende Einnahme von Folsäure während der Schwangerschaft tatsächlich Missbildungen des Neuralrohrs vorbeugt: Das Risiko hierfür verringert sich um bis zu 70 Prozent.

Neben der Einnahme von Nahrungsergänzungsmitteln erwies sich auch eine gesunde Ernährung als entscheidend – und dies übrigens auch, wenn es darum geht, den häufigsten Schwangerschaftsbeschwerden entgegenzuwirken.

Kann man mit der richtigen Ernährung Schwangerschaftsbeschwerden vorbeugen?

Übelkeit und Verstopfung, unter denen Schwangere häufig leiden, werden erstens durch einen mechanischen Vorgang, bei dem der immer größer werdende Uterus nach oben gegen Magen und Darm drückt, und zweitens durch den physiologischen Anstieg des Schwangerschaftshormons Progesteron verursacht. Dieses Hormon hat die Aufgabe, Kontraktionen des Uterus in den ersten sieben bis acht Schwangerschaftsmonaten zu verhindern. Seine muskelerschlaffende Wirkung breitet sich nicht nur auf den Genitalbereich aus, sondern in gewissem Maße auf alle Muskeln des Körpers, darunter auch die glatte Muskulatur des Magen-Darm-Trakts. Es entspannt den Sphinkter, der Speiseröhre und Magen verbindet, und begünstigt so Reflux. Und es verringert die Darmbewegung, was Verstopfungen verursacht. Außerdem erschlaffen durch das Progesteron auch die Gefäße, was zu Wassereinlagerungen und Hämorrhoiden führen kann.

Schwangerschaftserbrechen, fachsprachlich *Hyperemesis gravidarum* genannt, unter dem Frauen vor allem in den ersten Monaten der Schwangerschaft häufig leiden, kann man durch bestimmte Ernährungstricks entgegenwirken:

- Nehmen Sie öfter kleinere Mahlzeiten auf Basis von trockenen Nahrungsmitteln zu sich.
- Meiden Sie Nahrungsmittel, die die Symptome verschlimmern (zum Beispiel geruchsintensives Essen).
- Trinken Sie Tee mit Ingwer (und ohne Zucker), da Ingwer gegen Übelkeit hilft.
- Verzichten Sie auf Lebensmittel mit einem hohen Gehalt an Fetten und einfachen Zuckern.
- Reduzieren oder vermeiden Sie Gerüche, die Übelkeit und Erbrechen auslösen (zum Beispiel: Fisch und Fleisch riechen weniger stark und sind leichter verdaulich, wenn sie gekocht oder gedünstet und nicht in der Pfanne gebraten werden).
- Essen Sie vorzugsweise kalte Speisen, da sie weniger geruchsintensiv sind als heiße.
- Trinken Sie viel Wasser, allerdings nicht zu den Mahlzeiten und nur in kleinen Schlucken.
- Gehen Sie nicht direkt nach dem Essen schlafen, sondern erst zwei bis drei Stunden nach der Mahlzeit.
- Kontrollieren Sie regelmäßig Ihr Gewicht und bewegen Sie sich ausreichend.
- Meiden Sie Gerichte, die gekochte Fette enthalten. Sie bewirken, dass die Magensäureproduktion angeregt wird. Dazu zählt zum Beispiel Fleischbrühe.

Auch Verstopfung kann von der Zusammensetzung der Nahrung abhängen. Daher sollten Sie

- Ballaststoffe und Flüssigkeiten zu sich nehmen.
- Getreideprodukte mit Gemüse verzehren (zum Beispiel Nudeln oder ein anderes Getreideprodukt mit Brokkoli, Stängelkohl oder anderem Gemüse), um die Magen-Darm-Passage zu beschleunigen und die Absorption zu verringern.

- Präbiotika mit Probiotika zu sich nehmen (zum Beispiel Joghurt mit Walnüssen oder Joghurt mit Haferflocken), um die Biodiversität der Darmflora zu fördern.
- ein gutes Maß an Bewegung beibehalten (zum Beispiel täglich einen zügigen 30-minütigen Spaziergang).

Zum Thema Ernährung von Schwangeren werde ich häufig gefragt, welche Auswirkungen eine vegane oder vegetarische Ernährungsweise haben kann.

Ist eine vegetarische oder vegane Ernährung in der Schwangerschaft unbedenklich?

Es konnte nachgewiesen werden, dass sich vegetarisch ernährende Frauen häufiger einen Mangel an Vitamin B_{12}, DHA (Omega-3-Fettsäuren), Eisen und Zink aufweisen.[9] Wenn eine Frau ihre Ernährungsgewohnheiten auch während der Schwangerschaft beibehalten möchte, sollte sie deshalb sowohl in der Schwangerschaft als auch in der Stillzeit von einem Arzt begleitet und regelmäßig untersucht werden, um die nötigen Nahrungsergänzungsmittel zu erhalten und die Unterversorgung mit bestimmten Nährstoffen auszugleichen. Studien zeigen, dass schwangere Vegetarierinnen oder Veganerinnen viel Folsäure und Magnesium zu sich nehmen. An welchen Nährstoffen es ihnen jedoch häufig mangelt, betrachten wir nun im Folgenden.

- **Vitamin B_{12}:** Empfohlen werden 2,6 Mikrogramm Vitamin B_{12} pro Tag. Man schätzt, dass 17 bis 39 Prozent der sich vegan/vegetarisch ernährenden Frauen von einem Vitamin-B_{12}-Mangel betroffen sind, was das Wachstum und die neurologische Entwicklung des Kindes beeinträchtigen kann. Im Moment gibt es weder eine allgemein anerkannte Herangehensweise noch eine Referenzmenge, mit der sich ein Vitamin-B_{12}-Mangel messen ließe, da die Mindestmenge von 180 pmol/l eine Mangelversorgung nicht ausschließt und ein gleichzeitiges Defizit an Folaten die Unterversorgung mit Vitamin B_{12} verschleiern kann. Daher es immer gut, beides gleichzeitig als Nahrungsergänzungsmittel einzunehmen (Vitamin B_{12} + Folsäure). In der klinischen Praxis ist ebenfalls sinnvoll, nicht nur dem Vitamin-B_{12}-Spiegel im Blut zu vertrauen: Manche der von Vegetariern und Veganern bevorzugten Präparate enthalten Vitamin B_{12} in einer vom Körper nicht verwertbaren Form, was die Werte verfälscht. Daher verwendet man – um eine Mangelversorgung feststellen zu können – zusätzlich zum Vitamin-B_{12}-Spiegel im Blut zwei weitere Marker, die an der Verstoffwechselung von Vitamin B_{12} beteiligt sind: Methylmalonyl-CoA und Homocystein. Sollten die Werte eines oder beider dieser Marker erhöht sein, ist von einem Vitamin-B_{12}-Mangel auszugehen, auch wenn der Blutspiegel normal erscheint.

- **Eisen:** Eine Unterversorgung mit Eisen nimmt meist im Laufe der Schwangerschaft zu und lässt das Risiko für eine Frühgeburt, ein niedriges Geburtsgewicht oder Herz-Gefäß-Fehlbildungen beim Fötus steigen. Der oft unbemerkt bleibende Mangel kann sich durch eine Anämie ausdrücken. Die wichtigsten Quellen für Eisen sind Fleisch, Fisch, Hülsenfrüchte und grünblättriges Gemüse. Es wird empfohlen, ergänzend zur Nahrung täglich mindestens 27 Milligramm und höchstens 60 Milligramm einzunehmen. Eine bessere Aufnahme lässt sich durch die gleichzeitige Zufuhr von viel Vitamin C (Chicorée, Orange, Kiwi, Erdbeeren) erreichen. Allerdings sollte man kalziumhaltige Nahrungsmittel sowie Kaffee und Schokolade meiden, da sie das Eisen binden und so seine Aufnahme beeinträchtigen. Im Schlussteil des Buches finden Sie Nährstofftabellen, die jene Lebensmittel auflisten, die reich an diesen Mineralstoffen und Vitaminen sind.

- **Folsäure:** Es wird empfohlen, dass jede Frau, egal ob Vegetarierin oder nicht, noch vor der Schwangerschaft nahrungsergänzend täglich 400 Mikrogramm Folsäure zu sich nimmt.
- **DHA:** Es gehört der »guten« Klasse der Omega-3-Fettsäuren an. Werdende oder stillende Mütter, die Pescetarier sind, nehmen durch den Verzehr von Gemüse und Fischen wie Sardinen, Sardellen und Makrelen in der Regel ausreichend DHA zu sich. Der in der Schwangerschaft empfohlene Tagesbedarf liegt bei 200 Milligramm. Besonders niedrige DHA-Plasmaspiegel wurden hingegen bei Frauen festgestellt, die sich ausschließlich vegetarisch oder vegan ernähren, keine Nahrungsergänzungsmittel einnehmen, Fisch nicht in ausreichenden Mengen essen oder während der Schwangerschaft rauchen. Bezüglich der pflanzlichen DHA-Quellen wie Leinsamen, Leinsamenöl, Pflanzenöl allgemein, Walnüsse, Algen, Avocado, Blattgemüse und Sojabohnen gilt es zu berücksichtigen, dass all diese (außer Algen) höchstens den Vorläufer der DHA liefern, nämlich α-Linolensäure bzw. ALA, die eine niedrige Umwandlungsfähigkeit zu DHA aufweist (10 Prozent). Das bedeutet, dass man für die zusätzlichen 200 Milligramm DHA mindestens 2 Gramm ALA zu sich nehmen muss (zum Beispiel 70 Gramm Walnüsse oder fast 20 Milliliter Leinsamenöl). Viele essbare Algenarten (zum Beispiel Nori und Kombu) sind gute Quellen für präformierte DHA. Allerdings gibt es verschiedene Gründe, warum man Schwangeren von deren Verzehr abrät: Es ist nicht bekannt, wie hoch die DHA-Konzentration der Algen ist, mit wie viel Quecksilber, Dioxinen oder anderem sie belastet sind. Man weiß auch nicht, wie hoch das Risiko einer übermäßigen Jodzufuhr ist, die aufgrund der in Mutter und Kind zirkulierenden Schilddrüsenhormone zu einer Thyreotoxikose führen kann.
- **Vitamin D:** Rufen wir uns in Erinnerung, dass Vitamin D durch Sonnenlicht im Körper synthetisiert wird. Die innere Synthese wird durch verschiedene Faktoren wie Geschlecht, körperliche Aktivität, Gewicht,

Verweildauer im Sonnenlicht, Jahreszeit, Umweltverschmutzung, Sonnencreme und Nahrungsergänzungsmittel beeinflusst. Auch bestimmte Medikamente und Krankheiten, durch die der Darm schlechter Nährstoffe aufnehmen kann – wie bei Zöliakie, Morbus Crohn, Mukoviszidose, Colitis ulcerosa und Niereninsuffizienz –, können einen Vitamin-D-Mangel auslösen. Die Nahrungsmittel, die am meisten Vitamin D enthalten, sind Milch und Milchprodukte sowie Eier und Fisch (vor allem fetthaltige Fische wie Hering und Lachs). Eine ausreichende Vitamin-D-Zufuhr verringert das Risiko, in der Schwangerschaft einen erhöhten Blutdruck zu entwickeln (was zur sogenannten Schwangerschaftsvergiftung oder Präeklampsie führen kann). Außerdem kann sie eine Frühgeburt sowie ein niedriges Geburtsgewicht verhindern und die Entwicklung des Gehirns in der frühen Kindheit fördern.

- **Kalzium:** Empfohlen wird eine Tagesdosis von 1200 Milligramm, das sind 20 Prozent mehr als das, was Frauen einnehmen sollten, die auch Fleisch essen (1000 Milligramm pro Tag).

Außerdem empfiehlt es sich beim Verzicht auf tierische Proteine dringend, zusätzlich pflanzliche Proteine zuzuführen, um deren geringere Verdaulichkeit und eingeschränkte Verwertbarkeit durch den Körper zu kompensieren.

Tipps für die Ernährung in der Schwangerschaft

Im Allgemeinen gilt auch in der Schwangerschaft, dass man sich möglichst ausgewogen und nährstoffreich ernähren sollte. Das gelingt, indem man jeden Tag andere und vorzugsweise saisonale Nahrungsmittel auf dem Speiseplan hat. Es wird empfohlen, dass Schwangere täglich ein Frühstück, zwei Hauptmahlzeiten und zwei leichte Snacks zu sich nehmen. Außerdem ist es ratsam, frische Lebensmittel zu essen, die noch ihren vollen Vitamin- und Mineralstoffgehalt haben, und täglich mindestens zwei Liter Wasser zu trinken.

- Fleisch sollte immer gut durchgegart sein, da sonst das Risiko einer parasitären Infektion wie der Toxoplasmose besteht. Am besten wählen Schwangere magere Fleischsorten ohne Haut oder Fett.
- Bei Fisch vorzugsweise kleinere Arten wie Sardellen, Sardinen, Kabeljau, Hecht, Forelle und Dorade auf einfache Weise zubereitet (braten, in Papier garen, dünsten, schmoren) verzehren. Größere Fischarten wie Schwertfisch und Thunfisch, die stärker mit Schwermetallen belastet sind, sollten nur in Maßen gegessen werden (nicht mehr als ein- oder zweimal pro Monat und nicht mehr als 100 Gramm pro Portion). Bei rohem Fisch sollte man sich genauestens über seine Herkunft und die Kühlkette informieren (Schockfrosten verhindert bakterielles Wachstum), da hier die Gefahr einer bakteriellen oder parasitären Infektion größer ist.
- Bei Milchprodukten sollte man vorzugsweise zu fettarmen Varianten greifen (Mozzarella, Ricotta, Weichkäse wie Crescenza, Robiola, Magermilch oder Halbfettmilch und Magerjoghurt). Aufgrund ihres Kalziumgehalts sind sie ein wichtiger Bestandteil der Ernährung.
- Saisonales Gemüse sollte zu jeder Mahlzeit gegessen und vorher gründlich gewaschen werden – genauso wie Obst. Hier am besten zu Bio-Produkten greifen.

Man kann allerdings noch mehr tun, als nur seinen Einkaufswagen mit vielen gesunden Lebensmitteln zu füllen. Um deren Nährstoffe maximal zu verwerten, ist es gut, Folgendes zu wissen: Das Garen von Lebensmitteln, die – wie Fleisch und Fisch – Proteine enthalten, bei hohen Temperaturen führt zu einer Reihe von biochemischen Reaktionen (Maillard-Reaktion), die durch die Bräunung des Lebensmittels mit bloßem Auge zu sehen sind. Bei diesen Reaktionen werden potenziell schädliche Substanzen freigesetzt (Glykationsprodukte), die im Körper oxidativen Stress und Entzündungen auslösen.

Daher empfiehlt man, Fleisch und Fisch langsam und auf niedrigerer Stufe zu kochen oder zu dünsten und auf das Frittieren, Rösten und Grillen bei hohen Temperaturen zu verzichten. Säurehaltige Produkte wie Essig oder Zitrussäfte (aus Zitrone, Orange, Bergamotte usw.) wirken der Freisetzung dieser schädlichen Substanzen entgegen, genauso wie das Einlegen der Fleisch- oder Fischstücke in Olivenöl für mindestens eine Stunde (starke antioxidative Schutzwirkung).[10]

Konzentrieren wir uns nun auf die Lebensmittel oder Getränke, die während der Schwangerschaft nur mäßig gegessen oder getrunken werden sollten.

Was Sie nur in Maßen konsumieren sollten

Kaffee und Tee, Schokolade und gesüßte Cola-Getränke: Sie alle enthalten anregend wirkendes Koffein oder analoge Stoffe, die während der Schwangerschaft langsamer verstoffwechselt werden und über die Plazenta zum Fötus gelangen können. Daher sollte man besser auf entkoffeinierte oder teeinfreie Produkte zurückgreifen. Die tägliche Dosis Koffein sollte 200 Milligramm am Tag nicht überschreiten (das entspricht zwei Espresso – in Kaffee aus dem Mokkakännchen oder in Filterkaffee ist deutlich mehr Koffein!).

Salz: Konsumieren Sie vorzugsweise jodiertes Salz, und nur in kleinen Mengen.

Zucker: Essen Sie keine abgepackten Lebensmittel (Croissants, Kuchen, Milchbrötchen, salzige Snacks), denen viele einfache Zucker zugesetzt wurden. Meiden Sie auch Fruchtzucker (Fruktose), es sei denn, er kommt natürlich im Obst vor.

Soja: Soja kann während der Schwangerschaft in Form von Milch, Joghurt, Pudding, Tofu, Miso und Öl Bestandteil einer gesunden Ernährungsweise sein. Es enthält sogenannte Phytoöstrogene, die gerade bei Osteoporose, Herz-Kreislauf-Erkrankungen und in der Menopause gesundheitsfördernd sind. Manche Studien lassen jedoch auf einen Zusammenhang zwischen dem regelmäßigen Verzehr von Phytoöstrogenen und dem Auftreten von Hypospadie bei Jungen schließen, einer angeborenen Fehlbildung durch die unvollständige oder anomale Entwicklung der Harnröhre und des Penis.

Eier: Schwangere sollten nicht mehr als zwei- oder dreimal pro Woche Eier essen, und dann nur hart gekocht.

Fette: Reduzieren Sie die Zufuhr von gesättigten Fettsäuren und Transfetten auf ein Minimum oder verzichten Sie ganz darauf. Vorzuziehen sind Nahrungsmittel mit einfach ungesättigten Fettsäuren (Sonnenblumenöl, Sojaöl und vor allem Olivenöl extra vergine) sowie mehrfach gesättigten Omega-3-Fettsäuren (Lachs, Chiasamen, Leinsamen) und Omega-6-Fettsäuren (Olivenöl extra vergine, Walnüsse), und das in einem Verhältnis von 1:4. Diese Fettsäuren fördern die Entwicklung des Nervensystems und der Netzhaut des Kindes.

Was Sie meiden sollten

Alkoholische Getränke: Alkohol ist eine teratogene Substanz und gelangt, nur wenige Minuten nachdem die Mutter ihn getrunken hat, über die Plazenta auch ins Blut des Fötus. Das Ungeborene kann Alkohol jedoch nicht verstoffwechseln, da es noch nicht über die notwendigen Enzyme verfügt. Das hat zur Folge, dass sich der Alkohol und seine Metaboliten im Nervensystem und in anderen Organen des Fötus ansammeln und sie schädigen. Ein Ungeborenes, dessen Mutter regelmäßig und in größeren Mengen Alkohol konsumiert, kann am fetalen

Alkoholsyndrom erkranken, das durch folgende körperliche und geistige Beeinträchtigungen gekennzeichnet ist: Kopf- und Gesichtsfehlbildungen, Blutgefäßstörungen, Anomalien im Urogenitalbereich, angeborene Herzfehler, Nierenfehlbildungen, Augenanomalien, Störungen des zentralen Nervensystems (Hyperaktivität, Konzentrationsschwäche, geistige Entwicklungsretardierung und Lernschwäche) und Wachstumsstörungen. Generell sollten Frauen ab dem Entschluss, schwanger werden zu wollen, bis zur Befruchtung und im ersten Schwangerschaftstrimester Alkohol gänzlich meiden. Danach sollten sie ebenfalls besser darauf verzichten oder den Konsum auf maximal zwei Gläser eines nicht allzu hochprozentigen Weines pro Tag beschränken (ein Glas = 125 Milliliter).

Wir konnten bereits im Detail sehen, wie die während der Schwangerschaft getroffenen Entscheidungen der Mutter über ihre Ernährung und ihre Lebensweise die Gesundheit des Kindes sowohl kurzfristig als auch langfristig beeinflussen.

In Anhang C ab Seite 413 haben wir einen täglichen Ernährungsplan für Schwangere aufgestellt, an dem Sie sich orientieren und den Sie an Ihre persönlichen Vorlieben anpassen können. Dabei gilt es jedoch zu beachten, dass eine ärztliche Betreuung immer empfehlenswert ist.

Im nächsten Kapitel werde ich mich einer weiteren bedeutsamen Phase der kindlichen Entwicklung widmen: der Stillzeit.

Das Wichtigste im Überblick

1. In der Schwangerschaft ist es besonders wichtig, sich bewusst zu ernähren, da die Ernährung der Mutter die Gesundheit des Kindes nicht nur unmittelbar, sondern auch langfristig beeinflusst.

2. Es ist ein Irrtum zu glauben, dass man während der Schwangerschaft »für zwei essen« muss. Orientieren Sie sich am besten an den folgenden Normwerten für die Gewichtszunahme während der Schwangerschaft:
   a. untergewichtige Frau (BMI unter 18,5) → Gewichtszunahme 12,5 bis 18 Kilogramm
   b. normalgewichtige Frau (BMI zwischen 18,5 und 24,9) → Gewichtszunahme 11,5 bis 16 Kilogramm
   c. übergewichtige (BMI über 25) oder adipöse Frau (BMI über 30) → vor der Schwangerschaft einen personalisierten Diätplan erstellen lassen

3. Schützen Sie sich vor Infektionen und verzichten Sie auf den Verzehr großer Fischarten, die mit Quecksilber kontaminiert sein können.

4. Auf Fleisch (auch Wurst und Schinken), Eier, rohen Fisch, nicht pasteurisierte Milch und Milchprodukte (Brie, Roquefort, Gorgonzola, Weichkäse aus Ziegen-, Schafs- oder Kuhmilch), Pastete, Butter, Eis, abgepackte Salate, Sandwiches oder Hotdogs und Fertigessen in Restaurants sollte verzichtet werden. Tofu und gereifter Käse wie Cheddar, Edamer, Emmentaler, Gruyère, Parmesan, Mozzarella, Feta, Ricotta und Streichkäse sind unbedenklich.

5. Meiden Sie Nahrungsmittel, die bei hohen Temperaturen gegart, frittiert, gebraten oder gegrillt wurden.

6. Reinigen Sie sich regelmäßig die Hände, waschen Sie Gemüse gründlich und verzichten Sie auf den Verzehr von Salaten und anderem rohen Gemüse.

7. Gekochte und rohe Lebensmittel sollten getrennt voneinander aufbewahrt werden.

8. Das Schockfrosten, die Lagerung in der Tiefkühltruhe mindestens vier Tage lang, das Räuchern oder Einlegen von rohem Fisch schützt vor Infektionen – ich rate allerdings trotzdem vom Verzehr von Räucherprodukten ab.

9. Essen Sie zweimal pro Woche fettreichen Fisch wie Lachs, Forelle oder Hering.

10. Gestalten Sie Ihre Ernährung so abwechslungsreich wie möglich und mit Nahrungsmitteln, die viele Vitamine und Mineralstoffe enthalten. Ergänzen Sie sie eventuell durch Vitaminpräparate, darunter Folsäure (mindestens 400 Mikrogramm pro Tag).

11. Bei Schwangerschaftserbrechen oder Verstopfungen sollten Sie Ihre Ernährung und Ihre Gewohnheiten anpassen.

12. Falls Sie sich vegan oder vegetarisch ernähren, sollten Sie neben den allgemeinen Empfehlungen auch Vitamin B_{12}, Eisen, Folsäure, Omega-3-Fettsäuren, Vitamin D und Kalzium ergänzend einnehmen und regelmäßig einen Ernährungsberater oder Arzt konsultieren.

13. Nahrungsmittel, die Koffein, viel Salz oder Zucker, Soja, Eier, gesättigte Fettsäuren oder Transfette enthalten, sollten in der Schwangerschaft nur eingeschränkt verzehrt werden.

14. Alkohol und Zigaretten sollten Sie meiden.

15. Behalten Sie ein gutes Maß an regelmäßiger Bewegung bei.

16. In Anhang C dieses Buches ab Seite 413 finden Sie einen Ernährungsplan als Beispiel.

8. DIE ERNÄHRUNG DER MUTTER IN DER STILLZEIT

Die Rolle der Mutter während der Stillzeit ist von größter Bedeutung, da sie dafür zuständig ist, das Neugeborene mit einem unersetzlichen Nahrungsmittel zu versorgen, das sein Wachstum und seine Entwicklung kurz- und langfristig beeinflussen wird: der Muttermilch. Die Weltgesundheitsorganisation empfiehlt für die ersten sechs Lebensmonate die ausschließliche Ernährung des Kindes mit Muttermilch.[1]

Diese Milch, die bereits in der letzten Phase der Schwangerschaft produziert wird, ist ein artenspezifisches Nahrungsmittel. Das heißt, jedes Säugetier produziert eine Milch, deren Zusammensetzung genau auf die Bedürfnisse der eigenen Nachkommen abgestimmt ist. Kuhmilch ist zum Beispiel im Vergleich zur menschlichen Muttermilch reicher an Proteinen, da ein Kalb schnell wachsen und laufen lernen muss.

Die Zusammensetzung der menschlichen Muttermilch variiert je nach Tageszeit und bei jedem Stillvorgang. Außerdem verändert sie sich im Laufe der Tage und Wochen.

Die erste Milch, *Kolostrum* genannt, hat eine gelbliche Farbe und enthält sehr viele Kalorien, die vorrangig aus Zuckern und Proteinen stammen, welche das Baby vor Infektionen schützen und die Ausbildung von Magen und Darm anregen.

In den darauffolgenden Tagen wird die Milch weißer, da sie mit mehr Fetten angereichert wird. Während der letzten Phase einer Stillmahlzeit machen diese Fette auch den Hauptbestandteil der Muttermilch aus, während die Milch direkt nach dem Anlegen des Kindes noch etwas durchsichtiger und proteinreicher ist.

Die Muttermilch transportiert eine einzigartige Mischung aus Nährstoffen, Wachstumsfaktoren, Immunzellen, Antikörpern, Enzymen, Oligosacchariden und Bakterien von der Mutter zum Kind, die zu einer gesunden Entwicklung des Magen-Darm-Trakts, des Immunsystems und des intestinalen Mikrobioms beitragen. Die Muttermilch deckt auch den Flüssigkeitsbedarf des Neugeborenen, da sie zu 85 Prozent aus Wasser besteht. Es ist also in den ersten sechs Lebensmonaten nicht nötig, dem Baby zusätzlich Wasser zu trinken zu geben.

Während die Mutter stillt, sollte sie sich gesund ernähren, um das Neugeborene mit einer idealen und vollwertigen Nahrung versorgen zu können, die quantitativ zwischen 500 und 900 Milliliter Milch pro Tag schwanken kann. Laut internationaler Richtlinien sollten Frauen in der Stillzeit ein paar einfachen Empfehlungen folgen:[2,3,4,5]

- Der Energiebedarf einer stillenden Mutter ist höher als bei Frauen, die nicht schwanger sind oder stillen. Daher wird empfohlen, die tägliche Kalorienmenge in den ersten sechs Monaten der Stillzeit um 330 bis 500 kcal zu erhöhen (150 kcal bei adipösen Frauen).
- Die täglich zugeführte Flüssigkeitsmenge sollte um mindestens 700 Milliliter erhöht werden.
- Im Vergleich zum Proteinbedarf einer erwachsenen Frau sollten Stillende in den ersten sechs Monaten täglich etwa 20 Gramm mehr Proteine und in den sechs darauffolgenden Monaten täglich circa 15 Gramm mehr Proteine zuführen.
- Bei Fetten gilt, dass Stillende täglich 100 bis 200 Milligramm mehr Omega-3-Fettsäuren (DHA) zu sich nehmen sollten, zum Beispiel über ein bis zwei Portionen Fisch pro Woche – darunter auch fetthaltige Arten (Makrele, Lachs, Aal, Hering) und mittelfette Fische (Meerbarbe, Meeräsche, Karpfen, Sardine) – oder über Nahrungsergänzungsmittel.
- Es sollte für eine ausreichende Versorgung mit Vitamin C, Folaten, Vitaminen der B-Gruppe und Vitamin A gesorgt sein, in erster Linie

über eine ausgewogene Ernährung oder auch über Nahrungsergänzungsmittel. Das gilt besonders für Frauen, die ihre Ernährung einschränken (zum Beispiel vegan, makrobiotisch). Vor allem die Zufuhr von Vitamin B_{12} und der fettlöslichen Vitamine (A, D, E, K) sollte im Auge behalten werden, wenn die stillende Mutter täglich nur wenig Fett zu sich nimmt. Diese Vitamine kommen in Kuhmilch und in bestimmten Meerestieren wie Oktopus und Tintenfisch vor.

- Stillende Mütter sollten, genauso wie nicht schwangere Frauen, täglich 1000 Milligramm Kalzium und 15 Milligramm Vitamin D zu sich nehmen.
- Außerdem wird ihnen empfohlen, täglich 290 Milligramm Jod zu sich zu nehmen, um eine ausreichende Jodkonzentration in der Muttermilch sicherzustellen. Nur eine ausgewogene Ernährung, bei der zweimal pro Woche Fisch auf den Tisch kommt und mit Jodsalz gekocht und gewürzt wird, liefert die für die Stillzeit notwendigen Mengen.
- Die Zinkzufuhr sollte während der Stillzeit um 50 Prozent erhöht werden, damit der Tagesbedarf von mindestens 13 Milligramm gedeckt werden kann. Meeresfrüchte, Hülsenfrüchte und Nüsse sind reich an Zink.
- Stillenden wird empfohlen, täglich 11 Milligramm Eisen zu sich zu nehmen, das vor allem in Venusmuscheln, Miesmuscheln und Lupinen vorkommt. Um herauszufinden, welche Nahrungsmittel reich an diesen Mikronährstoffen sind, können Sie sich auch an den Tabellen im Anhang orientieren.

Das Wichtigste im Überblick

1. Während der Stillzeit sollte sich die Mutter gesund ernähren, da davon die Qualität ihrer Milch und damit auch die Versorgung des Neugeborenen abhängt.

2. Nur in den ersten sechs Monaten der Stillphase sollte die tägliche Kalorienmenge um 330 bis 550 kcal erhöht werden, bei adipösen Frauen um 150 kcal.

3. Stillende Mütter sollten mehr Wasser und Omega-3-Fettsäuren zu sich nehmen sowie Nahrungsmittel mit Vitamin C, Folaten, B-Vitaminen und Vitamin A verzehren oder Nahrungsergänzungsmittel einnehmen – besonders dann, wenn sie sich vegan oder makrobiotisch ernähren.

4. In der Stillzeit sollten außerdem ausreichend Vitamin B_{12}, fettlösliche Vitamine (A, D, E, K), Kalzium, Vitamin D, Jod, Zink und Eisen zugeführt werden.

9. DIE ERNÄHRUNG DES NEUGEBORENEN UND DES KLEINKINDES

In diesem Kapitel werde ich – beginnend mit der Stillzeit bis zum Ende des Kleinkindalters – die optimale Ernährung des Kindes nach seiner Geburt skizzieren. An diesen Empfehlungen sollten sich Eltern orientieren, damit ihr Kind sich gut entwickelt und ein langes und gesundes Leben vor sich hat.

Die Stillzeit

Die Milch der Mutter sollte zumindest in den ersten sechs Lebensmonaten das einzige Nahrungsmittel sein, das das Neugeborene zu sich nimmt – es sei denn, es liegen seltene medizinische Kontraindikationen vor, wie zum Beispiel:[1]

- schlechter Gesundheitszustand der Mutter
- Einnahme bestimmter Medikamente
- Krankheiten des Neugeborenen

Bei Zweifeln oder Schwierigkeiten beim Stillen sollte die Mutter zunächst einen Kinderarzt, eine Hebamme oder einen Stillexperten zurate ziehen, bevor sie – möglicherweise völlig unnötig – aufhört zu stillen. Betrachten wir nun gemeinsam die drei Kategorien möglicher Kontraindikationen.

Kontraindikationen seitens der Mutter

- bestehende HIV-Infektion
- Krankheiten, die die Mutter stark schwächen, vor allem übertragbare Infektionen (zum Beispiel eine Sepsis oder chronische Nierenentzündung, Typhus, aktive Tuberkulose)
- postpartale Psychose, nicht zu verwechseln mit einer Depression (es kann zu starken Stimmungsschwankungen kommen, bei denen auf eine Phase der Euphorie ein emotionales Tief folgt, oder sogar zu Halluzinationen)
- Herpes-simplex-Infektion an beiden Brustwarzen (bis zur vollständigen Abheilung)

Kontraindikationen aufgrund von Medikamenten

Zu den Kontraindikationen beim Stillen gehören auch die sekundären Kontraindikationen, die durch folgende Medikamente bedingt sind:

- antitumorale Medikamente (Cyclophosphamid, Ciclosporin, Doxorubicin, Methotrexat)
- radioaktive Substanzen, wie sie in der Radiodiagnostik zum Einsatz kommen (begrenzt auf ihre Wirkungsdauer)
- Schilddrüsenmedikamente
- Chloramphenicol (die Konzentration in der Milch ist sehr gering, allerdings besteht das Risiko einer gestörten Zellproduktion im Knochenmarksblut des Kindes)

In diesen Fällen wird empfohlen, das Stillen bis zum Ende der Behandlung auszusetzen und sich beim Arzt zu erkundigen, wie man die Milchproduktion während dieser Unterbrechung aufrechterhalten kann.

Für die folgenden Medikamente sind die Kontraindikationen nicht absolut, aber »diskutabel«. Bei diesen Medikamenten gilt es, Vorsicht walten zu lassen und sie aufgrund ihrer möglichen gravierenden Nebenwirkungen in der Stillzeit nicht einzunehmen.

- Ergotamin
- Lithium
- Thiamazol
- Amiodaron
- Ciprofloxacin, Tetracycline, Sulfonamide (bei G-6-PD-Defizit, Frühchen oder Gelbsucht)

Diese Medikamente werden bei stillenden Frauen nur dann eingesetzt, wenn sie wirklich nötig sind und es keine sicherere Alternative gibt. Der Arzt sollte die Mutter genauestens über die möglichen Nebenwirkungen informieren, die ein Aussetzen des Medikaments oder, falls das nicht möglich ist, den Übergang zu Ersatzmilch bis zum Ende der Behandlung erforderlich machen.

Auch im Falle von Betäubungsmittelmissbrauch (Einnahme von Amphetaminen, Kokain, Heroin, Marihuana, Methadon, LSD) muss das Stillen ausgesetzt werden.

Kontraindikationen aufgrund von Erkrankungen des Kindes

Das Stillen sollte auch im Falle von bestimmten seltenen Krankheiten des Kindes ausgesetzt werden. Ich werde sie hier lediglich nennen, da eine detaillierte Beschreibung des Krankheitsbildes den Rahmen dieses Kapitels sprengen würde.

- Galaktosämie
- Phenylketonurie (Muttermilch ist in geringen Mengen zulässig)
- Ahornsirupkrankheit (Muttermilch ist in geringen Mengen zulässig)

In vielen Fällen erfolgt die Aussetzung des Stillens aufgrund von Situationen, die sich als »falsche« Kontraindikationen herausstellen und daher das Stillen mit Muttermilch nicht wirklich ausschließen. Hier ein paar Beispiele:

- Die Mutter ist positiv auf Antikörper gegen Hepatitis B getestet (solange das Neugeborene direkt nach der Geburt spezifische Immunoglobuline und eine Hepatitis-B-Impfung erhalten hat).
- Hepatitis C (es sei denn, die Mutter ist gleichzeitig mit HIV infiziert)
- minderschwere Erkrankungen der Mutter (Fieber, Grippe, Harnwegsinfektionen, Durchfall)
- Muttermilchgelbsucht
- Augenerkrankungen oder Sehschwächen der Mutter (zum Beispiel Kurzsichtigkeit)
- Überfunktion der Schilddrüse
- Narkose oder lokale Anästhesie (zum Beispiel aufgrund einer zahnärztlichen Behandlung)
- Wiedereinsetzen der Menstruation
- erneute Schwangerschaft

In diesen Fällen kann das Stillen fortgesetzt werden, damit das Kind von den Vorteilen der Muttermilch profitieren kann.

Die Muttermilch

Die Muttermilch ist, was ihren Nährstoffgehalt angeht, das ideale Nahrungsmittel, da sie dem Neugeborenen alles gibt, was es braucht, um im richtigen Maße und auf die natürlichste Weise zu wachsen. Außerdem ist sie eine einzigartige Quelle für von der Mutter stammende Stoffe, die eine gesunde Reifung bestimmter Organe und Gewebe beim Kind fördern, die folgende Abwehrfaktoren erzeugen: 1) Antikörper, 2) Enzyme, die Infektionen bekämpfen (Lysozyme), 3) Immunzellen, die vor Infektionen und Allergien schützen, 4) Stoffe mit präbiotischer Wirkung (Oligomonosaccharide), 5) »gute« Bakterien, die Magen und Darm unterstützen, 6) Hormone und 7) Enzyme, die die Verdauung der Milch erleichtern.

Muttermilch besteht zu 85 Prozent aus Wasser. Die restlichen 15 Prozent sind eine Mischung aus Proteinen, Kohlenhydraten, Fetten, Vitaminen, Eisen etc. Die Zusammensetzung der Muttermilch ist sehr dynamisch, das heißt, sie verändert sich in den Tagen nach der Geburt und weist sogar eine Variation während der einzelnen Phasen einer Stillmahlzeit (anfangs wässrig, gegen Ende fetthaltiger) und je nach Tageszeit auf (am Abend weniger fetthaltig).

Die Muttermilch gilt als ideales Nahrungsmittel für das Kind, da sie genau auf den Nährstoffbedarf des Säuglings abgestimmt ist und unersetzliche biologische Stoffe enthält, die künstliche Milchnahrung nicht liefern kann. Das Stillen an der Brust ist auch für die Mutter gesund, da es sie vor Gebärmutterkrebs und Brustkrebs zu schützen scheint. Außerdem stellt das Stillen einen wichtigen Schritt für die emotionale Mutter-Kind-Beziehung dar, auch wenn sich diese Beziehung natürlich auch dann entwickelt, wenn die Mutter nicht stillen kann.

Die Vorteile des Stillens wirken sich sowohl kurz- als auch langfristig aus, da die Muttermilch das Kind vor zahlreichen Krankheiten zu schützen scheint: vor nekrotisierender Enterokolitis (einer schweren Darmerkrankung, die zur operativen Entfernung des Darms führen kann), Adipositas, Typ-1-Diabetes, Herz-Kreislauf-Erkrankungen, Appetitstörungen, Allergien, Hormon- und Stoffwechselstörungen sowie Bluthochdruck.

Es sollte an dieser Stelle daran erinnert werden, dass Muttermilch im Falle einer Überproduktion oder bestimmter Bedürfnisse seitens der Mutter abgepumpt und gelagert werden kann, wenn man geeignete und sterile Behälter verwendet:

- außerhalb des Kühlschranks für vier bis fünf Stunden
- im kältesten Fach des Kühlschranks für drei bis fünf Tage (auch wenn es sich empfiehlt, sie nicht länger als 24 Stunden zu lagern)

- tiefgekühlt bei -18 °C für drei bis sechs Monate. In diesem Fall taut man die Milch idealerweise so auf: Den Behälter frühzeitig aus dem Tiefkühlfach nehmen und in den Kühlschrank legen oder unter laufendem lauwarmem Wasser oder im Wasserbad auftauen und/oder leicht erwärmen. Muttermilch sollte nicht auf hohe Temperaturen erhitzt werden. Muss die Milch schnell aufgetaut und erwärmt werden, kann man dies in der Mikrowelle tun. Danach sollte man die aufgewärmte Milch jedoch gut verrühren, damit sich die *hot spots* (durch die Mikrowellen entstandene heißere Stellen) auflösen.

Wenn Sie Muttermilch für längere Zeit lagern, denken Sie daran, das Datum des Abpumpens auf dem Behältnis zu vermerken, damit Sie stets die ältere Milch auftauen und verwenden. Außerdem sollte man sich darüber im Klaren sein, dass die Milch beim Einfrieren ihre zellschützenden Eigenschaften verliert und sich auch die Konzentration einiger wasserlöslicher Vitamine etwas verringert.[2] In manchen Städten haben Mütter die Möglichkeit, überschüssige Milch an Muttermilchbanken zu spenden.

Die Frauenmilchbankinitiative (FMBI) hat es sich zum Ziel gesetzt, die Milch von Müttern, die sich als geeignet erweisen, zu sammeln, zu untersuchen, zu lagern und zu verteilen. Die Spendermilch wird dann für bestimmte medizinische Notfälle in Kliniken, Kinderarztpraxen und bei den Patienten zu Hause verwendet. Wenn es in der Nähe des Wohnorts jedoch keine Milchbank gibt und es der Mutter nicht möglich ist, ihr Neugeborenes selbst zu stillen, bleibt oft nichts anderes übrig, als Ersatzmilch zu verwenden, die andere Eigenschaften aufweist.

Wenn es an Muttermilch fehlt: Alles über Ersatzmilch

Wenn ein Baby nicht mit Muttermilch gestillt werden kann, kommt als Alternative industriell hergestellte Milchnahrung infrage (die sogenannte Anfangsmilch, die meist auf Kuh- oder Ziegenmilchbasis und in bestimmten Fällen auf pflanzlicher Basis wie Soja oder Reis hergestellt wird). Diese Anfangsmilch kann zwar den Nährstoffbedarf des Neugeborenen decken, versorgt es allerdings nicht mit den gleichen Immunabwehrstoffen wie Muttermilch.

Ersatzmilch, die sich für die Ernährung von bis zu sechs Monate alten Säuglingen eignet (bis sie Beikost bekommen), wird mit der Nummer 1 oder dem Zusatz »Pre« gekennzeichnet. Für ältere Säuglinge, bei denen man bereits mit der Entwöhnung begonnen hat, eignet sich die Folgemilch mit der Kennzeichnung »2« (ab dem sechsten Monat) oder »3« (ab dem achten Monat). Danach gibt es die sogenannte »Kindermilch« (ab dem zwölften Monat).

Die Zusammensetzung dieser Ersatzmilchsorten ist auf das Alter des Kindes und seinen Nährstoffbedarf abgestimmt und orientiert sich an den internationalen Normen des *Codex Alimentarius*. Außerdem sind die Hersteller dazu verpflichtet, sich bei der Produktion der Anfangsnahrung der Typen 1 und 2 nach regelmäßig aktualisierten EU-Verordnungen zu richten.

Neben der üblichen Zusammensetzung aus Makro- und Mikronährstoffen können einer Anfangsmilch synthetische oder natürliche Stoffe zugesetzt sein, mit denen man ein paar der gesundheitlichen Vorzüge der Muttermilch nachzuahmen versucht, darunter LC-PUFA (langkettige, mehrfach ungesättigte Fettsäuren), Lactoferrin, Nukleotide, Präbiotika, Probiotika und Postbiotika.

Anfangsmilch und Kuhmilch weisen im Vergleich zur Muttermilch eine höhere Proteinkonzentration auf. Angesichts neuester Erkenntnisse zur Wirkung von Proteinen auf die Nieren und den Stoffwechsel wurde die in Anfangsmilch zulässige Höchstmenge an Proteinen deutlich gesenkt, sowohl bei der auf tierischen Proteinen als auch bei der auf pflanzlichen Proteinen basierenden Ersatzmilch. Das Gleiche gilt für Säuglingsanfangsnahrung, in der sich hydrolysierte, also praktisch vorverdaute Proteine befinden. Daher enthält die Ersatzmilch des Typs 1, die es hier aktuell auf dem Markt gibt, zwischen 1,2 und 1,5 Gramm Proteine pro 100 Milliliter, wohingegen die Ersatzmilch des Typs 2 zwischen 1,3 und 1,9 Gramm Proteine pro 100 Milliliter enthält. Wir konnten sehen, dass eine Überversorgung mit Proteinen besonders in den ersten Lebensmonaten und -jahren Stoffwechselprozesse auslösen kann (Anstieg der insulinogenen Aminosäuren und des IGF-1), die Stoffwechselstörungen oder andere gesundheitliche Probleme in späteren Jahren begünstigen (doppelt so hohes Risiko für Kinder, die Ersatzmilch mit erhöhtem Proteingehalt bekommen).

Was die Fette in Muttermilch und Ersatzmilch betrifft, enthält Erstere langkettige mehrfach ungesättigte Fettsäuren und weist ein optimales Verhältnis zwischen ungesättigten und gesättigten Fettsäuren auf. Langkettige mehrfach ungesättigte Fettsäuren sind äußerst wichtig für die neurokognitive Entwicklung, die in den ersten drei Lebensjahren sehr schnell abläuft, und stehen dem Kind durch die Muttermilch in ausreichender Menge zur Verfügung – dank spezieller Enzymprozesse sogar unabhängig von der Ernährung der Mutter. Ersatzmilch des Typs 1 und 2 enthält meist nur Vorläufer der Omega-3-Fettsäure DHA (Docosahexaensäure) und der mehrfach ungesättigten Fettsäure Arachidonsäure (Kurzform ARA; im Handel gibt es allerdings auch Ersatzmilch, die bereits DHA und/oder ARA enthält). Daher bedarf es bestimmter Enzyme, die beim Neugeborenen noch nicht unbedingt voll funktionsfähig sind. Außerdem unterscheidet sich die chemische Struktur der Triglyzeride in der Muttermilch von der in künstlicher Milch (sie enthält meist eine Mischung aus Kokosöl, Palmöl und/oder Borretschöl). Die Palmitinsäure wird so kaum vom Körper verwertet und bildet mit Kalzium Ansammlungen im Stuhl, die die Stuhlkonsistenz verdichten und somit beim Säugling manchmal zu Verstopfung führen. Es gibt jedoch auch Ersatzmilch, in der Palmitinsäure auf ähnliche Weise vorliegt wie in Muttermilch (β-Form).

Gehen wir nun über zur nächsten Phase im Leben eines Kindes: der Entwöhnung.

Die Beikostphase

Die Entwöhnung überschneidet sich mit einer besonders sensiblen Phase im Wachstum und in der Entwicklung des Kindes, die ungefähr vom sechsten Monat bis zum zweiten Lebensjahr reicht. Diese Phase sollte aufgrund ihrer Bedeutung für die kurz- und langfristige Förderung der Gesundheit in all ihren Aspekten betrachtet werden: metabolisch, neurophysiologisch und relational.

Unter »Entwöhnung« versteht man die schrittweise Einführung von Nahrung, die nicht Muttermilch oder Ersatzmilch ist, da der Nährstoffbedarf des Säuglings ab einem gewissen Zeitpunkt durch Milch allein nicht mehr gedeckt werden kann. Diese Nahrung ersetzt die Mutter- oder Ersatzmilch nicht, sie wird ihr lediglich ergänzend beigefügt, daher nennt man sie »Beikost«.

Auf diese Weise verändert sich die Zusammensetzung der kindlichen Ernährung nach und nach, sodass sie schließlich aus flüssiger, halbflüssiger und fester Nahrung besteht, die den wachsenden Bedarf des Kindes an Energie, Vitaminen, Mineralstoffen und Proteinen decken kann, was die Muttermilch nicht mehr vermag. Das Kind verändert auch seine Herangehensweise an die Nahrung, und es wird zunehmend unabhängiger (von der Mutter). Außerdem beginnt sich in dieser Phase sein Geschmackssinn auszubilden und damit auch seine Vorlieben für bestimmte Lebensmittel, denn es lernt neue Geschmacksrichtungen und unterschiedliche Konsistenzen kennen.

Die Art und Weise, wie die Entwöhnung durchgeführt wird, kann kurzfristige (Übergewicht, Nährstoffmangel) und langfristige Folgen haben, wie eine größere oder kleinere Schutzwirkung vor bestimmten chronischen Erkrankungen (Bluthochdruck, Adipositas, Diabetes, Karies etc.).

In den folgenden Abschnitten werde ich alle Schwierigkeiten beleuchten, denen Familien während dieser speziellen Entwicklungsphase des Kindes begegnen können. In Anhang D ab Seite 419 finden Sie außerdem nützliche Beikostpläne, die für Kinder zwischen dem siebten und dem zwölften Monat konzipiert sind.

Die häufigsten Fragen zur Beikost

Um den Mythos zu entkräften, dass die Entwöhnung eine Phase ist, die Mamas, Papas, Omas und Opas zur Verzweiflung bringt, werden wir nun eine Reihe von häufig gestellten Fragen beantworten, um diesen Übergang für das Kind und all jene, die es umgeben, zu erleichtern. Unsere Antworten stehen im Einklang mit den aktuellen Richtlinien, die auch Kinderärzte vertreten, und entsprechen dem aktuellen Forschungsstand.

Wann sollte man mit der Beikost beginnen?

Es ist wichtig, den richtigen Zeitpunkt für den Beginn der Entwöhnung zu finden. Allerdings ist der bei jedem Säugling anders und hängt von zahlreichen individuellen Variablen ab. Dazu zählen der spezifische Nährstoffbedarf, die neurophysiologische und anatomisch-funktionale Entwicklung sowie das Wachstum des Kindes, die Mutter-Kind-Beziehung, die Bedürfnisse der Mutter und der soziokulturelle Kontext.

Der Kinderarzt kann die Eltern in dieser wichtigen Etappe unterstützend begleiten und sie beraten, wann neue Nahrungsmittel eingeführt werden können.

Eine weitere Hilfe zur Bestimmung des richtigen Zeitpunkts kommt vom Kind selbst: Ihr Baby zeigt Ihnen, dass es offen für Veränderung ist. Um diese Zeichen zu erkennen, muss man es nur aufmerksam beobachten.

Wenn Ihr Baby beginnt, sich für Ihr Essen zu interessieren oder es sogar aktiv einfordert und sich in einem bestimmten neuromotorischen Entwicklungsstadium befindet, heißt das, dass es bereit dafür ist, etwas anderes als Milch zu sich zu nehmen. Meist ist das um den sechsten Lebensmonat herum der Fall, allerdings kann es auch schon zum Ende des fünften Monats (selten früher) oder etwas später (bis zum siebten Monat) so weit sein. Wichtig ist, dass das Kind mit am Tisch sitzt, wenn die Eltern essen, damit sie die Zeichen seines Interesses wahrnehmen können.

Im Allgemeinen sollten ein paar Schritte in der psychomotorischen Entwicklung des Kindes schon hinter ihm liegen, wenn Sie mit der Beikost beginnen:

- Es sitzt aufrecht im Kinderhochstuhl, und der Kopf kippt nicht nach rechts, links oder nach vorn.
- Es kann ein Stück Lebensmittel, wie eine Scheibe Banane, ein Stück reife Birne, ein Brokkoliröschen oder eine gegarte Karottenscheibe in den Händen halten.
- Es kann einen Bissen davon herunterschlucken. Dies ist nicht selbstverständlich: Das Kind spuckt feste Nahrung so lange wieder aus, bis es die zum Essen notwendigen motorischen Fähigkeiten entwickelt hat und der Zungenreflex (feste Nahrung wird mit der Zunge automatisch wieder aus dem Mund herausgeschoben) nachgelassen hat.

Jedes Kind hat unterschiedliche körperliche Eigenschaften und einen anderen Reifezustand, und man sollte mit der Entwöhnung nur dann beginnen, wenn es gesund und in der Lage ist, sich an diese Veränderung zu gewöhnen.

Aus den Stellungnahmen internationaler Wissenschaftler kristallisiert sich die Empfehlung heraus, der Muttermilch bis zum sechsten Monat den Vorrang zu geben. Hingegen ist das Zeitfenster, in dem man idealerweise mit der Beikost beginnt, nicht klar definiert.

Der Kinderarzt wird das empfehlen, was gute klinische Praxis ist und was den Bedürfnissen des jeweiligen Kindes entspricht: 1) sowohl bezüglich der Nährstoffe und des Wachstums, für die Muttermilch allein nicht mehr ausreichen könnte, 2) als auch bezüglich der Neuromotorik (Kauen, Schlucken) und 3) der anatomisch-funktionellen Reife der Organe und Systeme (zum Beispiel des Magen-Darm-Trakts und der Nieren, die einen Großteil der Proteine und anderer Nährstoffe verstoffwechseln müssen).

Man sollte bedenken, dass eine verspätete Einführung der Beikost (nach dem siebten Monat) zu folgenden Beeinträchtigungen beim Kind führen kann:

- einer Verlangsamung der Wachstumsgeschwindigkeit
- einer Mangelernährung durch die unzureichende Zufuhr bestimmter Nährstoffe, darunter Eisen, Zink, Kalzium und Kupfer

Genauso kann auch die verfrühte Entwöhnung zu Nachteilen für das Kind führen, nämlich zu

- einer übermäßigen Gewichtszunahme, die das Auftreten von Diabetes, Adipositas und Herz-Kreislauf-Erkrankungen in späteren Jahren begünstigt.
- einem verminderten Immunschutz durch weniger Muttermilch.
- einer unausgewogenen Ernährung des Säuglings, da Beikost tendenziell zu kalorien- und proteinreich ist.
- einer zu hohen Belastung für die Nieren.

Es ist für die Entwöhnung wichtig, einen Kinderarzt zu konsultieren, der den Nährstoffbedarf des Kindes zusammen mit seinen neuromotorischen Entwicklungsschritten beurteilen und den Eltern erklären kann, auf welche Zeichen sie achten sollten und wie sie zu interpretieren sind.

Als weitere Orientierungshilfe bilden wir eine von *UNICEF* erstellte Tabelle ab, die beispielhaft angibt, welche Nahrungsmittel sich für Kinder zwischen null und 24 Monaten aufgrund ihrer Reflexe und Fähigkeiten eignen.

Alter (Monate)	Neuromotorische Fähigkeiten/ Reflexe	Verträgliche Nahrungsform	Beikostbeispiele
0–6	saugen, schlucken	Flüssigkeiten	nur Muttermilch
4–7	mehr Saugkraft, knabbern	pürierte Kost (zusätzliche Beikost bei entsprechendem Nährstoffbedarf)	Muttermilch + Brei aus Gemüse/Obst/Fleisch oder Getreide mit oder ohne Gluten (Säuglinge vertragen erst ab dem sechsten oder siebten Monat Gluten)
7–12	Nahrungsaufnahme vom Löffel mit den Lippen, kauender Biss, laterale Lippenbewegungen, Entwicklung von Kaubewegungen, die selbstständiges Essen ermöglichen	drei Mahlzeiten am Tag + zwei Zwischenmahlzeiten (größere Auswahl an Obst und Gemüse als Brei oder in Stückchen, Bekanntes mit Unbekanntem abwechseln)	Muttermilch + gares Hackfleisch, Gemüse und Obst in Stückchen, Getreide (Weizen, Hafer)
12–24	rotierende Kaubewegungen, stabilerer Unterkiefer	in der Familie konsumiertes Essen	Muttermilch + Familienkost (falls gesund und für Säuglinge geeignet)

9.1. Vom Kinderhilfswerk *UNICEF* für unterschiedliche Altersgruppen und Entwicklungsphasen empfohlene Beispiele angemessener Nahrung. Es handelt sich hierbei um Beispiele und nicht um die einzigen Nahrungsmittel, die ein Kind zu sich nehmen kann.[3]

Wie führt man ein Kind an neue Nahrungsmittel heran?

Die Eltern spielen in der Entwöhnungsphase eine wichtige Rolle, da sie bestimmen, welche Nahrungsmittel (Qualität, Vielfalt, zu den Fähigkeiten des Kindes passend) sie ihrem Kind wann anbieten. Es ist wahrscheinlich, dass nicht nur die Art und Weise, in der das Kind an die Nahrungsmittel herangeführt wird, sondern auch die Interaktion zwischen Eltern und Kind die Ernährungs- und Lebensmittelpräferenzen sowie die Appetitregulierung des Kleinen beeinflussen.

Lange Zeit bekamen Kinder neue Nahrungsmittel zunächst in Form von Brei und mit einem Löffelchen zu probieren. Die Einführung halbfester Nahrungsmittel erfolgte erst nach dem sechsten oder siebten Lebensmonat.

Allerdings gibt es die zunehmende Tendenz, diese erste Phase, in der Eltern ihr Kind mit einem Löffel füttern, zu überspringen und das Kind stattdessen gleich an der Familienmahlzeit teilnehmen zu lassen, wobei es nach dem greift, was es essen möchte. Manche sind der Meinung, dass dieses Modell der »autonomen Entwöhnung« (*Baby-Led Weaning*) dem Kind mehr Kontrolle über seine Kalorienzufuhr gibt, was sein Übergewichts- und Adipositasrisiko verringern und eine vielfältigere Ernährung fördern könnte. Zweifel an dieser Herangehensweise beziehen sich vor allem auf die Zufuhr von Kalorien und Mikronährstoffen (wie zum Beispiel Eisen), die unzureichend sein könnte.[4]

Die bisherigen wissenschaftlichen Erkenntnisse sind nicht ausreichend, um darüber urteilen zu können, welche der beiden Herangehensweisen besser ist. Wenn Sie sich dafür entscheiden, das Kind einfach mitessen zu lassen, sollten Nahrungsmittel, die nicht klein genug geschnitten sind, außer Reichweite des Kindes gehalten werden, da ansonsten ein hohes Erstickungsrisiko besteht. Aus diesem Grund ist auch darauf zu achten, welche Lebensmittel vom Tisch der Familie dem Kind angeboten werden.

Was sollte ein Kind zu Beginn der Entwöhnung essen?

Es gibt zwar keine bestimmten Nahrungsmittel, die man für den Beginn der Entwöhnung besonders empfehlen kann oder von denen man gezielt abrät, allerdings sollte der Übergang von der Muttermilch bzw. der Ersatzmilch zu anderer Nahrung Schritt für Schritt erfolgen, damit das Kind sich ganz allmählich daran gewöhnen kann und auf diese Weise neue Geschmäcker und Konsistenzen annehmen kann. Das Kind wird sich dabei nach dem richten, was die Familie isst, und das sollte folglich so gesund wie möglich sein. Genauso gilt es, bei der Zubereitung, Verarbeitung und Lagerung der Nahrungsmittel und Speisen bis hin zum Servieren die hygienischen Standards weitestgehend einzuhalten. Beim Essen sollten auch die Kau- und Schluckfähigkeiten des Kindes berücksichtigt werden.

Um die Akzeptanz neuer Nahrungsmittel zu fördern, ist es sinnvoll, sie dem Kind – nach dem ersten Heranführen – regelmäßig zu essen zu geben. Eine besondere Empfehlung spricht man bei Eiern aus: Sie sollten in den ersten Lebensphasen nur hart gekocht oder durchgegart verzehrt werden, da sie so für Magen und Darm des Kindes besser verträglich sind.[5]

Es ist üblich, mit frischem Obst und Gemüse sowie mit hausgemachten Breien auf Getreidebasis zu beginnen und die Beikost dann mit Fleisch, Fisch und Käse zu erweitern. Vermeiden Sie zuckerreiche Nahrung (auch gesüßte Kräutertees) und salzen Sie das für das Kind bestimmte Essen nicht.

Zu den verbotenen Lebensmitteln gehört in jedem Fall und in jedem Kindesalter Alkohol. Bei Säuglingen sollte man außerdem auch Folgendes meiden:

- Honig: Hier besteht das Risiko einer Infektion mit dem Bakterium *Clostridium botulinum*, da ein Säugling vor Vollendung des ersten Lebensjahres nicht über ausreichend Magensäure verfügt, um es abzutöten.

- Schwarztee, Grüntee, Kamillentee: Diese Teesorten enthalten Tannine und andere Substanzen, die Eisen binden und so seine Aufnahme verringern.
- Kuhmilch: Vom Verzehr vor Vollendung des ersten Lebensjahres ist aufgrund des hohen Proteingehalts und eines Anämierisikos durch Eisenmangel abzuraten.

Das Kind sollte gemeinsam mit den Eltern an einem Tisch essen und sich eine gesunde Ernährungsweise angewöhnen – dabei sollten die Eltern ein gutes Vorbild sein. Es ist nicht verwunderlich, dass ein Kind kein Obst und Gemüse isst, wenn die Eltern es auch nicht tun. Man sollte sich so verhalten, wie man möchte, dass das Kind sich verhält, und das essen, was man möchte, dass das Kind es isst. Hin und wieder braucht es auch zehn oder mehr Versuche, um das Baby an den Geschmack eines neuen Gerichts zu gewöhnen. Lassen Sie sich also nicht zu schnell entmutigen!

Nachdem wir uns angeschaut haben, welche Nahrungsmittel zugefüttert werden können, ist es ebenso wichtig zu wissen, welche Nahrungsmengen das Kind in der Beikostphase zu sich nehmen sollte.

Wie viel Beikost sollte ein Kind bekommen?

Die mit der Beikost eingeführten Nahrungsmittel sollten zwischen dem sechsten und achten Lebensmonat nur 30 Prozent und zwischen dem neunten und elften Monat bis zu 55 Prozent des täglichen Kalorienbedarfs ausmachen. Um zu verstehen, wie eine optimale Beikost aussieht, ist es gut, ein paar praktische Anhaltspunkte zu haben: Wenn man sich fragt, ob das Kind womöglich zu wenig gegessen hat, sollte man bedenken, dass ein Kindermagen nicht so groß ist wie der eines Erwachsenen. Mit sechs Monaten ist er vergleichbar mit einem Apfel, mit zwölf Monaten mit einer kleinen Aubergine, mit zwei Jahren mit einer mittelgroßen Aubergine und mit drei Jahren mit einer Paprika.

Abgesehen davon, dass sie den Grundstein für schlechte Essgewohnheiten legt, kann eine Überernährung oder eine ungeeignete Beikost eine übermäßige Kalorien- und/oder Proteinzufuhr bedeuten, was wiederum eine schnelle Gewichtszunahme, eine Überversorgung mit Proteinen und einfachen Zuckern und eine Unterversorgung mit Fetten, Eisen oder Vitaminen der B-Gruppe verursacht. Dabei besteht das Risiko, dass biochemische Vorgänge ausgelöst werden, die einen Anstieg des Wachstumshormons und somit eine schnellere Zunahme des BMI bzw. des Körpergewichts zur Folge haben. Außerdem kommt es zu einem verfrühten Fettwachstum, das physiologisch erst für das sechste Lebensjahr vorgesehen ist. Das wiederum führt ab dem dritten Lebensjahr zu einem erheblich höheren Adipositasrisiko.

Schließlich sollten Sie sich auch bewusst machen, dass Ihr Kind nicht die Mengen essen wird, die Sie sich wünschen, sondern die, die es selbst gerne essen möchte. Und genauso, wie es das beim Stillen schafft, kann es sich auch bei der Beikost selbst regulieren.

Um das Thema Beikost noch intensiver zu behandeln, werden wir nun weitere wichtige Punkte beleuchten, darunter zum Beispiel Allergien, Zöliakie usw.

Andere Faktoren der Beikost

Allergien: Bislang konnte die weitverbreitete Ansicht, dass man immer nur ein Lebensmittel nach dem anderen einführen sollte, um Allergien vorzubeugen oder das Immunsystem zu erziehen, noch nicht ausreichend wissenschaftlich begründet werden. Die Zahl der Nahrungsmittel, die besonders im Verdacht stehen, allergische Reaktionen auszulösen, ist begrenzt (Eier, Tomaten, Kuhmilch, Fisch, Krustentiere und Muscheln, Gluten, Nüsse und Samen, Soja, Sellerie, Lupinen und Erdnüsse). Achten Sie bei der Einführung dieser Nahrungsmittel einfach auf ungewöhnliche Reaktionen Ihres Kindes und wenden Sie sich im Verdachtsfall an einen Arzt.

Neueste Studienergebnisse bestätigen die These nicht, nach der Kinder, die ein hohes Allergierisiko aufweisen, einen speziellen Beikostplan einhalten sollten.

Aus aktuellen Untersuchungen geht hervor, dass bei Kindern mit einer Veranlagung zu Allergien die späte Einführung von als allergenreich betrachteten Nahrungsmitteln weder dem Auftreten einer Lebensmittelallergie noch einer Zöliakie vorbeugt und das Alter des Kindes beim ersten Kontakt mit diesen Lebensmitteln keinen Einfluss auf sein späteres Allergierisiko hat, zumindest bis zum zehnten Lebensjahr.

Was Nahrungsmittel betrifft, die als äußerst allergenreich eingeschätzt werden (wie Fisch, Eier und Nüsse), gibt es auch keine Belege dafür, dass eine im Vergleich zum empfohlenen Zeitraum frühere oder spätere Aufnahme in den Speiseplan vor der Entwicklung einer atopischen Dermatitis (Hautentzündung mit Juckreiz und trockener Haut) oder Allergie schützt, auch nicht Babys mit einer entsprechenden Veranlagung. Besonders bei Eiern und Fisch ist es besser, mit der Einführung nicht länger als bis zum zehnten Lebensmonat des Kindes zu warten – nicht nur aus allergologischen Gründen, sondern auch wegen der Nährstoffe. Diese beiden Nahrungsmittel liefern nämlich eine geringere Proteinlast als Fleisch oder Käse und zugleich wertvolle Nährstoffe wie langkettige mehrfach ungesättigte Fettsäuren und Vitamine (besonders B_{12}).

Zöliakie: In Bezug auf die Einführung von Gluten und die Entwicklung einer Zöliakie (Gluten-assoziierte Autoimmunerkrankung, die auch genetisch beeinflusst wird) lassen aktuelle Forschungsergebnisse folgende Schlüsse zu:

- Das Stillen hat keinen Einfluss auf die Entwicklung einer Zöliakie, allerdings ist es aufgrund seiner vielen gesundheitlichen Vorteile während der Entwöhnung trotzdem zu empfehlen.

- Die Einführung kleiner Mengen Gluten zwischen dem vierten und dem sechsten Monat oder eine späte Einführung (nach dem zwölften Monat) scheint Kinder mit einer Veranlagung für Zöliakie nicht vor dem Auftreten der Erkrankung zu schützen. Außerdem verzögert eine späte Einführung von Gluten lediglich die klinische Manifestation der Krankheit, was die Diagnose potenziell erschwert, da die Symptome mit zunehmendem Alter immer schwächer werden.
- Wie es scheint, beeinflusst weder der Zeitpunkt der Einführung noch die Glutenmenge das Risiko einer Zöliakie. Daher wird empfohlen, Gluten nach dem sechsten Monat in die Beikost jedes Kindes zu integrieren.

Nahrungsmittel, die es zu vermeiden gilt: Es gibt ein paar Lebensmittel, die nicht als Beikost eingeführt werden sollten, da ihre Nährstoffe in dieser Lebensphase ungeeignet sind oder das Erstickungsrisiko bei ihnen zu groß ist.

- Bulgur: Hierbei handelt es sich um gekeimten Vollkornhartweizen, der unter Dampf vorgekocht, getrocknet und schließlich in Teilchen geschnitten wird, die etwas größer sind als bei Couscous. Die gröberen Teilchen verwendet man für Brühen und Suppen, die feineren für Salate. Da Bulgur sehr ballaststoffreich ist, sollte er während der Entwöhnung nicht verwendet werden.
- Miso: Entsteht durch die Fermentierung gelber Sojabohnen in Wasser und Meersalz, hat die Konsistenz einer kompakten Paste, ist in der japanischen Küche sehr beliebt und wird in Brühen, Suppen oder als Beilage gegessen. Die Zusammensetzung hängt von der verwendeten Soja-Art und der beigefügten Getreidesorte (Gerste oder Reis) ab. Da es sehr viel Natrium enthält, sollte Miso während der Entwöhnung nicht zugefüttert werden.
- Seitan: Hierbei handelt es sich um ein Nebenprodukt von Weizenmehl (Vollkorn oder raffiniert), das entsteht, indem man die Stärke

vom Gluten trennt – zuerst durch das Kneten eines Weizenmehlteigs und dann durch Auswaschen des Teigs unter heißem und kaltem Wasser. Seitan kann zu Hause zubereitet oder als Fertigprodukt gekauft werden. Es wird als alternative Proteinquelle gehandelt, allerdings enthält Seitan fast kein Lysin und sollte daher zusammen mit Hülsenfrüchten (Kichererbsen, Bohnen, Linsen, Erbsen etc.) verzehrt werden. Es liefert auch kein Eisen, da es an die zum Beispiel in Weizenkleie vorkommende Phytinsäure gebunden ist, die eine Aufnahme verhindert. Schließlich brennt es in der Bratpfanne leicht an, wobei an seiner Oberfläche giftige Stoffe entstehen können (Acrylamide). Da Seitan mit Sojasoße, Tamari und Salz zubereitet wird, ist der Verzehr für Menschen mit Bluthochdruck und für Säuglinge während der Entwöhnungsphase nicht ratsam.

- Substanzen, die Alkohol enthalten, dürfen auf keinen Fall zugefüttert werden.
- Anregende Getränke mit Teein oder Koffein (wie Tee oder Cola-Getränke) sollten gemieden werden.
- Haselnüsse, Mandeln, Erdnüsse, Trauben, Kirschen, ganze Oliven, Kirschtomaten, in Scheiben geschnittene Nahrungsmittel (Banane, Würstchen etc.) sind potenziell gefährlich, da sie die Atemwege des Kindes blockieren können. Denken Sie unbedingt daran, sie in kleine, nicht rundliche Stückchen zu zerteilen. Nüsse sollten gemahlen werden, um das Erstickungsrisiko zu senken, und es ist sinnvoll, den Verzehr roher Nahrungsmittel einzuschränken, da sie die Kaumuskulatur des Kindes stark beanspruchen.

Brei aus dem Gläschen oder hausgemacht? Beikost kann zu Hause selbst gemacht oder in der Drogerie oder im Supermarkt gekauft werden. Im Grunde hängen die jeweiligen Vorteile von der Qualität der zu Hause für das Kind zubereiteten Lebensmittel ab.[4] Stellt man Babynahrung nach den allgemeinen hygienischen Vorschriften (von der Lagerung zur Verarbeitung bis hin zur Zubereitung) selbst her, kann das dem Kind eine größere Vielfalt an Geschmacksrichtungen und Konsistenzen bieten.[6]

Allerdings besteht die Gefahr, dass die dafür ausgewählten Nahrungsmittel für den Säugling ungeeignet sind, wenn ihnen zum Beispiel zu viel Zucker oder Salz beigefügt wird oder sie sehr kalorienreich sind. Außerdem kann sich je nach Zubereitungsart und Garmethode der Nährstoffgehalt der Nahrungsmittel verändern, und es können unerwünschte Stoffe entstehen (wie durch die sogenannte »Glykation« während des Garens bei hohen Temperaturen). Gleichzeitig reduziert sich der Vitamingehalt von Gemüse stark, wenn es lange in viel Wasser gekocht wird, auch wenn so Nitrate und Phytate zerstört werden. Nitrate sind toxische Verbindungen und Phytate zählt man zu den sogenannten »Antinährstoffen«, da sie die Aufnahme bestimmter Mineralstoffe (Kalzium, Eisen, Zink etc.) hemmen.

Zwei Studien haben eine mangelnde Vielfalt bei Fertigbrei aus Gläschen festgestellt: Es wird deutlich mehr süßes (Karotten, Kartoffeln) als bitter schmeckendes Gemüse verarbeitet. Eine deutsche Studie (*DONALD Study*) zu Kindern zwischen drei und vier sowie zwischen sechs und sieben Jahren konnte belegen, dass Kinder, die Gläschenbrei als Beikost bekommen hatten, im untersuchten Alter und im Schulkindalter weniger Obst und Gemüse aßen.[7] Man sollte Eltern deshalb darüber aufklären, wie wichtig es ist, Kindern ein breites Spektrum an Gemüsearten bereits in den ersten Monaten der Entwöhnung anzubieten.

Um ein optimales Nährstoffprofil und ein hohes Maß an Lebensmittelsicherheit zu erreichen, sollten bei der Zubereitung von Babybrei zu Hause ein paar Dinge beachtet werden:

- Beim Einkauf der Zutaten Bio-Produkte wählen (bestenfalls auch regional), bei denen der Einsatz von künstlichen Stoffen, Pestiziden, Antibiotika und Düngemitteln auf ein Minimum reduziert ist. Auch die Herkunft von Fleisch, Fisch, Eiern und Milch ist relevant, da außerhalb Deutschlands oder außerhalb Europas womöglich andere oder weniger Schutzverordnungen gelten (zum Beispiel bezüglich des Gebrauchs von anabolen Steroiden in der Tierzucht oder von wachstumsfördernden Substanzen im Weizenanbau).

- Bei im Kühlschrank gelagerten Zutaten sollte die Kühlkette nicht unterbrochen werden, und Temperaturschwankungen sind zu vermeiden. Es ist auch wichtig, rohes Obst und Gemüse gut zu waschen und rohe Lebensmittel getrennt von gegarten aufzubewahren, damit sie sich nicht kontaminieren.
- Während der Zubereitung der Speisen sollten die Behältnisse und Arbeitsflächen, auf denen rohes Fleisch verarbeitet wurde, erst gründlich gesäubert werden, bevor andere Lebensmittel damit in Berührung kommen. So vermeiden Sie Verunreinigungen und die Verbreitung von Krankheitserregern.
- Bieten Sie Ihrem Kind nur geeignete Nahrungsmittel an, die es problemlos kauen und schlucken kann, bei denen also kein Erstickungsrisiko besteht.

Die Zusammensetzung fertiger Beikostprodukte (Gläschenbrei, Breipulver zum Anrühren), die es in Supermärkten und Drogerien zu kaufen gibt, hat sich in den letzten Jahren deutlich verbessert. Zum einen erfüllen sie nun hohe hygienische Standards, und zum anderen werden die Zutaten angesichts der aktuellen Ernährungsprobleme von Kindern mit größerer Sorgfalt ausgewählt. So wird inzwischen kein Salz oder Zucker zusätzlich hinzugefügt. Nichtsdestotrotz ist es immer sinnvoll, das Etikett zu lesen. In manchen Beikostprodukten, die wir im Supermarkt finden (zum Beispiel Gläschenbreie mit Fleisch, Fisch oder Gemüse), werden Verdickungsmittel wie Stärke verwendet, die das Produkt kalorienhaltiger machen. Eine britische Studie untersuchte die Mineralstoffzusammensetzung von Pürees und Breien für Babys und stellte fest, dass der darin enthaltene Kalzium-, Eisen- und Zinkgehalt nicht in jedem

Fall den Bedarf eines Säuglings während der Entwöhnung deckt.[8] Eine Studie, die 65 Kinder ab ihrem neunten Lebensjahr begleitete, verglich die Ernährung mit hausgemachtem Essen (*Homemade*) mit einer auf industriell hergestellten Produkten basierenden Ernährung (*Commercial*). Das Ergebnis war, dass sich die Kinder der Gruppe *Homemade* abwechslungsreicher ernährten und im zwölften sowie auch noch im 36. Lebensmonat eine niedrigere Adipositasrate aufwiesen (-7,1 Prozent).[9] Die EFSA betonte außerdem, dass Fertigbreie Spuren von potenziell gesundheitsschädlichen Substanzen (Furan) enthalten können, die sich durch thermische Verfahren bilden, mit denen manche Lebensmittel hergestellt werden, darunter auch Säuglingsnahrung. Erhitzt man Fertigprodukte für Säuglinge und Kleinkinder im Wasserbad und ohne Deckel, kann die gesundheitsschädigende Wirkung dieser Stoffe um circa 15 bis 30 Prozent verringert werden.[10]

Zucker und Salz: Seit ein Zusammenhang zwischen dem Konsum von Zucker und Salz und einer kurz- sowie langfristig ungünstigen Gesundheitsprognose für Kinder nachgewiesen werden konnte, gehört die vorzeitige und/oder übermäßige Einführung von Zucker und Salz in die Ernährung des Kindes zu den meistdiskutierten Themen in Sachen Beikost.

Die Beikostphase fällt in den Zeitraum, in dem das Kind durch das Probieren neuer Nahrungsmittel seinen Geschmack und seine Vorlieben entwickelt – dieser Prozess dauert ungefähr drei Jahre und lässt sich später nur schwer wieder umkehren. Gewöhnt man den Kindergaumen in dieser Lebensphase an zu salzige oder zu süße Nahrung, wird das seine zukünftigen Essgewohnheiten bestimmen, sowohl als Kind als auch als junger Erwachsener. Aus diesem Grund beleuchte ich nun die Risiken, die mit bestimmten Fehlern in der kindlichen Ernährung in der Entwöhnungsphase einhergehen.

Zunächst gilt es, eine übermäßige Aufnahme von Zuckern (Glukose, Fruktose, Saccharose) zu vermeiden, die wir in Fruchtsäften, Fertigtees,

Honig, industriell hergestelltem Obstbrei, Keksen und unterschiedlichen Snacks finden, die ab dem sechsten Lebensmonat angeboten werden. Es wird dringend empfohlen, dass das einzige Getränk, das ein Kind bis dahin zu sich nimmt, Muttermilch ist, oder für den Fall, dass dies nicht möglich ist, eine Ersatzmilch. Auch nach dem sechsten Lebensmonat sollte man dem Kind keine gezuckerten Getränke (gesüßte Kräutertees, Säfte oder Softdrinks) geben, da sie ihm »leere« Kalorien zuführen, die seinen Appetit auf feste Nahrung schmälern und es an eine überhöhte Kalorienzufuhr gewöhnen. All das kann bereits in den ersten Lebensjahren zu Übergewicht und später zu einem höheren Adipositas- und Diabetesrisiko führen.

Ein weiteres Thema, von dem viele denken, es beträfe nur das Erwachsenenalter, ist der Salzkonsum. Nimmt man bereits in der frühen Kindheit zu viel Speisesalz zu sich, hat man ein höheres Risiko, als Erwachsener unter Bluthochdruck zu leiden, da das im Salz enthaltene Natriumchlorid die Blutgefäßwände vorzeitig verändert. Außerdem geht ein starker Salzkonsum oft Hand in Hand mit der übermäßigen Aufnahme von Zuckern. Durch diese beiden in den ersten Lebensjahren angeeigneten Gewohnheiten verfestigen sich das Geschmacksempfinden und die – in diesem Fall – ungesunden Nahrungsvorlieben, die das Kind sein Leben lang behalten wird und die es später nur noch schwer ändern kann.

Wodurch nehmen wir eigentlich so viel Salz zu uns? Vorrangig (53 Prozent) in industriell hergestellten oder verarbeiteten Produkten, denen Natriumchlorid (Salz) zugesetzt wurde, wie Pizzen, Brot, Cracker usw. Das Salz, mit dem beim Kochen oder am Tisch gewürzt wird, macht 36 Prozent aus, während lediglich ein geringer Anteil (10 Prozent) der aufgenommenen Salzmenge aus frischen Lebensmitteln stammt, die natürlicherweise salzhaltig sind. Nahrungsmittel wie Fleisch, Milch, Milchprodukte, Eier und Fisch enthalten von Natur aus eine variable Menge an Natrium, die sich durch Verarbeitungsverfahren (Wurst und

Schinken, bestimmte Käsesorten) deutlich erhöht, wohingegen Obst und Gemüse nur marginal zur Natriumaufnahme beitragen. Auch nach dem dritten Lebensjahr sollte man salzarmen Nahrungsmitteln den Vorrang geben und die Verwendung von Salz in der Küche und am Tisch beschränken, um die empfohlene Höchstmenge (2 Gramm Natrium entsprechen circa 5 Gramm Speisesalz, was ungefähr ein Teelöffel ist) nicht zu überschreiten und keine gesundheitlichen Risiken einzugehen.

Studien konnten aufzeigen, dass Erwachsene, die während ihres ersten Lebensjahres größere Mengen Salz zu sich genommen haben, einen höheren systolischen Blutdruck aufwiesen (das sogenannte *Tracking*). Eine andere Studie konnte außerdem bei Jugendlichen, die im Vergleich zu ihren Altersgenossen mehr Salz konsumieren, eine entzündungsfördernde Wirkung feststellen, die sich durch einen erhöhten TNF-alpha-Spiegel (fördert Entzündungen) und einen ebenfalls erhöhten Leptinspiegel ausdrückt.

Aus diesen Gründen empfiehlt die Weltgesundheitsorganisation, dass Kinder unter einem Jahr täglich höchstens 0,4 Gramm Natrium zu sich nehmen sollten.

Damit Sie besser abschätzen können, wie viel Natrium man mit der Nahrung aufnimmt, folgt nun eine Aufstellung bestimmter Nahrungsmittel mit der Angabe des darin »versteckten« Natriumgehalts:

- 300 g Pizza = 2 g
- 50 g Brot (eine Scheibe) = 0,15 g
- 20 g Kekse (2–4 Kekse) = 0,04 g
- 50 g roher Schinken (3–4 mittelgroße Scheiben) = 1,29 g
- 50 g gekochter Schinken (3–4 mittelgroße Scheiben) = 0,36 g
- 50 g Salami Mailänder Art (8–10 mittelgroße Scheiben) = 0,75 g
- 100 g Kuhmilch-Mozzarella = 0,20 g
- 20 g geriebener Parmesan (1,5 EL) = 0,12 g

Hier noch ein paar Tipps, wie Sie vermeiden können, dass Ihr Kind zu viel »verstecktes« Salz zu sich nimmt:

- Salzen Sie die Gerichte nicht, zumindest nicht im ersten und zweiten Lebensjahr.
- Verwenden Sie auch andere Würzmittel nur eingeschränkt (Brühwürfel, Ketchup, Sojasoße, Senf etc.).
- Würzen Sie Gerichte lieber mit aromatischen Zutaten und Kräutern (wie Knoblauch, Zwiebel, Basilikum, Petersilie, Rosmarin, Salbei, Minze, Oregano, Majoran, Sellerie, Lauch, Thymian oder Fenchelsamen).
- Betonen Sie den Geschmack der Nahrungsmittel mit Zitronensaft und Essig.
- Greifen Sie, falls verfügbar, zu Produkten mit geringem Salzgehalt (zum Beispiel ungesalzenes Brot).
- Schränken Sie den Konsum industrieller Snacks stark ein (Achtung: Auch süße Snacks enthalten Salz!).

Nachdem wir uns angeschaut haben, welche Lebensmittel man in der Beikostphase vermeiden und welche man vorziehen sollte, beschäftigen wir uns nun mit dem Thema Milch.

Welche Milch sollten Kinder trinken? Muttermilch ist die Milch, die man seinem Kind zumindest in den ersten sechs Monaten und idealerweise im gesamten ersten und zweiten Lebensjahr geben sollte. Ist keine Muttermilch verfügbar oder nur in unzureichenden Mengen, kann man Ersatzmilch verwenden. Allerdings sollte man hier auf den Proteingehalt achten und die geltenden Höchstmengen nicht überschreiten, da dies beim Säugling und später beim Schulkind zu Übergewicht führen könnte.

Kuhmilch sollte erst nach Vollendung des ersten Lebensjahres und dann in begrenzten Mengen (maximal 300 Milliliter am Tag) verabreicht werden, da diese Milchart einen hohen Proteingehalt und wenig Eisen aufweist.

Ist der Milchkonsum nach dem dritten Lebensjahr noch immer erhöht, empfiehlt es sich, Vollmilch durch Halbfettmilch zu ersetzen oder die tägliche Menge auf eine mittelgroße Tasse (150 bis 180 Milliliter) zu reduzieren.

Praktische Tipps und Fehler, die Sie vermeiden sollten

Nun verrate ich Ihnen ein paar Tipps, wie Sie Ihr Kind nährstoffreich und ausgewogen ernähren. Außerdem möchte ich mögliche Bedenken von Eltern ausräumen, die sie in dieser besonderen Lebensphase ihres Kindes haben könnten.

Üben Sie keinen Druck aus und verlieren Sie nicht den Mut, wenn Ihr Kind neue Lebensmittel nicht sofort akzeptiert. Die Entwöhnung ist eine entscheidende Phase, da das Baby in dieser Zeit neue Konsistenzen und Geschmäcker kennenlernt. Bieten Sie das gleiche Nahrungsmittel in einem Abstand von ein paar Tagen mehrmals und in verschiedenen Formen an.

Achten Sie auf die Kalorienmenge. Da der tägliche Kalorienbedarf eines sechs bis zwölf Monate alten Säuglings zwischen 620 und 760 kcal bei Jungen und 570 und 690 kcal bei Mädchen schwankt, sollte man es mit dem Essen nicht übertreiben. Die folgenden Tipps helfen Ihnen dabei:

- Versuchen Sie, Ihr Kind nicht jedes Mal zu füttern, wenn es schreit, denn das kann auch andere Ursachen haben (Müdigkeit, Erschöpfung, Bauchschmerzen). Sonst besteht das Risiko, dass es so zu viele Kalorien zu sich nimmt, was zu Übergewicht führen kann.

- Meiden Sie »leere« Kalorien aus einfachen Zuckern, die Säuglinge oft über gesüßte Kräutertees und Säfte zu sich nehmen. Gewöhnen Sie Ihr Kind daran, seinen Durst mit Wasser zu stillen. Adipositas tritt bei Sechsjährigen, die in ihrer Kindheit gezuckerte Getränke bekommen haben, doppelt so häufig auf wie bei Kindern, die diese nicht getrunken haben. Wie wir sehen konnten, ist es wichtig, der Babynahrung im gesamten ersten und am besten auch noch im zweiten Lebensjahr keinen Zucker beizufügen, und danach nur in kleinsten Mengen. Ansonsten besteht die Gefahr, dass sich das Kind daran gewöhnt, zu süß zu essen und zu trinken, was nicht nur direkt gesundheitsschädlich ist, sondern auch seinen Geschmack und die Qualität seiner Ernährung in den darauffolgenden Jahren beeinträchtigt.
- Servieren Sie Ihrem Kind geeignete Portionen, damit es sich daran gewöhnt, nicht zu viel zu essen. Zum Beispiel: Der Unterschied zwischen einem gestrichenen (3,5 Gramm) und einem gehäuften Esslöffel (8 Gramm) Reisbrei ist groß – da ist es leicht, zu viel zu essen. Im ersten Fall kommt man mit drei Esslöffeln auf 10,5 Gramm Brei, im zweiten Fall sind es schon gut 24 Gramm und damit mehr als doppelt so viel.
- Fügen Sie der Ersatzmilch keine Kekse oder Getreideprodukte hinzu. Sollte die Notwendigkeit bestehen, die Milch zu verdicken – zum Beispiel aufgrund von Problemen beim Aufstoßen –, nehmen Sie statt Keksen am besten Reismehl, Johannisbrotkernmehl oder eine spezielle Ersatzmilch.
- Geben Sie bei der Beikosteinführung Nahrungsmitteln mit niedriger energetischer Dichte – wie frischem Obst und Gemüse, am besten saisonal und biologisch – den Vorzug.

Füttern Sie vorrangig **komplexe Kohlenhydrate** zu (in Nudeln, Brot und Hülsenfrüchten enthalten), da sie langsamer verdaut werden und somit weniger Blutzuckerschwankungen verursachen. Lesen Sie das Etikett, um zu kontrollieren, ob die Getreidemehle (oder Getreidebreie) mit Gemüse, Milch oder tierischen Proteinen angereichert wurden. Wenn möglich, wählen Sie Produkte, denen Eisen zugesetzt wurde.

Beschränken Sie Proteine. Eine Mahlzeit sollte hinsichtlich enthaltener Proteine ausgewogen sein, da eine Überversorgung das Kind für Adipositas, Nierenprobleme und eine gestörte Darmfunktion anfälliger macht.

- Führen Sie proteinreiche Beikost nur Schritt für Schritt und ohne Eile ein, vor allem wenn das Kind Ersatzmilch bekommt, die mehr Proteine enthält als Muttermilch.
- Wird Ihr Kind mit Ersatzmilch ernährt, sollten Sie nach sechs Monaten zur Folgemilch übergehen, da diese mehr Eisen enthält. Ziehen Sie außerdem die Produkte mit geringerer Proteinlast vor. Führen Sie Kuhmilch – falls unbedingt nötig – erst nach Vollendung des ersten Lebensjahres ein. Eine gute Alternative ist die Typ-3-Ersatzmilch (auch hier sollte man Produkte wählen, die weniger Proteine und als einzigen Zucker Laktose enthalten).
- Für alle Kinder werden folgende Proteinwerte empfohlen:
  1) siebter bis zwölfter Monat = 1,32 g pro Tag und pro Kilogramm Körpergewicht
  2) 13. bis 18. Monat = 1 g pro Tag und pro Kilogramm Körpergewicht

Die unten stehende Tabelle bietet einen Überblick über den Proteingehalt bestimmter Nahrungsmittel.

Nahrungsmittel	Proteine
½ Gläschen Brei (40 g) mit 40 % Fleischanteil	3,3 g
15 g Fleisch	3,0 g
20 g Fisch	3,3 g
10 g Parmesan	3,4 g

Nahrungsmittel	Proteine
15 g Mozzarella	3,0 g
10 g Schinken	3,0 g
½ Ei	3,7 g
200 g Folgemilch	3,0 g
100 g Vollmilch (Kuh)	3,0 g

9.2. Proteingehalt bestimmter Nahrungsmittel.

Fette. Wie bereits erwähnt, sollte Kuhmilch erst nach Vollendung des ersten Lebensjahres eingeführt und als Vollmilch nur bis zum dritten Jahr zu trinken gegeben werden. Danach ist es ratsam, auf die Halbfettvariante umzusteigen, wenn Ihr Kind täglich mehr als 300 Milliliter Milch trinkt.

- Vom Verzehr von Halbfett- oder Magermilch und deren Produkten ist in den ersten beiden Lebensjahren abzuraten.
- Empfehlenswert ist die großzügige Verwendung von Olivenöl extra vergine beim Kochen (mindestens ein Esslöffel pro Mahlzeit!).
- Lesen Sie die Etiketten auf den für Kinder entwickelten Nahrungsmitteln und meiden oder limitieren Sie die, die besonders viele gesättigte Fettsäuren enthalten.
- Geben Sie der Familienkost vor allem ungesättigte Fettsäuren wie Olivenöl hinzu (ohne es zu erhitzen).

Ich hoffe, dass diese praktischen Ratschläge, die aus meiner Zusammenarbeit mit Kinderärzten und Ernährungsexperten entstanden sind, für die erste Lebensphase des Kindes von Nutzen sind und Eltern, Großeltern und allen anderen, die sich um Kinder kümmern, als Richtlinien dienen können.

Im Anschluss an diese Empfehlungen möchte ich Ihnen im nächsten Kapitel unser Longevità-Programm für Kinder und Jugendliche vorstellen.

Das Wichtigste im Überblick

1. Stillen ist sowohl für das Kind als auch für die Mutter gesund, da es zum Beispiel vor Gebärmutter- und Brustkrebs zu schützen scheint.

2. Muttermilch kann eingelagert werden: 4 Stunden außerhalb des Kühlschranks, 3–5 Tage im Kühlschrank, 3–6 Monate tiefgefroren.

3. Überschüssige Muttermilch kann man an Milchbanken spenden.

4. Die einzige Nahrung eines Neugeborenen sollte die Milch der Mutter sein, allerdings kann man Ersatzmilch verwenden, wenn es an Muttermilch fehlt.

5. Es gibt verschiedene Sorten von Ersatzmilch:
   - »Pre« und Typ 1 (Anfangsmilch): vom 0.–6. Monat
   - Typ 2 oder Folgemilch: vom 6.–12. Monat
   - Typ 3 oder Kindermilch: ab dem 12. Monat

6. Kaufen Sie bevorzugt Ersatzmilchsorten mit geringerem Proteingehalt.

7. Die Beikostphase bzw. Entwöhnung findet ungefähr zwischen dem sechsten Monat und dem zweiten Lebensjahr statt und ergänzt die Muttermilch. Um zu wissen, wann man mit Beikost beginnen sollte, ist es wichtig, das Verhalten des Kindes zu beobachten und einen Kinderarzt zu konsultieren. Mindestvoraussetzungen sind, dass das Kind seinen Kopf aufrecht hält, ein

kleines Stück Essen in die Hand nehmen und hinunterschlucken kann und Interesse am Essen zeigt.

8. Die Beikost kann dem Kind auf zwei Arten gegeben werden: klassisch durch das Zufüttern von Brei oder durch selbstbestimmte Entwöhnung, bei der das Kind mit seinen Händen »aussucht«, was es essen möchte. Es ist ratsam, mit dem Kinderarzt über die beste Herangehensweise für Ihr Kind zu sprechen.

9. Die ersten Nahrungsmittel, die man einführen kann, sind frisches Obst und Gemüse sowie Brei auf Getreidebasis. Im Anschluss kann man zu Fleisch, Fisch und Käse übergehen.

10. Neue Nahrungsmittel sollten Schritt für Schritt eingeführt und regelmäßig angeboten werden.

11. Komplexe Kohlenhydrate (Hülsenfrüchte, Gemüse), die ausreichend Eisen enthalten, sind vorzuziehen.

12. Geben Sie zu jeder Mahlzeit einen Esslöffel Olivenöl extra vergine hinzu.

13. Seien Sie besonders vorsichtig bei Nahrungsmitteln, die eine allergische Reaktion auslösen können, wie Eier, Tomaten, Kuhmilch, Fisch, Krustentiere, Muscheln, Gluten, Samen, Schalenfrüchte, Soja, Sellerie, Lupine und Erdnüsse. Wenden Sie sich an einen Arzt, wenn der Verdacht auf eine Allergie besteht.

14. Leidet Ihr Kind an Zöliakie, wird es unabhängig von dem Zeitpunkt, an dem ihm erstmals glutenhaltige Nahrungsmittel gegeben werden, Krankheitssymptome zeigen.

15. Zu meiden sind:

- zuckerreiche Nahrungsmittel und das Salzen von Gerichten in den ersten beiden Lebensjahren (es kann stattdessen mit Kräutern, Zitrone und Essig gewürzt werden)
- Lebensmittel, die ein Erstickungsrisiko darstellen können, wie manche Getreidesorten, Haselnüsse, Mandeln, Erdnüsse, Trauben, Kirschen, ganze Oliven, Kirschtomaten und in Scheiben geschnittene Nahrungsmittel (Banane, Würstchen etc.)
- zu ballaststoffreiche Lebensmittel wie Bulgur und andere Getreidesorten
- zu salzige und daher zu natriumhaltige Lebensmittel wie Miso und Seitan
- rohe Eier
- während des ersten Lebensjahrs: Honig, Schwarztee, Grüntee, Kamillentee, Kuhmilch, koffeinhaltige Substanzen wie Cola-Getränke und natürlich Alkoholhaltiges
- Kekse (falls die Milch angedickt werden muss, besser Reisbrei oder Johannisbrotkernmehl nehmen)
- Frittiertes

16. Die Beikost kann aus fertigen Babygläschen oder hausgemachtem Brei bestehen, beides hat seine Vor- und Nachteile:

a. Fertigbrei aus dem Gläschen

- Vorteile:
  - hohe hygienische Sicherheitsstandards
  - sorgfältige Auswahl der Zutaten
  - ohne Salz- oder Zuckerzusatz
- Nachteile:
  - Ihr Verzehr wird mit einem reduzierten Verzehr von Obst und Gemüse in Verbindung gebracht.

- Sie sind aufgrund der als Verdickungsmittel eingesetzten Stärke kalorienreicher.

- Empfehlung: Wärmen Sie Fertignahrung für Säuglinge und Kleinkinder im Wasserbad ohne Deckel auf.

b. Selbst gemachte Breie:

- Vorteile:
  - mehr Vielfalt bei Geschmack und Konsistenz
- Nachteile:
  - enthalten Zucker oder Salz
  - besonders kalorienreiche Lebensmittel
  - ungeeignete Garmethoden
- Tipps:
  - Verwenden Sie am besten Bio-Produkte (vorzugsweise auch regional).
  - Vermeiden Sie Temperaturschwankungen bei Transport oder Lagerung.
  - Waschen oder säubern Sie Nahrungsmittel immer gründlich.
  - Bewahren Sie gekochte und rohe Lebensmittel getrennt voneinander auf.
  - Zerkleinern Sie das Essen, damit sich Ihr Kind nicht verschlucken und ersticken kann.

17. Nach dem dritten Lebensjahr sollten Sie Vollmilch durch Halbfettmilch ersetzen, falls Ihr Kind täglich mehr als 300 Milliliter Milch trinkt.

18. Lassen Sie sich nicht entmutigen, wenn Ihr Kind neue Nahrungsmittel nicht sofort akzeptiert, sondern bieten Sie sie nach ein paar Tagen erneut an.

19. Der tägliche Kalorienbedarf eines Säuglings zwischen dem sechsten und zwölften Monat schwankt zwischen 620 und 760 kcal bei Jungen und 570 und 690 kcal bei Mädchen.

20. Füttern Sie Ihr Kind nicht jedes Mal, wenn es weint: Es muss nicht unbedingt Hunger haben, es könnte auch müde oder erschöpft sein oder Bauchschmerzen etc. haben.

21. Der Magen eines Kindes hat mit sechs Monaten ungefähr die Größe eines Apfels, mit zwölf Monaten die einer kleinen Aubergine, mit zwei Jahren die einer mittelgroßen Aubergine und mit drei Jahren die einer Paprika – deshalb sollten Sie es mit den Mengen nicht übertreiben. Die Beikost sollte zwischen dem sechsten und achten Lebensmonat 30 Prozent und zwischen dem neunten und elften Lebensmonat 55 Prozent der Kalorienzufuhr des Kindes ausmachen.

22. Bieten Sie Ihrem Kind die richtigen Portionen an: nicht zu viel und nicht zu wenig.

23. Stillen Sie den Durst Ihres Kindes nur mit Wasser, nicht mit Säften oder gesüßten Tees.

24. In Anhang C ab Seite 413 finden Sie Beikostpläne, die von Kinderärzten und Ernährungsberatern für die Entwöhnung zusammengestellt wurden.

10. DAS LONGEVITÀ-PROGRAMM FÜR KINDER

Mit dem Longevità-Programm für Erwachsene, das ich in meinem ersten Buch vorgestellt habe, kann man gesund ein hohes Alter erreichen, indem man die »pescetarische« Ernährungsweise regelmäßig mit einer Scheinfasten-Diät kombiniert.

Das mit Kinderernährungsexperten ausgearbeitete Longevità-Programm für Kinder und Jugendliche beinhaltet die gleichen wissenschaftlichen Prinzipien, wurde dabei jedoch an die speziellen Probleme und Bedürfnisse eines Kindes im Wachstum angepasst.

Das Ziel dieses Programms ist es, dass Kinder mit großer Wahrscheinlichkeit 110 Jahre alt werden, ohne dabei Gesundheit oder Wachstum zu gefährden. Bei der Ausarbeitung dieses Programms ging ich folgendermaßen vor: Ich hörte mir alle medizinischen Meinungen an und integrierte jeweils die, die eventuelle Risiken für Kinder berücksichtigen und ihnen gleichzeitig die größte Chance bieten, zu gesunden Erwachsenen zu werden, vor denen ein langes Leben liegt.

Zu diesem Zweck finden Sie in Anhang B ab Seite 362 einen detaillierten und mit Rezepten gespickten wöchentlichen Ernährungsplan. In diesem Kapitel werde ich Ihnen nun zunächst erklären, wie ich ihn gemeinsam mit meinen Kollegen konzipiert habe.

Diese Ernährungsweise und die diesbezüglichen Empfehlungen basieren auch auf den Ergebnissen der Grundlagenforschung sowie der klinischen und epidemiologischen Studien, die von meinem und vielen anderen Forscherteams durchgeführt wurden. Berücksichtigt wurden zudem die Ernährungsgewohnheiten von Kindern, die in Gesellschaften leben, in denen die Menschen besonders alt werden. Des Weiteren finden die von nationalen und internationalen Organisationen (*Italienische Gesellschaft für Ernährung, Weltgesundheitsorganisation, World Cancer Research Fund*) formulierten Richtlinien zur Ernährung von Kindern Eingang in diesen Ernährungsplan. Beim Longevità-Programm für Kinder und Jugendliche geht es nicht darum, Essgewohnheiten komplett umzuwälzen, sondern ich habe mich dabei nur auf die Veränderungen konzentriert, die wirklich wichtig und wirksam sind und die ich nun Punkt für Punkt beschreiben werde.

1. **Eine vollwertige Ernährung, mit der Mangelerscheinungen vermieden werden.** Wie wir in Kapitel 3 gesehen haben, spielt jeder Nährstoff eine wichtige Rolle, daher sollte vor allem bei der Ernährung eines Kindes nichts fehlen. Der Körper eines Kindes kann mit einem Heer von Soldaten verglichen werden, das sich im ewigen Kampf gegen eine feindliche Macht befindet (Sauerstoff und andere Moleküle schädigen die DNA und die Zellen; Bakterien und Viren versuchen, die Oberhand über das Immunsystem zu gewinnen). Wir sollten uns an den Gedanken gewöhnen, dass wir bereits vor unserer Geburt beginnen zu altern, auch wenn das äußerlich erst 30 bis 40 Jahre später sichtbar wird.

   Genauso wie Soldaten Munition, Ausrüstung und Verpflegung zum Kämpfen benötigen, braucht der Körper von Kindern Proteine, essenzielle Fettsäuren (Omega-3 und Omega-6), Mineralstoffe, Vitamine und eine ausreichende Zufuhr von diesen so oft verteufelten Kohlenhydraten, die in Zucker umgewandelt werden und so all die Schlachten schlagen, die in und außerhalb der Zellen ausgetragen werden.

   Es gilt bei der Anwendung meines Ernährungsprogramms zu bedenken, dass eine kleine Prozentzahl an Kindern untergewichtig ist. Für sie gelten zwar viele der hier beschriebenen Regeln, manche jedoch nicht, da sie sonst noch mehr Gewicht verlieren könnten.

Tatsächlich ist es bei diesen Kindern notwendig, die Zufuhr von Stärke und – in bestimmten Fällen – auch von Proteinen zu erhöhen.

2. **Proteine: Es kommt auf das richtige Maß an.** Für Erwachsene habe ich täglich 0,7 bis 0,8 Gramm Proteine pro Kilogramm Körpergewicht empfohlen, die vorrangig durch Hülsenfrüchte zugeführt werden sollen. Für Kinder nach dem vierten Lebensjahr, es sei denn, der Kinderarzt empfiehlt etwas anderes, wäre es gut, wenn die Proteinzufuhr ungefähr bei 0,9 Gramm Proteinen pro Kilogramm Körpergewicht liegt. Wiegt das Kind also 30 Kilo, sollte es circa 27 Gramm Proteine am Tag zu sich nehmen. Der Proteinbedarf jüngerer Kinder liegt hingegen bei nur 1,3 Gramm pro Kilogramm Körpergewicht im ersten Lebensjahr und bei 1 Gramm pro Kilogramm Körpergewicht vom ersten bis zum vierten Lebensjahr. Durch die unterschiedlichen Untersuchungen, die wir für dieses Buch durchgeführt haben, und anhand der Erfahrungen von Kindern und Eltern, die die Ernährungsberater meiner Stiftung zusammengetragen haben, konnten wir bestätigen, dass die Ernährung unserer Kinder in vielen Fällen einen kritischen Proteingehalt aufweist, der vor allem tierischen Ursprungs ist (rotes Fleisch, Wurst und Schinken, Hühnchen).

   Wir empfehlen in unserem Ernährungsprogramm für Kinder und Jugendliche ein Verhältnis von 1:1 bei tierischen und pflanzlichen Proteinen – circa 50 Prozent tierisches und 50 Prozent pflanzliches Protein. So nimmt man so viele pflanzliche Proteine wie möglich zu sich, ohne dass die Gesamtmenge problematisch wird. Dabei sollten bevorzugt die in Hülsenfrüchten und Gemüse enthaltenen pflanzlichen Proteine verzehrt werden sowie Fisch in Maßen (zwei- oder dreimal pro Woche). Beachten Sie jedoch, dass ein Verhältnis von 1:1 bei tierischen und pflanzlichen Proteinen nicht bedeutet, dass man zu 100 Gramm Bohnen auch 100 Gramm Fleisch servieren kann, denn Fleisch und Fisch enthalten pro Gramm zwei- bis dreimal so viel Proteine wie Hülsenfrüchte. Um also 30 Gramm Proteine aufzunehmen, muss man nur circa 100 Gramm gares Hühnchenfleisch essen, aber 400 Gramm Dosenkichererbsen.

Anders als bei Erwachsenen empfehle ich für Kinder und Jugendliche auch eine Portion rotes Fleisch, eine Portion Geflügel und zwei oder drei Eier wöchentlich. Viele Kinder und Jugendliche essen keinen Fisch und sollten dies daher mit Hülsenfrüchten und Geflügel kompensieren (vorzugsweise bio). Auch eine Portion Käse pro Woche und etwas geriebener Parmesan auf den Nudeln oder dem Reis sind in Ordnung.

In der Tabelle in Anhang B ab Seite 367 finden Sie die je nach Alter empfohlenen Proteinmengen und Portionen. Denn eine zu niedrige Proteinzufuhr könnte zu einer Mangelernährung und einem verlangsamten Wachstum führen, während eine zu große Menge an Proteinen eine Reihe von anderen Problemen auslösen kann. Im Falle von adipösen Kindern mit einem Körperfettanteil von über 35 Prozent sollte man eine genauere Berechnung vornehmen, da Körperfettmasse nicht so viel Proteine benötigt wie Muskeln. In diesen Fällen rate ich dazu, die Empfehlungen zur Vorbeugung und Therapie von Typ-2-Diabetes bei Kindern zu beherzigen, die Sie in Kapitel 12 finden.

3. **Kohlenhydrate: Schränken Sie den Konsum von Nudeln, Brot, Pizza, Kartoffeln, Reis und Fruchtsäften ein.** Hochproteinhaltige Diäten sind meist gleichzeitig kalorienarm – vor allem bei Erwachsenen, die abnehmen wollen. Es wäre falsch und gefährlich, diesen Ansatz auch auf Kinder zu übertragen. Der Fehler, angespornt von einem schnellen Gewichtsverlust (fast) komplett auf Kohlenhydrate zu verzichten, kann zu einem großen Gesundheitsrisiko werden. Bei Erwachsenen geht dies mit einer kürzeren Lebensdauer und einem größeren Krankheitsrisiko einher. Daher wird davon auch bei Kindern abgeraten, selbst wenn – wie wir im nächsten Kapitel sehen werden – eine mäßige und dauerhafte Reduktion der über Stärke

und Zucker zugeführten Kohlenhydrate die ideale Strategie für die Prävention oder Behandlung von Adipositas sein kann. Zur gleichen Zeit sollte sich das Kind daran gewöhnen, mehr und nicht weniger zu essen, allerdings sollte dieses Mehr hauptsächlich aus Hülsenfrüchten und Gemüse bestehen, die Ballast- und Nährstoffe enthalten. Sie füllen den Magen und lassen unser Gehirn wissen, dass wir genug gegessen haben. An dieser Stelle möchte ich noch einmal unterstreichen, wie wichtig es ist, Bio-Produkte von vertrauenswürdigen Quellen zu beziehen. So vermeidet man, dass der Verzehr großer Mengen Gemüse, Obst oder Hülsenfrüchte durch eine mögliche Kontamination eine kumulative negative Wirkung auf den Körper hat.

Es ist zweifelsohne besser, mehr Gemüse und weniger Pizza, Nudeln, Brot und Kartoffeln zu essen. Allerdings, und darauf werde ich in Kapitel 12 noch eingehen, tun sich Kinder meist schwer damit, ihren Gemüseverzehr zu erhöhen und weniger stärkehaltige Lebensmittel zu essen. Daher schlage ich vor, täglich nur 50 bis 60 Gramm Kartoffeln, Reis, Brot etc. wegzulassen und durch zusätzliche 100 Gramm Karotten, Brokkoli, Bohnen, Kichererbsen, Blattsalat etc. zu ersetzen. Das ist eine noch akzeptable kleine Menge für Kinder und Jugendliche, die jedoch hinsichtlich der Nährstoffe und des Gewichts auf lange Sicht einen großen Unterschied macht und dabei helfen kann, Kinder und Jugendliche an eine gesündere Ernährungsweise zu gewöhnen.

Was die Mahlzeiten angeht, schien es uns beim Frühstück sinnvoll, Vollkornbrot oder Vollkornkekse zu empfehlen und nicht Müsli oder andere Frühstückscerealien, die einen höheren glykämischen Index haben. Vorsicht ist bei Vollkornprodukten allerdings geboten, wenn Ihr Kind Verdauungsprobleme bekommen sollte, da sie entzündungsfördernde oder sogar toxische Inhaltsstoffe aufweisen können. Zum Beispiel sollten viele Reissorten aufgrund ihres relativ hohen Arsengehalts gemieden werden. Andere Vollkornprodukte enthalten Proteine, die Entzündungen verstärken.

4. **Fette: Achten Sie auf Art und Menge.** Wie andere Nährstoffe dürfen auch Fette in einer gesunden Ernährung nicht fehlen, allerdings sollte man hier auf die Art und die Menge der Fette achten. Gesättigte Fettsäuren, gehärtete Fette und Transfette, wie sie in Desserts, Käse, Butter, Soßen, Snacks und Fertigpizzen etc. vorkommen, sollten auf ein Minimum reduziert und bei schwerer Adipositas noch stärker eingeschränkt werden. Kinder sollten stattdessen regelmäßig, allerdings ohne es zu übertreiben, Olivenöl extra vergine, Lachs, Sardinen, Walnüsse, Mandeln, Haselnüsse etc. essen.
5. **Wenig Salz und wenig Zucker.** Eine goldene Regel ist, das Kind an eine gesunde und vielfältige Ernährung zu gewöhnen, die zum Großteil aus natürlichen, biologischen Nahrungsmitteln besteht, denen nur wenig oder gar kein Speisesalz und Zucker zugefügt wurden. Denken wir daran, dass die Leber überschüssige Zucker in Fett umwandelt, das dann in der Leber selbst eingelagert oder an andere Depots transportiert wird, unter anderem zum Abdomen (viszerales Fett) und zu über den ganzen Körper verteilten Fettdepots unter der Haut (subkutanes Fett). Man sollte Süßigkeiten oder Eis allerdings nicht verteufeln: Hin und wieder etwas Süßes ist kein Problem, solange es im hier empfohlenen Rahmen verzehrt wird. Am gesündesten ist dunkle Schokolade oder Fruchteis.
6. **In einem Zeitrahmen von zwölf Stunden essen.** Bei Erwachsenen ist es bereits gut dokumentiert, dass sie ein geringeres Risiko für Übergewicht und Stoffwechselstörungen haben, wenn sie ihre Mahlzeiten täglich in einem Zeitrahmen von zwölf Stunden zu sich nehmen. Dieser positive Effekt hat etwas mit der Optimierung des Schlaf-Wach-Rhythmus zu tun, der dann seinerseits unseren Stoffwechsel optimiert. Wacht das Kind früh auf, kann das Frühstück so weit wie möglich vorgezogen werden, um die Nahrungsaufnahme

innerhalb eines 12-Stunden-Zeitfensters zu ermöglichen. Beendet das Kind sein Abendessen zum Beispiel um 19:00 Uhr und steht dann um 7 Uhr auf, sollte es gegen 7:00 Uhr frühstücken. Wenn dies für die Schule problematisch ist, sollte man früher zu Abend essen. Das ist besonders bei übergewichtigen oder zu Übergewicht neigenden Kindern wichtig. Ansonsten kann man den Zeitraum, indem man isst, auch auf 13 Stunden ausweiten.

Idealerweise, so die Ansicht meiner Fachkollegen auf dem Gebiet der Kinderernährung, isst man langsam und ohne dabei fernzusehen. Vor allem beim Abendessen – meist die einzige Mahlzeit, die die Familie zusammen einnimmt – sollten der Fernseher ausgeschaltet und die Handys aus dem Esszimmer verbannt worden sein. Idealerweise hat man sogar gemeinsam gekocht und isst nicht allzu spät zu Abend, zum Beispiel vor 19:30 Uhr. So kann die Verdauung bereits vor dem Schlafengehen beginnen. Schenkt man seinem Essen die nötige Aufmerksamkeit, stellt sich auch das Sättigungsgefühl leichter ein und man vermeidet, überflüssige Kalorien zu sich zu nehmen.

Allerdings bin ich der Meinung, dass man nicht allzu viele Regeln aufstellen sollte, die zu gegenteiligen Reaktionen führen können. Ich rate Ihnen also, diese Empfehlungen zwar zu berücksichtigen, aber sich zunächst auf das große Ganze zu konzentrieren. Wenn das Kind schlank ist, zwei Stunden täglich Tennis spielt, eine weitere Stunde zur Schule und zurück zu Fuß läuft und auch kaum am Computer spielt, ist es unproblematisch, wenn es sein Essen vor dem Fernseher hinunterschlingt. Für ein übergewichtiges Kind, das seine Zeit vorrangig sitzend verbringt, sollte man zwar effektive Strategien finden, aber ohne zu schnell zu viel zu wollen, da man ansonsten eine gegenteilige Wirkung riskiert (siehe dazu auch Kapitel 12 zu Adipositas und die in Kapitel 4 beschriebenen Strategien von Eltern).

7. **Kochen Sie einfache und traditionelle Gerichte.** Wie ich schon mehrmals betont habe, sollte man sich von einer eingeschränkten,

aber ausreichenden Vielfalt an Nahrungsmitteln ernähren, um alle notwendigen Nährstoffe zu sich zu nehmen. Das Beste ist es, sie über Gerichte zu bekommen, die üblicherweise auf den Tischen unserer Eltern, Großeltern und Urgroßeltern standen, und über Nahrungsmittel, die traditionell in der Umgebung angebaut werden. Auf diese Weise begrenzen wir auch den Konsum von Fast Food und industriell hergestellten Produkten. Zudem könnten uns diese Zutaten, die auch in der Küche der eigenen Vorfahren verwendet wurden, vor Darm- und/oder Autoimmunerkrankungen (Unverträglichkeiten, Allergien, Morbus Crohn, Colitis, Zöliakie etc.) schützen. Warum das so ist, konnte zwar noch nicht geklärt werden, es besteht jedoch ein Zusammenhang zwischen dem Verzehr von ungeeigneter Nahrung und stärkeren Entzündungsprozessen sowie Autoimmunerkrankungen.

8. **Lieber mehr essen als weniger.** Bewerten Sie neben der Menge auch die Nährstoffeigenschaften dessen, was Sie Ihrem Kind zu essen geben: Ein großer Teller Nudeln mit Soße bringt sehr viele Kalorien, aber wenig Nährstoffe (Proteine, Vitamine, Mineralstoffe, gute Fette) und ein nur kurzes Sättigungsgefühl mit sich. Durch die richtige Zusammenstellung des Essens (zum Beispiel als Mittagessen: 60 bis 50 Gramm Nudeln mit viel Gemüse und 1 bis 2 Esslöffel Olivenöl, oder als Abendessen 250 bis 200 Gramm Kichererbsen, Gemüse und Olivenöl) kann man dem Kind reichhaltigere und gesündere Gerichte anbieten, die aus nährstofflicher Perspektive vollwertig sind und dank der guten Nährstoffbalance (komplexe Kohlenhydrate, Proteine und Fette) auch für ein dauerhaftes Sättigungsgefühl sorgen.

   Eine große Menge an Ballaststoffen könnte vom Kind nicht gewollt und/oder vertragen werden. Aus diesem Grund empfiehlt es sich auch, ausreichend Wasser zu trinken.

9. **Keine dauerhafte, strikte Einschränkung von Kalorien.** Genauso wenig, wie ich es Erwachsenen empfehle, rate ich auch bei Kindern

und Jugendlichen von einer strengen Diät ab, die über einen längeren Zeitraum gehalten wird. Denn sie mag zwar bei Adipositas und Diabetes kurzfristig effektiv sein, doch sie hat auch negative Folgen und kann bei langfristiger Anwendung den Stoffwechsel verlangsamen und so eine Rückkehr zum ursprünglichen Übergewicht begünstigen – außerdem beeinträchtigt sie eventuell das Immunsystem.

10. **Kontrollieren Sie regelmäßig Körpergewicht und Bauchumfang.** Bei Erwachsenen besteht ein Zusammenhang zwischen einer ausladenden Taille und viel Bauchfett und dem vermehrten Auftreten von Diabetes, Bluthochdruck, hohen Cholesterinwerten und Herzerkrankungen. Genauso gibt es Zahlen, die bei Kindern und Jugendlichen zwischen dem fünften und 17. Lebensjahr eine Korrelation zwischen Bauchfett (ausgedrückt als Bauchumfang) und einem erhöhten Spiegel von Triglyzeriden, LDL-Cholesterin, HDL und Insulin belegen.[1] In Anhang A ab Seite 347 finden Sie Anleitungen, wie Sie das Gewicht und den Bauchumfang Ihres Kindes einfach messen und mit den Referenzwerten vergleichen können. Bei übergewichtigen und adipösen Kindern sollte beides jeden zweiten Tag gemessen werden.
11. **Ihr Kind sollte täglich mindestens eine Stunde Sport treiben und eine Stunde laufen.** Vermutlich denken sich viele Eltern jetzt, dass so viel Bewegung nicht jeden Tag möglich ist. Vielleicht, weil man bei sportlicher Betätigung nur an all die vielen Kurse, Vereine oder Trainings denkt, zu denen man seine Kinder dann begleiten müsste. Doch Sport ist vielfältig und genauso wie bei Erwachsenen gibt es auch bei Kindern nicht die eine ideale sportliche Aktivität für alle. Stattdessen sollte man eine Sportart finden, die dem Kind Spaß macht. Als ich mit 16 Jahren eine Highschool in Chicago besuchte, hatten wir jeden Tag eine Stunde PE (*Physical Education*), in der wir phasenweise unterschiedliche Sportarten betrieben: von Baseball und

Fußball bis hin zu Basketball und Gewichtheben. Das Angebot an unterschiedlichen Sportarten sollte meiner Meinung nach so breit gefächert wie möglich sein und auch Schwimmen, Mountainbiking, Tennis usw. umfassen, bis das Kind etwas findet, das ihm Spaß macht und das es dann wahrscheinlich auch viele Jahre lang ausüben wird. Ich habe zum Beispiel bis zu meinem 40. Lebensjahr Fußball gespielt und bin dann auf das Rennrad und das Mountainbike umgestiegen.

12. **Einteilung der Mahlzeiten.** Bei Kindern raten wir dazu, die tägliche Nahrungsaufnahme auf vier bis fünf Mahlzeiten aufzuteilen. Allerdings ist es wichtig, dabei die anderen oben genannten Regeln zu beachten und weitere Zwischenmahlzeiten und Snacks zu vermeiden. Wie in meinem Buch *Iss dich jung* beschrieben, entsprechen 30 zusätzliche Kalorien am Tag 900 zusätzlichen Kilokalorien im Monat, was im gesamten Jahr über ein Kilo mehr Körperfett bedeutet. Es gilt darüber hinaus auch, die bei den Mahlzeiten aufgenommenen Kalorien und manche Kohlenhydrate/Stärke, die eine Gewichtszunahme verursachen, zu reduzieren. In Anhang B ab Seite 362 finden Sie einen Ernährungsplan, der sich in die Hauptmahlzeiten (Frühstück, Mittag- und Abendessen) und zwei Zwischenmahlzeiten aufteilt. Sehen wir uns nun an, woraus diese Mahlzeiten bestehen sollten:

Frühstück: Um diese Mahlzeit gesünder zu gestalten, kann man den Anteil an pflanzlichen Proteinen und Ballaststoffen erhöhen und die gesättigten Fettsäuren reduzieren. Zum Frühstück können Naturjoghurt, Zwieback mit Marmelade oder Honig, Reispuffer, ein paar Scheiben Brot (normal oder Vollkorn) oder Ähnliches gereicht werden. Obst kann entweder zum Frühstück oder als Snack gegessen werden – wir ziehen Letzteres vor, auch im Sinne einiger beispielhafter Schulprojekte (»Wir snacken Obst«, siehe Kapitel 4). Bei den Getränken bleibt Kuhmilch eine mögliche Wahl, allerdings sollten

Sie sehr hochwertige Produkte verwenden, die nicht aus Massentierhaltung stammen. Als Abwechslung kommt Ziegenmilch oder ungesüßte Pflanzenmilch (aus Soja oder Hafer) infrage. Bei Kindern mit Magen-Darm-Beschwerden, die Probleme bei der Verdauung von Gluten, Laktose und womöglich auch von Nüssen, Soja, Tomaten, Gurken etc. haben, kann Sie ein Gastroenterologe dabei unterstützen, eine geeignete Ernährungsstrategie zu finden.

Vormittags- und Nachmittagssnack: Um nicht zur Erhöhung der Proteinzufuhr beizutragen, empfehlen wir Joghurt nicht als Snack, da er bei uns bereits eine Frühstücksoption ist. Natürlich kann Ihr Kind, wenn es keinen Joghurt und keine Kuh- oder Ziegenmilch zum Frühstück zu sich genommen hat, einen Joghurt als Zwischenmahlzeit am Nachmittag essen. Joghurt lässt sich schnell und unkompliziert vorbereiten und mitnehmen, da in der Schule frische und gesunde Snacks nicht immer erhältlich sind. Ein Nussriegel, ein Trinkjoghurt oder eine Nuss-Trockenobst-Mischung sind weitere empfehlenswerte Snacks. Ältere Kinder, die ihren Nachmittagssnack außerhalb der Schule einnehmen, haben mehrere Alternativen zu Fast Food, zum Beispiel frisch gepresste Säfte oder Smoothies, die man auch zu Hause zubereiten kann.

Mittagessen: Unter den Rezepten in Anhang B finden Sie verschiedene vollwertige Mahlzeiten, in denen Getreideprodukte mit Gemüse, Fleisch, Hülsenfrüchten, Fisch, Eiern oder Käse kombiniert werden. Diese Gerichte sind vor allem für Kinder sinnvoll, die nicht viel Appetit haben und nicht gerne essen. Gleichzeitig kann man bei einer vollwertigen Mahlzeit eine großzügige Portion mit geringem Stärkeanteil (Nudeln oder Reis) und einem großen Anteil an Hülsenfrüchten und/oder Gemüse kochen – vor allem bei übergewichtigen oder zu Übergewicht neigenden Kindern eine sinnvolle Strategie.

Abendessen: Mehr als die Hälfte der Kinder, deren Eltern unseren Fragebogen ausgefüllt haben, essen mindestens dreimal pro

Woche außer Haus, vor allem mittags. Das Abendessen ist also die Mahlzeit, bei der die Eltern eine größere Kontrolle über die Ernährung in der Familie haben. Eine gute Strategie zur Ergänzung und zum Ausgleichen dessen, was die Kinder außer Haus zu sich nehmen, besteht darin, sie zu fragen, was sie mittags gegessen haben (vielleicht bittet man sie sogar darum, ihr Essen und Trinken zu fotografieren), um dann mithilfe der in Anhang B aufgeführten Tabellen zur idealen Verzehrfrequenz eine mögliche Unter- oder Überversorgung in der betreffenden Woche zu ermitteln.

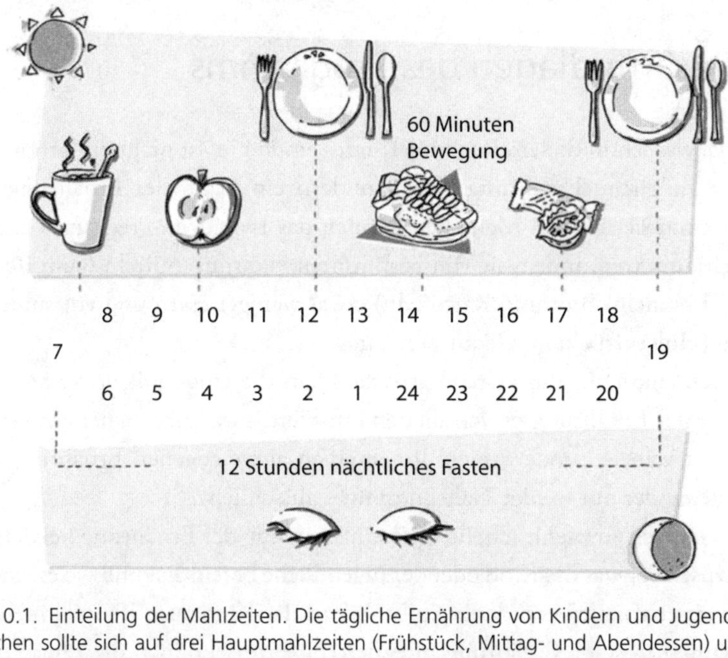

10.1. Einteilung der Mahlzeiten. Die tägliche Ernährung von Kindern und Jugendlichen sollte sich auf drei Hauptmahlzeiten (Frühstück, Mittag- und Abendessen) und ein, zwei Snacks (vormittags und nachmittags) aufteilen und sich nach den Empfehlungen im Text richten. Weitere Ernährungspläne und Rezepte finden Sie in Anhang B. Neben der Organisation der Mahlzeiten ist es auch wichtig, eine nächtliche Fastenzeit von circa elf bis zwölf Stunden einzuhalten und täglich für mindestens 120 Minuten Sport/Bewegung zu sorgen (idealerweise 60 Minuten Sport und 60 Minuten Laufen, Radfahren, Spiel etc.).

Zusammenfassung: Zu den Hauptmahlzeiten sollten die Gerichte so vielfältig wie möglich sein und am besten sollte man sich auf das besinnen, was schon unsere Groß- und Urgroßeltern gegessen haben. Wenn man beachtet, welche Nahrungsmittel jeweils gerade Saison haben, ist es einfacher, unterschiedliche Gerichte zuzubereiten, die reich an Mikronährstoffen (Vitamine und Mineralstoffe) und Ballaststoffen sind. Zu diesem Zweck finden Sie in Anhang B ab Seite 362 eine Auswahl saisonaler Rezepte, die Kinder gerne essen und die für Eltern leicht zuzubereiten sind (Frühling/Sommer und Herbst/Winter).

Die Grundlagen des Programms

Das, was ich in diesem Buch für Kinder empfehle, ist nicht einfach nur eine mögliche Ernährungsweise, sondern ein optimales Ernährungssystem. Die meisten Menschen können das Longevità-Programm einfach umsetzen, indem sie von bestimmten Nahrungsmitteln (zum Beispiel Nudeln, Brot und Kartoffeln) etwas weniger essen und von anderen (Hülsenfrüchten, Gemüse) mehr.

Ich empfehle also keine drastische Diät, die eine radikale Veränderung der Ernährungsgewohnheiten erfordert – was zum Scheitern verurteilt wäre –, sondern biete Ihnen einen ausgewogenen Ernährungsplan an, der nur wenige Nahrungsmittel ausschließt.

Generell empfehle ich, für eine Optimierung der Ernährung bei dem anzusetzen, was das Kind oder der Jugendliche bereits isst und wo es eine Bereitschaft zur Veränderung gibt. Wenn das Kind zum Beispiel mehr Gemüse in seine Ernährung integrieren möchte, können die Eltern es einige Sorten probieren lassen und dann die auswählen, die ihm am besten schmecken. Gleichzeitig sollten Sie den Verzehr von Brot, Kartoffeln etc. reduzieren, wenn das Kind oder der Jugendliche übergewichtig ist. In Kapitel 4 finden Sie dazu einen Abschnitt mit den besten Strategien.

Die soeben dargelegten Richtlinien stützen sich auf die fünf Säulen der Langlebigkeit, die ich in meinem Buch *Iss dich jung* vorgestellt habe. Diese einfachen Entscheidungen in der täglichen Ernährung können gravierenden Gesundheitsproblemen vorbeugen und sie lösen. Im letzten Teil dieses Kapitels werde ich nun die Säulen der Langlebigkeit eine nach der anderen aufgreifen, um zu verdeutlichen, warum ich die oben beschriebenen Empfehlungen ausspreche.

1. Säule – Grundlagenforschung: Mangelernährung, Proteine und Fette

Dass die Art und Weise, wie wir uns ernähren, unseren Gesundheitszustand bereits in den ersten Lebensphasen und ein Leben lang beeinflusst, lässt sich schon bei Labortieren wie Affen oder Mäusen belegen: Aus verschiedenen Studien ging hervor, wie sich die unterschiedliche Zusammensetzung der Nahrung – beginnend mit der Ernährung der schwangeren Mutter – auf das Wachstum, die Krankheitsdisposition im Erwachsenenalter und die Lebenserwartung auswirkt.

Mangelernährung in Versuchsmodellen. In Kapitel 7 zur Ernährung in der Schwangerschaft haben wir gesehen, dass eine Kalorienreduktion in dieser Zeit das Wachstum des Fötus beeinträchtigt, was laut der Barker-Theorie in der Jugend und im Erwachsenenalter zu Gesundheitsschäden (Herz-Kreislauf-Erkrankungen, Adipositas und Diabetes) führen kann.[2] Als Versuchstiere dienten hierzu Mäuse, die vor und nach der Geburt unterschiedlich ernährt wurden. Für den Versuch wurden die Mäuse in zwei Gruppen aufgeteilt: In der ersten Gruppe gebaren die Mäuse, die einer Kaloriendiät unterzogen wurden, unterernährte Mäuse, und in der zweiten Gruppe gebaren normal ernährte Mäuse Nachwuchs mit Normalgewicht. Im Anschluss wurden die neugeborenen Mäuse für das Säugen ausgetauscht: die unterernährten Mäusekinder wurden von den normal ernährten Müttern gesäugt, die normalgewichtigen Mäusekinder von den mangelernährten Müttern. Das Resultat war, dass die zuvor unterernährten jungen Mäuse zwar schnell an Gewicht aufholten, nachdem sie von den normal ernährten Müttern gesäugt wurden, allerdings starben sie früher. Wohingegen die Mäuse, deren Mütter sich während der Tragzeit normal ernährt hatten und die dann von mangelernährten Müttern gesäugt wurden, sich als überdurchschnittlich langlebig erwiesen.

Nachdem man alle Mäuse mit einer hochkalorischen und fettreichen Beikost entwöhnt hatte, hatten die Tiere, die vor der Geburt unterernährt waren, eine um 9 Prozent verringerte Lebenserwartung. Die Mäuse hingegen, die nur während des Säugens mangelernährt wurden, schienen nicht nur durch diese hochkalorische Diät geschützt, sondern wiesen auch eine um 57 Prozent gestiegene Lebenserwartung auf. Die Mäuse der Gruppe, die sowohl vor der Geburt als auch nach der Säugee phase normal ernährt wurden, hatten allerdings – als man sie einer hochkalorischen Ernährungsweise unterzog – eine um 7 Prozent verringerte Lebenserwartung.[3]

Aus diesen Studien geht zum einen hervor, wie wichtig es ist, dass die Mutter gut ernährt, aber nicht überversorgt ist. Zum anderen zeigen sie, wie ungesund ein Zuviel an Kalorien und vor allem an Proteinen und Zuckern während des Wachstums sein kann und welche Auswirkungen es auf die Länge und die Qualität des gesamten Lebens haben kann.

Aminosäuren und Langlebigkeit. In meinem ersten Buch habe ich dargelegt, dass Proteine und Aminosäuren den Alterungsprozess bei den meisten Organismen erheblich beschleunigen – etwa bei Fliegen und Mäusen. Wir wissen inzwischen auch, dass bei Mäusen das Wachstumshormon IGF-1 sowie TOR/S6K, die beide durch die Aufnahme von Proteinen aktiviert werden, die Hauptfaktoren für das Altern und die damit verknüpften Krankheiten sind.[4] Durch andere Studien zur Ernährung stellte sich heraus, dass eine verringerte Aufnahme der Aminosäuren Methionin und Cystein das Leben verlängert.[5,6,7] Bei einem Versuch, bei dem jungen Mäusen ab der sechsten Lebenswoche über die Nahrung ein reduzierter Methioningehalt zugeführt wurde, konnte man im Vergleich zu den normal ernährten Mäusen einen Anstieg der durchschnittlichen Lebenserwartung beobachten.[8] Zudem wiesen die Mäuse, die weniger Methionin bekamen, ein geringeres Körpergewicht, niedrigere IGF-1-Werte und einen niedrigeren Blutzucker- und Insulinspiegel auf und entwickelten weniger altersbedingte Krankheiten wie den Grauen Star. Außerdem waren diese Tiere resistenter gegenüber oxidativem Stress. In der menschlichen Nahrung finden sich Methionin und Cystein/Cystin in großen Mengen in rotem und weißem Fleisch. In der folgenden Übersicht wird der durchschnittliche Gehalt dieser Aminosäuren in jeweils 100 Gramm eines Nahrungsmittels angegeben.[9]

Nahrungsmittel	Proteingehalt %	Methionin (mg/100 mg essbarer Teil)	Cystin* (mg/100 mg essbarer Teil)
Rind	20,5 %	588	223
Schwein	21,3 %	591	292
Linsen	22,7 %	193	215
Eier	12,4 %	437	323
Ricotta	8,8 %	203	182
Kichererbsen	20,9 %	226	247

(*entstanden durch die oxidative Reaktion zweier Cysteinmoleküle)

10.2. Durchschnittlicher Gehalt an Proteinen, Methionin und Cystin pro 100 g des Nahrungsmittels, Quelle: *Consiglio per la Ricerca in Agricoltura e l'Analisi dell'Economia Agraria.*[9]

Wir sollten das Ganze jedoch nicht zu sehr vereinfachen, denn es bringt sowohl Vor- als auch Nachteile mit sich, ein bestimmtes Lebensmittel zu verteufeln. Bei Proteinen konnten wir feststellen, dass eine hohe Zufuhr den IGF-1-Spiegel erhöht, was mit einer kürzeren Lebensdauer und einem erhöhten Krebsrisiko in Verbindung gebracht wird. Eine zu geringe Proteinzufuhr kann jedoch den Körper schwächen, vor allem Senioren und wahrscheinlich auch Kinder. In einer Studie zur Langlebigkeit von Mäusen, die wir momentan am IFOM (*Institut für Molekulare Onkologie*) in Mailand durchführen, ist uns ein ähnliches Problem bei Methionin aufgefallen: Die Mäuse, die zu niedrige Dosen Methionin erhielten, verloren an Gewicht und entwickelten verschiedenste Gesundheitsprobleme. Also gilt auch weiterhin die Regel, dass für eine optimale Ernährung alle Säulen zu berücksichtigen sind.

Ernährt man ein Kind mit wenig Proteinen und wenig Methionin, kann sich das positiv auf seine Gesundheit und seine Lebenserwartung auswirken, es kann aber auch negative Folgen haben. Daher empfehle ich zwar, das Kind mit der geeigneten und in diesem Buch vorgegebenen Menge an Proteinen aus Fleisch, Fisch und Hülsenfrüchten zu versorgen, also: ab dem vierten Lebensjahr täglich 0,9 Gramm Proteine pro Kilogramm Körpergewicht (zum Beispiel täglich 27 Gramm Proteine für ein 30 Kilo schweres Kind). Außerdem sollte man versuchen, abwechselnd Hülsenfrüchte, Eier, Milch, Fisch und zweimal pro Woche weißes und/ oder rotes Fleisch auf den Tisch zu bringen.

Fette und Gesundheit in Versuchsmodellen. Die Auswirkung von Fetten auf die Gesundheit und die Körperzusammensetzung untersuchte man an jungen Affen.[10] Wurden sie ihr gesamtes Leben lang mit ausreichend viel Kalorien, aber gleichzeitig mit vielen Transfetten ernährt, führte das zu einer Gewichtszunahme, der Vermehrung des viszeralen und abdominellen Fettes (durch CT-Scan ermittelt) und einer Veränderung des Kohlenhydratstoffwechsels, die einen Anstieg des Insulin- und Blutzuckerspiegels bewirkte und daher der Diabetes den Weg ebnete. Die gleiche Wirkung zeigt sich bei Mäusen, denen man regelmäßig eine größere Dosis gesättigter Fettsäuren (Butter etc.) gegeben hatte. Andere Untersuchungen an Mäusen zeigten, dass die übermäßige Aufnahme von Transfettsäuren durch trächtige Mäuse über die Plazenta zu einer Weiterleitung dieser Fette an den Fötus führte, was beim Nachwuchs langfristig zu Veränderungen des Stoffwechsels und des Appetits führte.[11]

2. Säule – Epidemiologie: Was uns groß angelegte Studien verraten

Die meisten Populationsstudien zu Erwachsenen zeigen, dass es einen Zusammenhang zwischen einer proteinarmen Ernährung, die aus Gemüse, Hülsenfrüchten, Fisch, Olivenöl, Nüssen und keinem oder nur wenig Fleisch besteht, und dem verminderten Auftreten von Krankheiten sowie einem langen, gesunden Leben gibt. Diese epidemiologischen Studien unterstreichen ebenfalls die bedeutende Rolle, die Ernährung bei der Prävention von Krankheiten spielt.

Zum Beispiel verzeichnen sowohl Entwicklungsländer als auch industrialisierte Länder eine höhere Infektionsrate. Im ersten Fall hängt das mit der Mangelernährung und den schlechten hygienischen Zuständen zusammen, im zweiten Fall mit der Überernährung der Gesellschaft. Dieser Effekt wird mithilfe einer »U-Kurve« beschrieben, an deren Extremen – die beiden Ernährungszustände Mangelernährung und Adipositas – man eine Beeinträchtigung der Infektionsantwort beobachtet. Infektionen können also sowohl auf eine mangelhafte Ernährung als auch auf eine Überernährung zurückzuführen sein, und es ist kein Zufall, dass im Laufe der COVID-19-Pandemie durch das Virus SARS-Cov-2 bei adipösen Menschen eine höhere Rate an Infektionen, schweren Verläufen, stationären Behandlungen und Todesfällen verzeichnet wurde als beim nicht adipösen Teil der Bevölkerung. Tatsächlich wissen wir, dass ein niedriger Leptinspiegel – Leptin ist ein das Sättigungsgefühl regulierendes Hormon – auch auf Immunzellen wie Leukozyten einwirkt und so ungünstige Infektionsantworten auslöst. Allerdings ist noch nicht geklärt, welche Rolle Adipositas bei bakteriellen Infektionen genau spielt.[12] Zum Beispiel beobachteten manche Studien, dass es bei adipösen Patienten häufiger zu postoperativen Atemwegs- und Hautinfektionen kam als bei Normalgewichtigen, andere Untersuchungen schreiben Patienten mit Adipositas wiederum eine niedrigere Mortalitätsrate zu. Bei erwachsenen Patienten stellte man fest, dass eine schnelle Gewichtszunahme (+18 Kilogramm in sechs Jahren) zu einem doppelt so hohen Risiko für eine Lungenentzündung führt.[13] Dass Adipositas einen Einfluss auf die Immunabwehr und die Antwort des Körpers auf Infektionen hat, geht auch aus verschiedenen Populationsstudien hervor. Eine deutsche Studie mit 3960 adipösen Achtjährigen stellte eine fünfmal so hohe Inzidenz von Bronchitis und einen vermehrten Antibiotikagebrauch fest.[14]

Eine US-amerikanische Studie zu Kindern und Jugendlichen zwischen zwei und 20 Jahren dokumentierte eine gestiegene Inzidenz von Harnwegsinfektionen bei adipösen Mädchen, allerdings nicht bei den Jungen.[15] Andere Forschungsergebnisse stützen die These einer Korrelation zwischen Körpergewicht und Karies bei Schulkindern – wahrscheinlich weil Übergewicht zu einer vermehrten Präsenz von proentzündlichen Faktoren wie TNF-alpha im Zahnfleisch führt, was Entzündungen und Infektionen im Mund begünstigt.[16]

Was das psycho-physische Wohlbefinden betrifft, wurde die Verbindung zwischen psychischen Problemen und Übergewicht untersucht. Nach einer Metaanalyse zeichnete sich recht deutlich ab, dass adipöse Jugendliche im Vergleich zu normalgewichtigen Altersgenossen ein höheres Risiko aufweisen, an einer Depression zu erkranken.[17] Das deckt sich mit den Zahlen einiger Untersuchungen, aus denen hervorgeht, dass übergewichtige oder adipöse Kinder im Vergleich zu normalgewichtigen Schulkameraden an mehr Tagen in der Schule fehlen (jeweils 36 und 37 Prozent).[18]

Wie wir bereits in den ersten Kapiteln sehen konnten, erhöhen sowohl Adipositas als auch Übergewicht im Kindesalter das Risiko, kurz- oder langfristig auch unter anderen Krankheiten oder gesundheitlichen Problemen zu leiden. Eine kürzlich veröffentlichte Studie, die von 1994 bis 2013 fast 370 000 Teilnehmer zwischen zwei und 15 Jahren untersucht hat, konnte ermitteln, dass das Risiko für Typ-2-Diabetes bei adipösen Kindern und Jugendlichen viermal so hoch ist wie bei normalgewichtigen Altersgenossen.[19,20]

Auch im Sitzen ausgeführte Gewohnheiten wie Fernsehen und Videospielen hängen mit Adipositas zusammen: Eine US-amerikanische Studie mit über 14 000 Kindergarten- und Grundschulkindern zeigte auf, dass unter den Kindern, die mehr als eine Stunde pro Tag fernsahen, das Risiko für Übergewicht um 43 und das für Adipositas um 47 Prozent höher war als bei Kindern, die weniger als eine Stunde pro Tag vor dem Fernseher verbrachten.[21] Die Säule der Epidemiologie zeigt also eindeutig, dass Übergewicht, und vor allem Adipositas, das Kind nicht nur im Erwachsenenalter anfälliger für Krankheiten macht, sondern auch die Wahrscheinlichkeit erhöht, bereits im Kindesalter Infektionskrankheiten zu entwickeln.

3. Säule – Klinische Studien: Die durchgeführten Untersuchungen

Am effektivsten untersucht man die Wirkung eines Nahrungsmittels oder einer Ernährungsweise auf Krankheiten durch direkte Experimente in randomisierten klinischen Studien, bei denen die Teilnehmer entweder einer Gruppe zugeteilt werden, die eine Kontrollnahrung erhält (eine Nahrung ohne bzw. mit bekannten gesundheitlichen Auswirkungen), oder einer Gruppe, die eine experimentelle Nahrung erhält (von der man sich eine positive gesundheitliche Wirkung verspricht).

Die Rolle der Proteine beim Wachstum und für das Adipositasrisiko. Die Ernährungspyramide, die viele von uns kennen, basiert auf einem Modell, das die Art und die Menge der täglich zu verzehrenden Nahrungsmittel definiert, mit dem Ziel, dass der Mensch bei guter Gesundheit bleibt. Im Grunde basiert die Ernährungspyramide auf der Mittelmeerkost und empfiehlt eine omnivore Ernährung mit vielen Getreideprodukten, Obst und Gemüse sowie dem reduzierten Verzehr von Fleisch, Milch und Milchprodukten (tierischen Proteinen). Epidemiologische Studien zeigen jedoch, dass das in den westlichen Industrienationen vorherrschende Ernährungsmodell in den letzten 50 Jahren durch einen hohen Verzehr von Fleisch, Käse, einfachen Zuckern und gesättigten Fettsäuren gekennzeichnet ist, was mit Mittelmeerkost nicht viel zu tun hat.

In meinem ersten Buch habe ich erklärt, dass die Mittelmeerkost eigentlich nur begrenzt gegen Krankheiten und Alterungsprozesse wirkt. Stattdessen empfehle ich eine abgewandelte Form der Mittelmeerkost, die auf den fünf Säulen der Langlebigkeit basiert und potenziell sehr viel wirksamer gegen Krankheiten und Alterungsprozesse ist, auch wenn sie noch nicht so gut untersucht ist wie Erstere. Die Ernährungsweise, die andere Ernährungsexperten und ich in diesem Buch für Kinder vorschlagen, ähnelt dagegen der traditionellen Mittelmeerkost, da sie Fleisch, Käse, Eier etc. integriert, wenn auch in begrenzten Mengen.

Zahlreiche Studien untersuchten die Entwicklung und das Wachstum von Kindern im Hinblick auf die Mengen und Arten der zugeführten Proteine. Auch wenn wir ständig hören, wie notwendig Proteine und proteinreiche Nahrungsmittel sind, deuten die Fakten eher darauf hin, dass eine hohe Proteinzufuhr, die bei Erwachsenen Krankheiten auslösen und Alterungsprozesse beschleunigen kann, sich auch bei Kindern negativ auswirkt. So wird die vorzeitige Einführung von Nahrungsmitteln, die viele tierische Proteine enthalten, in der frühen Kindheit mit einer Störung des Stoffwechsels und des Hormonhaushalts in Verbindung gebracht, die zu einer höheren Inzidenz von kindlicher Adipositas führen kann. Diese Theorie (*Early Protein Theory*) basiert auf Untersuchungen, die belegen, dass Kinder, die in den ersten zwei Lebensjahren mit proteinreicher Ersatzmilch ernährt wurden, im Schulalter mehr wogen als Kinder, die eine Ersatzmilch mit geringem Proteingehalt bekommen hatten.[22,23]

Eine jüngere, multizentrische Studie untersuchte insgesamt 1090 gesunde Kinder in verschiedenen Ländern Europas, die als Babys entweder eine Ersatzmilch mit einem Proteingehalt an der Obergrenze (1,6 g/dl

Proteine in der Anfangsmilch und 3,2 g/dl in der Folgemilch) oder an der Untergrenze (1,25 g/dl Proteine in der Anfangsmilch und 2,05 g/dl in der Folgemilch) bekommen haben. Über einen Zeitraum von sechs Jahren begleitete man diese Kinder und maß bei ihnen regelmäßig die Wachstumsparameter (Größe, Gewicht, BMI) sowie ihre Körperfettmasse. Im zweiten und sechsten Lebensjahr wiesen die mit proteinreicher Ersatzmilch ernährten Kinder einen höheren Körperfettanteil auf, woraus die Forscher schlussfolgerten, dass eine Ersatzmilch mit niedrigerem Proteingehalt für ein ausgewogeneres Körperwachstum besser ist.[24] Eine andere groß angelegte klinische Studie mit 1680 Kindern zeigte, dass Kinder, die zunächst eine Ersatzmilch mit reduziertem Proteingehalt (7,1 statt den üblichen 11,7 Prozent, was der Muttermilch nahekommt) und anschließend eine ebenfalls in ihrem Proteingehalt reduzierte Folgemilch (von 17,6 auf 8,8 Prozent) bekamen, im Alter von zwei Jahren zwar ungefähr genauso groß waren wie die Kinder, die eine Ersatzmilch mit hohem Proteingehalt erhalten hatten. Sie wogen allerdings weniger.[25,26] Vier Jahre später verzeichnete eine zweite Auswertung ähnliche Wachstumsparameter in der Gruppe, die Ersatzmilch mit niedrigem Proteingehalt und Muttermilch bekommen hatte, wohingegen die Kinder, die mit einer Milch mit vielen Proteinen ernährt wurden, tendenziell mehr wogen und ein 2,4-mal so hohes Adipositasrisiko aufwiesen.[27]

Eine weitere Untersuchung mit 3564 Kindern, die vom 13. Lebensmonat bis zu ihrem neunten Lebensjahr begleitet wurden, stellte bei ihnen Unterschiede im Wachstum fest – abhängig von der Art der Ernährung, die sie ab dem ersten Lebensjahr erhalten hatten (täglich zugeführte Proteinmenge, tierische oder pflanzliche Quellen, Aminosäurezusammensetzung der Proteine).[28] Die Forschungsdaten wurden durch spezielle Fragebogen zusammengetragen, außerdem wurden die Kinder im Laufe der Studie insgesamt achtmal besucht. Im Alter von neun Jahren waren die Kinder, die im Schnitt eine tägliche Proteinmenge von mindestens 10 Gramm über der empfohlenen Höchstgrenze zu sich genommen hatten, nur circa 0,2 Zentimeter größer und wogen dabei 0,4 Kilogramm mehr als ihre Altersgenossen. Diese Korrelation wurde besonders deutlich, wenn die Proteine tierischen Ursprungs waren. Aus Studien zu älteren Kindern (sieben bis elf Jahre) ging hervor, dass eine Ernährung ohne rotes Fleisch im Vergleich zu einer Kost, die andere Fleischsorten, Fisch und Hülsenfrüchte integriert, keinerlei Nachteile bezüglich der Wachstumsparameter mit sich bringt. Allerdings führen restriktivere Ernährungsweisen, wie die vegane oder makrobiotische, oft zu einem Mangel an Vitamin B_{12}, Kalzium und Eisen, wenn sie nicht mithilfe eines Ernährungsexperten gut genug geplant wurden.[29,30,31] Weitere jüngere Studien mit 2986 Teilnehmern zwischen 19 und 72 Jahren konnten belegen, dass die Art der verzehrten Proteine (pflanzlich/tierisch) einen Einfluss auf die Knochenmineraldichte, Muskelmasse und Muskelkraft hat.[32] Bezüglich der Knochendichte, die mithilfe der Dual-Röntgen-Absorptiometrie ermittelt wurde, ließ sich zwischen den Teilnehmern, die je nach Ernährungsgewohnheit in Untergruppen eingeteilt wurden (rotes Fleisch/Fisch/Fast Food/Hühnerfleisch/Magerkäse/Hülsenfrüchte), kein Unterschied feststellen. Allerdings fand man heraus, dass für Muskelmasse und Muskelkraft die Menge der verzehrten Proteine entscheidender war als ihre Art. Insbesondere bei Studienteilnehmern, die täglich weniger Proteine zu sich nahmen, verzeichnete man niedrigere Werte bei Körpermuskelmasse und Muskelkraft als bei Teilnehmern mit höherer Proteinzufuhr (bemessen am Quadrizeps). Die Muskelmasse und Muskelkraft der vegetarischen Gruppe war vergleichbar mit den Werten der Fleischesser, allerdings nur dann, wenn sie eine adäquate Menge an Proteinen zu sich nahmen.

Das bedeutet, dass eine höhere Zufuhr von Proteinen – vor allem wenn sie tierischen Ursprungs sind (Fleisch, Milch) – zu einem höheren Gewicht führt, was minimale Auswirkungen auf das Wachstum des Kindes, aber negative Folgen für eine Reihe von Körpersystemen hat. Stattdessen ist es wichtig, geeignete Mengen an Proteinen zu essen, und das aus unterschiedlichen Quellen. Betrachtet man den geringen Einfluss einer Proteinüberversorgung auf das Wachstum (nur zusätzliche 2 Millimeter in Körpergröße) und die Auswirkungen auf das Körpergewicht, bekräftige ich – auch mit Blick auf die klinischen Studien – meine Empfehlung, Ihr Kind mit den hier als ideal angegebenen Proteinmengen zu versorgen und bezüglich der Quellen vielfältig zu bleiben (Fisch, Hülsenfrüchte, Eier, Milch und Ziegenjoghurt, weißes und rotes Fleisch einmal pro Woche, vorzugsweise alles aus ökologischer Erzeugung).

Einfache Zucker und das Adipositas- und Diabetesrisiko. In den letzten Jahrzehnten, nach einem weltweit starken Anstieg der Fälle von Übergewicht, Adipositas und Diabetes, wurden fettreiche Nahrungsmittel, die für die Verursacher der »Wohlstandsepidemie« gehalten werden, verteufelt und folglich weniger gegessen. Dafür wurden mehr Kohlenhydrate und Zucker (Brot, Pizza, Nudeln, Süßes, Kartoffeln, süße und salzige Snacks, süße und kohlensäurehaltige Getränke) konsumiert. Wie wir in den ersten Kapiteln dieses Buches sehen konnten, steigt die Adipositas- und Diabetesrate in allen wohlhabenden Ländern (aber auch in Schwellenländern) weiterhin rapide an.[33,34]

Doch was sind das eigentlich genau für Zucker? Zu einfachen Zuckern oder Kohlenhydraten zählen Monosaccharide und Disaccharide (Glukose, Fruktose, Saccharose), die Lebensmitteln und Getränken während des Herstellungsprozesses zugesetzt oder von Kartoffeln und Brot freigesetzt und vom Körper zügig absorbiert werden. Das hat einen raschen Anstieg des Blutzuckers, begleitet von einer genauso raschen Erhöhung des Insulinspiegels zur Folge. Dieser Anstieg von Zuckern und Insulin im Blut regt das Hungergefühl an und führt im Laufe des Tages zu einer übermäßigen Aufnahme von Nahrung (das heißt Kalorien), was die Einlagerung von abdominellem Fett und Stoffwechselstörungen (Insulinresistenz, metabolisches Syndrom, Diabetes etc.) begünstigt. All das wurde in zahlreichen wissenschaftlichen Studien untersucht und bestätigt.[35,36]

Hauptangeklagte sind gezuckerte Getränke (Softdrinks, Getränke auf Reis- oder Mandelbasis mit zugesetztem Zucker, gesüßte Smoothies, industriell hergestellter Orangensaft und Fruchtsäfte), die sogar schon von sehr kleinen Kindern täglich getrunken werden – zum Beispiel zwischendurch oder statt Wasser zu einer Hauptmahlzeit. Ihr Konsum hat sich im Vergleich zu vor 50 Jahren verfünffacht.[37] Die aus diesen mit Zucker zugesetzten Lebensmitteln und Getränken stammenden Kalorien werden als »leere Kalorien« bezeichnet, da sie den Körper mit wenig Nährstoffen versorgen und zu einem Anstieg der oben aufgelisteten gesundheitlichen Probleme beitragen. In einer Untersuchung von US-amerikanischen Kindern summierte sich der Anteil an »leeren« Kalorien aus zugesetzten Zuckern und gesättigten Fettsäuren auf 40 Prozent der täglichen Kalorienzufuhr – das liegt weit über der empfohlenen Höchstgrenze von 20 Prozent.[38]

Über 20 Studien mit Tausenden von Kindern und zehn Studien zu Tausenden von Erwachsenen bestätigen die direkte Korrelation zwischen dem Konsum von Softdrinks und Adipositas.[39] Softdrinks verursachen nicht nur täglich eine um 10 Prozent höhere Kalorienaufnahme, sie werden auch bei Kindern, die große Mengen gezuckerter Getränke (1 bis 2 pro Tag) trinken, mit einem höheren Risiko für Adipositas (+ 60 Prozent) und Typ-2-Diabetes (+ 26 Prozent) in Zusammenhang gebracht. Bei einem Vergleich zwischen den Folgen des täglichen Konsums von einem Liter Cola ohne Zucker (aber mit dem Süßstoff Aspartam) und dem gleichen Konsum von Milch oder Wasser stellte man nur bei der Cola eine Fettzunahme in Leber, Abdomen und in den Muskeln sowie einen Anstieg der Triglyzeride im Blut fest – ein signifikantes Risiko für ein metabolisches Syndrom und eine Fettleber, was wahrscheinlich auf den Saccharose-Gehalt der Cola zurückzuführen ist.

Bei den Zuckern wird vor allem Fruktose als Bösewicht deklariert. Dieser Zucker kommt natürlicherweise in bestimmten Obstsorten vor und ist häufig industriell verarbeiteten Lebensmitteln beigefügt. Eine jüngere italienisch-britische Studie konnte durch die Untersuchung von 271 adipösen Kindern mit nichtalkoholischer Fettlebererkrankung (NAFLD, *Nonalcoholic Fatty Liver Disease*) einen Zusammenhang zwischen über die Nahrung aufgenommener Fruktose und einem Leberschaden nachweisen. 90 Prozent der Kinder konsumierten einmal oder mehrere Male pro Woche Snacks wie Kekse, Cracker, Pizzaschnitten etc. und 95 Prozent der Kinder täglich. Die höhere Fruktoseaufnahme stand in direktem Zusammenhang mit einer fortgeschrittenen Leberentzündung, der sogenannten nichtalkoholischen Steatohepatitis (NASH, *Nonalcoholic steatohepatitis*), die durch eine Leberbiopsie und einen erhöhten Harnsäurespiegel (proentzündliche Substanz, die aus Fruktose gebildet wird) nachweisbar ist.[40]

Wie wir bereits sehen konnten, nehmen italienische Kinder im Vergleich zu amerikanischen weniger einfache Zucker zu sich (Snacks, Softdrinks etc.). Sie essen jedoch große Mengen an Stärke, die leicht in Zucker umgewandelt wird (Nudeln, Brot, Kartoffeln, Reis etc.). Es überrascht daher nicht, dass amerikanische und italienische Kinder ähnlich häufig an Übergewicht und Adipositas leiden, obwohl die aufgenommenen Mengen an Stärke und Zuckern unterschiedlich sind. Aus vielen Studien geht hervor, dass der Konsum von Milch und Milchprodukten zu einem geringeren Verzehr hochkalorischer Nahrung und einer niedrigeren Adipositasprävalenz führt. So konnte eine Metaanalyse von wissenschaftlichen Studien zu 46 011 Kindern und Jugendlichen, die mindestens drei Jahre lang beobachtet wurden, ein um 38 Prozent gesunkenes Übergewichts- und Adipositasrisiko bei Kindern feststellen, die mehr Milchprodukte aßen (mehr als zwei Portionen täglich).[41] Eine andere Auswertung von 95 Studien mit 203 269 Kindern ergab, dass nur neun Studien eine positive Korrelation zwischen verzehrten Milchprodukten und einem Anstieg des Körperfetts nachweisen konnten.[42]

Die amerikanischen und europäischen Richtlinien empfehlen für die Ernährung von Kindern deshalb einstimmig, täglich zwei Portionen Milchprodukte zu sich zu nehmen.[43]

Auf die Zucker zurückkommend: 2016 senkte die Weltgesundheitsorganisation die zulässige Höchstgrenze von einfachen Zuckern in der Ernährung von Kindern zwischen zwei und 18 Jahren von 10 auf 5 Prozent der täglichen Kalorienmenge (100 kcal – entspricht 25 Gramm oder 6 TL Zucker) und empfahl dringlichst, Kindern unter zwei Jahren überhaupt keine Nahrungsmittel oder Getränke zu geben, denen Zucker zugesetzt wurde.[44]

Alter (in Jahren)	Zulässige Höchstmenge an Zucker	Teelöffel
2	13 g	1 bis 3
3	15 g	2 bis 4
4–6	19 g	3 bis 5
7–10	24 g	4 bis 6

10.3. Zulässige Menge an Zuckerzusatz für Kinder (angepasst übernommen von: www.gov.uk/government/news/young-children-still-exceeding-sugar-recommendation).

Das wachsende Bewusstsein für die negativen Folgen eines überhöhten Zuckerkonsums auf die kollektive Gesundheit beschäftigt inzwischen auch Politik und Wirtschaft, da die Weltgesundheitsorganisation die Ergreifung restriktiver Maßnahmen fordert, um den Verzehr dieser Lebensmittel einzuschränken. So wurde in 19 Ländern eine um 20 Prozent erhöhte Besteuerung, die für Waren gilt, die man als schädlich für das Allgemeinwohl betrachtet (die sogenannte *sin tax* – Sündensteuer für zum Beispiel Tabak und Alkohol), auch für gezuckerte Lebensmittel und Getränke eingeführt. Das erste Land war Mexiko, wo 70 Prozent der Bevölkerung von Übergewicht und Adipositas betroffen sind. Dort gelang es, den Verzehr dieser Produkte im ersten Jahr um 5,5 und im zweiten Jahr um 9,7 Prozent zu senken. In Kalifornien wird eine Steuer von 33 Cent pro Liter Softdrink erhoben, was zur Folge hat, dass der Markt für gezuckerte Getränke um 21 Prozent geschrumpft und der Wasserkonsum um 21 Prozent gestiegen ist. Auch in Europa haben bereits einige Länder – darunter Großbritannien, Irland, Frankreich, Norwegen, Ungarn und Portugal – eine Zuckersteuer eingeführt.

In den Vereinigten Staaten hat die FDA (*Food and Drug Administration*) 2016 außerdem einer neuen Lebensmitteletikettierung zugestimmt, die alle US-Staaten bis 2020 umsetzen mussten und die klar ersichtlich macht, wie viele Zucker während der Verarbeitung zugesetzt wurden. Verpflichtend ist nun auch die Angabe des Vitamin-D- und Kaliumgehalts (beides schützt vor chronischen Krankheiten), wohingegen die Angabe des Vitamin-A- und -C-Gehalts dem Produzenten freigestellt ist.[45]

Nutrition Facts

8 servings per container	
Serving size	**2/3 cup (55g)**
Amount per serving	
Calories	**230**
	% Daily Value*
Total Fat 8g	**10%**
Saturated Fat 1g	**5%**
Trans Fat 0g	
Cholesterol 0mg	**0%**
Sodium 160mg	**7%**
Total Carbohydrate 37g	**13%**
Dietary Fiber 4g	**14%**
Total Sugars 12g	
Includes 10g Added Sugars	**20%**
Protein 3g	
Vitamin D 2mcg	10%
Calcium 260mg	20%
Iron 8mg	45%
Potassium 235mg	6%

* The % Daily Value (DV) tells you how much a nutrient in a serving of food contributes to a daily diet. 2,000 calories a day is used for general nutrition advice.

Durchschnittliche Nährwerte

Menge pro Portion	55 g
Kalorien	230
	% Tagesbedarf*
Fett 8 g	10%
davon gesättigte Fettsäuren 1 g	5%
davon Transfette 0 g	
Cholesterin 0 mg	0%
Sodium 160 mg	7%
Kohlenhydrate 37 g	13%
davon Ballaststoffe 4 g	14%
Zucker insgesamt 12 g	
davon Zuckerzusatz 10 g	20%
Proteine 3 g	
Vitamin D2 mcg	10%
Kalzium 260 mg	20%
Eisen 8 mg	45%
Kalium 235 mg	6%

* Die Prozent des Tagesbedarfs geben darüber Auskunft, inwieweit eine Portion dieses Nahrungsmittels den Bedarf am jeweiligen Nährstoff deckt (Referenz ist eine Ernährung mit täglich 2000 Kalorien).

10.4. Etikettierung mit Nährstoffangaben, wie sie von der US-amerikanischen *Food and Drug Administration* seit 2016 vorgegeben ist.

Die großen Sattmacher: Nudeln, Brot, Pizza und Kartoffeln. Wie ich bereits in anderen Kapiteln betont habe und in Kapitel 12 noch einmal näher beleuchten werde, stammen die Zucker in der Ernährung der Italiener nur in geringem Umfang aus Softdrinks, Snacks und Eis und stattdessen vielmehr aus Brot, Nudeln, Kartoffeln, Pizza, Reis, Säften und Obst. Diese Lebensmittel stehen zwar im Zentrum der angeblich so gesunden Mittelmeerkost, allerdings setzen sie große Zuckermengen frei, die meist keine angemessenen Nährwerte mit sich bringen. Im Falle von Übergewicht sollte man also sowohl eine Reduktion der Softdrinks, Snacks und Eiskugeln als auch eine Einschränkung von Nudeln, Kartoffeln, Brot, Pizza und anderer Lebensmittel mit hohem Stärkegehalt vornehmen.

Die Stärke (komplexe Kohlenhydrate) in Brot, Nudeln, Reis, Kartoffeln etc. stellt die Hauptquelle unserer täglichen Energie dar – die Quantität und die Qualität dieser Nahrungsmittel entscheiden jedoch darüber, wie sehr sie unser Gewicht und unseren Zuckerstoffwechsel beeinflussen. Die raffinierten Mehle, bei denen ein Teil der Schale während des Mahlprozesses entfernt wurde, sorgen bei Brot, Pizza etc. dafür, dass diese Stärke schon kurz nach dem Verzehr in Glukose umgewandelt wird und anschließend der Blutzuckerspiegel schnell steigt. Das führt zu einer Insulinausschüttung, um den Anstieg der Glukose im Blut bewältigen zu können. Dieser Mechanismus, wenn er sich mehrmals am Tag und mit beträchtlichen Mengen an Stärke und Zuckern wiederholt, beansprucht die Zellen der Bauchspeicheldrüse, die das Insulin produzieren, auf lange Sicht so stark, dass ihre Funktionsfähigkeit beeinträchtigt werden kann.

Zum hohen Tagesverzehr kommt dazu, dass diese Nahrungsmittel häufig ohne zusätzliche Proteine, Vitamine, essenzielle Fettsäuren, Mineralstoffe oder Ballaststoffe gegessen werden. Das bedeutet, dass es – auch im Fall von normalgewichtigen Kindern und Jugendlichen – notwendig ist, schrittweise einen Teil dieser stärkehaltigen Lebensmittel durch Gemüse und Hülsenfrüchte zu ersetzen. »Schrittweise« heißt, dass man dafür nicht die Ernährung eines normalgewichtigen Kindes auf den Kopf stellen muss, und auch nicht die eines übergewichtigen. Mein Rat ist, die Situation realistisch und pragmatisch einzuschätzen und nur kleine, dafür aber langfristige Änderungen für die Gesundheit des Kindes umzusetzen.

Hier eine Zusammenfassung dessen, was wir fast überall auf den Tischen von Familien sehen:

- ein Gericht nur mit Nudeln oder Reis
- Pizza mit Käse
- Brot nach Belieben
- große Portionen Kartoffeln

Das ist nicht gesund und spiegelt auch nicht das wider, was auf den Tischen unserer Vorfahren stand, die einen Rekord in Sachen Langlebigkeit aufstellten. Es ist daher notwendig, die Mahlzeiten folgendermaßen zu verändern:

- Servieren Sie kleinere Portionen von Nudeln, Reis etc., und stets mit 200 bis 300 Gramm Gemüse (Karotten, Blattsalat, Spinat, Blumenkohl, Brokkoli, vorzugsweise bio) oder Hülsenfrüchten (Erbsen, grüne Bohnen, getrocknete Bohnen, Linsen, Kichererbsen, ebenfalls am besten bio). Bei Brot sollte man mit Varianten aus Vollkornmehl (mehr Ballaststoffe und Vitamine) oder Dinkel abwechseln – möglichst steingemahlen, mit niedrigem Glutengehalt und aus ökologischer Erzeugung (die industrielle Mahlung macht das Korn leichter verdaulich und dadurch auch schneller in Zucker umwandelbar als steingemahlenes Korn).[46,47] Beschränken Sie den Brotverzehr auf 50 Gramm oder ein- bis zweimal täglich, je nach den persönlichen Vorlieben des Kindes oder Jugendlichen.
- Servieren Sie Pizza mit weniger Käse, dafür mit mehr Gemüse (Pilze, Oliven, Artischocken, frische Tomaten) und Sardellen.

- Für den Fall, dass das Kind abnehmen soll, kann man durch das Weglassen des Teigrandes der Pizza überflüssige Kalorien vermeiden – nämlich ungefähr 200 kcal.

Gesättigte Fettsäuren und Transfette. Es besteht ein klarer Zusammenhang zwischen der Aufnahme gesättigter Fettsäuren und dem vermehrten Auftreten von Herz-Kreislauf-Erkrankungen, hohen Cholesterinwerten und einem hohen Sterberisiko.[48,49] Daher empfiehlt die US-amerikanische Gesellschaft für Kardiologie einen niedrigeren Anteil an gesättigten Fettsäuren in der Ernährung (höchstens 7 Prozent der Tagesgesamtenergie). Eine Reduktion der gesättigten Fettsäuren führt bei Erwachsenen zu einem geringeren Herz-Kreislauf-Risiko, das heißt, es treten weniger Herzerkrankungen auf und die Sterblichkeit ist geringer, vor allem wenn diese »schlechten« Fette durch »gute« Fette, also Omega-3- und Omega-6-Fettsäuren ersetzt werden.[50,51]

Obwohl diese Krankheiten eigentlich für ein fortgeschrittenes Alter typisch sind, können arteriosklerotische Schäden in der Aorta und im Herzen schon in Kindheit und Jugend auftreten und auch in dieser Altersgruppe Herz-Kreislauf-Erkrankungen verursachen.[52,53]

Der Anstieg des Cholesterinspiegels im Kindesalter wird durch eine Verdickung der Arterienwände, die das Herz mit Blut versorgen, ausgelöst und stellt einen subklinischen Marker für Arteriosklerose dar. Mit anderen Worten: Auch wenn noch keine Arteriosklerose vorliegt, lassen sich bereits zukünftige Herzerkrankungen vorhersehen.[54,55,56]

In puncto Fette beziehe ich mich auf viele wissenschaftliche Studien und Forschungsarbeiten, um die große Gewichtung dieses Themas zu unterstreichen.

Besonders aufschlussreich ist eine Analyse wissenschaftlicher Studien zur Korrelation zwischen gesättigten Fettsäuren und dem Cholesterinspiegel mit insgesamt 2430 Kindern und Jugendlichen zwischen zwei und 19 Jahren.[57] Es wurde dabei beobachtet, dass die Gruppe, die den

Ernährungsempfehlungen folgte und die Aufnahme gesättigter Fettsäuren reduzierte, niedrigere Werte beim totalen Cholesterin und LDL-Cholesterin aufwies als die Gruppe, die ihre Ernährung nicht einschränkte. Dieser Unterschied wurde noch größer, als bei der einen Gruppe die gesättigten Fettsäuren auf weniger als 10 Prozent der Tagesgesamtenergie begrenzt und durch mehrfach ungesättigte Omega-3- und Omega-6-Fettsäuren ersetzt wurden. Eine andere Studie stellte bei einer Gruppe, die weniger gesättigte Fettsäuren zu sich nahm, auch eine Verringerung der Insulinresistenz im neunten Lebensjahr und zwischen dem 15. bis 20. Lebensjahr fest. Allerdings könnte dieser Effekt auch etwas damit zu tun haben, dass sich diese Gruppe ballaststoffreicher ernährte.

Eine jüngst publizierte Auswertung von Untersuchungen zur Rolle von Omega-3-Präparaten bei der Prävention von Herz-Kreislauf-Erkrankungen, die mit insgesamt 112 000 Erwachsenen durchgeführt wurden, zeigte jedoch nur einen minimalen Einfluss der Omega-3-Fettsäuren auf die Senkung des kardiovaskulären Sterberisikos, was die große Bedeutung, die ihnen bislang zukam, schmälert.[58]

Allerdings sollte unbedingt hervorgehoben werden, dass die Unbedenklichkeit einer an gesättigten Fettsäuren armen Ernährung – die in zwei großen pädiatrischen Studien (*DISC Study* und *STRIP Study*) untersucht wurde – insofern erwiesen ist, als dass keine negativen Auswirkungen auf das Körperwachstum und die neurokognitiven sowie motorischen Leistungen (Sprachfähigkeiten, visuell-motorische Fähigkeiten, psychologische Tests) festgestellt werden konnten.

Um besser zu verstehen, welche Rolle Fette in der Ernährung von Kindern und Jugendlichen spielen, möchte ich noch einen Blick auf weitere Untersuchungen werfen. Aus einer anderen Auswertung wissenschaftlicher Studien, die insgesamt 1054 Kinder aus industrialisierten Ländern umfassten, ging hervor, dass die Kinder, die sich fettreduziert ernährten (weniger als 30 Prozent der täglichen Kalorienzufuhr), im

Vergleich zu anderen, die höhere Mengen Fett zu sich nahmen (also mehr als 30 Prozent der Tagesenergie), in Bezug auf Gewichtsverlust und Cholesterinwerte im Vorteil waren, wenn auch langfristig in unterschiedlichem Ausmaß.[59] Des Weiteren dokumentiert eine der analysierten klinischen Studien weder eine Senkung des »guten« HDL-Cholesterins noch eine geringere Körpergröße bei Kindern, die ihrem Körper weniger Fette zuführten als ihre Altersgenossen. Und schließlich beobachteten 21 Studien, die insgesamt 25 059 Kinder untersuchten, dass bei mindestens der Hälfte der Fälle ein Anstieg des Gesamtfettgehalts der Ernährung mit einer Erhöhung des Körperfettanteils korrelierte. Bei Erwachsenen scheint ein höherer Konsum gehärteter Transfette außerdem zu mehr abdominalem Fett sowie einem erhöhten Risiko für Typ-2-Diabetes und für eine erhöhte Insulinausschüttung, zu führen. Diese Auswirkungen reduzieren sich allerdings um mehr als 40 Prozent, wenn man vorwiegend ungehärtete Fette zu sich nimmt.[60,61]

Die Folgen einer Ernährungsweise, die reich an Transfetten ist, wirken sich bereits in den ersten Lebensphasen – während der Schwangerschaft und in der postnatalen Phase – aus, da eine Über- oder Unterversorgung der Mutter auf das Kind übertragen wird. Einerseits wiesen die Neugeborenen von Müttern, die sich mit weniger Transfettsäuren ernährten, ein niedrigeres Geburtsgewicht auf, was auch positiv sein kann. Andererseits führt eine unausgewogene Konzentration an Fetten mit einem Überschuss an gesättigten Fettsäuren in der Muttermilch zu einer »entzündlichen Tendenz« und beeinflusst die kognitive Entwicklung des Kindes negativ. Alles in allem korreliert ein gestiegener Konsum von Transfetten mit einer höheren Zahl an Entzündungsmarkern, die das Auftreten chronischer Krankheiten begünstigen.

Im Gegensatz dazu konnte jüngst eine Reihe von Studien die schützende Wirkung der in Olivenöl (extra vergine) enthaltenen Fette nachweisen.[62] Hervorgehoben wird außerdem, dass der hohe Gehalt an ungesättigten Fettsäuren im Olivenöl zur Regulierung der Blutplättchen (die den sogenannten ApoA-IV-Spiegel kontrollieren) beiträgt und ihre Tendenz, sich zu verbinden und arteriosklerotische Plaques zu bilden, mindert.

Diese Studienergebnisse deuten also darauf hin, dass eine Ernährung mit wenigen gesättigten Fettsäuren (Butter, Käse etc.) oder Transfetten und angemessen vielen Fetten aus Olivenöl, Walnüssen, Mandeln, Haselnüssen, Lachs und anderen fettreichen Fischen für Kinder ideal ist.

Achten Sie jedoch darauf, die Ernährung, die für unsere Vorfahren typisch war, nicht zu sehr umzukrempeln, da neue Ernährungsweisen auch zu Problemen führen könnten, obwohl ihre Zutaten eindeutig gesund sind. Zum Beispiel kann der exzessive Verzehr von Walnüssen und anderen Nüssen bei manchen Menschen zu Allergien oder Unverträglichkeiten führen.

Salz. Dass es einen Zusammenhang zwischen der Aufnahme von Salz und der Entwicklung von Herz-Kreislauf-Erkrankungen gibt, ist bereits seit längerer Zeit bekannt. Eine der größten klinischen Studien, die *INTERSALT Study*, konnte belegen, dass sich die altersbedingte Blutdruckerhöhung proportional zum durchschnittlichen Salzkonsum verhält.[63] Eine Salzreduktion von 5 Gramm pro Tag führt offenbar bereits zu niedrigeren Inzidenzen für Schlaganfall (-23 Prozent) und kardiovaskuläre Vorfälle (-17 Prozent).[64] Doch welche Rolle spielt Salz bei den Ernährungsgewohnheiten des Kindes?

Die Auswertung vieler Studien zu Kindern und Jugendlichen ergab, dass eine Reduktion des Salzkonsums um 42 Prozent mit einer signifikanten Senkung des Blutdrucks (1,2 bis 1,3 mmHg) einhergeht.[65] Besteht aber auch ein Zusammenhang zwischen Salzverzehr im Kindesalter und dem Risiko, als Erwachsener Bluthochdruck oder kardiovaskuläre Erkrankungen zu entwickeln? Wir wissen, dass die zulässige Natriumzufuhr im ersten Lebensjahr auf 0,9 Millimol begrenzt ist, was weitestgehend durch das Stillen und die Beikost gedeckt ist. Somit ist es nicht nötig, der Nahrung weiteres Salz hinzuzufügen. Eine deutsche Studie mit 467 Neugeborenen, von denen eine Gruppe mit einem reduzierten Natriumgehalt und eine andere mit einem normalen, das heißt im Vergleich 2,5-mal so hohen Natriumgehalt ernährt wurde, kam zu dem Ergebnis, dass sich dieser Unterschied im Salzkonsum im fünften Lebensmonat bei der Gruppe mit niedrigem Natriumgehalt durch einen um 2 mmHg niedrigeren Blutdruckwert ausdrückte.[66] Nach 15 Jahren wurden 167 Patienten erneut untersucht, und jene, die Teil der Gruppe mit natriumärmerer Ernährung gewesen waren, wiesen nun einen durchschnittlich um 3 mmHg niedrigeren Blutdruck auf. Bezüglich Gewicht, Statur, körperlicher Aktivität, Rauchen und Alkohol unterschieden sich die Gruppen nicht.[67] Ein niedriger Salzkonsum ist also sowohl bei der Mutter in der Schwangerschaft als auch bei Kindern und Jugendlichen empfehlenswert – und das nicht nur für die Gesundheit des Kindes, sondern auch für eine gesunde Langlebigkeit des späteren Erwachsenen.

Betrachten wir nun die vierte und letzte Säule unseres Programms.

4. Säule: Die gesündesten Kinder der Welt

In meinem Buch *Iss dich jung* bestand die vierte Säule aus Studien, die mit Hundertjährigen und in Gebieten mit besonders hoher Langlebigkeit durchgeführt wurden. Hier besteht sie in der Analyse von Gruppen, die sowohl in der Jugend als auch im Erwachsenen- und Seniorenalter besonders gesund sind. Die Verbesserung der Lebensqualität von Kindern, die gesündere Gewohnheiten annehmen, geht aus vielen Studien hervor. Eines der besten Beispiele hierfür sind japanische Kinder.

Die japanische Ernährung: ein Paradebeispiel für Langlebigkeit und Gesundheit. Die Lebenserwartung der japanischen Bevölkerung ist in den letzten Jahrzehnten kontinuierlich gestiegen, sodass Japan – zumindest unter den großen Ländern – den ersten Platz in Sachen Langlebigkeit belegt. So haben japanische Frauen – laut einem 2018 in der

Fachzeitschrift *The Lancet* erschienenen Report – eine Lebenserwartung von 87 Jahren. Verschiedene Komponenten, darunter sowohl Umweltfaktoren als auch ein guter Krankenversicherungsschutz, tragen zum Wohlbefinden der japanischen Bevölkerung bei. Eine zentrale Rolle spielt dabei die Ernährung, die – trotz des sich auch in Japan verbreitenden »westlichen Ernährungsstils« – der japanischen Tradition treu bleibt (Fisch, Produkte auf Basis von Gemüse und Hülsenfrüchten, niedrige Fettzufuhr) und somit zu einer sehr niedrigen Adipositasrate (4 Prozent) beiträgt, mit der Japan im weltweiten Vergleich eine Sonderrolle einnimmt. Demnach führt die traditionelle japanische Ernährung zu einer Reduktion der allgemeinen Sterblichkeit um 11 bis 42 Prozent, der Herz-Kreislauf-Erkrankungen um 17 bis 60 Prozent und der Krebssterblichkeit um 11 bis 40 Prozent.[68]

Seit der Nachkriegszeit verzeichnet Japan verglichen mit den anderen Industrieländern die niedrigste Sterblichkeitsrate bei Krebs und Infarkten. Heutzutage ist dies auch noch immer charakteristisch für Japaner, die gesund leben und daher ein normales Gewicht sowie ein normales Blutzucker- und Blutfettprofil aufweisen. Hingegen verlieren die Japaner, die in die USA auswandern, offenbar diesen Schutz vor Herz-Kreislauf-Erkrankungen, was bestätigt, dass die Lebensgewohnheiten und vor allem die Ernährung bei der Krankheitsprävention eine wichtigere Rolle spielen als die Gene.[69]

Japanische Kinder haben also insofern Glück, dass sie bei ihrer Geburt eine lange Lebenserwartung – im Schnitt 84 Jahre – haben und darauf hoffen können, davon 73 Jahre bei guter Gesundheit zu verbringen.

Diesem Lebensstil liegen bestimmte Regeln zugrunde, an die japanische Kinder schon von klein auf gewöhnt werden. Die Hauptenergiequelle stellen die aus Reis stammenden Kohlenhydrate dar. Reis wird in Japan warm oder auch kalt und in moderaten Portionen meist zu Gemüse, Fisch und Tofu serviert. Außerdem erziehen japanische Eltern ihre Kinder auf der Grundlage eines autoritären, aber flexiblen Erziehungsmodells, was dazu führt, dass Essen nicht dämonisiert wird und daher auch hin und wieder Naschereien erlaubt sind. Nur Junkfood ist inakzeptabel. Außerdem sind japanische Kinder täglich an mindestens zwei Stunden Sport gewöhnt, und ein Großteil von ihnen hat einen langen Schulweg mit dem Fahrrad oder zu Fuß zu bewältigen.[70] Die Kinder übernehmen diesen Lebensstil bereitwillig, weil ihre Eltern ihnen diese auf Langlebigkeit ausgerichteten Gewohnheiten vorleben. Einen großen Beitrag leisten dabei aber auch die Schulen, in denen das Kantinenessen aus saisonalen und regionalen Nahrungsmitteln gekocht wird. Außerdem gehört es zum Lehrplan, dass die Kinder auch lernen, wie man diese Speisen zubereitet.[71]

Beispiele für Langlebigkeit und Gesundheit in Italien. In Italien verbreiten sich mehr und mehr die modernen amerikanischen und nordeuropäischen Esskulturen. Daneben ernähren sich viele Italiener auch immer noch im Sinne der Mittelmeerküche, die jedoch unter anderem große Mengen an Stärke und Zucker beinhaltet, die zu den Hauptverursachern der Adipositasepidemie unter Kindern und Erwachsenen gehören. Es gibt aber noch immer beispielhafte Regionen, in denen sich der Übergang zu einer ungesünderen Nahrung verzögert oder weniger stark ausgeprägt ist als in den Großstädten. Ein Beispiel für Gesundheit und Langlebigkeit stellen bestimmte Dörfer und Gegenden Sardiniens dar, die man zu den langlebigsten geografischen Gebieten (den sogenannten »blauen Zonen«) zählt. Dort werden von Generation zu Generation gesunde Ernährungsgewohnheiten weitergegeben, die auf lokalen kulinarischen Traditionen basieren, die Produkte der Gegend verwerten und somit nur wenig von modernen Ernährungspraktiken (Fast Food, Fertigessen etc.) beeinflusst werden.[72] Sardische Kinder zwischen sechs und zwölf Jahren weisen im Vergleich zu Gleichaltrigen aus anderen Regionen Italiens, allen voran der mittlere Süden (circa 30 Prozent), minimale Raten an Übergewicht/Adipositas (6,6 bis 18,7 Prozent) auf.[73]

Aus einer komparativen Studie zu den Gewohnheiten von Kindern eines kleinen Dorfes (Villagrande) und einer Stadt (Sassari) geht hervor, dass Erstere sich gesünder ernährten, da sie die Hauptmahlzeiten zu Hause aßen, jeden Tag frühstückten, mehr Gemüse und lokale Produkte (vorrangig auf Ziegenmilchbasis) aßen und seltener gezuckerte Getränke tranken.

Auch wenn genetische Faktoren wahrscheinlich zur Langlebigkeit beitragen, bereitet dieser Lebensstil Kinder sicherlich darauf vor, zu gesunden Erwachsenen zu werden, die weniger chronische Krankheiten entwickeln, welche zu den Hauptursachen für den Verlust gesunder Lebensjahre und für einen vorzeitigen Tod zählen.

Leider musste ich bei meinem Besuch der Dörfer mit einem Rekord in Sachen Lebenserwartung wie Seulo und Villagrande Strisaili feststellen, dass sich die heutigen Gewohnheiten im Vergleich zur Ernährung der jungen Hirten und ihrer Familien trotz allem verändert haben. Zum Beispiel konnte ich kaum Restaurants finden, die Gerichte auf Gemüsebasis und ohne Milchprodukte oder Fleisch servierten.

Ähnliches geschieht auch in Japan und auf Okinawa, der Insel mit einem Rekord in Langlebigkeit, und bringt leider auch in den Gebieten, in denen sich die Einwohner traditionell sehr gut ernähren und sehr alt werden, ein höheres Risiko für Übergewicht und Adipositas mit sich. Um diese Risiken zu vermeiden, sollte man das eigene Körpergewicht und das der Kinder unbedingt im Auge behalten. Wie das am besten geht, erkläre ich Ihnen im folgenden Abschnitt.

Warum man das Gewicht von Kindern und Jugendlichen regelmäßig kontrollieren sollte

Um sein Idealgewicht halten zu können, muss man natürlich wissen, wann das Gewicht nicht ideal ist, sei es nun zu niedrig oder – wie in den meisten Fällen – zu hoch. Wir konnten sehen, dass viele Eltern sich gar nicht darüber im Klaren sind, dass ihr Kind übergewichtig ist. Und wenn es die Eltern nicht wissen, ist das Kind sich dessen wahrscheinlich auch nicht bewusst und kann folglich nichts dagegen unternehmen. Daher ist es wichtig, 1) zu erkennen, dass es ein Problem beim Gewicht oder beim abdominalen Fett gibt (siehe unten), 2) die in diesem und in weiteren Kapiteln beschriebenen Maßnahmen zu ergreifen.

Wie häufig sollte man Kinder wiegen und messen?

Bei Kindern mit Idealgewicht ist es ausreichend, einmal im Monat die Werte zu kontrollieren. Bei Über- oder Untergewicht sollte alle zwei Tage gewogen und Maß genommen werden. Ist das Idealgewicht einmal erreicht und konstant, kann man (wieder) dazu übergehen, die Werte einmal im Monat zu kontrollieren.

Im Folgenden finden Sie eine Anleitung dazu, wie Sie die verschiedenen Maße am besten nehmen. Ich empfehle, bei Gewicht, Körpergröße, BMI und Taillenumfang die Werte Ihres Kindes mit den Werten zu vergleichen, die Sie am Ende von Anhang A in den entsprechenden Tabellen finden.

MESSUNG	ANLEITUNG	BEISPIEL: 7-jähriges Mädchen mit Normalgewicht
GEWICHT	Bestimmen Sie das Gewicht mit einer Personenwaage. 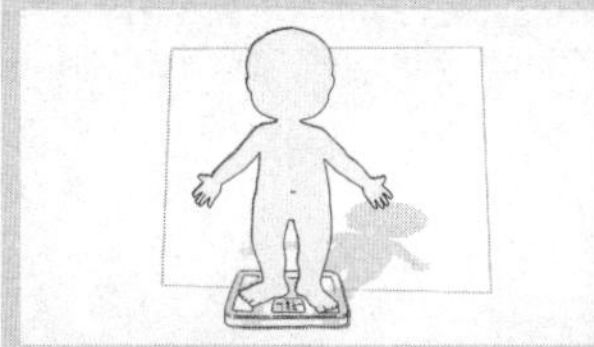	Körpergewicht: 24 kg. Das Gewicht eines 7-jährigen Mädchens, das 24 kg wiegt, liegt im richtigen Intervall (siehe Tabelle A.11 auf Seite 361 in Anhang A).
GRÖSSE	Das Kind / der Jugendliche sollte aufrecht, mit geschlossenen Füßen und so gerade wie möglich mit dem Rücken zu einer Wand stehen. Legen Sie nun ein Buch auf seinen Kopf und nehmen Sie mit einem Meterband Maß. 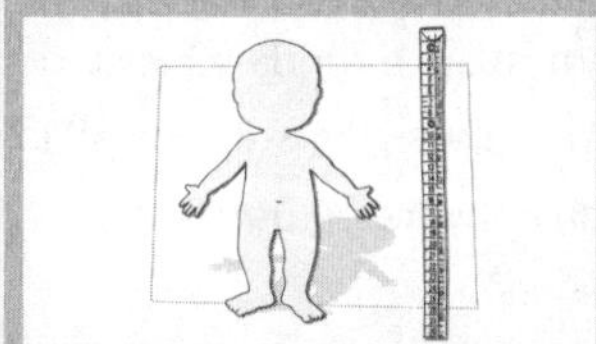	Körpergröße: 122 cm. Eine für ihr Alter angemessene Körpergröße (siehe Tabelle A.11 in Anhang A).
BMI ODER KÖRPERMASSEINDEX (www.createcures.org)	Teilen Sie das Gewicht (kg) zweimal durch die Körpergröße in Metern. 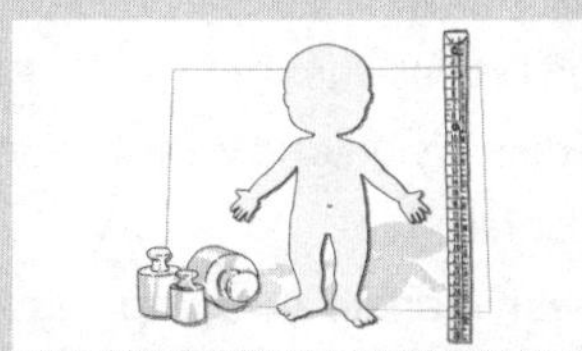	BMI: 16,12 (24 kg geteilt durch 1,22 m ergibt 19,67, und 19,67 geteilt durch 1,22 m ergibt einen BMI von 16,12). Der Wert befindet sich innerhalb des Bezugsintervalls (siehe Tabelle A.11 in Anhang A). Beträgt der BMI eines 7-jährigen Mädchens 16,5 oder höher bzw. 14,4 oder niedriger, empfehlen wir einen Kinderarzt oder Ernährungsberater zu konsultieren, um Ernährung und Lebensstil zu prüfen. Versuchen Sie auch, die Empfehlungen am Ende dieses und am Ende des zwölften Kapitels so weit wie möglich umzusetzen.

MESSUNG	ANLEITUNG	BEISPIEL: 7-jähriges Mädchen mit Normalgewicht
TAILLEN-UMFANG	Legen Sie ein Maßband um die Taille des Kindes/Jugendlichen (nicht einschnüren), genau zwischen der letzten Rippe und dem Becken. 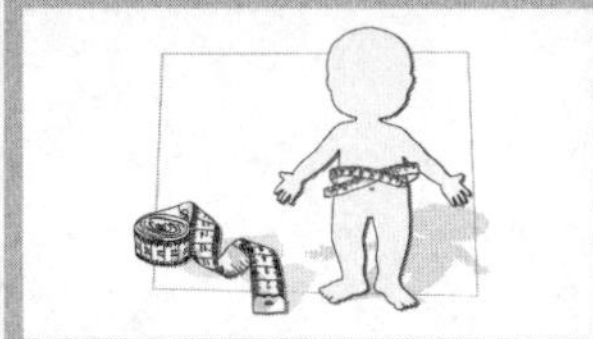	Taillenumfang: 60 cm. Ein für ihr Alter angemessener Wert (siehe Tabelle A.11 auf Seite 361 in Anhang A).

Das Wichtigste im Überblick

1. Das Longevità-Programm ist auch für die Kleinsten empfehlenswert und versorgt sie mit allen Nährstoffen: pflanzlichen und tierischen Proteinen, Kohlenhydraten und Fetten.

2. Regulieren Sie die Proteinmenge je nach Alter des Kindes. Kinder sollten täglich die folgenden Proteinmengen pro Kilogramm Körpergewicht zu sich nehmen:
   - 1,3 Gramm im ersten Lebensjahr
   - 1 Gramm zwischen dem ersten und vierten Lebensjahr
   - 0,9 Gramm ab vier Jahren

   Zum Beispiel sollte ein neun Monate altes Kind, das 9 Kilo wiegt, täglich 11,7 Gramm Proteine zu sich nehmen. Ein drei Jahre altes Kind, das 14 Kilo wiegt, sollte 14 Gramm Proteine essen, und ein zehn Jahre altes Kind, das 30 Kilo wiegt, circa 27 Gramm.

3. Integrieren Sie sowohl pflanzliche Proteine aus Hülsenfrüchten und Nüssen als auch tierische Proteine aus Fisch (zwei- oder dreimal pro Woche, dabei Fischarten mit hohem Quecksilbergehalt

meiden) und weniger häufig aus Fleisch, Geflügel und Eiern (jeweils eine Portion pro Woche, vorzugsweise bio) in die Ernährung Ihres Kindes.

4. Ihr Kind sollte reichlich Kohlenhydrate mit niedrigem glykämischem Index essen (Hülsenfrüchte, Gemüse) und den Verzehr von besonders stärkehaltigen Nahrungsmitteln (Nudeln, Brot, Pizza, Kartoffeln, Reis) und Zuckern (Obst, Fruchtsäfte, Süßigkeiten, Softdrinks) einschränken. Einschränken heißt aber nicht komplett darauf verzichten – die richtige Menge ist entscheidend. Das gilt vor allem für Snacks und gezuckerte Getränke. Genaueres dazu finden Sie in den Ernährungsplänen in Anhang B.

5. Falls Ihr Kind Verdauungsprobleme bekommt, sollte es Vollkorngetreide und besonders ballaststoffreiche Nahrungsmittel wie Hülsenfrüchte nur mit Vorsicht genießen. Konsultieren Sie eventuell auch einen Kinderarzt oder Gastroenterologen.

6. Reduzieren Sie gesättigte Fettsäuren, gehärtete Fette und Transfette. Schränken Sie den Verzehr von Salz und Zucker ein. Eine Süßigkeit hin und wieder ist kein Problem, vor allem, wenn es sich um etwas gesündere Varianten auf Basis von Obst oder dunkler Schokolade handelt.

7. Ihr Kind sollte täglich in einem Zeitfenster von zwölf Stunden essen, zum Beispiel mit einem Frühstück um 7 Uhr und einem Abendessen bis 19 Uhr. Das ist vor allem für übergewichtige und adipöse Kinder wichtig. Leichte Abweichungen, zum Beispiel auf ein Zeitfenster von elf oder 13 Stunden, sind in Ordnung, solange das Kind normalgewichtig ist.

8. Es sollten täglich nicht mehr als vier oder fünf Mahlzeiten bzw. Snacks gegessen werden (siehe auch Anhang B).

9. Kontrollieren Sie das Körpergewicht Ihres Kindes mit einer Waage und seinen Taillenumfang mit einem Maßband – hier können Ihnen auch die Anleitungen und Referenzwerte in Anhang A eine Hilfe sein. Messen Sie in folgenden Abständen:

- einmal im Monat bei normalgewichtigen Kindern
- alle zwei Tage bei übergewichtigen, adipösen oder untergewichtigen Kindern

10. Lieber mehr essen als weniger. Das gilt generell, aber vor allem bei übergewichtigen Kindern: Ersetzen Sie einen Teil der Nahrungsmittel, die sehr stärkehaltig sind – wie Nudeln, Brot, Reis oder Kartoffeln –, durch Gemüse und Hülsenfrüchte, die besonders ballaststoffreich sind und daher für ein besseres und längeres Sättigungsgefühl sorgen. Ersetzen Sie zum Beispiel jeden Tag 50 bis 60 Gramm dieser Nahrungsmittel durch mindestens 100 Gramm Karotten, Brokkoli, Kichererbsen, Bohnen etc.

11. Übertreiben Sie es nicht mit den Essensregeln, aber finden Sie die beste Strategie für alle Situationen, eventuell mithilfe eines Ernährungsberaters. Zum Beispiel können wir einen Softdrink und eine Pizza pro Woche erlauben, wenn das das Kind glücklich macht, und dafür etwas anderes austauschen, siehe Punkt 10 dieser Auflistung.

12. Kochen Sie mit den in diesem Buch empfohlenen Zutaten, vorzugsweise mit denjenigen Zutaten, die Ihre eigenen Vorfahren bereits gegessen haben, die traditionell aus Ihrer Region stammen und gerade Saison haben und die aus ökologischer

Landwirtschaft stammen (siehe Kapitel 6) – je nachdem, was Ihnen möglich ist.

13. Ihr Kind sollte täglich mindestens eine Stunde Sport treiben und eine Stunde zu Fuß gehen (siehe auch folgendes Kapitel).

11. DIE FORMEL FÜR EIN LANGES UND GESUNDES LEBEN

Wichtige Ausgangsdefinitionen

Körperliche Aktivität hat eine unmittelbare Bedeutung für die Gesundheit, aber auch eine mittel- und langfristige, da ihre Vorteile sowie die Schäden, die ein Bewegungsmangel beim Heranwachsen anrichten kann, noch viele Jahre lang auf die Gesundheit einwirken.

Bevor wir jedoch tiefer in die Materie einsteigen, sollten wir bestimmte Begriffe klären, die im Folgenden öfter fallen werden.

Häufig werden die Termini »körperliche Aktivität« und »Sport« synonym verwendet, allerdings sind sie das nicht. Daher ist es wichtig, zunächst zu verstehen, worin sie sich unterscheiden.

Unter **»körperlicher Aktivität«** verstehen wir *jede Anstrengung der Muskulatur, die im Vergleich zum Ruhezustand zu einer Erhöhung des Energieaufwandes führt.* Diese Definition umschließt daher nicht nur sportliche Aktivitäten, sondern auch einfache, alltägliche Bewegungen – wie Gehen, Fahrradfahren, Tanzen, Spielen, Gärtnern und Hausarbeit –, die zur »spontanen motorischen Aktivität« zählen.

»Sportliche Betätigung« bzw. »Sport« bezeichnet eine *geplante, strukturierte und repetitive körperliche Aktivität, die die Konstitution, Leistungsfähigkeit oder Gesundheit des Körpers verbessern oder aufrechterhalten soll.*

Dazu kann es auch gehören, *soziale Beziehungen zu gestalten oder Ergebnisse in einem Wettkampf, egal auf welchem Niveau, zu erzielen* (Definition der Europäischen Sportcharta entnommen).[1] Dieser Sport kann wettkämpferischen Charakter haben oder nicht, das hängt jeweils ab von der Art des Sports, dem Kontext, in dem er praktiziert wird, und den Zielen, die man sich setzt (Richtlinien des Italienischen Gesundheitsministeriums, 2019).[2]

Auch wenn der entscheidendere Faktor für die Lebenserwartung eines Menschen sein genetisches Erbgut ist, können wir, um gesünder und länger zu leben, auf zwei leicht veränderbare Variablen einwirken: Ernährung und Bewegung. Es ist kein Zufall, dass der Großteil der Menschen bzw. Volksgruppen, die gesunde 100 Jahre alt werden, bis ins hohe Alter ein aktives Leben führen und in Bewegung bleiben: die Fischer auf Okinawa, die kalabrischen Olivenbauern, die sardischen und costa-ricanischen Hirten. Sie alle üben Tätigkeiten aus, die konstante körperliche Aktivität verlangen – für den Großteil des Tages und für den Großteil des Lebens.

Daher empfiehlt man modernen Großstädtern, die den größten Teil ihrer Arbeits- und Freizeit sitzend verbringen, sich mindestens fünf bis zehn Stunden pro Woche intensiv zu bewegen und dabei Gewohnheiten zu pflegen, die weniger »technologisch« sind (zum Beispiel statt des Aufzugs die Treppen zu nehmen, mit dem Fahrrad oder zu Fuß zur Arbeit zu gehen, am Wochenende mindestens zwei Stunden im Park oder im Wald spazieren zu gehen etc.).

Die gesundheitlichen Vorteile dieser Maßnahmen sind umfassend nachgewiesen worden. In der jüngeren *PURE Study*, bei der 130 000 Erwachsene aus 17 Ländern untersucht wurden, korrelierte eine intensivere körperliche Betätigung (mehr als 150 Minuten pro Woche) mit einer geringeren Sterblichkeit und einem niedrigeren Risiko für Herz-Kreislauf-Erkrankungen.[3]

Im Gegensatz dazu führt ein sedentärer (sitzender) Lebensstil häufig zu[4]

- einem niedrigeren Kalorienverbrauch und einem erhöhten Risiko für Übergewicht und Adipositas, da eine negative Energiebilanz entsteht – es wird also weniger Energie verbraucht als mit der Nahrung zugeführt wird. Überschüssige Kalorien verwandeln sich in Depotfett.

- einer Insulinresistenz: Unabhängig von der Energiebilanz wird durch das Auslösen von teils epigenetischen Vorgängen (also solchen, die die DNA-Expression beeinflussen, auch wenn sie sie nicht dauerhaft verändern) eine Insulinresistenz begünstigt, die Adipositas, Typ-2-Diabetes und anderen Krankheiten den Weg ebnet.[5]
- einem erhöhten Risiko für Herz-Kreislauf-Erkrankungen: Unabhängig vom Vorliegen einer Adipositasdiagnose werden Stoffwechselvorgänge ausgelöst, die durch einen Anstieg von Cholesterin und Triglyzeriden im Blut, einen höheren Blutdruck und Funktionsstörungen des Gefäßendothels zu einem erhöhten kardiovaskulären Risiko führen.[6]
- einem erhöhten Karzinomrisiko in Darm, Brust, Gebärmutter und Lunge.
- einer Reduktion der Knochenmasse und einem erhöhten Osteoporoserisiko.

Aus all diesen Gründen ist eine sitzende Lebensweise zu vermeiden. Leider sind die Zahlen zum sedentären Verhalten in den verschiedenen westlichen Nationen nicht ermutigend.

Schon 1995 kam eine Studie, die die körperliche Aktivität US-amerikanischer Kinder untersuchte, zu dem Ergebnis, dass sich die Kinder jener Zeit weniger bewegten als ihre Altersgenossen vor 20 Jahren und sie deswegen einem höheren Adipositasrisiko ausgesetzt waren.[7]

Wie bereits in den ersten Kapiteln erwähnt, verraten uns die Zahlen der Studie *OKkio alla salute*, die 2016 mit 48 946 italienischen Drittklässlern (sowohl Jungen als auch Mädchen) durchgeführt wurde, dass 18 Prozent von ihnen am Tag vor der Befragung keinerlei sportlicher Betätigung nachgegangen waren, nur 27 Prozent zu Fuß oder mit dem Fahrrad zur Schule kommen und 41 Prozent mehr als zwei Stunden pro

Tag vor dem Fernseher, dem Tablet, der Spielkonsole und/oder dem Handy verbringen. Diese Lebensweise, die unter Kindern zunehmend Verbreitung findet, kann sowohl körperlich als auch psychisch zu einem großen Problem werden. Denn aerobe Bewegung reguliert nicht nur einige der wichtigsten Faktoren für kognitive Aktivitäten, sondern auch Faktoren, die Glücksempfinden und positives Denken beeinflussen – darunter Cortisol, der Wachstumsfaktor BDNF, Serotonin und Dopamin.[8]

Die Vorteile körperlicher Aktivität

Die Bekämpfung des sedentären Lebensstils und die Förderung von körperlicher Aktivität – das sind zwei wichtige Strategien, um den körperlichen Prozessen Einhalt zu gebieten, die nicht übertragbare, »moderne« Krankheiten wie zum Beispiel Typ-2-Diabetes und Herz-Kreislauf-Erkrankungen auslösen.

Denn durch die komplexen Plastizitäts- und Anpassungsvorgänge der Skelettmuskulatur, die während der körperlichen Betätigung im Körper stattfinden, nimmt auch die Insulinresistenz ab, Nährstoffe können besser verstoffwechselt und antioxidative Mechanismen aktiviert werden.

Um besser und genauer zu verstehen, wovon ich hier spreche: Muskelkontraktion führt dazu, dass mehr Glukose vom Blut zum Muskel transportiert wird, und zwar durch einen vom Insulin unabhängigen Vorgang. Gleichzeitig verbessert sich die Verstoffwechselung der Fette, was ihre Verwendung als Energiequelle im Muskel potenziert.

Außerdem sollte man wissen, dass eine Zunahme des Volumens und der Funktionsfähigkeit des Muskelgewebes zu einer Intensivierung des basalen Stoffwechsels beim Menschen führt, was nichts anderes ist als der Energieaufwand, der minimal notwendig ist, um die Vitalfunktionen und den Wachzustand aufrechtzuerhalten. Körperliche Aktivität hilft uns also auch im Ruhezustand, da die Muskelmasse sowohl beim Ruhen als auch in der Bewegung ein metabolisch sehr aktives Organ ist, das Energie benötigt. Indem wir unsere Muskelmasse erhöhen, verbrauchen wir also generell mehr Energie, was insgesamt unseren Stoffwechsel beschleunigt.

Außerdem werden durch chemische Signale, die sich in den Muskelgewebszellen während der Bewegung aktivieren, bestimmte Prozesse in Gang gesetzt, die zu einer besseren Funktionsfähigkeit der Zellrezeptoren für Insulin und der antioxidativen Mechanismen führen, die freie Radikale zerstören.

Und dann gibt es da noch das Phänomen der Sauerstoffmehraufnahme nach dem Trainingsende, auch EPOC (*Excess Postexercise Oxygen Consumption*) genannt. Es hat etwas damit zu tun, dass der Körper auch nach der sportlichen Betätigung noch einen erhöhten Sauerstoffbedarf hat, womit auch ein erhöhter Energieverbrauch einhergeht. Allerdings wurde dieses Phänomen bisher nur von wenigen Studien bei Kindern untersucht, daher wissen wir nicht, ob es hier Unterschiede zu den Erwachsenen gibt.

Zu den Faktoren, die wir auf jeden Fall näher betrachten sollten, gehören die physiologischen Vorgänge, mit denen der Körper die zur Bewegung notwendige Energie produziert. Dazu zählen

- **der aerobe Vorgang:** Bei einer ausreichenden Sauerstoffversorgung werden hierbei bestimmte Stoffe verbrannt, die beim Abbau von Fetten und Zuckern entstanden sind. Diese werden anschließend in Wasser und Kohlendioxid umgewandelt, wodurch Energie entsteht. Der Muskel benötigt diesen Vorgang für niedrigintensive und kontinuierliche Belastungen. Hierfür sind die langsamen bzw. roten Muskelfasern zuständig. **Übungen mit aerober Wirkung** sind alle Aktivitäten, bei denen Bewegungen wiederholt werden, die die Mehrheit der Muskelgruppen mindestens zehn Minuten lang beanspruchen. Dazu gehören zum Beispiel Sportarten wie Laufen, Walken, Radfahren oder Schwimmen.

- **der anaerob-alaktatische Vorgang:** Bei fehlender Sauerstoffzufuhr wird als Energiesubstrat der sich in den Zellen befindliche Stoff Phosphokreatin verwendet. Energie entsteht durch seine Umwandlung in Kreatin, ein Stoff, den die Muskeln für die Kontraktion einsetzen. Auf diese Weise wird intensive Muskelaktivität (der schnellen bzw. weißen Muskelfasern) ermöglicht, aber aufgrund des begrenzten Phosphokreatin-Ausschusses nur für wenige Sekunden.
- **der anaerob-laktatische Vorgang:** Bei fehlender Sauerstoffzufuhr wird ein Stoff (das sogenannte Pyruvat) in Milchsäure umgewandelt, wodurch Energie entsteht. Auf diese Weise wird intensive Muskelaktivität (der schnellen bzw. weißen Muskelfasern) ermöglicht, allerdings nur für wenige Minuten, da die Ansammlung von Milchsäure in der Muskelzelle über ein bestimmtes Maß hinaus zu einer Blockade ihrer Kontraktionsfähigkeit führt.

Der anaerob-alaktatische und der anaerob-laktatische Vorgang kommen vor allem beim Krafttraining zum Tragen, bei dem sich der Körper im Anheben oder Strecken durch eine spontane Muskelkontraktion bewegt: zum Beispiel bei geschlossenen Sprüngen in die Höhe oder Weite, beim Schnelllauf, beim Beugen des Körpers auf die unteren oder oberen Gliedmaßen oder beim Anheben des Brustkorbs wie bei Situps oder Übungen mit Kurz- oder Langhanteln mit unterschiedlichem Gewicht oder bei Würfen mit unterschiedlich schweren Bällen.

Die meisten Spiele und Sportarten beinhalten sowohl eine aerobe als auch eine anaerobe Komponente. Regelmäßiges aerobes Training führt dazu, dass Muskelzellen die Energiesubstrate und den zirkulierenden Sauerstoff besser zur Energieproduktion einsetzen können. Krafttraining fördert vorrangig die Produktion neuer Muskelfasern, was wiederum die Kraft und die Widerstandsfähigkeit der Muskeln erhöht.

Der gesamte Bewegungsapparat des Menschen ist ein metabolisch aktives Organ, das nicht nur Energie verbrennt, um Bewegung zu ermöglichen, sondern auch Moleküle (die sogenannten Myokine) bildet, die mit dem Rest des Körpers kommunizieren und die Funktionsfähigkeit vieler Stoffwechselvorgänge verbessern. Sie wirken dabei positiv auf Folgendes ein: 1) den Einsatz von Nährstoffen und Fettdepots, 2) die Steuerung von Entzündungsreaktionen, 3) die Angiogenese (Entwicklung der Blutgefäße), 4) die Revaskularisierungsvorgänge und 5) die Myogenese selbst, also die Bildung neuer Muskelzellen.

Die Wirkung körperlicher Betätigung in Form einer Verringerung der Insulinresistenz, der Triglyzerid-Werte im Blut und der Fettmasse ist innerhalb weniger Monate feststellbar. Allerdings verliert sie sich auch in einer ebenso kurzen Zeitspanne wieder, wenn das Trainingsprogramm unterbrochen wird.

Die Vorteile von einem guten Maß an körperlicher Aktivität sind zahlreich: Das Blut wird effektiver durch den Körper gepumpt (größeres Herzschlagvolumen), was zu einer verbesserten Sauerstoffversorgung der Gewebe und Organe (auch des Gehirns), einem Anstieg der Körpermagermasse, einer Verbesserung der Koordination, der Haltung sowie der Atmungsleistung im Allgemeinen und zur Stärkung des Immunsystems führt. Wie bei der Ernährung begleiten uns die im Kindesalter angeeigneten Bewegungsgewohnheiten meist bis ins Erwachsenenalter, sodass ein sportliches Kind wahrscheinlich zu einem körperlich aktiven Erwachsenen wird. Die Belege, dass eine seit der Kindheit gepflegte regelmäßige körperliche Betätigung das Knochenwachstum und die Gesundheit im Erwachsenenalter beeinflussen kann, entstammen wissenschaftlichen Studien, die die Rolle von Sport bei der Prävention von Osteoporose untersuchen.[9]

Zusätzlich zu diesen gesundheitlichen Vorteilen trägt Bewegung auch zur kognitiven, sozialen und behavioralen Entwicklung, zu besserer Laune, besserer Schlafqualität und weniger Stress bei. Zum Beispiel hat man beobachtet, dass sportliche Kinder eher mentale und organisatorische Fähigkeiten entwickeln, die ihnen später im Berufsleben zu besseren Stellen verhelfen. Denn körperliche Aktivität löst eine Reihe von hormonellen Prozessen aus, die den insulinähnlichen Wachstumsfaktor IGF-1 und den Wachstumsfaktor BDNF involvieren und die neurokognitive Entwicklung beeinflussen. Erst vor Kurzem erschien in der renommierten Fachzeitschrift *Nature* ein Artikel, der eine Verbindung zwischen bestimmten, während der Muskelaktivität freigesetzten Hormonsubstanzen und dem Schutz des Gehirns vor Neurodegeneration herstellt. Das macht Bewegung zu einem präventiven Faktor gegen die Entwicklung von Alzheimer.[10]

Des Weiteren deuten die Ergebnisse einer jüngeren Studie darauf hin, dass körperliche Betätigung auch bei der Entwicklung des Gehirns von Vorpubertierenden eine Rolle spielt.[11] Die Forscher analysierten die aus Umfragen und magnetischen Resonanz-Scans stammenden Daten von 4191 Kindern zwischen neun und elf Jahren und stellten sowohl bei den Jungen als auch bei den Mädchen eine positive Korrelation zwischen sportlicher Aktivität und dem Volumen des Hippocampus fest. Das ist eine Region des Gehirns, deren Volumen von einer Depression verringert werden kann. Aus der Studie geht hervor, dass der Hippocampus von Jugendlichen, die einer konstanten sportlichen Betätigung nachgehen, ein größeres Volumen aufweist und sie daher seltener unter einer Depression leiden.

Wie Kinder sich mehr bewegen

Nachdem wir die Vorteile körperlicher Aktivität beleuchtet haben, wollen wir Ihnen nun ein paar praktische Empfehlungen an die Hand geben.

Täglich mindestens eine Stunde laufen, Fahrrad fahren und spielen. Laut den Richtlinien der Weltgesundheitsorganisation sollten Kinder und Jugendliche zwischen fünf und 17 Jahren täglich mindestens 60 Minuten mittelintensiv bis intensiv körperlich aktiv sein und mindestens dreimal pro Woche Übungen zur Stärkung des Bewegungsapparats machen. Körperliche Aktivitäten, die über 60 Minuten hinausgehen, sind der Gesundheit zusätzlich zuträglich.[12]

Ich erinnere mich noch daran, dass ich als Kind mit meinen Freunden jeden Nachmittag stundenlang Fußball gespielt habe. Und dann gab es da noch Verstecken und den »Fahnenraub«. Alles Spiele, durch die wir ständig in Bewegung blieben.

Heute jedoch sind die beliebtesten Spiele der »digitalen Generation« jene, die sich im Computer, im Tablet oder in der Spielkonsole verstecken. Außerdem benutzen Kinder – wie Erwachsene – bei allem, was sie tun, irgendwelche Geräte: den Elektroroller, um von A nach B zu kommen, die elektrische Zahnbürste etc. Um auf eine Stunde Bewegung am Tag zu kommen, ist es sehr wichtig, eine Atmosphäre zu schaffen, in der das Kind Spaß am Sport hat. Es wird nicht immer möglich sein, eine Gruppe Kinder zum Spielen zu finden, aber Ihr Kind könnte auch einem Verein für Fußball, Volleyball, Tennis oder eine Kampfsportart beitreten – Hauptsache, es ist in Gesellschaft anderer Kinder und hat Spaß an der körperlichen Aktivität. Außerdem sind alle Mannschaftsspiele und Sportarten empfehlenswert, bei denen bestimmte Regeln einzuhalten sind, denn so entwickeln die jungen Menschen Gemeinsinn und soziale Fähigkeiten. Es ist auch sinnvoll, die Rolle des Schiedsrichters abwechselnd zu verteilen, da Kindern so Verantwortung übertragen wird.

Übungen ohne Geräte, Krafttraining jeden zweiten Tag und Spaziergänge am Wochenende. Mindestens dreimal pro Woche sollte man auch Übungen zur Muskelstärkung einbauen. Je nach Alter kann man zwischen Übungen ohne Geräte oder Steigübungen wählen, sowohl mit Eigengewicht (auf einer Ebene, aufwärts, mit Treppen oder niedrigen Hindernissen) als auch mit kleinen Gewichten (15 bis 17 Jahre). Theoretisch beschreiben diese Aktivitäten einen gut ausgestatteten Spielplatz. Natürlich kann man für diese Übungen auch einen Parcours in der Turnhalle aufbauen, durch den mithilfe eines qualifizierten Trainers die gesundheitlichen Vorteile dieser Erfahrung optimiert werden können. Dabei sollte man allerdings das Wichtigste nie aus den Augen verlieren: den Spaß. Nehmen Sie sich außerdem am Wochenende einen halben Tag Zeit, um mit Ihrer Familie spazieren zu gehen oder einen Fahrradausflug an Orte mit wenig Luftverschmutzung zu unternehmen.

Die Muskeln belasten. Gewöhnen Sie Ihr Kind daran, so oft wie möglich seine Muskeln einzusetzen, auch im Alltag. Lassen Sie es anstelle des Aufzugs die Treppen nehmen, begleiten Sie es (anfangs) zu Fuß zur Schule, zu Freunden oder zum Training – wenn diese Ziele nicht zu weit entfernt sind –, erledigen Sie gemeinsam Garten- oder Hausarbeit und lassen Sie es selbst den Rucksack oder den Ranzen mit seinen Sachen tragen. So kann Ihr Kind nicht nur seine Muskeln und Knochen stärken, es entlastet Sie auch und es lernt frühzeitig, Verantwortung zu übernehmen.

Jeder Muskel in unserem Körper muss oft stimuliert werden, da Muskeln erst als Reaktion auf eine Überlastung wachsen und stark werden. Wenn ein Kind zum Beispiel nicht an Bewegung gewöhnt ist, kann schon zügiges Treppensteigen über mehrere Stockwerke Schmerzen in der Beinmuskulatur auslösen. Erklären Sie Ihrem Kind dann, dass dieser Schmerz ein Zeichen dafür ist, dass seine Beinmuskeln sich angestrengt haben und nun wachsen.

Allerdings sollte auch das Muskeltraining – genauso wie die Ernährung – ausgewogen sein und sich an der Notwendigkeit, dem Alter und dem allgemeinen Gesundheitszustand des Kindes orientieren. Wenn Sie Zweifel bezüglich der richtigen Sportart haben, können Sie sich immer an einen Kinderarzt wenden.

Die Knochen stärken. Unsere Knochenmasse sammelt sich hauptsächlich bis zum 25. oder 30. Lebensjahr an, dann ist die maximale Knochendichte erreicht. Letzteres ist ein essenzieller Wert, um das individuelle Risiko für Osteoporose zu bestimmen, da die Knochenmasse nach diesem Zeitpunkt natürlicherweise wieder abnimmt. Gute Werte bei der Knochendichte führen zu einem bis zu 50 Prozent geringerem Risiko, im Alter unter Osteoporosefrakturen zu leiden. Zum möglichen Höchstwert der Knochendichte tragen genetische Faktoren, die ethnische Herkunft, das Geschlecht, die Ernährung (Aufnahme von Kalzium), die Verstoffwechselung von Vitamin D und K sowie hormonelle Faktoren bei. Allerdings spielt auch körperliche Aktivität dafür eine wichtige Rolle.

Welche Sportarten fördern die Mineralisierung und Entwicklung der Knochenstruktur bei Kindern und Jugendlichen am besten? Die, bei denen es eine Belastung gibt (also gegen die Schwerkraft), die in einem schnellen Rhythmus ausgeführt wird, wie zum Beispiel beim Wettlauf, Tanzen, Klettern, Basketball und Volleyball. Betreibt man diese Art von Sport vom Schulkindalter bis zur Vorpubertät (etwa vom sechsten bis zum zwölften Lebensjahr), sind die gesundheitlichen Vorteile am größten. Die Knochendichte des Erwachsenen ist dann im Schnitt 10 Prozent höher als bei Menschen, die in der Kindheit keinen Sport getrieben haben.[9]

Eine jüngere schwedische Studie untersuchte die langfristigen Auswirkungen von körperlicher Aktivität auf die Verteilung der Knochenmasse bei 170 Kindern zwischen sechs und neun Jahren, die als Interventionsgruppe 200 Minuten pro Woche Sportunterricht absolvierten. Dies verglich man mit 91 Kindern anderer Schulen, an denen der Standard von nur 60 Minuten Sportunterricht angeboten wurde. Nach sieben Jahren wurden ihre Knochen mithilfe eines Verfahrens untersucht, mit dem man ihre Dichte ermitteln kann (quantitative Computertomografie). Dies ergab, dass die Mädchen der Interventionsgruppe im Vergleich zu denen der Kontrollgruppe im Schienbein eine deutlich höhere Knochendichte aufwiesen.[13]

In welchem Alter sollten Kinder anfangen, Sport zu treiben? Nach den Empfehlungen der Weltgesundheitsorganisation kann man mit Sport – im Sinne von Bewegung – bereits in den ersten Lebensmonaten des Kindes beginnen.[14] Die Eltern können dem Baby dabei helfen, sich spielend und krabbelnd zu bewegen.

Da körperliche Aktivität – genauso wie eine ausgewogene Ernährung – Teil eines gesunden Lebensstils ist, hat sie bereits vor der Befruchtung und während der Schwangerschaft einen Einfluss auf die späteren Lebensjahre. Eine Metaanalyse aus dem Jahr 2015 wertete die Daten von 24 unterschiedlichen klinischen Studien mit insgesamt über 7000 Frauen aus und kam zu dem Ergebnis, dass moderate Bewegung während der Schwangerschaft, wie Walken oder Tanzen, das Risiko für Übergewicht verringert, das die zukünftige Gesundheit des Kindes beeinträchtigen kann.[15]

Das italienische Gesundheitsministerium empfiehlt, Kinder zwischen drei und fünf Jahren zur körperlichen Betätigung anzuregen, da sie nicht nur die Koordinationsfähigkeit fördert, sondern auch die Entwicklung des Nervensystems, des kardiozirkulären Systems und des Atemwegapparats direkt positiv beeinflusst.[2]

Im Schulkindalter (sechstes bis zwölftes Lebensjahr) tragen bewegungsintensivere Spiele und Aktivitäten dazu bei, dass die Kinder ihren eigenen Körper besser wahrnehmen – in Bezug auf sich selbst, die anderen und den Raum. Außerdem verbessern sie so ihre kardiorespiratorischen Fähigkeiten.[2]

Die Vorpubertät ist eine wichtige Phase für die Skelettreifung, weswegen die Aktivitäten und die Ernährung gerade in dieser Zeit optimiert werden sollten – vor allem bei Mädchen.

Neben dem Kampf gegen körperliche Inaktivität und die exzessive Nutzung von Fernseher, Tablet, PC und Spielekonsole ist guter und ausreichender Schlaf für einen gesunden Lebensstil ebenso wichtig. Denn Kinder und Jugendliche, die zu wenig und/oder schlecht schlafen, weisen nicht nur ein höheres Risiko für psychische Probleme und Lernstörungen auf, es ist auch wahrscheinlicher, dass sie im Erwachsenenalter unter Adipositas, Stoffwechsel- und Herz-Kreislauf-Erkrankungen leiden werden.[14]

Des Weiteren bedarf es aufgrund der großen körperlichen und funktionalen Veränderungen in der Jugend einer neuen Einstellung des Gleichgewichts – die Beziehung des Körpers zu seiner Umwelt muss sozusagen neu justiert werden. Allerdings sorgen der physiologische Wandel und die natürliche Neigung zur Rebellion – das wissen die Eltern pubertierender Kinder –, aber auch die wachsenden Anforderungen in der Schule dafür, dass Jugendliche oft genau in dieser Phase ihre sportlichen Aktivitäten aufgeben.

Als Beispiel hierfür ziehe ich die Ergebnisse einer 2015 durchgeführten systematischen Analyse wissenschaftlicher Studien heran, die beleuchtet, wie viele Jugendliche durchschnittlich mit dem Fußballspielen aufhören. Die Forscher analysierten die aus fünf verschiedenen Ländern (USA, Portugal, Spanien, Frankreich und Norwegen) stammenden Daten von 724036 Jugendlichen zwischen zehn und 18 Jahren und kamen zu dem Ergebnis, dass im Schnitt fast ein Viertel der Spielenden (23,9 Prozent) mit dem Fußball aufhörten. Bei den Mädchen lag der Anteil höher (26,8 Prozent) als bei den Jungen (21,4 Prozent).[16]

Das sollte allerdings keinen generellen Verzicht auf körperliche Aktivität bedeuten. Für ein Kind mag es zwar wichtig sein, an Mannschaftsspielen teilzunehmen, doch nach dem 14. Lebensjahr ist es auch in Ordnung, einem Individualsport (Fahrradfahren, Schwimmen, Joggen etc.) nachzugehen. Wie vom italienischen Gesundheitsministerium empfohlen, kann man sich mit den Jugendlichen auch an neue Trends heranwagen, zum Beispiel an aktuell angesagte »Straßensportarten« wie Parkour (eine urbane Disziplin, bei der man Hindernisse jeder Art überwindet), Street Dance, Hip-Hop, Skaten, Skateboarden und Jonglieren.[2]

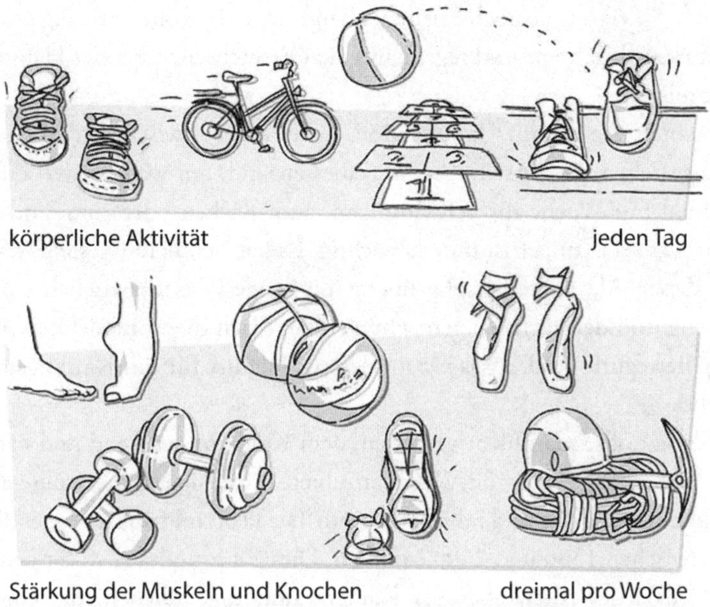

11.1. Körperliche Aktivität. Kinder sollten sich für mindestens 60 bis 120 Minuten pro Tag bewegen, zum Beispiel durch Laufen, Radfahren, Spielen an der frischen Luft oder Treppensteigen. Diese 60 bis 120 Minuten sollten mindestens dreimal pro Woche auch Übungen beinhalten, die Muskeln und Knochen stärken, zum Beispiel strukturierte Aktivitäten: Tanzen, Gewichtheben, Klettern oder Mannschaftsspiele.

Bewegung und Ernährung

Eine Vergrößerung der je nach Alter empfohlenen Essensportionen ist nur bei Kindern oder Jugendlichen sinnvoll, die einen besonders aktiven Lebensstil pflegen, der zu einer effektiven Erhöhung des Energieverbrauchs und Nährstoffbedarfs führt.

Ein »aktiver Lebensstil« heißt in diesem Fall, dass man einen Großteil der täglichen Wege zu Fuß oder mit dem Fahrrad zurücklegt, weder PC,

Tablet, Spielkonsole noch Fernseher länger als eine Stunde pro Tag nutzt (unter zwölf Jahren) und regelmäßig den Erwachsenen bei der Hausarbeit hilft.

Achten Sie darauf, Ihrem Kind nicht mehr Zwischenmahlzeiten zuzugestehen, als für sein Alter angemessen sind, nur weil es zwei- oder dreimal pro Woche ins Schwimmbad, zum Kicken oder zum Tanzen geht – es sei denn, es ist untergewichtig. Es hat sich herausgestellt, dass bei diesen Aktivitäten häufig übermäßig lange Pausen zwischen einer Übung und der nächsten gemacht werden. Nach dieser moderaten Art von Bewegung sind etwas Obst oder ein Joghurt für das Kind ausreichend.

Dabei sollte man nicht vergessen, dem Kind vor, während und nach der körperlichen Aktivität Wasser anzubieten. Im Allgemeinen sollte ein Kind zwischen vier und zehn Jahren pro Tag 1100 ml trinken, Jugendliche zwischen 1500 und 2000 Milliliter. Dies gilt grundsätzlich für jeden und für jedes Alter, aber bei Kindern und Jugendlichen, die einen Wettkampfsport betreiben, ist es besonders wichtig.

Sport und Ernährung

Ernährungsstrategien für Sportler haben zum Ziel, den Gesundheitszustand, die psychisch-körperliche Effizienz und die Körperzusammensetzung zu optimieren und beizubehalten. Dies soll durch die richtige metabolische Unterstützung der körperlichen und psychischen Leistung (Training und Wettkampf) erreicht werden. Bei einem Kind oder Jugendlichen muss man zudem auch die besonderen Bedürfnisse des sich noch im Wachstum befindlichen Körpers berücksichtigen.

Aus diesem Grund ist es wichtig, das Kind regelmäßig ärztlich untersuchen zu lassen, um genau bewerten zu können, ob die Ernährung diesen Bedürfnissen entspricht, und ob das Kind mögliche Anzeichen für verschiedene Krankheiten, Übermüdung oder psychische Störungen zeigt.

Bezüglich des Makronährstoffbedarfs von Kindern, die ein intensives Wettkampftraining absolvieren (wie im Schwimmsport oder Kunstturnen, wo die Wettkämpfe mit acht Jahren beginnen), gibt es nur wenige Studien, daher ist man auf der sicheren Seite, wenn man sich nach den Empfehlungen der Italienischen Gesellschaft für Ernährung für besonders aktive Kinder richtet und stets das Wachstum und den Gesundheitszustand des einzelnen Kindes im Auge behält.

Sollte ein qualifizierter Experte (Sportmediziner) es für notwendig erachten, die Proteinzufuhr zu erhöhen, ist das ohne ein Risiko für die Gesundheit des Kindes möglich. Bis heute ist nicht nachgewiesen, dass eine tägliche Proteinzufuhr von 1 Gramm pro Kilogramm Körpergewicht – aber nicht mehr – bei gesunden, normalgewichtigen und aktiven Kindern ab acht Jahren gesundheitsgefährdend ist. Bei Jugendlichen, die Wettkämpfe bestreiten, kann also eine etwas höhere Proteinzufuhr in Betracht gezogen werden.[17]

Zu den Mikronährstoffen, an denen es Heranwachsenden, die viel Sport machen, am häufigsten mangelt, gehören Eisen, Kalzium und Vitamin D. Allerdings kann auch eine Unterversorgung bei den mehrfach ungesättigten Fettsäuren der Omega-3-Kette, Magnesium, Zink, Kupfer, Vitamin B_{12}, Vitamin E oder auch Vitamin B_1 (Thiamin) vorkommen.[18,19]

Körperwärmeregulation und Flüssigkeitsbedarf

Dass eine Dehydratation oder Überhitzung bei sportlicher Betätigung vermieden wird, liegt vor allem in der Verantwortung der Erwachsenen, die die jungen Sportler beaufsichtigen. Man sollte stets darauf achten, dass die Kinder gut hydriert mit den Übungen anfangen, und sie zwischendurch zum Trinken anregen. Bei hohen Temperaturen oder hoher Luftfeuchtigkeit sollte man gar keinen oder nur eingeschränkt Sport treiben. Das gilt vor allem bei Sportarten, die dicke Trikots oder schwere Ausrüstungen vorsehen, und für adipöse Jugendliche, die zur Überhitzung neigen und schneller dehydrieren als Normalgewichtige gleichen Alters. Es ist auch die Aufgabe der Erwachsenen, dafür zur sorgen, dass Kinder oder Jugendliche mit akuten Krankheitssymptomen wie Fieber, Erschöpfung, Erbrechen und/oder Durchfall – auch wenn sie schon ein paar Tage zurückliegen – nicht trainieren.

Mahlzeiten vor und nach dem Sport

Mit der Menge und der Qualität der Mahlzeiten lassen sich, unter Einbeziehung des Trainings- oder Wettkampfplans, der Gesundheitszustand, das Körperwachstum und die sportlichen Leistungen von Kindern und Jugendlichen verbessern. Dabei gilt es, die Regeln einer gesunden Ernährungsweise – also zum Beispiel das Nichtauslassen des Frühstücks – und folgende Empfehlungen zu beachten:

Für die Mahlzeit vor dem Training ist es wichtig zu wissen, dass der Körper bei Sport nicht zu sehr mit der Verdauung beschäftigt sein sollte, da dies sowohl ein unangenehmes Völlegefühl als auch eine stärkere Durchblutung des Verdauungsapparats mit sich bringen kann, was wiederum dazu führt, dass den Muskeln weniger Blut zur Verfügung steht und sie weniger leisten können.

Daher ist es sinnvoll, diese Mahlzeit etwas länger vor dem Training zu sich zu nehmen und auf eine leichte Verdaulichkeit und einen nicht zu hohen glykämischen Index zu achten.

Sofort nach dem Sport gilt es, zunächst den Verlust an Wasser und Mineralstoffen auszugleichen, bevor man die für diese Tageszeit vorgesehene Mahlzeit zu sich nimmt (normalerweise ein Snack nach dem nachmittäglichen Training). Das ist entscheidend für die Muskelerholung, für die die Wiederherstellung der verbrauchten Glykogenreserven und die Proteinsynthese des Muskels essenziell sind. Für die erste »Ausgleichsmahlzeit« bieten sich magere und folglich leichter zu verdauende Proteinquellen und Nahrungsmittel mit hochglykämischen Kohlenhydraten (zum Beispiel Brot mit Marmelade) an, da sie eine höhere Insulinausschüttung provozieren. Das hat nach dem Training den positiven Effekt, dass die Synthese der Muskelproteine aktiviert, deren Abbau gehemmt und die Glykogenreserven im Muskel sowie in der Leber schneller wieder gefüllt werden. Man sollte trotzdem versuchen, sich so weit wie möglich an die Ernährungsempfehlungen dieses Buches zu halten und den Verzehr von hochglykämischen Lebensmitteln nur dann zu erhöhen, wenn es wirklich nötig ist. Auf diese Weise gewöhnt sich Ihr Kind nicht an die großen Portionen, und Sie können so vermeiden, dass, wenn Ihr Kind mit dem Sport aufhört, die Entwicklung von Adipositas und Stoffwechselerkrankungen begünstigt wird. Als Beispiel hierfür dienen einige Spieler des American Football, die wir in Los Angeles eine längere Zeit untersucht haben: Als sie mit 40 Jahren »in Rente« gingen, nahmen sie sehr stark zu und wurden oft adipös, da sie stoffwechseltechnisch sehr schnell alterten.

Essstörungen bei sportlichen Jugendlichen

Bei sportlichen Jugendlichen kommen Essstörungen (Anorexie, Bulimie etc.) aus psychologischen Gründen, seien diese persönlicher (individueller Charakter) oder externer Art (Druck durch Trainer und Eltern), häufiger vor als in der restlichen Bevölkerung.

Davon betroffen sind vorrangig Mädchen in der Pubertät, allerdings wächst die Zahl der Jungen und jüngeren Kinder, die ebenfalls an Essstörungen leiden. Dieses Phänomen bedarf besonderer Aufmerksamkeit sowohl seitens der Hausärzte als auch seitens der Trainer und Eltern der jungen Sportler. Von großer Bedeutung ist vor allem, dass diese sich austauschen und zusammenarbeiten. All das dient der Prävention oder zumindest dem frühzeitigen Erkennen dieser Störungen, um sie anschließend erfolgreich behandeln zu können.[18]

Zusammenfassend lässt sich herausstellen, dass eine ausgewogene Ernährung Hand in Hand mit körperlicher Aktivität gehen sollte, damit diese beiden Faktoren sich mit dem dritten Punkt dieses Dreiecks verbinden können, nämlich mit einer gesunden, in der Kindheit beginnenden Langlebigkeit.

Das nächste Kapitel widmet sich einem Themenkomplex, um den sich dieses Buch vorrangig dreht: Ernährung, Adipositas und Krankheiten. Diesmal werde ich mich jedoch hauptsächlich auf den Krankheitsaspekt konzentrieren und Empfehlungen für all jene aussprechen, die mit adipösen Kindern oder Jugendlichen zu tun haben, die ein erhöhtes Risiko für Diabetes und andere Stoffwechselerkrankungen aufweisen.

Das Wichtigste im Überblick

1. Mit körperlicher Aktivität kann man bereits in den ersten Lebensmonaten beginnen und sie sollte an jedes Alter angepasst werden. Zum Beispiel können Kinder
   - mit wenigen Monaten krabbeln.
   - sich zwischen drei und fünf Jahren beim Spielen möglichst viel bewegen.
   - ab dem sechsten Lebensjahr eine Sportart betreiben, nachdem sie herausgefunden haben, was ihnen Spaß macht.

2. Kinder sollten für mindestens eine Stunde am Tag laufen, Fahrrad fahren und draußen spielen.

3. Machen Sie mit Ihrem Kind Übungen ohne Geräte, jeden zweiten Tag Krafttraining und Spaziergänge am Wochenende.

4. Kinder sollten einen »aktiven Lebensstil« haben: zum Beispiel Treppen steigen, den Schulweg zu Fuß oder mit dem Fahrrad zurücklegen und den Eltern bei der Hausarbeit helfen.

5. Kinder sollten nicht zu viel sitzen: Beschränken Sie die Zeit vor dem Computer, Tablet und Fernseher.

6. Untergewichtige Kinder ausgenommen, bedeutet ein »aktiver Lebensstil« nicht, dass Kinder deshalb mehr essen sollten. Bei denen, die einer körperlich fordernden sportlichen Aktivität nachgehen, sollte die Ernährung jedoch dementsprechend angepasst werden.

7. Lassen Sie bei sportlichen Jugendlichen die Eisen-, Kalzium-, Vitamin-D- und Vitamin-B_{12}-Werte regelmäßig kontrollieren.

8. Vergewissern Sie sich, dass Ihr Kind genug trinkt: vor, während und nach der körperlichen Aktivität.

9. Die Mahlzeit vor dem Training sollte mit großem zeitlichem Abstand eingenommen werden. Achten Sie auch auf eine gute Verdaulichkeit und den glykämischen Index der Nahrungsmittel, der nicht allzu hoch sein sollte.

10. Nach dem Sport sollte das Kind magere, leicht verdauliche Proteinquellen und Kohlenhydrate essen.

11. Falls Ihr Kind keinen Sport mehr treibt, sollten Sie seine Ernährung an den neuen Lebensstil anpassen: Wer sich weniger bewegt, sollte weniger essen.

12. Achten Sie darauf, dass Ihr Kind gut und ausreichend schläft.

12. PRÄVENTION UND BEHANDLUNG VON ADIPOSITAS UND DIABETES

Gene, Zucker, Adipositas und die Jahreszeiten

Während einer Fernsehsendung, in der ich als Gast interviewt wurde, behauptete der Journalist, dass das Gewicht einer Person eine reine Veranlagungssache sei und man nichts daran ändern könne. Das ist nicht korrekt. Auch wenn das Gewicht bei manchen Menschen möglicherweise genetisch veranlagt ist, hängt eine Gewichtsveränderung bei fast allen anderen mit dem zusammen, was sie essen, und mit den Kalorien, die sie zu sich nehmen. Und auch die wenigen Menschen, die genetisch zur Gewichtszunahme neigen, sind nicht zur Adipositas verdammt. Das soll heißen, dass das Übergewicht bei einem Großteil der Menschen nicht vorprogrammiert ist.

Vor mehr als 50 Jahren entwickelte der US-amerikanische Genetiker James Neel zur Erklärung von Adipositas und Diabetes die *Thrifty Gene Hypothesis,* also die »These der sparsamen Gene«, nach der es eine genetische Veranlagung für übermäßige Gewichtszunahme gibt. Diese Ansammlung von Fett, die heute eine weltweite Adipositas- und Diabetesepidemie auslöst, könnte vor Tausenden von Jahren dazu gedient haben, dass Menschen im Sommer Fettpolster einlagern konnten, um den Winter zu überleben.

So wie die Grizzlybären des Banff-Nationalparks in Kanada, die im Sommer und Herbst besonders viele Früchte fressen, um zuzunehmen und so den Winter zu überstehen. Im Sommer wiegen die Weibchen im

Vergleich zum Frühling 70 Prozent mehr, diese Kilos verlieren sie dann allerdings im Winter wieder, wenn sie von ihren Reserven zehren. Es ist sehr wahrscheinlich, dass Zucker und Insulin für die Fettansammlungen bei Menschen eine ähnliche Rolle spielen. Diese saisonalen Zu- und Abnahmen von Gewicht lehren uns auf jeden Fall zwei Dinge: 1) Die Zucker, und folglich das Insulin, sind mächtige Faktoren, die eine starke Zunahme des Gewichts und der Adipositas verursachen können. 2) Dieses Gewicht kann bei der Mehrheit der Menschen stark reduziert und auch niedrig gehalten werden – und das wahrscheinlich auch bei Menschen, die tatsächlich eine genetische oder epigenetische Veranlagung zu Adipositas haben.

Dies bestätigt eine jüngere Studie, die wir an Mäusen mit einer genetischen Veranlagung für Adipositas und Typ-2-Diabetes durchgeführt haben: Hier genügten wenige Zyklen der Scheinfasten-Diät, um Adipositas, dem Anstieg des Blutzuckerspiegels und Diabetes vorzubeugen.[1] Es wäre voreilig, die Scheinfasten-Diät (eine vegane, niedrigkalorische Diät über fünf Tage) auch für Kinder in Betracht zu ziehen, da wir die diesbezüglichen klinischen Studien noch nicht abgeschlossen haben. Diese Daten deuten jedoch darauf hin, dass die durch eine genetische Veranlagung bedingte Adipositas mit dieser Ernährungsweise unter Kontrolle gehalten werden kann, auch wenn sie nur periodisch eingehalten wird. Die Mäuse erhielten diese Kost alle elf Tage für eine Dauer von vier Tagen. An den restlichen Tagen bekamen sie die Nahrung, die andere Mäuse adipös und diabetisch machte.

Allerdings sind Diäten mit langfristig eingeschränkter Kalorienzufuhr schon bei klinischen Studien mit Vorsicht zu genießen. Bei an Diabetes erkrankten Erwachsenen haben sie sich zwar kurzfristig als effektiv herausgestellt, allerdings verlangsamen sie auf Dauer den Stoffwechsel, was zu einer schnellen Rückkehr zur Adipositas führt, die noch gravieR render sein kann als zu Beginn der Diät.[2]

Die richtige Ernährung gegen Adipositas und Diabetes

Die herkömmliche Behandlung kindlicher Adipositas scheitert oft an der Schwierigkeit, den Kindern begreiflich zu machen, dass sie ihre Ernährung für ihre aktuelle und zukünftige Gesundheit ändern bzw. (aus ihrer Sicht) einschränken müssen. Außerdem sehen klassische Diäten meist einen einschränkenden und kalorienreduzierten Ernährungsplan vor, der auf mittel- bis langfristige Sicht schwer einzuhalten ist und so zu einer hohen Abbruchquote mit erneuter Gewichtszunahme führt.

Aus diesem Grund sind gesunde Essgewohnheiten der ganzen Familie, die das Kind von Beginn an kennt, der beste Weg, um zu vermeiden, dass sie als neue Regeln gesehen werden, die den Ernährungsalltag des Kindes komplett umkrempeln. Der mag zwar ungesund sein, wird vom Kind oder vom Jugendlichen aber seit jeher als normal wahrgenommen.

Schauen wir uns nun genauer an, welche Diäten Kindern und Jugendlichen meist empfohlen werden, und warum sie nicht funktionieren.

Warum zeigen die gängigen Empfehlungen und die üblichen Diäten keine Wirkung?

Die Weltgesundheitsorganisation hat verschiedene Aktionsfelder zur Bekämpfung von kindlicher Adipositas definiert: Über Schulen und Medien sollte präventiv auf die ganze Bevölkerung eingewirkt und es sollten auch Unternehmen und betreffende Verbände involviert werden (Lebensmittelhersteller, Krankenversicherungen etc.). Außerdem schlägt sie Maßnahmen vor, die sich gezielt an bereits übergewichtige oder adipöse Kinder und ihre Familien richten.

Die **Diäten, die bei Kindern üblicherweise zur Vorbeugung von Adipositas empfohlen werden**, sind folgende:

Die Ampeldiät. Bei dieser kalorienreduzierten Diät (1000–1500 kcal/Tag) werden die Nahrungsmittel basierend auf ihrer Kaloriendichte und ihren Nährstoffen in Gruppen eingeteilt: 1) GRÜN entspricht niedrigkalorischen Nahrungsmitteln mit vielen Nährstoffen, die man häufig essen sollte, zum Beispiel Obst und Gemüse. 2) GELB entspricht Nahrungsmitteln mit durchschnittlich viel Kalorien, also Getreide, Brot und Nudeln. 3) ROT entspricht hochkalorischen Nahrungsmitteln mit wenig Nährstoffen, die man nur eingeschränkt essen sollte, darunter Süßigkeiten. Die Kinder werden so dazu angehalten, gesündere Nahrungsmittel zu wählen und seltener und weniger fett- und zuckerreiches Essen zu konsumieren. Diese Herangehensweise führte in der Altersgruppe der Acht- bis Zwölfjährigen zu einer klaren Verbesserung der Ernährungsgewohnheiten und einem leichten Gewichtsverlust, doch meist funktionieren Diäten, die langfristig eine starke Kalorienreduktion und eine radikale Änderung der Ernährung vorsehen, nur für eine gewisse Zeit. Nach einer Weile wiegt das Kind oder der Jugendliche wieder so viel wie vorher. Außerdem führt der strenge Kalorienverzicht meist zu einer Verlangsamung des Stoffwechsels. Eine deutlich schwächere Kosteinschränkung mit kleineren Änderungen beim Konsum von Gemüse und Hülsenfrüchten, so wie ich sie vorschlage, hat langfristig mehr Aussicht auf Erfolg.

Mahlzeitenersatz. Bei dieser Strategie, die unter Erwachsenen recht beliebt ist, wird eine Mahlzeit durch einen Smoothie, einen Diätdrink oder einen Müsliriegel ersetzt. Dies ist allerdings für Kinder nicht zu empfehlen, da es noch an Studien fehlt, die die Wirksamkeit und Unbedenklichkeit dieser Diät belegen – ganz abgesehen davon, dass sie unpädagogisch ist.

Diäten mit begrenztem Kaloriengehalt und/oder niedrigem glykämischem Index. Früher waren Diäten mit minimalem Fettgehalt und hohem Kohlenhydratanteil weit verbreitet. Doch es stellte sich heraus, dass sie gesundheitsschädigend sind, da der Verzehr von Kohlenhydraten und Zuckern die Entwicklung von Übergewicht und Typ-2-Diabetes begünstigt. Man ist also dazu übergegangen, eine Ernährung mit reduzierten Kohlenhydraten – meist 50 Gramm weniger pro Tag – und ohne eine Einschränkung bei Fetten und Proteinen zu propagieren. Es hat sich gezeigt, dass sie im Vergleich zu fettreduzierten Diäten kurzfristig wirksamer ist, wenn es darum geht, Insulinresistenz und Hyperglykämie zu bekämpfen. Doch diese Vorgehensweise kann trotz ihrer Vorteile eine Reihe von Nebenwirkungen verursachen. Bei Erwachsenen kann eine solche Diät zu einer Verringerung der Lebenszeit und zum vermehrten Auftreten von Krankheiten führen. Daher rät man bei Kindern davon ab, auch wenn – wie wir noch sehen werden – eine leichte, aber kontinuierliche Reduktion der Kohlenhydrate aus Stärke und Zucker die ideale Vorgehensweise bei der Prävention oder Behandlung von Adipositas sein kann.

Ähnliche Diäten und Strategien werden seit Jahrzehnten angewendet, doch sie sind nicht effektiv. Tatsächlich konnten sie der weltweiten Adipositas- und Diabetesepidemie nichts entgegensetzen und ebenso wenig verhindern, dass Italien zusammen mit anderen Ländern wie den USA und Griechenland einen der ersten Plätze bei der Verbreitung von kindlicher Adipositas belegt.

Aber warum funktionieren sie nicht?

1) **Weil ein Großteil der Menschen sich des Problems nicht bewusst ist** und sehr oft die Eltern ihr Kind nicht für übergewichtig oder adipös halten, obwohl es das ist. In Italien denken viele Eltern, dass amerikanische Kinder adipös und krank seien, italienische Kinder hingegen dünn und gesund.
2) Weil Nudeln, Kartoffeln, Brot, Pizza, Reis und Fruchtsäfte theoretisch kein Problem sind, aber **ein übergewichtiges oder adipöses Kind davon im Schnitt nicht mehr als 500 Gramm am Tag essen sollte**. Das Problem wird noch schwieriger zu lösen, wenn die Schuld ausschließlich den Snacks, Eiskugeln und Softdrinks gegeben wird,

die eigentlich nicht die Hauptursache für Übergewicht sind, da sie von den meisten Kindern nur in relativ geringen Mengen konsumiert werden.

3) **Weil die Medien nicht vor dem übermäßigen Verzehr von Nudeln, Kartoffeln, Brot, Pizza, Reis und Fruchtsäften warnen** – womöglich, weil hinter dem Verkauf dieser Produkte große wirtschaftliche Interessen stehen, aber auch, weil diese Lebensmittel mit der als sehr gesund erachteten Mittelmeerkost verbunden werden.

Gibt es wirksamere Methoden, um dieser Epidemie an Übergewicht und Adipositas Einhalt zu gebieten?

Wie man Übergewicht bei Vorschulkindern effektiv vorbeugt

Programme zur Vorbeugung von Adipositas bei Kindern und Jugendlichen sind wirkungsvoller, wenn sie bereits im Vorschulalter durchgeführt werden.

Doch an wen sollten sie sich wenden? Die Eltern spielen natürlich die wichtigste Rolle, wenn es darum geht, Kindern in diesem Alter einen gesunden Lebensstil zu vermitteln. Vorbeugende Maßnahmen zielen darauf ab, die Kinder zu einer gesunden Ernährung zu erziehen, deren Basis bewusste Essentscheidungen und mehr körperliche Aktivität bilden (mehr dazu in Kapitel 11 und den Anhängen). Außerdem sollten Eltern in allen Bereichen dafür sorgen, dass ihr Kind ein gesundes Leben führt. Das beinhaltet außer Ernährung und Sport auch eine Begrenzung der Stunden, die das Kind sitzend vor dem Fernseher, Tablet, PC oder Smartphone verbringt, und ausreichend Schlaf und Entspannung.

Ab dem ersten Lebensjahr wäre es gut, das Kind daran zu gewöhnen, gemeinsam mit den Eltern am Tisch zu essen, vorzugsweise mit den in

Kapitel 10 und den Anhängen B und D beschriebenen einfachen Gerichten.

Adipositas und Übergewicht bekämpft man bei Kindern mit kleinen Veränderungen. Ernährung, Bewegung und die Anzahl der Stunden, in denen Kinder essen, fernsehen oder sich auf Videospiele konzentrieren, sind die wichtigsten Faktoren bei der Prävention von Übergewicht bzw. Adipositas und den damit in Verbindung stehenden Krankheiten. Wie aus unseren Untersuchungen und vielen anderen Studien zu Erwachsenen hervorgeht, ist es sehr schwierig, die Gewohnheiten eines Menschen völlig umzukrempeln – egal, ob es sich um Ernährung, sportliche Betätigung oder die Anzahl der vor dem Fernseher verbrachten Stunden handelt.

Daher sollte man jede der hier vorgestellten Strategien ausprobieren. Doch zuallererst sollten die Eltern folgende Punkte umsetzen:

1. Wiegen Sie Ihr übergewichtiges oder adipöses Kind jeden zweiten Tag und messen Sie seinen Bauchumfang alle ein bis zwei Wochen. Ihr Kind muss verstehen, dass es zu viel wiegt, genauso wie es versteht, dass es in die Schule gehen und sich die Zähne putzen muss. Das Stigma, das Übergewicht anhaftet, sollte zwar einerseits überwunden werden, andererseits sollte man aber auch darauf bestehen, dass ein Gewichtsverlust notwendig ist, genauso, wie ein Arzt oder Ernährungsberater es tun würde.
2. Schränken Sie den Verzehr der Lebensmittel ein, für die Ihr Kind keine besondere Vorliebe hat. Liegt ihm zum Beispiel nicht allzu viel an Fruchtsäften oder Brot, kann es ausreichen, dass Ihr Kind auf ein Glas Saft oder ein Stück Brot am Tag verzichtet, um das Problem zu lösen. Das funktioniert jedoch nur, wenn a) das Gewicht rigoros und häufig kontrolliert wird und b) falls diese eine Maßnahme nicht ausreicht, auf ein weiteres Nahrungsmittel verzichtet wird. Hat das Kind also einen Monat lang ein Glas Saft am Tag weniger getrunken und so täglich 60 kcal weniger zu sich genommen, sollte es circa ein

Kilogramm abgenommen haben. Ist dem nicht so, wird es stattdessen wahrscheinlich etwas anderes essen. In diesem Fall kann man beispielsweise eine Scheibe Brot vom Speiseplan streichen (natürlich ohne den Fruchtsaft wieder einzuführen).

3. Begrenzen Sie den Zeitraum, in dem gegessen wird, auf zwölf Stunden (zum Beispiel von 7 bis 19 Uhr).

Man sollte nur wenige Nahrungsmittel streichen, da eine lange Liste an Änderungen vom Kind wahrscheinlich abgelehnt werden würde. Wenn wir uns ein übergewichtiges oder sogar adipöses Kind vorstellen, denken wir erst mal, dass man seine Ernährungsgewohnheiten komplett umkrempeln muss. Für manche Kinder sind drastische Veränderungen bei Ernährung, sportlicher Betätigung, Fernsehgewohnheiten etc. langfristig möglich, aber für die meisten nicht. Sicherlich ist es wichtig, dass ein übergewichtiges Kind den Konsum von Softdrinks, Snacks und Eis einschränkt, und natürlich sollten wir es dazu aufzufordern, Gemüse zu essen, eine Stunde pro Tag zu laufen und Büchern den Vorzug vor Videospielen zu geben, doch nur ein Teil der Kinder wird all diese tiefgreifenden Änderungen über Wochen und Monate beibehalten. Andere werden nur ein paar davon annehmen, wiederum andere werden fast alle Änderungen ignorieren.

Bei einem Kind, das sechs Kilo zu viel wiegt, glaubt man vielleicht, dass es nur noch halb so viel essen sollte, um abzunehmen. Doch wenn man bedenkt – um wieder auf den Verzehr von 500 Gramm Brot, Nudeln, Pizza, Kartoffeln, plus Obst und Säfte plus 130 Gramm Snacks und Softdrinks zurückzukommen –, dass 9 kcal weniger ein Gramm Fett weniger bedeuten, kann man leicht ausrechnen, dass es für einen Gewichtsverlust von 6 Kilo ausreicht, circa 50 000 kcal einzusparen (Fettmasse besteht nicht zu 100 Prozent aus Fett). 50 000 kcal entsprechen ungefähr 12 Kilo Stärke oder Zucker, daher reicht es aus, den Konsum von Zuckern und Stärke um insgesamt 12 Kilo zu reduzieren, also circa 500 Gramm Zucker/Stärke weniger im Monat. Das entspricht über einen Zeitraum von zwei Jahren 15 Gramm Zucker/Stärke pro Tag.

Übersetzt sind das circa 30 Gramm Brot oder 20 Gramm Nudeln oder eine halbe Dose Softdrink oder ein Glas Fruchtsaft weniger am Tag.

Eine Scheinfasten-Diät für Kinder?

Die Scheinfasten-Diät, der ich einen Großteil meines Buches *Iss dich jung* gewidmet habe, wird heute aufgrund ihrer positiven Wirkung auf Zellfunktion, Risikofaktoren für verschiedene Krankheiten, Entzündungen, Übergewicht und Adipositas von Hunderttausenden von Menschen auf der ganzen Welt praktiziert. Auch wenn sie ein großes Potenzial hat, der kindlichen und jugendlichen Adipositas Einhalt zu gebieten, können wir sie erst dann empfehlen, wenn die klinischen Studien abgeschlossen sind, die ihre Wirkung und Unbedenklichkeit bei den Kleinen nachweisen.

Bei Erwachsenen zeigt die Scheinfasten-Diät, dass sie auf alle Komponenten des metabolischen Syndroms einwirkt, und so zumindest ein Wert im Normalbereich erreicht werden kann.

- Bei übergewichtigen Menschen beobachtet man einen Gewichtsverlust von über 3,5 Kilogramm und eine Verringerung des abdominellen Fettes sowie des Bauchumfangs um mehr als 2,5 Zentimeter – ohne oder mit einer Reduktion der Muskelmasse.
- Bei Menschen mit erhöhtem IGF-1-Spiegel, der, wie wir sehen konnten, einen Risikofaktor für Diabetes und Krebs darstellen kann, führte sie zu einem starken Rückgang dieses Wertes.
- Bei Prädiabetikern sinkt der Nüchternblutzuckerspiegel um circa 12 mg/dl: Das entspricht einer Senkung um 11 Prozent. Also zwei- bis dreimal so viel wie bei anderen, strengeren Diäten, wie der 5:2-Diät (5 Tage normal essen, 2 Tage fasten) und dem Intervallfasten.

- Bei Menschen mit erhöhten Lipidwerten reduzieren sich die Triglyzeride im Blut, die ein Risikofaktor für Typ-2-Diabetes sind.
- Bei hypertonischen Menschen sinkt der systolische und diastolische Blutdruck um 6 Prozent. Bluthochdruck ist ein Risikofaktor für Diabetes.

Dies macht Hoffnung auf die Wirkung dieser Ernährungsweise bei Erwachsenen mit Typ-2-Diabetes. Außerdem belegen die ersten Studienergebnisse zu Mäusen eine Neuprogrammierung der Bauchspeicheldrüsenzellen, die nach einer Scheinfasten-Diät wieder in der Lage waren, Insulin zu produzieren.[3]

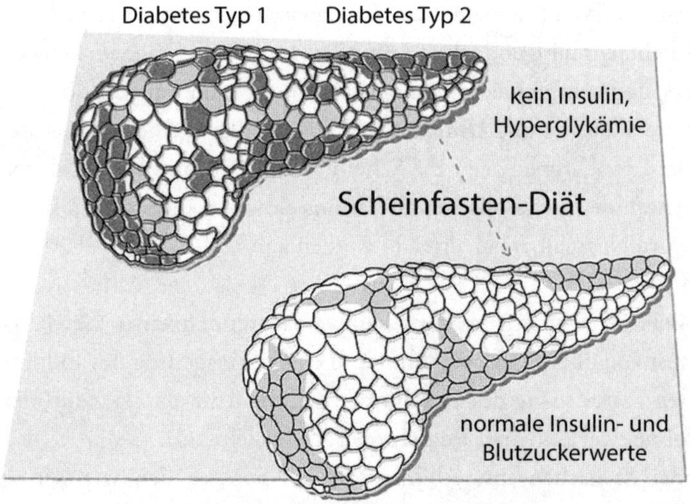

12.1. Die Bauchspeicheldrüse von Mäusen mit Typ-1- oder Typ-2-Diabetes kann kein Insulin produzieren, was schließlich Hyperglykämie verursacht. Nach mehreren Zyklen der Scheinfasten-Diät erfahren die Zellen der Bauchspeicheldrüse eine Neuprogrammierung und differenzieren sich zu Zellen, die Insulin produzieren können, woraufhin die Bauchspeicheldrüse wieder normal funktioniert.[3]

Ein Diätprogramm für Kinder mit Typ-1-Diabetes, das auf den Prinzipien der Scheinfasten-Diät basiert und bei dem sowohl die Kalorienzufuhr (pro Tag 800–1100 kcal) als auch die Proteinzufuhr eingeschränkt werden, soll demnächst im Genueser Krankenhaus *Gaslini* starten. Ziel ist es, die kurz- und mittelfristige Sicherheit und Wirksamkeit dieses Diätprogramms auf den Prüfstand zu stellen. Im Moment wird dieser Ansatz nur in klinischem Umfeld, auf experimenteller Basis und unter medizinischer Beobachtung durch ein hoch spezialisiertes Team angewandt.

Übergewicht, Adipositas und Typ-2-Diabetes

Übergewicht und Adipositas im Kindesalter sind große Risikofaktoren für Zellfunktionsstörungen, die durch einen hohen Insulinspiegel ausgelöst werden. Dies führt zunächst zum sogenannten »Prädiabetes«, der sich durch einen erhöhten Nüchternblutzuckerspiegel (IFG: 100–125 mg/dl) und eine geringere Glukosetoleranz (IGT: Blutzuckerspiegel 140–199 mg/dl nach Zuckerbelastungskurve) auszeichnet – ein Zustand, der sich zu Typ-2-Diabetes entwickeln kann. Dies tritt immer öfter auch bei Kindern auf.

In einer groß angelegten Beobachtungsstudie mit über 369 000 britischen Kindern zwischen zwei und 15 Jahren konnte ein viermal so hohes Risiko für einen Typ-2-Diabetes bei adipösen Kindern nachgewiesen werden.[4]

Eine Typ-2-Diabetes-Diagnose kann mit Sicherheit gestellt werden, wenn der Blutzuckerspiegel unabhängig von der letzten Mahlzeit sehr hoch ist (über 200 mg/dl oder 11,1 mmol/l) und Symptome auftreten, die auf Diabetes hindeuten (häufiges Urinieren, exzessiver Durst und Gewichtsverlust).

Beim Fehlen von Symptomen sollte die Diagnose innerhalb weniger Tage durch einen zweiten Test bestätigt werden, der Folgendes prüft:

- Nüchtern-Blutzuckerspiegel bei 126 mg/dl (6,9 mmol/l) nach acht Stunden Nüchternheit
- Blutzuckerspiegel über 200 mg/dl (11,1 mmol/l), zwei Stunden nach oraler Einnahme von Glukose (OGTT) (je 1,75 Gramm wasserfreie Glukose pro Kilogramm Körpergewicht, bis maximal 75 Gramm, aufgelöst in 150 Milliliter Wasser)
- glykiertes Hämoglobin (HbA1c) über 6,5 % oder ≥ 48 mmol/l

Kinder entwickeln einen Typ-2-Diabetes im Allgemeinen dann, wenn ihre Körperzellen nicht mehr normal auf Insulin reagieren und sich eine Resistenz gebildet hat. Diese Insulinresistenz, für die Adipositas einen der größten Risikofaktoren darstellt, äußert sich durch einen hohen Blutzuckerspiegel (Hyperglykämie). Außerdem besteht die Möglichkeit einer gestörten Funktion der Bauchspeicheldrüse, da die Zellen durch die Ausschüttung hoher Insulinmengen Schaden nehmen.

Diese Störung ist, sofern nicht zu weit fortgeschritten, umkehrbar, wenn man Ernährung und Lebensstil deutlich verändert. Kinder haben im Unterschied zu Erwachsenen den Vorteil, dass viele ein paar Jahre nach der Pubertät spontan zu normalen Blutzuckerwerten zurückkehren und sich auch die Insulinresistenz normalisiert. In einer Studie mit circa 1000 adipösen Kindern, die nach zwei Jahren erneut untersucht wurden, konnte in 70 Prozent der Fälle wieder eine normale Insulinfunktion festgestellt werden.[5]

Bei adipösen Kindern, die Diabetes oder Prädiabetes entwickeln, kann eine Veränderung der Ernährung und der körperlichen Aktivität also in den meisten Fällen das Auftreten der Krankheit verhindern. Allerdings müssen dafür die Maßnahmen deutlich ausgefeilter und umsichtiger sein, als sie es normalerweise sind. Zum Beispiel ist es keine erfolgversprechende Strategie, wenn man sich darauf beschränkt, dem

Kind während des halbjährlichen Besuchs beim Kinderarzt zu sagen, dass es weniger essen soll. Die oben aufgeführten Regeln zur Vermeidung und Bekämpfung von Adipositas sind hingegen nicht nur akzeptabel für Kinder und Jugendliche, sie haben sich auch als dauerhaft wirkungsvoll herausgestellt.

Warum man das Gewicht der Kinder regelmäßig kontrollieren sollte

Doch Eltern sollten nicht nur bei adipösen Kindern Gegenmaßnahmen erreichen. Man sollte auch das Gewicht oder abdominelle Fett übergewichtiger Kinder oder zu Übergewicht tendierender Kinder als Problem wahrnehmen – ganz abgesehen natürlich vom Gewicht untergewichtiger Kinder. Hat man sich den Ernst der Lage erst einmal bewusst gemacht, sollte man aktiv werden.

Wie häufig sollte man wiegen und die Körpermaße nehmen?
Falls die Werte zu Gewicht, Körpergröße und Taillenumfang zu sehr von den im Anhang in Tabelle A.11 auf Seite 361 angegebenen Referenzwerten abweichen, empfehle ich Ihnen, sie jeden zweiten Tag zu kontrollieren.

Ist das Idealgewicht einmal erreicht und bleibt es konstant, kann man wieder dazu zurückgehen, die Maße einmal im Monat zu nehmen und in Sachen Ernährung weniger streng zu sein. Abgesehen von diesen Werten ist es für Eltern und Kinder bzw. Jugendliche sinnvoll zu wissen, wie sich der menschliche Körper in den verschiedenen Altersklassen zusammensetzt (Fettmasse und fettfreie Körpermasse). Deshalb empfehle ich den Betroffenen, sich an einen Ernährungsberater und an einen Kinderarzt zu wenden, um die genommenen Maße richtig interpretieren zu können.

In der Tabelle unten stehen weitere Angaben zur Messung von Gewicht, Größe, BMI und Taillenumfang mit einigen Beispielen. Vergleichen Sie die Werte Ihres Kindes mit den Werten in den Tabellen, die Sie am Ende von Anhang A ab Seite 358 finden.

MESSUNG	ANLEITUNG	BEISPIEL: 7-jähriges Kind, untergewichtig	BEISPIEL: 7-jähriges Kind, übergewichtig	BEISPIEL: 7-jähriges Kind, adipös
Gewicht	Bestimmen Sie das Gewicht mit einer normalen Personenwaage.	Gewicht: 20 kg Ein 7-jähriges, 20 kg schweres Kind hat im Vergleich zu den Werten im entsprechenden Intervall ein niedriges Körpergewicht (siehe Tabelle A.11 in Anhang A).	Gewicht: 26,5 kg Ein 7-jähriges, 26,5 kg schweres Kind hat im Vergleich zu den Werten im entsprechenden Intervall ein höheres Körpergewicht (siehe Tabelle A.11 in Anhang A).	Gewicht: 28,5 kg Ein 7-jähriges, 28,5 kg schweres Kind hat im Vergleich zu den Werten im entsprechenden Intervall ein deutlich höheres Körpergewicht (siehe Tabelle A.11 in Anhang A).
Größe	Das Kind / der Jugendliche sollte aufrecht, mit geschlossenen Füßen und so gerade wie möglich mit dem Rücken zu einer Wand stehen. Dann ein dünnes Buch auf seinen Kopf legen und mit einem Metermaß an der Wand die Größe messen.	Körpergröße: 123 cm eine für sein Alter angemessene Körpergröße (siehe Tabelle A.11 in Anhang A)	Körpergröße: 123 cm eine für sein Alter angemessene Körpergröße (siehe Tabelle A.11 in Anhang A)	Körpergröße: 123 cm eine für sein Alter angemessene Körpergröße (siehe Tabelle A.11 in Anhang A)

MESSUNG	ANLEITUNG	BEISPIEL: 7-jähriges Kind, untergewichtig	BEISPIEL: 7-jähriges Kind, übergewichtig	BEISPIEL: 7-jähriges Kind, adipös
BMI oder Körpermasseindex (www.createcures.org)	Teilen Sie das Gewicht in Kilogramm zweimal durch die Körpergröße in Metern.	BMI: 13 (20 kg geteilt durch 1,23 m, geteilt durch 1,23 m) Dieser Wert liegt unter der 5. Perzentile, das Kind ist also untergewichtig (siehe Tabelle A.11 in Anhang A).	BMI: 17,5 (26,5 kg geteilt durch 1,23 m, geteilt durch 1,23 m) Dieser Wert liegt über der 85. Perzentile, das Kind ist also übergewichtig (siehe Tabelle A.11 in Anhang A).	BMI: 18,8 (28,5 kg geteilt durch 1,23 m, geteilt durch 1,23 m) Dieser Wert liegt über der 95. Perzentile, das Kind ist also adipös (siehe Tabelle A.11 in Anhang A).
Taillenumfang	Legen Sie ein Maßband um die Taille des Kindes/Jugendlichen (nicht zu fest), genau zwischen der untersten Rippe und dem oberen Rand des Beckens.	Taillenumfang: 50 cm Dieser Wert liegt unterhalb der 10. Perzentile, daher raten wir, einen Kinderarzt und Ernährungsberater zu konsultieren, um die Ernährung und den Lebensstil des Kindes zu prüfen (siehe Tabelle A.11 in Anhang A).	Taillenumfang: 62 cm Dieser Wert liegt über der 75. Perzentile, daher raten wir, mit einem Kinderarzt und Ernährungsberater die Ernährung und den Lebensstil des Kindes zu prüfen und die Empfehlungen am Ende dieses Kapitels so weit wie möglich umzusetzen.	Taillenumfang: 68 cm Dieser Wert liegt über der 90. Perzentile, daher raten wir, mit einem Kinderarzt und Ernährungsberater die Ernährung und den Lebensstil des Kindes zu prüfen und die Empfehlungen am Ende dieses Kapitels so weit wie möglich umzusetzen.

Das Wichtigste im Überblick

1. Allgemeine Ernährungsempfehlungen und drastische Diäten wie kalorienarme Ernährungsweisen eignen sich nicht, um Adipositas bei Kindern entgegenzuwirken.

2. Ihr Kind sollte reichlich Kohlenhydrate mit niedrigem glykämischem Index essen (Hülsenfrüchte, Gemüse) und den Verzehr von besonders stärkehaltigen Nahrungsmitteln (Nudeln, Brot, Pizza, Kartoffeln, Reis) und Zuckern (Obst, Fruchtsäfte, Süßigkeiten, Softdrinks) einschränken.

3. Reduzieren Sie gesättigte Fettsäuren, gehärtete Fette und Transfette. Schränken Sie auch Salz und Zucker ein. Ein Nachtisch hin und wieder ist kein Problem, vor allem wenn es sich um etwas gesündere Varianten auf Basis von Obst oder dunkler Schokolade handelt.

4. Ihr Kind sollte am Tag alle Mahlzeiten innerhalb von zwölf Stunden einnehmen, zum Beispiel mit einem Frühstück um 7 Uhr und einem Abendessen bis 19 Uhr. Das ist vor allem für übergewichtige und adipöse Kinder wichtig. Leichte Abweichungen, zum Beispiel elf oder 13 Stunden, sind in Ordnung, solange das Kind normalgewichtig ist.

5. Es sollten nicht mehr als vier oder fünf Mahlzeiten am Tag eingenommen werden (siehe auch Anhang B).

6. Lieber mehr essen als weniger: Ersetzen Sie einen Teil der Nahrungsmittel, die sehr stärkehaltig sind, wie Nudeln, Brot, Reis

oder Kartoffeln, durch Gemüse und Hülsenfrüchte, die viele Ballaststoffe enthalten und daher für ein längeres Sättigungsgefühl sorgen. Ersetzen Sie zum Beispiel jeden Tag 50 bis 60 Gramm dieser Nahrungsmittel durch mindestens 100 Gramm Karotten, Brokkoli, Kichererbsen oder Bohnen.

7. Schränken Sie den Verzehr jener Lebensmittel ein, für die Ihr Kind keine besondere Vorliebe hat. Reduzieren Sie die Mengen bestimmter Lebensmittel – je nachdem, wozu Ihr Kind bereit ist. Lassen Sie zum Beispiel den Fruchtsaft weg und reduzieren Sie die Menge an Brot, wenn Ihr Kind beides nicht so gern mag.

8. Kontrollieren Sie das Körpergewicht mit einer Waage und den Taillenumfang mithilfe eines Maßbandes. Hierbei können die Anleitungen und Referenzwerte in Anhang A hilfreich sein. Nehmen Sie diese Werte jeden zweiten Tag, so lange, bis das Idealgewicht erreicht ist und gehalten wird.

9. Übertreiben Sie es nicht mit den Essensregeln, aber finden Sie die beste Strategie für alle Situationen, eventuell mithilfe eines Ernährungsberaters oder des Kinderarztes. Zum Beispiel können Sie einen Softdrink und eine Pizza pro Woche erlauben, wenn das das Kind glücklich macht, und dafür etwas anderes austauschen, siehe Punkt 6.

10. Kochen Sie mit den in diesem Buch empfohlenen Zutaten, vorzugsweise mit solchen, die 1) bereits Ihre eigenen Vorfahren gegessen haben, die 2) traditionell aus Ihrer Region stammen, die 3) Saison haben und 4) ökologisch erzeugt wurden (siehe Kapitel 6).

11. Ihr Kind sollte täglich mindestens eine Stunde Sport treiben und eine Stunde laufen (siehe auch Kapitel 11).

12. Im Moment wird die Scheinfasten-Diät bei Kindern nur auf experimenteller Basis durchgeführt, und ich rate davon ab, Kinder auf diese Weise zu ernähren. Es sei denn, dies findet in einem klinischen Umfeld und unter der medizinischen Beobachtung durch ein spezialisiertes Team statt.

Im nächsten Kapitel werde ich Ihnen zeigen, wie bedeutsam die Ernährung für eine gesunde Darmflora ist, die eine zentrale Rolle bei der Prävention gegen Autoimmunerkrankungen spielt.

13. DARMFLORA, DARMERKRANKUNGEN UND AUTOIMMUNKRANKHEITEN

In den letzten Jahrzehnten wurde immer deutlicher, welch großen Einfluss die bakterielle Darmflora, auch intestinales Mikrobiom genannt, auf unseren Gesundheitszustand und auf Krankheiten hat. Es ist kein Zufall, dass wir ständig von Produkten hören, die viele »gute« Bakterien enthalten, die sogenannten Probiotika, die man zur Verbesserung der Darmflora und somit der Gesundheit im Allgemeinen zu sich nehmen sollte.

Das intestinale Mikrobiom besteht aus Milliarden verschiedenster Mikroorganismen, die schon vor der Geburt die Darmoberfläche besiedeln. Sie leben in Symbiose mit dem Menschen, das heißt, dass diese Beziehung sowohl für den menschlichen Körper als auch für die unterschiedlichen Bakterien und Mikroben von Vorteil ist. Die sich in der Darmschleimhaut befindlichen Mikroorganismen sind an für den Menschen notwendigen Stoffwechselvorgängen beteiligt, wie an der Produktion zahlreicher Vitamine (Folsäure, B-Vitamine und Vitamin K), bestimmten Darmfunktionen (der Verarbeitung von komplexen Zuckern und Proteinen) und der Reaktion auf Medikamente. Die Darmflora verändert sich im Laufe eines Menschenlebens ständig – beginnend mit der Geburt bis ins Greisenalter – und steht unter dem Einfluss zahlreicher Faktoren wie Ernährung, Medikamente (vor allem Antibiotika) und Stress.

Es wurde nachgewiesen, dass die Zusammensetzung der im Darm lebenden Bakterien direkt oder indirekt das Immunsystem und viele andere Organe und Körpersysteme beeinflussen kann. Die Bakterien tragen zum Gleichgewicht oder, im Gegenteil, zur Entwicklung von Krankheiten bei, die nicht nur unser Magen-Darm-System (chronisch-entzündliche Darmerkrankungen) betreffen, sondern auch das zentrale und periphere Nervensystem (Multiple Sklerose, entzündliche Polyneuropathien) sowie die Bauchspeicheldrüse (Typ-1-Diabetes) oder die Gelenke (rheumatoide Arthritis).

Ernährung und intestinales Mikrobiom

Die Art der Mikroorganismen, die unseren Darm besiedeln, hängt von der Art der Nahrungsmittel ab, die wir essen. Bei einer Ernährungsumstellung passiert dieser Wandel daher sehr schnell.[1] Tatsächlich unterscheidet sich die Mikrobenflora im Darm je nachdem, wie man sich ernährt: vegan oder vegetarisch, ohne Einschränkungen, mit viel Rohkost oder gegarten Nahrungsmitteln, mit industrieller und fetthaltiger Nahrung etc. Auch Alkoholkonsum oder die Einnahme von Probiotika können Einfluss auf die Darmflora haben.

Das Geheimnis besteht im Grunde darin, für eine reiche und vielfältige Darmflora mit vielen unterschiedlichen Mikroorganismen zu sorgen und ein (qualitatives und/oder quantitatives) Ungleichgewicht, auch »Dysbiose« genannt, zu vermeiden. Menschen, die an Stoffwechsel- oder Autoimmunerkrankungen leiden, weisen eine geringere Bakterienvielfalt in ihrer Darmflora auf, was meist bedeutet, dass ein Mangel an »guten« Arten herrscht, die den Körper schützen, und einen Überschuss an pathogenen Arten, die proentzündlich wirken. So hat man beispielsweise beobachtet, dass eine vor allem auf tierischen Proteinen basierende Ernährung zu einer Vermehrung von Mikroorganismen beiträgt (*Alistipes*, *Bilophila*, *Bacteroides*), die das Fleisch zersetzen und in schädliche Stoffe wie Trimethylamin umwandeln, deren Konzentration im Blut mit dem Auftreten von Krebs und Herz-Kreislauf-Erkrankungen in Verbindung gebracht wird.[2,3]

Als man die Ernährung und die im Darm vorhandene Bakterienvielfalt von 15 italienischen und 14 afrikanischen Kindern zwischen sechs und 14 Jahren miteinander verglich, ließen sich deutliche Unterschiede feststellen.[4] Die afrikanischen Kinder ernährten sich von Lebensmitteln, die aus der lokalen Landwirtschaft stammten, wie Getreide und Hülsenfrüchte, und hin und wieder aßen sie kleinere Mengen Hühnerfleisch. Die Ernährung der italienischen Kinder hingegen war typisch für die westliche Welt, mit einem hohen Anteil an tierischen Proteinen, Zucker, Stärke, Fett und wenig Ballaststoffen. Aus der Untersuchung der Darmflora der afrikanischen Kinder ging hervor, dass sie mehr Bakterienarten aufwies, die zur Produktion von antientzündlichen und den Darm schützenden Stoffen beitragen (wie *Bacteroides*). Diese »guten« Bakterien tragen zur Produktion der Schleimhaut bei, die die Darmoberfläche vor dem schützt, was in den Darm gelangt und schädlich sein könnte (entzündungsfördernde Nahrungsmittel, Bakterien, Viren, Medikamente). Diese »guten« Bakterien spielen außerdem bei der Modulation der Immunantwort eine Rolle. Hierbei werden Verbindungen hergestellt, die auf die Immunzellen unseres Körpers einwirken und ihre regulierende und antientzündliche Funktion anregen. Bei den italienischen Kindern fand man in der Darmflora nicht nur weniger schützende Bakterienarten, sondern auch eine größere Anzahl an potenziell pathogenen (schädlichen) Arten wie *Escherichia coli*, *Shigella* und *Salmonella*, die die für Kinder typischen Magen-Darm-Infektionen mit teilweise schweren Verläufen auslösen können.

Eine andere Studie, diesmal an Mäusen, hat gezeigt, dass die Tiere Colitis und das metabolische Syndrom entwickelten, nachdem man ihnen geringe Dosen von Lebensmittelzusatzstoffen verabreicht hatte, die üblicherweise für industrielle und abgepackte Produkte verwendet werden (süße oder salzige Snacks, Chips, Bonbons) und mit den Nummern E400 bis E499 gekennzeichnet sind (zum Beispiel Carrageen E407, Guaran E412, Gummi arabicum E414, Triphosphate E451). Sie können proentzündlich auf das intestinale Mikrobiom wirken und einen Abbau der Darmschleimhaut verursachen.[5]

Zahlreiche Studien, bei denen die Auswirkungen einer omnivoren Ernährungsweise mit denen einer vegetarischen und veganen Ernährung verglichen wurden, haben bestätigt, dass der größere Verzehr von Obst und Gemüse sowie eine Einschränkung bei Fetten und tierischen Proteinen zu einer Vermehrung von Bakterien führt, die aufgrund ihrer antientzündlichen Wirkung gut für uns sind.[6]

Man konnte auch nachweisen, dass das intestinale Mikrobiom die Reaktionen des Stoffwechsels auf den Verzehr einer bestimmten Nahrung bei jedem Individuum modulieren kann. Mit anderen Worten: Ein Nahrungsmittel kann bei verschiedenen Menschen unterschiedliche Wirkung haben. Jede Person reagiert auf eigene Weise. Der Darmflora des Einzelnen kommt also eine große Rolle zu, da sie von dem beeinflusst wird, was wir essen, und ihrerseits unsere Reaktion auf das Essen beeinflusst.

Nach einer Studie mit 800 Erwachsenen, deren Blutzuckerprofil und Darmflora in Reaktion auf das gleiche Nahrungsmittel (Brot) untersucht wurden, glaubten die Forscher, die individuelle Antwort auf bestimmte Nahrungsmittel (zum Beispiel ein Anstieg des Blutzuckerspiegels nach dem Mittagessen) sogar noch vor ihrem Verzehr vorhersagen zu können, da sie die Bakterienzusammensetzung der Darmflora des jeweiligen Teilnehmers kannten. Das unterstreicht einmal mehr die Bedeutung der Darmbakterien und eröffnet auf dem Gebiet der sogenannten »Nutritechnologie« und der personalisierten Ernährung neue Forschungsperspektiven.[7] Auf dieser Grundlage wurde im Mai 2018 eine Parallelstudie mit 50 italienischen und israelischen Kindern zwischen sechs und neun Jahren initiiert (*Children Alimentary Personalized Research Italy Israel*), bei der die Stoffwechselsignaturen und die Zusammensetzung der Darmflora der Kinder regelmäßig untersucht werden. Dank diätetischer Algorithmen, die die Blutzuckerantwort jedes Kindes auf ein Lebensmittel vorhersagen sollen, kann dann eine personalisierte Ernährungsweise konzipiert werden.

Antibiotika und die Schädigung des Magen-Darm-Trakts

Antibiotika gehören zu den Medikamenten, die am stärksten in die Zusammensetzung des Mikrobioms eingreifen können und auf diese Weise Krankheiten wie Adipositas, das metabolische Syndrom, chronisch-entzündliche Darmerkrankungen und potenziell Multiple Sklerose oder Arthritis etc. begünstigen.

Wie wir in Kapitel 6 sehen konnten, hat der missbräuchliche Einsatz von Antibiotika in den letzten Jahrzehnten dazu geführt, dass diese wertvollen Waffen im Kampf gegen Infektionen zu Auslösern von immer gravierenderen Infektionen wurden, deren Erreger resistent gegenüber den Antibiotika selbst sind. Außerdem verursacht ein Missbrauch von Antibiotika bereits in den ersten Lebensmonaten, in denen der Körper noch sensibler ist, ein Ungleichgewicht der Darmmikroben, was wiederum die Reifung des Immunsystems und der Immuntoleranz beeinträchtigen kann.[8]

Bei einer Dysbiose (verursacht durch Antibiotika oder andere Störungen) kann etwas auftreten, was man als »Syndrom des durchlässigen Darms« (*Leaky-Gut-Syndrom*) bezeichnet, wobei Bakterienrückstände und andere entzündliche Substanzen in das Blut gelangen und auch gegenüber harmlosen Faktoren ungünstige Immunantworten auslösen können. Daraus entsteht ein entzündungsfördernder Teufelskreis, der das Auftreten von Lebensmittelallergien, Intoleranzen und Autoimmunerkrankungen wie chronisch-entzündlichen Darmerkrankungen, rheumatoider Arthritis, Multipler Sklerose, Nährstoffmalabsorption, Adipositas und Diabetes begünstigt.

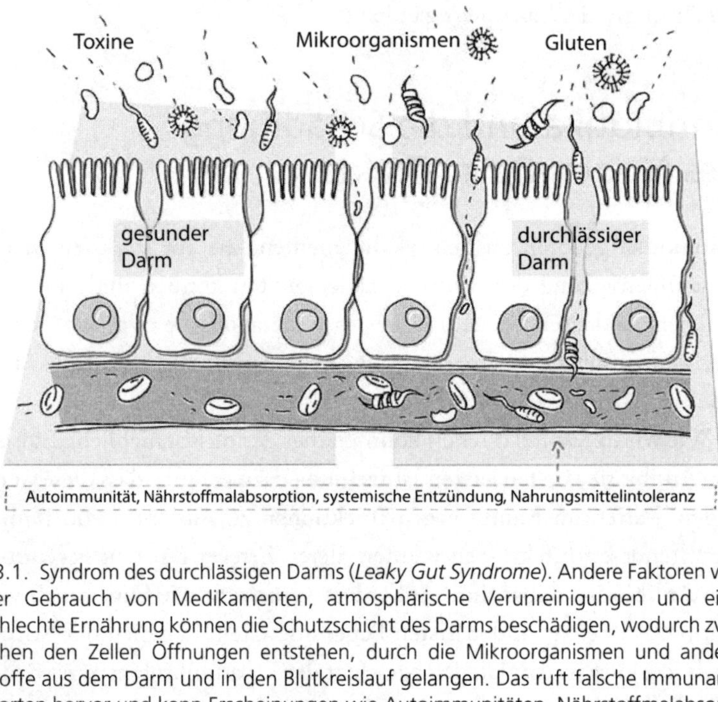

13.1. Syndrom des durchlässigen Darms (*Leaky Gut Syndrome*). Andere Faktoren wie der Gebrauch von Medikamenten, atmosphärische Verunreinigungen und eine schlechte Ernährung können die Schutzschicht des Darms beschädigen, wodurch zwischen den Zellen Öffnungen entstehen, durch die Mikroorganismen und andere Stoffe aus dem Darm und in den Blutkreislauf gelangen. Das ruft falsche Immunantworten hervor und kann Erscheinungen wie Autoimmunitäten, Nährstoffmalabsorption, systemische Entzündungen und Lebensmittelintoleranzen zugrunde liegen.

Bei jeder Behandlung mit einem Antibiotikazyklus reduziert sich die bakterielle Artenvielfalt in unserem Darm um 25 bis 30 Prozent.[9] Das liegt daran, dass das Antibiotikum kaum zwischen den Bakterien in unserem Körper unterscheidet – es vernichtet die guten sowie die bösen. Der Verlust der guten Bakterien führt nicht nur dazu, dass die durch sie produzierten Verbindungen fehlen (die eine schützende und antientzündliche Wirkung hätten), sie werden zudem durch andere, womöglich schädliche Arten ersetzt, die das Antibiotikum überlebt und sich vermehrt haben. Ein Beispiel hierfür ist der während Antibiotikatherapien häufig auftretende Durchfall. Zwischen einem Zyklus und dem nächsten kann es zwar zu einem Nachwachsen der dezimierten Bakterien kommen, es ist jedoch auch möglich, dass diese komplett zerstört werden.[10]

Fassen wir zusammen: Eine hohe Biodiversität im Darm, also viele verschiedene Bakterienarten mit schützenden Eigenschaften, sorgt für einen gesunden Körper. Das Gegenteil, nämlich eine geringe Biodiversität mit einem hohen Anteil an proentzündlichen Mikroben, begünstigt das Auftreten von den uns inzwischen gut bekannten Krankheiten.

Eine US-amerikanische Studie, die von 2001 bis 2013 mit 64 580 Kindern zwischen null und zwei Jahren durchgeführt wurde, untersuchte den Zusammenhang zwischen einer Antibiotikabehandlung in diesem Alter und der Entwicklung von Adipositas zwischen dem zweiten und fünften Lebensjahr.[11] 69 Prozent der Kinder hatten vor ihrem zweiten Lebensjahr mindestens zwei bis drei Zyklen mit Antibiotika bekommen. Man kam zu dem Ergebnis, dass die Zahl der verabreichten Antibiotikazyklen, der Einsatz von Breitspektrum-Antibiotika und der vorzeitige Gebrauch solcher Medikamente (null bis elf Monate) das Adipositasrisiko zwischen dem zweiten und fünften Lebensjahr erhöhten. Dieser Zusammenhang konnte durch weitere Untersuchungen genauer erklärt werden.[12,13] Dank dieser Studien verstehen wir heute, dass eine ausgeprägte Präsenz spezifischer »guter« Bakterien zu einem geringeren Adipositasrisiko führt. Dazu gehören die Bifidobakterien, da sie antientk zündlich gegenüber Faktoren wie TNF-alpha wirken, die chronische Krankheiten begünstigen. Sind die Bifidobakterien jedoch erst einmal durch Antibiotika zerstört, werden sie durch das verstärkte Wachstum anderer Bakterien, die überlebt und meist negative Auswirkungen haben, ersetzt.

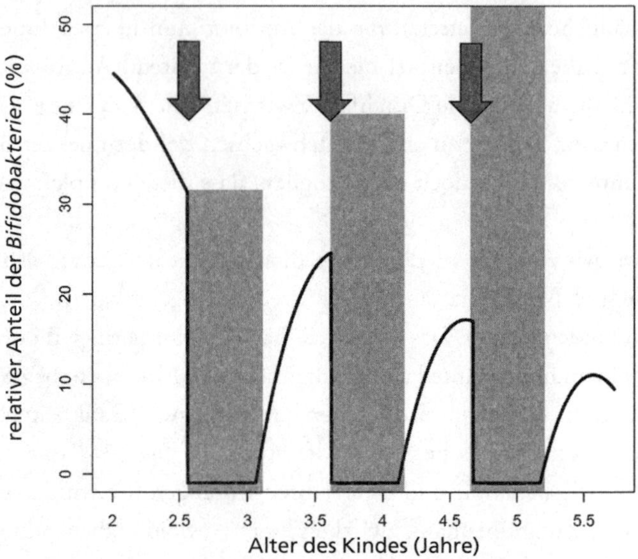

13.2. Jeder Antibiotikazyklus (Pfeil) verursacht eine gewisse Reduktion von schützenden Mikroorganismen (schwarze Linie) und das darauffolgende Ausgleichswachstum anderer Mikroben (vor allem gram-negativer Bakterien, die Lipopolysaccharide produzieren), was die Darmbarriere durchlässiger macht. So gelangen Toxine ins Blut (grauer Balken), was eine generalisierte Entzündung fördert (verändert übernommen aus: Korpela K. et al. »Microbial Cell«, 2016).

Chronisch-entzündliche Darmerkrankungen (CED)

Autoimmunerkrankungen werden durch eine falsche Antwort des Immunsystems auf körpereigene Moleküle verursacht. Heute kennt man mehr als 100 dieser Krankheiten, von denen ungefähr 5 bis 10 Prozent der Erwachsenen betroffen sind (zum Beispiel juvenile Typ-1-Diabetes, Multiple Sklerose, rheumatoide Arthritis oder chronisch-entzündliche Darmerkrankungen). Eine Auswertung von Daten der letzten 30 Jahre konnte einen stetigen Anstieg von Krankheitsfällen verzeichnen – generell, aber auch unter Kindern.[14] Es handelt sich hierbei um chronische Krankheiten, das heißt, sie können das gesamte Leben andauern, und meist schwächen sie unseren Körper sehr. Man bezeichnet sie auch als »multifaktorielle Krankheiten«, da sie durch das Zusammenspiel von genetischen Faktoren, Umweltfaktoren (Ernährung, Rauchen, Antibiotika) und Leiden wie Übergewicht und Adipositas verursacht werden.

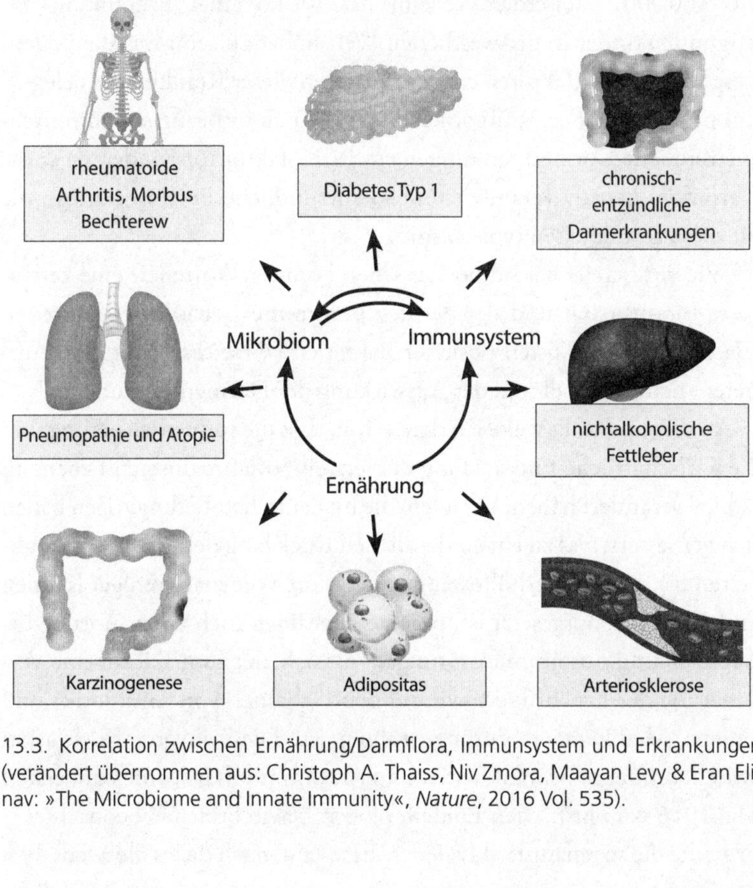

13.3. Korrelation zwischen Ernährung/Darmflora, Immunsystem und Erkrankungen (verändert übernommen aus: Christoph A. Thaiss, Niv Zmora, Maayan Levy & Eran Elinav: »The Microbiome and Innate Immunity«, *Nature*, 2016 Vol. 535).

Dazu zählen auch die chronisch-entzündlichen Darmerkrankungen bei Kindern. Eine Auswertung von 140 epidemiologischen Studien zum Auftreten von entzündlichen Darmerkrankungen bei Kindern (auch Morbus Crohn und Colitis ulcerosa), die von 1985 bis 2018 in 38 Ländern durchgeführt wurde, kam zu dem Ergebnis, dass Europa die meisten Krankheitsfälle verzeichnet (23 Fälle pro 100 000 Kinder), gefolgt von Nordamerika (15,2 Fälle pro 100 000) und Asien (11,4 Fälle pro 100 000). Außerdem scheint das Risiko einer Erkrankung für Migrantenkinder in der westlichen Welt höher zu sein, was die Bedeutung von Umweltfaktoren für das Auftreten dieser Krankheiten belegt.[15] Ein unsachgemäßer Antibiotikaeinsatz ist auch in Bezug auf chronisch-entzündliche Darmerkrankungen ein Risikofaktor für Kinder, da er die Darmflora negativ verändert und so entzündliche Prozesse auslöst, die für diese Krankheiten typisch sind.

Wie wir bereits bei Adipositas sehen konnten, korreliert eine verringerte Biodiversität und der Anstieg bestimmter schädlicher Bakterien (*Bacteroides*) auf Kosten positiver Bakterien (*Firmicutes*) mit dem Auftreten, dem Rückfall und der Auswirkung der Darmerkrankungen.[16]

An diesem Punkt weise ich darauf hin, dass die Industrialisierung und die wirtschaftliche Entwicklung der letzten 50 Jahre unseren Lebensstil radikal verändert haben: Vor allem die hygienischen Bedingungen haben sich verbessert, was zu einem deutlichen Rückgang der Infektionskrankheiten führte. Diese erhöhte Sauberkeit, durch die man weniger Keimen und Bakterien ausgesetzt ist, brachte allerdings auch einen Anstieg bei Allergien und Autoimmunstörungen mit sich, der zum Teil auf eine Veränderung der Ernährung sowie auf den Gebrauch von Antibiotika und anderer Medikamente zurückzuführen ist. Diese inverse Korrelation zwischen Infektionskrankheiten und Autoimmunität wurde zum ersten Mal 1956 vom britischen Epidemiologen David Strachan beobachtet.[17] Er stellte die sogenannte »Hygiene-These« auf, nach der es die Menschen vor der Entwicklung einer Allergie schütze, wenn sie in ihrer Kindheit

Keimen und Bakterien ausgesetzt seien, zum Beispiel beim Spielen mit anderen Kindern draußen. Praktisch heißt das, dass es dem Immunsystem hilft, wenn sich die Kleinen etwas dreckig machen.

Bei den Autoimmunerkrankungen des Darms kam es in den letzten 60 Jahren zu einer Inzidenzspitze, und in den letzten zehn Jahren hat sich die Zahl der Diagnosen und Betroffenen um ein 20-Faches erhöht (in nur 25 Prozent der Fälle sind die Patienten älter als 20 Jahre). Dies ging einher mit der Globalisierung und Verbreitung ungesunder Lebensstile, wozu sowohl der Medikamentenmissbrauch zählt als auch eine stark veränderte Ernährungsweise. Tatsächlich sind diese Krankheiten in ländlichen Gegenden eher selten. Sie wurden in der jungen Bevölkerung von Industrieländern zu einem großen Problem, auch weil die besonders aggressiven Varianten inzwischen in den kindlichen Altersgruppen angekommen sind.

Eine Ursache für diese Erkrankungen liegt in der Nahrung, die wir zu uns nehmen. Zum Beispiel in den hohen Glutenmengen in Brot und Nudeln, die bei Menschen mit entsprechender genetischer Veranlagung Zöliakie auslösen. Daher sollte man bei Kindern, die unter Autoimmunerkrankungen und Darmproblemen leiden, den Verzehr glutenreicher Nahrungsmittel besonders im Auge behalten, da sie auch eine Reihe von entzündungsfördernden Stoffen enthalten.

Zudem konnte die gesundheitsschädliche Wirkung einer Ernährung, die reich an tierischen Fetten, Zuckern, Eisen und Emulgatoren ist, an vielen Tiermodellen und Tieren mit entzündlicher Darmerkrankung nachgewiesen werden. Sie trägt durch eine Veränderung der Darmbarriere und des bakteriellen Gleichgewichts sowie durch einen Entzündungsanstieg dazu bei, dass sich diese Störungen entwickeln und immer wieder auftreten können.

Ähnliche Auswirkungen zeigen sich nun auch beim Menschen: Eine Ernährung, die aus viel rotem Fleisch und wenig Ballaststoffen besteht, kann sich negativ auf die Zusammensetzung der Darmflora auszuwirken und zur Dominanz von entzündungsfördernden Bakterienarten führen.[18] Allerdings scheint der Konsum von Omega-3-Fettsäuren, Obst und Gemüse vor diesen Krankheiten zu schützen.[19,20,21]

Eine Auswertung von 19 Studien mit insgesamt 2609 Patienten (1269 litten an Morbus Crohn, 1340 an Colitis ulcerosa) ergab, dass das Risiko, diese Krankheiten zu entwickeln, bei Menschen höher ist, die größere Mengen Fleisch und Fette essen. Ein größerer Verzehr von Ballaststoffen (über 22 Gramm pro Tag) und Obst führt hingegen zu einem geringeren Risiko für Morbus Crohn, aber nicht für Colitis ulcerosa, eine der häufigsten chronisch-entzündlichen Darmerkrankungen.[22] Eine kleinere Studie untersuchte über einen Zeitraum von zwei Jahren die Auswirkungen einer semivegetarischen Ernährung (ovo-lacto-vegetarisch mit einmal pro Woche Fisch, zweimal pro Monat Fleisch, ohne fettreiche Lebensmittel wie Margarine, Soßen, Hartkäse oder Süßspeisen) bei 15 Morbus-Crohn-Patienten und beobachtete im Vergleich zu Patienten mit omnivorer Ernährung einen starken Rückgang der Krankheitssymptome. Zudem kam es bei mindestens der Hälfte der Semivegetarier nach zwei Jahren auch zu einer Normalisierung der Entzündungsindikatoren (C-reaktives Protein), was darauf hindeuten könnte, dass diese Patienten seltener rückfällig werden.[23]

Bestimmte Arten von Ernährung können Darmkrankheiten also fördern oder zumindest begünstigen. Basierend auf dem neuesten Stand der Forschung habe ich daher – obwohl es diesbezüglich bisher noch keine offiziellen Richtlinien gibt – einige Empfehlungen formuliert, die dabei helfen können, Autoimmunerkrankungen vorzubeugen und sie zu behandeln.

Ernährung und Darmkrankheiten

Bezüglich einer empfehlenswerten Ernährung bei entzündlichen Darmerkrankungen gibt es zwar bisher noch keine präzisen Richtlinien von internationalen Wissenschaftsgesellschaften – weder für Erwachsene noch für Kinder –, allerdings geht aus wissenschaftlichen Publikationen Folgendes hervor:

- Tierische Proteine, besonders verarbeitetes Fleisch (Wurst, Schinken etc.), führen zu einem erhöhten Krankheitsrisiko.
- Pflanzliche Proteine (gegarte Hülsenfrüchte) und Ballaststoffe scheinen im Falle einer chronisch-entzündlichen Darmerkrankung ohne Darmverschluss schützend zu wirken.

Es gibt Fälle von Patienten mit diesen Krankheiten, bei denen sich eine pflanzliche, kalorien- und fettreduzierte Ernährungsweise positiv auf ihre Gesundheit auswirkte. Nach den ermutigenden Ergebnissen zu Colitis ulcerosa bei Mäusen werden nun klinische Studien mit Menschen durchgeführt. Bei meinen jüngsten Untersuchungen an Mäusen mit Morbus Crohn / Colitis stellte sich heraus, dass eine vegane, fünftägige Scheinfasten-Diät mit niedrigem Kalorien-, Protein- und Zuckergehalt folgende Wirkungen hat:[24]

1) eine Reduktion der intestinalen Entzündung (die Mäuse, die Standardnahrung erhielten, wiesen einen stärker entzündeten Darm auf)
2) einen Anstieg der Stammzellen im Darm
3) eine Zunahme antientzündlicher Faktoren (wie Interleukin-17)
4) eine Vermehrung schützender Bakterien, die zur Abschwächung der Entzündung beitragen und die intestinale Regeneration fördern (Laktobazillen und Bifidobakterien). Interessanterweise fielen diese Wirkungen sehr viel geringer aus, wenn man die Mäuse mit Wasser

fasten ließ. Der Gehalt sogenannter »präbiotischer« Ballaststoffe von Gemüse und anderen Nahrungsmitteln der Scheinfasten-Diät scheint also eine wichtige Rolle für das Wachstum von schützenden Bakterien zu spielen.

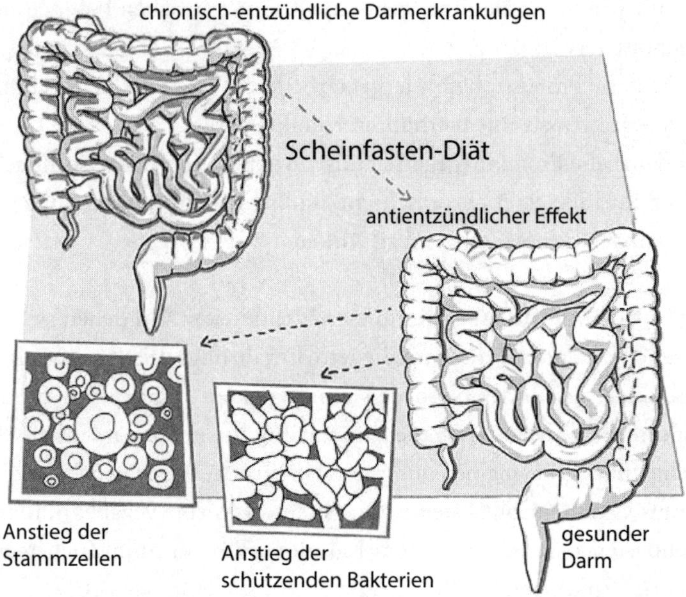

13.4. Die Wirkung der Scheinfasten-Diät: Abschwächung der intestinalen Entzündung, Anstieg der Stammzellen und Vermehrung der schützenden Bakterien.[24]

Es gibt jedoch auch gesunde Nahrungsmittel, die sich leider negativ auf die Darmflora von Menschen auswirken, die unter einer Entzündung des Darms leiden. Das sollten wir ebenfalls berücksichtigen, wenn es um die Gesundheit von Kindern geht.

Entzündungsfördernde Lebensmittel bei Magen-Darm-Erkrankungen

Es gibt Nahrungsmittel, die für Kinder ohne Magen-Darm-Erkrankungen gesund sind, bei Kindern mit akuten Entzündungen im Darm jedoch problematisch werden und Autoimmunerkrankungen verursachen können. Beispiele hierfür sind Laktoseintoleranz und Zöliakie. Vor 20 Jahren bereitete in Italien keine einzige Bar ihren Cappuccino oder Espresso macchiato mit Soja- oder Mandelmilch zu – heute gibt es diese Variante überall. Vor 40 Jahren wussten nur wenige, dass es so etwas wie Zöliakie bzw. Autoimmunreaktionen, die durch das Gluten in Brot, Nudeln und anderen Getreideprodukten ausgelöst wird, überhaupt gibt. Heute ist es eine bei Kindern und Erwachsenen leicht zu diagnostizierende Krankheit, die man durch den Verzicht auf glutenhaltige Nahrungsmittel behandeln kann. Wenn man Magen-Darm-Erkrankungen durch die Vermeidung von Milch und Laktose und Zöliakie durch den Verzicht auf Gluten heilen kann – wie viele andere Autoimmunitäten oder Krankheiten sind dann ebenfalls potenziell heilbar, indem man bestimmte Dinge nicht verzehrt?

So gibt es immer mehr Erkenntnisse zu entzündungsfördernden oder toxischen Nahrungsmitteln, die normalerweise zu einer gesunden Ernährung gehören – wie Tomaten und Gurken, die Lektin enthalten, oder arsenhaltiger Vollkornreis. Auch Walnüsse und Mandeln können bei Allergikern große Magen-Darm-Probleme verursachen, genauso wie Soja oder bestimmte Obstsorten. Man darf nicht vergessen, dass Nahrung etwas sehr Komplexes ist, und ihre Beziehung zum menschlichen Körper und insbesondere zu unserem Immunsystem noch viel komplexer. Genauso wie Gluten bei einem Großteil der Menschen zu keinerlei Problemen führt, aber bei einem kleinen Teil Zöliakie verursacht, können die oben genannten Nahrungsmittel für die Mehrheit der Menschen gesund sein, aber bei einem Kind, das Antibiotika oder anderen

Medikamenten oder Faktoren ausgesetzt ist, die den Darm durchlässig machen, schwere Entzündungen und Autoimmunitäten verursachen. Bisher sind diese Korrelationen wie bei Gluten und Zöliakie noch nicht belegt, aber da sich in der Forschung diesbezüglich viel tut, ist es gut möglich, dass wir in den nächsten Jahren sehr viel mehr Nahrungsmittel mit Magen-Darm-Erkrankungen in Verbindung bringen können. Daher empfehle ich den Eltern von Kindern mit Autoimmunitäten oder Magen-Darm-Erkrankungen, mit einem Gastroenterologen über diese Möglichkeiten zu sprechen, damit man zumindest versucht, das Problem an seinen Wurzeln zu beheben. Wer weiß, wie viele Eltern vor 30 Jahren zum Arzt gesagt haben: »Mein Kind hat diese schweren Entzündungssymptome immer dann, wenn es Brot und Nudeln isst.« Manche Ärzte haben darauf vielleicht geantwortet: »Schauen wir mal, was passiert, wenn Sie sie weglassen.« Viele andere hätten vielleicht erwidert, dass Brot und Nudeln mit Zöliakie nichts zu tun hätten. Das Weglassen von zehn oder 20 Nahrungsmitteln für ein paar Monate ist unproblematisch, solange das Kind sich trotzdem ausgewogen ernährt. Dafür könnte sich eine Intoleranz, Allergie oder Autoimmunität gegenüber einer Lebensmittelgruppe bemerkbar machen, die wir vielleicht als gesund betrachten.

Was können wir für eine gesunde Darmflora tun?

Im Darm eines adipösen Menschen dominieren häufig Mikrobenarten mit »obesogener« Wirkung (darunter *Firmicutes* und *Actinobacteria*), die eine dramatische Gewichtszunahme und die Reduktion von Bakterienarten begünstigen, die »anti-obesogene« Wirkung haben (darunter *Verrucomicrobia*, *Bacteroidetes* und *Faecalibacterium Prasnutzii*). Das Ungleichgewicht der Darmflora führt zu einem Anstieg von Molekülen wie Lipopolysacchariden, die eine systemische, also den ganzen Körper betreffende Entzündung verursachen können.[25] Auch die Mutter hat einen Einfluss auf das Mikrobiom ihres Kindes, nämlich indem sie ihm ihre genetische Veranlagung und somit auch eine eventuelle Neigung zu Übergewicht vererbt. Das heißt, die Mikrobenarten im Darm einer Schwangeren haben sowohl Einfluss auf die Mikrobenarten im Fötus als auch auf das Gewicht und die Tendenz des Kindes, nach der Geburt übergewichtig zu werden.

Wir können auf zahlreiche Faktoren einwirken, um eine für unsere Gesundheit förderlichere Vielfalt der Mikroorganismen in unserem Darm, aber auch in unserem Mund und Magen zu ermöglichen. Aktuell bestätigen immer mehr Studien die enge Verbindung zwischen einer hohen Lebenserwartung und einem schützenden Mikrobiom, das sich in den ersten Lebensjahren entwickelt und uns dann für den Rest unseres Daseins begleitet. Die Zusammensetzung der Ernährung eines Kindes kann für einen gesunden Darm, aber auch für ein gesundes Gewicht und Immunsystem sorgen. Neueste Forschungsergebnisse deuten darauf hin, dass die Art der Mikrobenzusammensetzung im Darm auch das Nervensystem und somit das Lern- und Erinnerungsvermögen beeinflusst.

Zu den Dingen, die für eine gesunde Darmflora wichtig sind, gehören zum Beispiel:

- Nahrungsmittel, deren funktionelle Verbindungen (wie die Ballaststoffe in Vollkornprodukten und Gemüse) nicht nur den Körper nähren, sondern auch zusätzliche gesundheitliche Vorteile bringen
- Polyphenole (in dunkler Schokolade und Heidelbeeren enthalten)
- Präbiotika (in Bananen, Spargel, Artischocken, Äpfeln, Kiwi, Zwiebeln und Hafer enthalten)
- Probiotika (in fermentierten Nahrungsmitteln wie Joghurt, Kefir, aber auch Sauerkraut enthalten)

Nahrungsmittel, die unserem Körper relativ unbekannt sind, da sie bislang nicht zu unserer Ernährungstradition gehörten – zum Beispiel Kurkuma, Quinoa und Avocado sowie Laktose und viel Gluten –, können zu verschiedenen Problemen reaktiv-entzündlicher Art führen. Daher empfehle ich zu essen, was bereits unsere Vorfahren aßen, und Nahrungsmitteln den Vorzug zu geben, die zur eigenen Ernährungstradition und Kultur gehören.

Außerdem muss ich ein weiteres Mal unterstreichen, dass Antibiotika und Medikamente nur dann zum Einsatz kommen sollten, wenn es wirklich notwendig ist. Daher ist es wichtig, einen Kinderarzt zu finden, der die Einnahme von Antibiotika und anderer Medikamente auf ein notwendiges Minimum beschränkt.

Guter und ausreichend Schlaf und wenig Stress sind die anderen beiden relevanten Faktoren für eine gesunde Zusammensetzung der Darmflora. Stress wirkt sich schon beim Fötus negativ auf dessen Mikrobiom aus und verursacht damit ähnliche Störungen wie eine Ernährung mit einem hohen Anteil an gesättigten Fettsäuren. Offensichtlich kommt es bei gestressten Müttern zu einer Vermehrung proinflammatorischer Bakterien (*Escherichia* und *Enterobacter*) – zuungunsten der antiinflammatorischen Arten (Laktobazillen und Bifidobakterien) – und einem Anstieg von Entzündungsvermittlern wie Interleukin-6, das in die Plazenta gelangen und die zerebrale Entwicklung des Fötus beeinträchtigen kann.[26]

Das Wichtigste im Überblick

1. Identifizieren und meiden Sie Nahrungsmittel, die Entzündungen oder Autoimmunität verursachen könnten.

2. Fördern Sie das Wachstum von schützenden Bakterien im Darm über präbiotische Stoffe, wie sie in Obst, Gemüse und anderen ballaststoffreichen Nahrungsmitteln vorkommen.

3. Setzen Sie Antibiotika bewusst und nur dann ein, wenn sie wirklich notwendig und vom Arzt verschrieben sind. Achten Sie auf die richtige Dosierung.

4. Schränken Sie den Verzehr von verarbeitetem Fleisch (Wurst, Schinken etc.) ein.

5. Der Verzehr von pflanzlichen Proteinen (gegarten Hülsenfrüchten) und Ballaststoffen hilft bei chronisch-entzündlichen Darmerkrankungen ohne Darmverschluss.

6. Für eine gesunde Darmflora wichtige Nahrungsmittel sind: Vollkornprodukte, Gemüse (Spargel, Artischocken, Zwiebeln), dunkle Schokolade, Heidelbeeren, Bananen, Äpfel, Kefir und Sauerkraut.

7. Für Kinder mit einer gesunden Darmfunktion ist die in diesem Buch empfohlene Ernährungsweise optimal.

8. Bei Kindern mit Verdauungsbeschwerden sollte zunächst ein Gastroenterologe aufgesucht werden, um vor der Verschreibung

von Medikamenten und anderen aggressiven Therapien ausschließen zu können, dass die Probleme durch eine Unverträglichkeit von Gluten, Laktose oder anderen entzündungsfördernden Nahrungsmitteln (Tomaten, Schalenfrüchte, Soja, Obst etc.) ausgelöst werden.

9. Wählen Sie Zutaten aus, die bereits Ihre Vorfahren gekannt und gegessen haben.

10. Achten Sie darauf, dass Ihr Kind ausreichend und gut schläft.

11. Versuchen Sie, das Stresslevel niedrig zu halten, vor allem in besonderen Lebensphasen wie der Schwangerschaft.

Nachwort

Bis vor Kurzem gab es die Forschungsgebiete Molekulare Ernährung und Nutritechnologie noch nicht, und das Feld der Ernährung, genau wie vor 50 Jahren das der Neurobiologie, wurde misstrauisch beäugt und für zu komplex gehalten, um es präzise untersuchen zu können. Nun ändert sich das, und unsere Vorstellung von Ernährung ist nicht mehr abstrakt, sondern basiert auf einer Vielzahl von Studien, sowohl aus der Grundlagenforschung als auch aus der klinischen Forschung. Davon ausgehend habe ich ein System entwickelt, das Tradition und Wissenschaft in sich vereint und so die Chancen unserer Kinder verbessert, ihr 110. Lebensjahr in guter Gesundheit zu erreichen.

Für dieses Buch habe ich die fünf wissenschaftlichen und klinischen Säulen, die ich bereits in *Iss dich jung* vorgestellt habe, angepasst, um einerseits zu verstehen, warum viele Kinder heutzutage eine kürzere Lebenserwartung als ihre Eltern und Großeltern oder eine Veranlagung zu einem »kränkeren« Leben haben. Andererseits ist es mein Ziel, praktische Lösungen zu formulieren, die eine solide wissenschaftliche Grundlage haben und von der Mehrheit der Kinderärzte, Ernährungsberater, Eltern und Kinder angewendet werden können, ohne auch nur bei einem von ihnen gesundheitliche Nachteile zu riskieren. Obwohl ich Erwachsenen weiterhin dazu rate, auf rotes und weißes Fleisch zu verzichten und außer Fisch nur wenige tierische Produkte in ihre Ernährung aufzunehmen, wollte ich für Kinder keine so restriktive Ernährungsweise empfehlen und konnte einen Kompromiss finden, der alle zufriedenstellt: sowohl die Kinderärzte als auch mich und meine Kollegen in der Altersforschung und Juventologie.

Aus dem bis zu seinem 18. Lebensjahr gesund und robust aussehenden Kind bzw. Jugendlichen könnte ein Erwachsener werden, dem ein Leben mit hohem Krankheits- und Sterberisiko bestimmt ist – und das darf nicht sein, vor allem nicht mehr heutzutage, denn die uns zur Verfügung stehenden Daten sprechen eine klare Sprache. Die Auswertung der Forschungsstudien ergab, dass viele Kinder, indem sie täglich ein halbes Kilo Nahrungsmittel mit hohem Stärke- oder Zuckergehalt verzehren (Brot, Nudeln, Kartoffeln, Reis und Fruchtsäfte) und im Vergleich zu den Kindern früher weniger Sport treiben, einen Überschuss an Kalorien generieren, der in Form von viszeralem, aber auch subkutanem Fett eingelagert wird. Bei einem relativ hohen Anteil dieser Kinder kommt es zu einer dauerhaften Fetteinlagerung, was zu chronischem Übergewicht oder einer Adipositas führt und einen Teufelskreis in Gang setzt, den Kinderärzte, Ernährungsberater und Eltern nur schwer wieder durchbrechen können.

Mein Vorschlag ist, systematisch vorzugehen, indem man das übergewichtige Kind jeden zweiten Tag wiegt und ihm beim Abnehmen hilft, indem man mehr Gemüse und Hülsenfrüchte serviert und den Stärke- und Zuckeranteil der Gerichte um ein paar Dutzend Gramm pro Tag reduziert. So kann das Kind im Jahr mehrere Kilo an Körperfett verlieren. Hier entscheidet die konstante und aufmerksame Beobachtung des Kindes über Erfolg oder Misserfolg. Die anderen Veränderungen in seiner täglichen Ernährung sind wichtig, sollten jedoch schrittweise eingeführt werden, um den sogenannten »Jo-Jo-Effekt« zu vermeiden, bei dem das Kind zuerst Gewicht verliert und dann wieder zunimmt.

Doch von wo nehmen wir 15 Gramm Stärke oder Zucker? Ich schlage vor, dem Kind oder Jugendlichen seinen Softdrink, sein Eis oder seine Pizza nicht zu verbieten, die es laut Statistik sowieso nur einmal pro Woche konsumiert, dafür allerdings die täglichen Mengen an Brot, Nudeln, Kartoffeln, Reis und Säften etwas zu reduzieren, damit es 250 Gramm Fett pro Monat verliert.

Gleichzeitig sorgen wir durch die schrittweise Einführung einer auf Langlebigkeit ausgerichteten Ernährung sowie der Reduktion jener Nahrungsmittel, die zu einem erhöhten Krankheits- und Sterberisiko führen (wie rotes Fleisch, Transfette, gesättigte Fettsäuren und große Mengen an verarbeiteten Produkten mit niedrigem Nährwert), dafür, dass das Kind mit 18 Jahren Hülsenfrüchte, Gemüse, Nüsse und Fisch zu schätzen weiß und sich auch künftig gesund ernähren wird. Eine weitere wichtige Komponente der Ernährungserziehung ist das Wissen, dass unser Körper auch aus Milliarden von Mikroben besteht, die uns je nachdem, was wir essen und welche Medikamente wir nehmen, schützen oder schaden können. Nahrung, Medikamente (vor allem Antibiotika) und Mikroben können Störungen verursachen, die nicht nur zu Adipositas und Typ-2-Diabetes, sondern auch zu schweren Darmerkrankungen wie Zöliakie und anderen Autoimmunerkrankungen beitragen.

Zum Bewusstsein für eine gesunde Ernährung gehört auch die Gewohnheit, alle Mahlzeiten innerhalb von zwölf Stunden zu verzehren und nicht sechsmal oder häufiger am Tag zu essen. Drei bis vier Mahlzeiten sind ausreichend.

Genauso wichtig ist körperliche Aktivität: Für mich war die Erfahrung auf einer Highschool in den USA besonders wertvoll, wo ich viele Sportarten ausprobieren und so herausfinden konnte, welche ich am liebsten ausübte. Für ein Kind bzw. einen Jugendlichen sollte sportliche Betätigung Spaß machen und erfüllend sein. Wir sollten unsere Kinder unbedingt daran gewöhnen, sich auch im Alltag zu bewegen: statt der Rolltreppe oder des Aufzugs die Treppe zu nehmen, mit uns zu Fuß zum Einkaufen zu gehen, die Taschen zu tragen und jeden Tag und am Wochenende so viel wie möglich zu laufen.

Abschließend möchte ich noch einmal einen meiner Vorschläge aus diesem Buch aufgreifen: Neben der Sensibilisierung der Eltern, Familien und Erzieher könnte es für den Kampf gegen Übergewicht, Adipositas, eine schlechte Ernährung und die ungesunden Gewohnheiten, die unsere Kinder gefährden, auch äußerst wirkungsvoll sein, Ernährungsberater oder Kinderärzte in die Ernährungsstrategie der gesamten Familie miteinzubeziehen – beginnend mit der Schwangerschaft und während der gesamten Kindheit und Jugend.

Dank

Ich danke allen Kolleginnen und Kollegen, die mir ihre wertvollen Ratschläge und ihre Unterstützung zukommen ließen, damit ich dieses für mich, aber vor allem für unsere Zukunft und die Zukunft der kommenden Generationen wichtige Projekt realisieren konnte. Mein Dank gilt ganz besonders Anna Claudia Romeo, Romina Inès Cervigni, Alessandro Laviano und Domenico Meleleo, die einen wichtigen Beitrag zum Inhalt dieses Buches geleistet haben.

Ich danke auch Cristina Villa, der Direktorin der *Fondazione Valter Longo*, für ihre Unterstützung und ihre redaktionelle Arbeit. Genauso zu Dank verpflichtet bin ich den beiden Praktikantinnen der Stiftung *Gina Forrisi* (für die Erstellung und Ausarbeitung des Fragebogens für Kapitel 4) und Alessandra Fedato (für ihre Unterstützung bei der Materialrecherche zu manchen Kapiteln). Mein Dank geht ebenfalls an die Künstlerin Manuela Lupis für die Illustrationen in diesem Buch.

Außerdem danke ich dem gesamten Team des *Verlags Vallardi*: der Verlagsleiterin Marcella Meciani, der Lektorin Flavia Fratini, der Leiterin der Abteilung Rechte und Lizenzen der *Verlagsgruppe Mauri Spagnol* Cristina Foschini, dem Chefredakteur Vittorio Sirtori und der redaktionellen Koordinatorin Corrada Picchi. Außerdem Laura De Tomasi, Alessio Scordamaglia und Luigi Dodi für die redaktionelle und grafische Bearbeitung, der Pressebeauftragten Simona Scandellari, der Marketingbeauftragten Silvia Pilloni sowie den Mitarbeitern des Grafikbüros *theWorldofDot* für ihre Professionalität, ihre großartige Arbeit und den Enthusiasmus, den sie dabei an den Tag legten. Zum Schluss bedanke ich mich beim Verleger Luigi Spagnol erneut für meinen Vertrag, der dafür sorgt, dass der Erlös aus dem Verkauf des Buches Programme für Kinder und Jugendliche sowie Forschungsprojekte realisiert und an ein Netzwerk von Ernährungsberatern geht, die jedem Patienten helfen und ihn unterstützen.

ANHANG A: DIE BEWERTUNG DES ERNÄHRUNGSZUSTANDS

Die folgenden Tipps sollen Eltern dabei helfen, den Ernährungszustand und das Wachstum ihres Kindes richtig zu bewerten. Es handelt sich dabei um einfache Messungen, die jeder vornehmen kann und die uns ein grundsätzliches und verlässliches Bild vom Gesundheitszustand eines Kindes vermitteln.

Wenn Ihnen auffällt, dass sich Ihr Kind deutlich unter oder deutlich über den als »normal« angegebenen Werten befindet, empfehle ich, einen Kinderarzt und einen Ernährungsberater zu konsultieren, um sicherzugehen, dass der Lebensstil und die Ernährung für das Kind geeignet sind.

Anthropometrische Messung und Ernährungsbewertung

Wenn man überprüfen möchte, ob ein Kind gesund groß wird, geben bereits einige wenige Maße Aufschluss: das Gewicht, die Körpergröße und der Taillenumfang. Für die Erfassung dieser Werte verwendet man bestimmte einfache Instrumente. Die erfassten Werte müssen dann mit den international geltenden Referenzwerten verglichen werden, wie zum Beispiel mit denen der Weltgesundheitsorganisation, die von 125 Ländern auf der Welt übernommen wurden.

In den meisten Fällen ist es ausreichend, alle zwei bis drei Monate Maß zu nehmen. In besonderen Situationen, die das Wachstum des

Kindes oder Jugendlichen beeinträchtigen könnten, wie zum Beispiel bei sehr intensiver körperlicher Betätigung, Krankheiten, Adipositas etc., sollten Sie dies jedoch häufiger tun.

Der Wachstumsrhythmus wiederum, der von Kind zu Kind verschieden sein kann, sollte zusammen mit einem Kinderarzt bewertet werden. Es gibt viele Faktoren, die die natürliche Entwicklung des Kindes bedingen: Körpergröße der Eltern, Gesundheitszustand, Familiengeschichte und persönlicher Werdegang. Da Kinder und Jugendliche nicht nur je nach Geschlecht anders heranwachsen, sondern auch je nach Alter unterschiedlich schnell, wird die anthropometrische Bewertung in der Pädiatrie mithilfe von Tabellen und Grafiken vorgenommen, die es uns erlauben, die erfassten absoluten Werte mit den »Perzentilen« oder »Zentilen« zu vergleichen. Das sind Kurven, die die Verteilung der in der pädiatrischen Bevölkerung betrachteten Parameter (zum Beispiel Gewicht und Größe) je nach Geschlecht und Alter beschreiben. Die äußeren Enden (3. und 97. Perzentile) repräsentieren die Kinder mit »weniger üblichen« Werten, in der Mitte (nahe der 50. Perzentile) finden sich die häufigsten Werte. Mithilfe dieser Tabellen können Sie das Wachstum Ihres Kindes überprüfen – Werte zwischen der 5. und 85. Perzentile entsprechen der Norm. In der Tabelle A.11, die sich am Ende dieses Anhangs befindet, haben wir hingegen eine etwas engere Grenze gezogen: Die Maße reichen hier von der 25. bis zur 75. Perzentile. Es gibt Perzentiltabellen für Gewicht, Körpergröße, BMI, Bauchumfang, Blutdruck und jeden anderen Parameter, der sich zeitlich entlang einer kontinuierlichen Linie bewegt, wie zum Beispiel der Schädelumfang. Diese Perzentiltabellen entstammen umfangreichen epidemiologischen Populationsstudien auf nationaler oder internationaler Ebene. Ein ähnlicher, wenn auch nicht ganz deckungsgleicher Parameter, der gerne verwendet wird, ist der Z-Score, also eine Punktzahl, die angibt, wie stark die Werte des untersuchten Kindes von den Referenzwerten abweichen. Diese Methode wird vor allem bei der Bewertung von Übergewicht verwendet, denn im

Unterschied zu den Perzentilen gibt es hier keine Obergrenze: Ein stark adipöses Kind kann zum Beispiel im Vergleich zur 99. Perzentile im Z-Score noch einige Punkte mehr haben.

Für Kinder, die unter besonderen genetisch bedingten Krankheiten leiden (Down-Syndrom, Achondroplasie, Turner-Syndrom und Prader-Willi-Syndrom), gibt es außerdem »Spezialtabellen«, da das Wachstum hier anders verläuft und daher mit anderen Normen bewertet wird. Für die Interpretation der Perzentiltabellen sollte man wissen, dass die 50. Perzentile den Median darstellt und den Wert angibt, der bei 50 Prozent der Untersuchungen in dieser Population ermittelt wurde. Das bedeutet, dass die Altersgenossen eines zwölfjährigen Jungen, der beim Körpergewicht auf der 50. Perzentile – also »im Median« – liegt, zu 50 Prozent mehr und zu 50 Prozent weniger wiegen als er.

- Das 3. Perzentil ist die Untergrenze, bei der wir eine Minderheit von Kindern finden, die besonders niedrige Werte aufweisen (die dünnsten Kinder, die kleinsten Kinder etc.). Bei einem Kind, das dieser Gewichtsperzentile angehört, gibt es also von 100 Gleichaltrigen 97 Kinder mit höherem und nur 3 Kinder mit niedrigerem Gewicht.
- Die 97. Perzentile ist die Obergrenze, bei der wir höhere Werte verzeichnen (adipöse Kinder). Ein Kind, das der 97. Gewichtsperzentile angehört, wiegt im Vergleich zu 100 Altersgenossen mehr als 97 dieser Kinder und weniger als drei dieser Kinder.

Es gibt unterschiedliche Perzentiltabellen:

- NCHS-Wachstumskurven (*National Center for Health Statistics* – USA): Perzentilen für Jungen und Mädchen von 0 bis 20 Jahre (Gewicht/Alter, Größe/Alter, Schädelumfang/Alter, Gewicht/Körpergröße, BMI)
- italienische Wachstumskurven (*Cacciari*): Perzentilen für Jungen und Mädchen von 2 bis 20 Jahre (Gewicht/Alter, Größe/Alter, BMI)

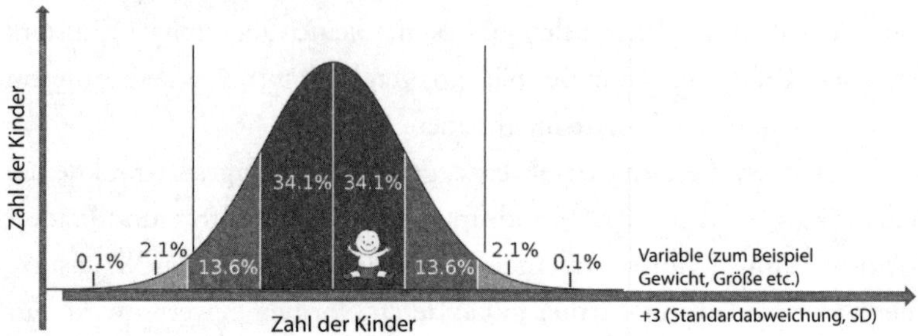

A.1. Darstellung der Verteilung in Perzentilen.

- WHO-Wachstumskurven: Perzentilen von 0 bis 5 Jahre + Z-Score-Tabellen (0–6 Monate, 0–2 Jahre, 0–5 Jahre, 6 Monate bis 2 Jahre, 2–5 Jahre)

Obwohl die *NCHS*-Kurven zwar auf den Daten einer breiten, multiethnischen Bevölkerung basieren (der US-amerikanischen) und es auch nationale Kurven, wie zum Beispiel die italienischen *Cacciari*-Kurven, gibt, sollten die Kurven der *Weltgesundheitsorganisation* (WHO) verwendet werden.

Ernährungsparameter

Die Messungen, die im Folgenden beschrieben werden, sind beispielhaft und sollten von Ärzten durchgeführt werden, besonders bei Übergewicht und Adipositas des Kindes oder Jugendlichen.[1,2] Wenn nämlich nur die Eltern ihr Kind regelmäßig wiegen und messen, fehlt die Motivation, weiterhin zur Kontrolle zum Kinderarzt oder Hausarzt zu gehen. Das führt der Erfahrung der Ärzte nach meist dazu, dass konstant schlechtere Ergebnisse erzielt werden. Bei der Erziehung des Kindes hin zu einem gesunden Lebensstil dienen die regelmäßigen Arztbesuche zur Messung von Gewicht, Körpergröße und BMI nämlich vor allem auch dazu, dass das Kind die Umstellung seiner Ernährungs- und Bewegungsgewohnheiten besser akzeptiert. Und es bedarf auch medizinischer Fachkenntnisse, um die Informationen, die das Wachstum des Kindes beschreiben, richtig interpretieren und zu können. Dennoch können und sollten Eltern die im Folgenden beschriebenen Messungen vornehmen, um herauszufinden, ob bei ihrem Kind ein »Ernährungsrisiko« vorliegt, das von einem Kinderarzt oder Ernährungsexperten untersucht werden sollte.

Körpergewicht

Zur Ermittlung des Gewichts sollte sich das Kind aufrecht auf eine digitale oder mechanische Personenwaage stellen.

Wiegen Sie vorzugsweise am Morgen, denn Ihr Kind sollte nüchtern sein und nur die Unterwäsche anhaben. Lassen Sie das Kind auf die Waage steigen. Warten Sie ein paar Sekunden ab, bis es sich stabilisiert hat, und lesen Sie dann das Gewicht ab.

Mithilfe der beiden Grafiken auf den nächsten Seiten (je nach Geschlecht unterschiedlich) können Sie das Gewicht Ihres Kindes bewerten:

1. Suchen Sie auf der horizontalen Achse nach dem Alter und auf der vertikalen Achse nach dem Gewicht Ihres Kindes.
2. Wenn Sie diese beiden Parameter in der Grafik zusammenführen, sehen Sie, welcher Perzentile Ihr Kind angehört.

Beispiel: Ein sechsjähriges, 20 Kilo schweres Mädchen liegt auf der hervorgehobenen Linie, sie gehört also der 50. Perzentile an. Ihre Werte entsprechen damit genau den Werten von 50 Prozent der untersuchten Mädchen ihres Alters.

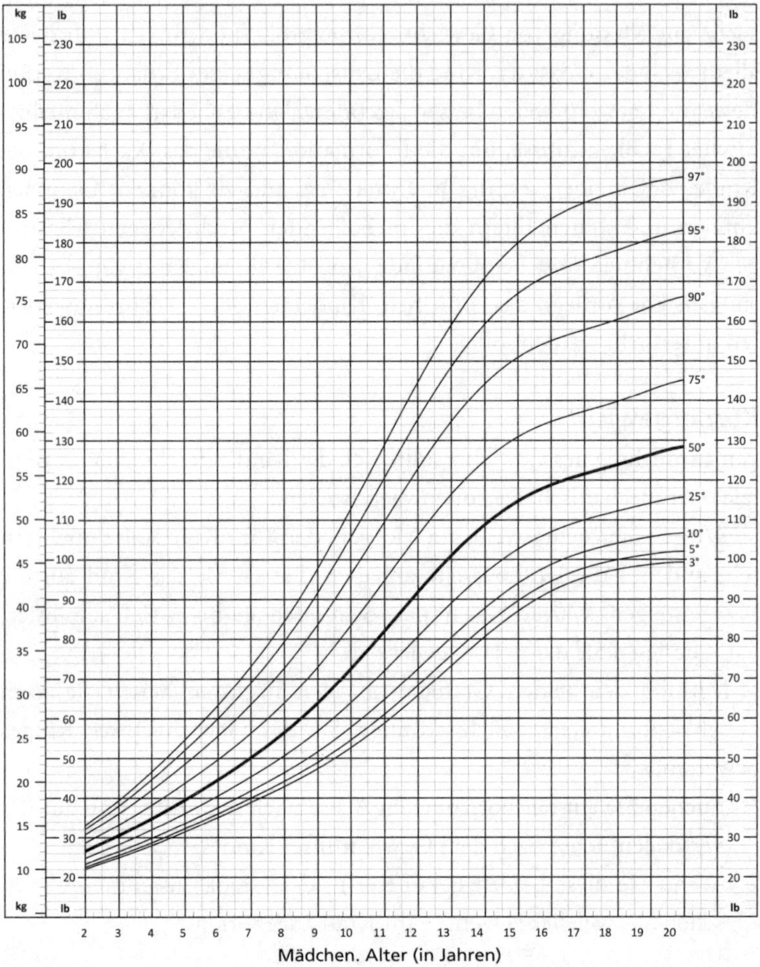

A.2.1. Wachstumskurve für das Gewicht bei Mädchen.

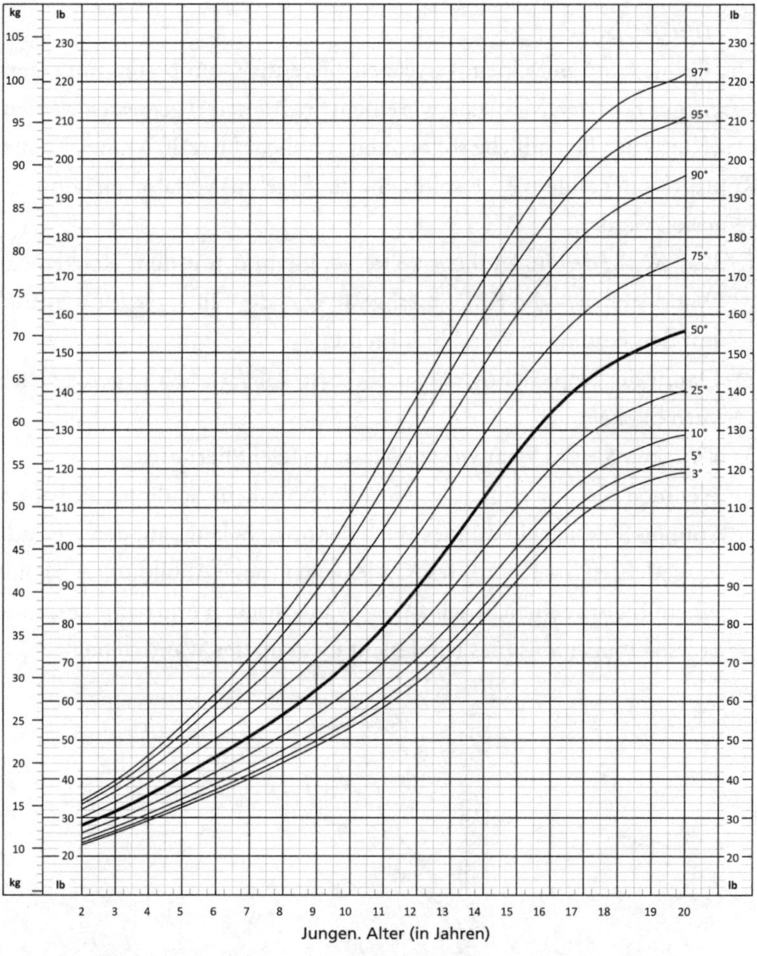

A.2.2. Wachstumskurve für das Gewicht bei Jungen.

Körpergröße

Die Größe kann mit einem vertikalen Metermaß, am besten mit einem festen, gut tarierten Messstab (wie einem Stadiometer) gemessen werden. Das Kind / der Jugendliche sollte ohne Schuhe, Haarreif, Mütze, Kappe, Kopftuch oder andere Accessoires, die das Ergebnis verfälschen könnten, gemessen werden.

1) Das Kind / der Jugendliche sollte gerade und mit dem Rücken zur Wand stehen – die Knie durchgestreckt, die Füße geschlossen und mit den Fersen die Wand berührend.
2) Damit der Kopf richtig ausgerichtet ist, sollte das Kind gerade nach vorn blicken.
3) Drücken Sie das Haar vor der Messung leicht herunter.
4) Nehmen Sie nur einmal Maß: Sollten Sie kein Stadiometer haben, können Sie auch ein dünnes Buch nehmen, es längs auf den – gerade ausgerichteten – Kopf Ihres Kindes legen (siehe Abbildung A.3), mit einem Bleistift einen Strich an der Wand machen und dann die Höhe ablesen (dabei muss das Kind nicht mehr an der Wand stehen).

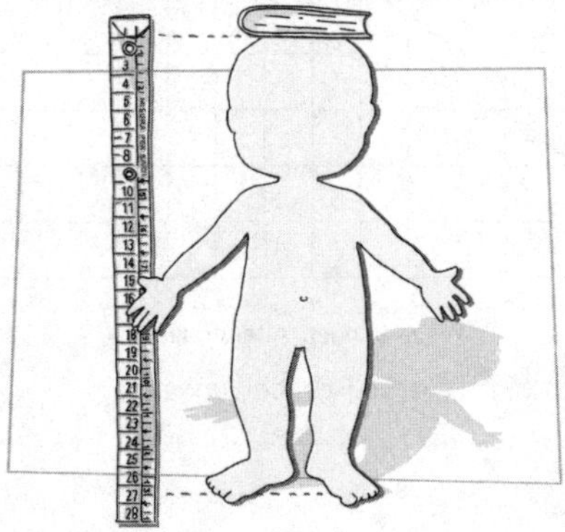

A.3. Richtige Positionierung zur Messung der Körpergröße.

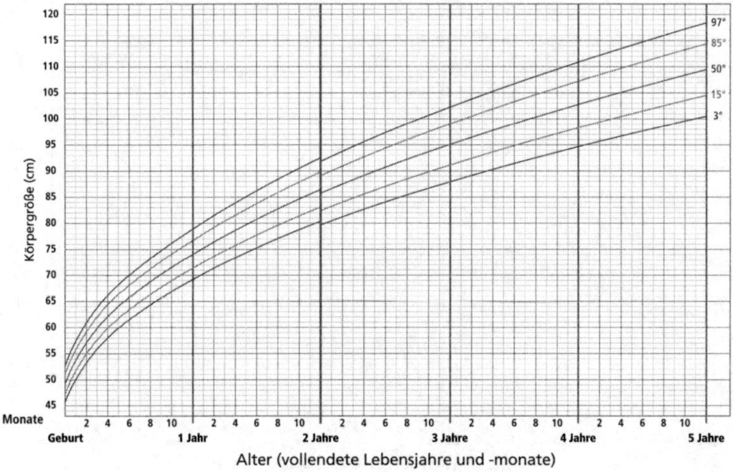

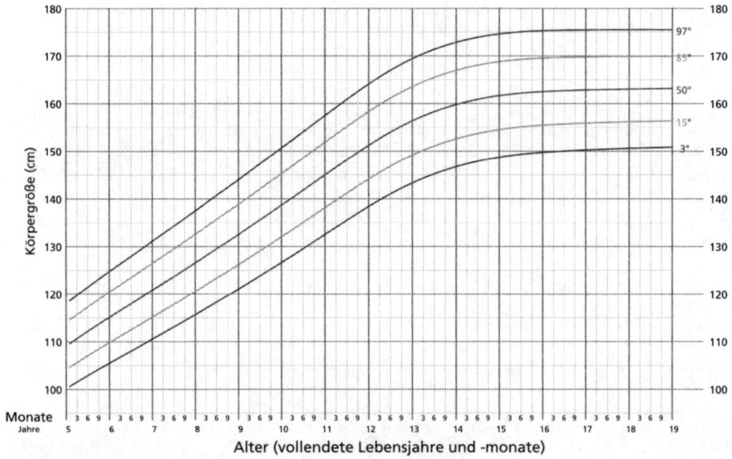

A.4. Wachstumskurven für die Körpergröße: Mädchen zwischen 0 und 5 und zwischen 5 und 19 Jahren.

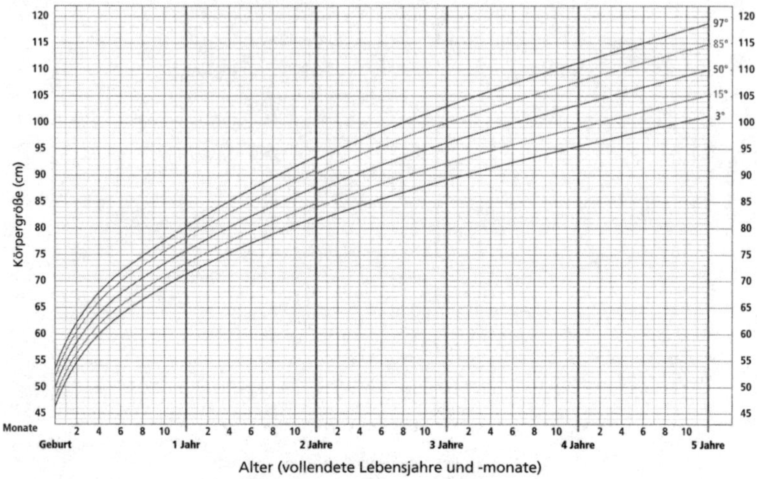

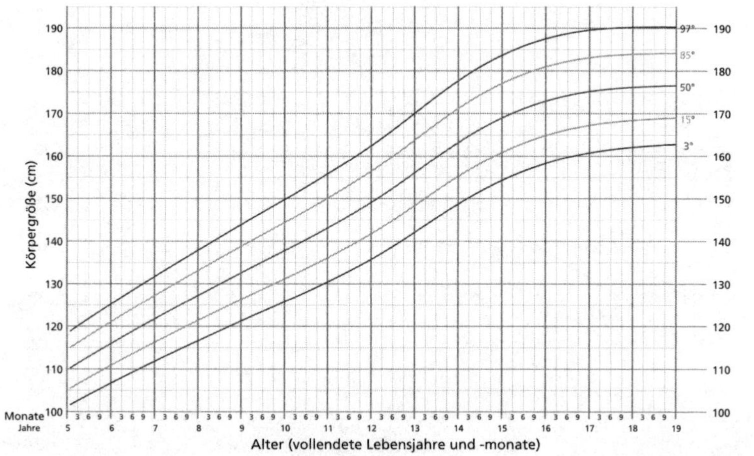

A.5. Wachstumskurven für die Körpergröße: Jungen zwischen 0 und 5 und zwischen 5 und 19 Jahren.

Mithilfe dieser beiden Grafiken (je nach Geschlecht unterschiedlich) können Sie die Größe Ihres Kindes bewerten:

1. Suchen Sie in der Grafik auf der horizontalen Achse das Alter und auf der vertikalen Achse die Körpergröße Ihres Kindes heraus.
2. Wenn Sie diese beiden Parameter zusammenführen, sehen Sie, welcher Perzentile Ihr Kind angehört.

Beispiel: Ein sechsjähriges, 115 Zentimeter großes Mädchen liegt auf der mittleren Linie und gehört damit der 50. Perzentile an. Ihre Werte entsprechen damit genau den Werten von 50 Prozent der untersuchten Mädchen ihres Alters.

Körpermasseindex

Der Körpermasseindex, bekannter als BMI (vom englischen *Body Mass Index*), ist ein Maß für das Körpergewicht, er bemisst jedoch weder das Körperfett noch dessen Verteilung. Trotz dieser Einschränkung sind die BMI-Werte in klinischer Hinsicht gute Indikatoren für gesundheitliche Risiken, da man mit ihnen eine indirekte, verlässliche Messung der Körperfettmenge bei Kindern und Jugendlichen vornehmen kann. Der BMI ergibt sich aus dem Verhältnis zwischen Gewicht (in Kilogramm) und Körpergröße (in Metern zum Quadrat): kg/m^2. Da der BMI je nach Alter und Geschlecht unterschiedlich ist, variieren die Ober- und Untergrenzen in den jeweiligen Tabellen dementsprechend.

Gemäß den Richtlinien der Weltgesundheitsorganisation spricht man von Übergewicht, wenn der BMI-Wert auf oder über der 85. Perzentile liegt. Adipositas wiederum wird durch einen Wert definiert, der auf oder über der 97. Perzentile liegt. Das Ziel einer Behandlung bzw. Ernährungsänderung ist in der Regel die Erreichung eines BMI-Wertes unter der 85. Perzentile.

Nach dem Z-Score spricht man von Übergewicht, wenn der BMI-Wert größer ist als 1 SD (SD = *Standard Deviation*, zu dt.: *Standardabweichung*). Bei einem zehnjährigen Kind entspricht dies einem BMI von $18{,}5/m^2$. Von Adipositas spricht man bei Werten über 2 SD, zum Beispiel bei einem 10-jährigen Kind mit einem BMI von 21,4 kg/m². Extremes Untergewicht liegt vor, wenn der BMI-Wert unter 2 SD ist, zum Beispiel bei einem zehnjährigen Kind mit einem BMI von 13,7 kg/m².[3]

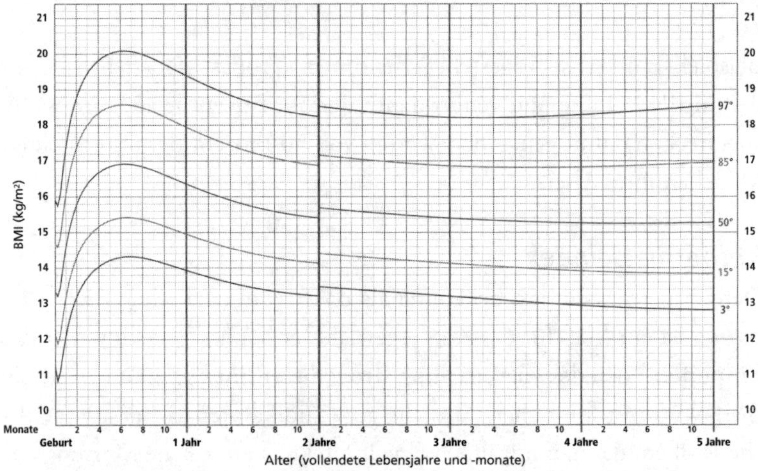

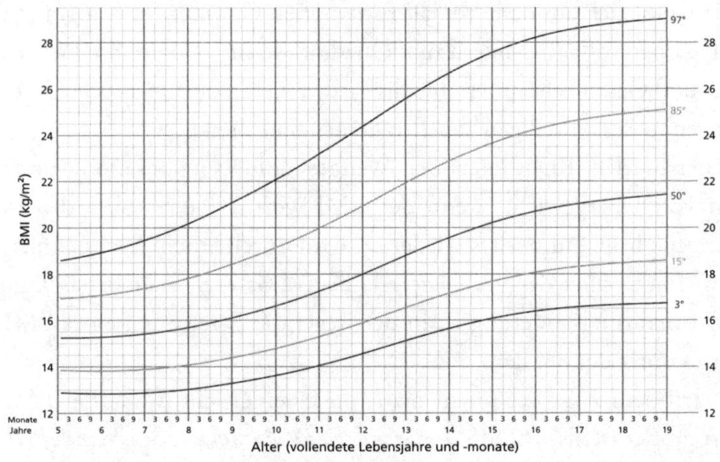

A.6. Wachstumskurven für den Körpermasseindex (BMI): Mädchen zwischen 0 und 5 und zwischen 5 und 19 Jahren.

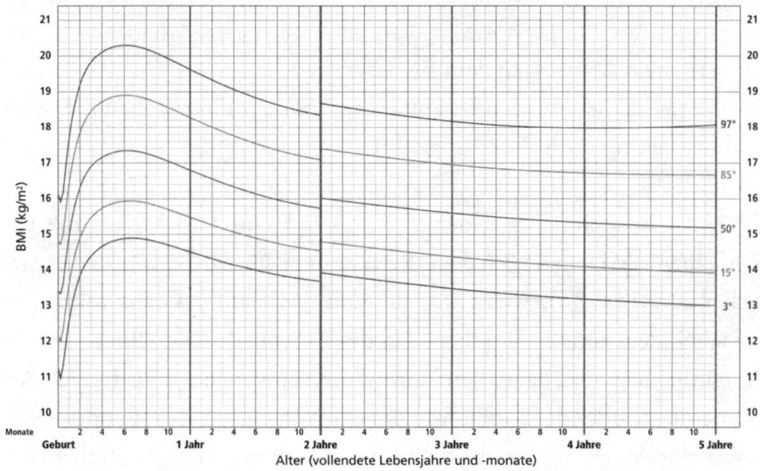

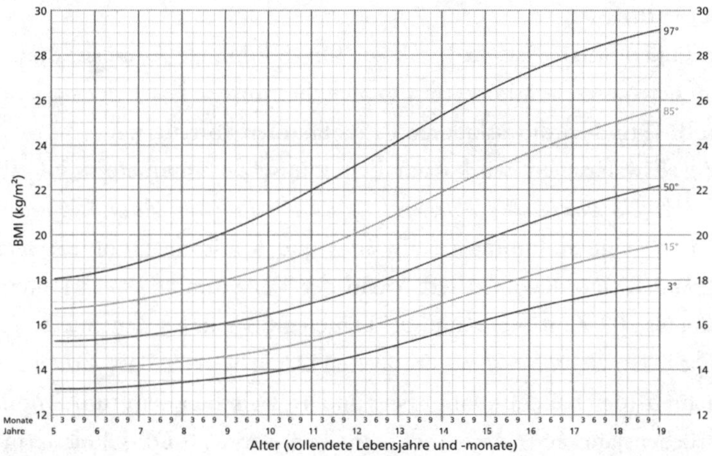

A.7. Wachstumskurven für den Körpermasseindex (BMI): Jungen zwischen 0 und 5 und zwischen 5 und 19 Jahren.

Mithilfe dieser beiden Grafiken (je nach Geschlecht unterschiedlich) können Sie nun den Körpermasseindex Ihres Kindes bestimmen:

1. Berechnen Sie den BMI: Gewicht in kg durch Körpergröße in m^2.

2. Suchen Sie auf der horizontalen Achse nach dem Alter und auf der vertikalen Achse nach dem BMI.
3. Wenn Sie diese beiden Parameter zusammenführen, sehen Sie, welcher Perzentile Ihr Kind angehört.

Beispiel: Ein Sechsjähriger, der 20 Kilo wiegt und 1,15 Meter groß ist, wird einen BMI von 15,1 haben (Berechnung: 20/(1,15 x 1,15) oder einfacher 20/1,15/1,15). Wenn Sie Alter und BMI auf der Grafik miteinander verbinden, können Sie sehen, dass der Wert auf der Mittellinie (der 50. Perzentile) liegt und daher den Normwerten entspricht. Je weiter sich der Körpermasseindex des Kindes von diesem Wert entfernt, desto notwendiger ist eine Änderung seiner Ernährungs- und Bewegungsgewohnheiten.

Taillenumfang

Der Taillenumfang ist ein Indikator für abdominale Adipositas (auch wenn sich das Gesamtkörperfett so nicht bestimmen lässt), der stark mit dem BMI und kardiovaskulären Risikofaktoren korreliert.

Bei Erwachsenen wird nach den klinischen Parametern NCEP-ATP III (*US National Cholesterol Education Program Adult Treatment Panel III*) eine abdominale Adipositas und somit ein erhöhtes Herz-Kreislauf-Risiko diagnostiziert, wenn der Taillenumfang bei Männern größer als 102 Zentimeter und bei Frauen größer als 88 Zentimeter ist.

Die in der *Bogalusa-Studie* erhobenen Daten belegen, dass vermehrtes Bauchfett (der Bauchumfang) bei Kindern zwischen dem fünften und 17. Lebensjahr zu einem erhöhten Triglyzerid-, LDL-Cholesterin-, HDL- und Insulinspiegel führt.[4]

Wie Sie den Taillenumfang messen:

1) Nutzen Sie ein flexibles Längenmaß (zum Beispiel ein Maßband).
2) Das Kind sollte Unterwäsche tragen, aufrecht und mit geschlossenen Füßen stehen und die Arme entspannt an den Seiten hängen lassen.

3) Stellen Sie sicher, dass sich das Gewicht des Kindes gleichmäßig auf beide Beine verteilt.
4) Ertasten Sie die untere Rippe und den oberen Rand des Beckens des Kindes. Legen Sie nun das Maßband genau zwischen diesen beiden Punkten – nicht zu fest – um die Taille des Kindes.
5) Nehmen Sie Maß, nachdem das Kind normal ausgeatmet hat.

Mithilfe der auf der nächsten Seite abgebildeten Tabelle können Sie den Taillenumfang Ihres Kindes bewerten:

1. Suchen Sie in der ersten Spalte das Alter Ihres Kindes heraus und in der gleichen Zeile rechts den Wert, der dem gemessenen Taillenumfang am nächsten kommt. Links stehen die Werte für Mädchen, rechts die für Jungen.
2. Wenn Sie diese beiden Parameter zusammenführen, sehen Sie in der Tabelle oben, welcher Perzentile Ihr Kind angehört.

Beispiel: Ein sechsjähriges Kind mit einem Taillenumfang von 55 Zentimeter liegt auf der 50. Perzentile und damit im Normalbereich. Je weiter es sich von diesem Wert entfernt, desto notwendiger werden die Maßnahmen, die es wieder zu den Normwerten bringen.

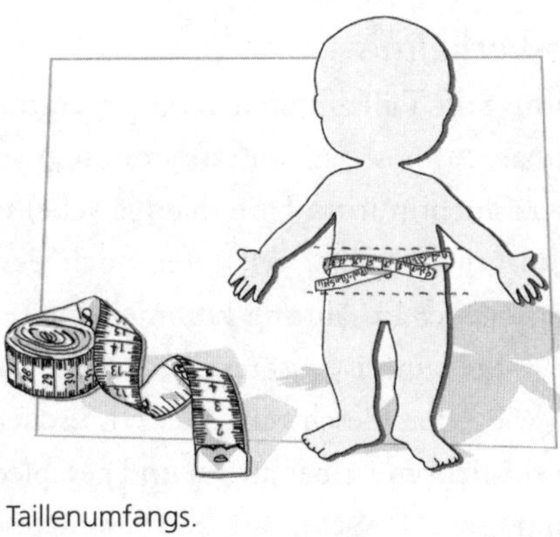

A.8. Messung des Taillenumfangs.

Taillenumfangwerte (cm)										
	Perzentile für Mädchen					Perzentile für Jungen				
	10°	25°	50°	75°	90°	10°	25°	50°	75°	90°
Alter (Jahre)										
2	43,1	45,1	47,4	49,6	52,5	42,9	46,9	47,1	48,6	50,6
3	44,7	46,8	49,3	51,9	55,4	44,7	48,8	49,2	51,2	54,0
4	46,3	48,5	51,2	54,2	58,2	46,5	50,6	51,3	53,8	57,4
5	47,9	50,2	53,1	56,5	61,1	48,3	52,5	53,3	56,5	60,8
6	49,5	51,8	55,0	58,8	64,0	50,1	54,3	55,4	59,1	64,2
7	51,1	53,5	56,9	61,1	66,8	51,9	56,2	57,5	61,7	67,6
8	52,7	55,2	58,8	63,4	69,7	53,7	58,1	59,6	64,3	71,0
9	54,3	56,9	60,7	65,7	72,6	55,5	59,9	61,7	67,0	74,3
10	55,9	58,6	62,5	68,0	75,5	57,3	61,8	63,7	69,9	77,7
11	57,5	60,2	64,4	70,3	78,3	59,1	63,6	65,8	72,2	81,1
12	59,1	61,9	66,3	72,6	81,2	60,9	65,5	67,9	74,9	84,5
13	60,7	63,6	68,2	74,9	84,1	62,7	67,4	70,0	77,5	87,9
14	62,3	65,3	70,1	77,2	86,9	64,5	69,2	72,1	80,1	91,3
15	63,9	67,0	72,0	79,5	89,8	66,3	71,1	74,1	82,8	94,7
16	65,5	68,6	73,9	81,8	92,7	68,1	72,9	76,2	85,4	98,1
17	67,1	70,3	75,8	84,1	95,5	69,9	74,8	78,3	88,0	101,5
18	68,7	72,0	77,7	86,4	98,4	71,7	76,7	80,4	90,6	104,9

A. 9. Taillenumfangwerte (cm) nach Geschlecht und Alter.

Taille-zu-Größe-Verhältnis

Durch das Verhältnis von Taillenumfang zu Körpergröße lässt sich das Risiko für abdominale Adipositas (eine Ansammlung von Fett auch im Inneren des Körpers, nicht nur im Unterhautgewebe) ermitteln. Diese Berechnung ist ganz einfach, und wir raten auch den Schülern, die zu unseren Vorträgen über Ernährung kommen, sie selbst regelmäßig durchzuführen. Die Messung ist insofern praktisch, da sie von keiner anderen Variablen wie Alter, Geschlecht oder ethnischer Zugehörigkeit abhängt und man sie nicht mit einer alters- und geschlechtsspezifischen Tabelle abgleichen muss.

Ein Taille-zu-Größe-Verhältnis, das größer als 0,5 ist, steht bei Erwachsenen nachweislich in engem Zusammenhang mit Bluthochdruck, Diabetes und Fettstoffwechselstörungen. Es wurde vorgeschlagen, den gleichen Wert für Kinder zu verwenden, doch im Moment gibt es noch nicht genug Untersuchungen für diese Altersgruppe, auch wenn eine Studie von Maffeis et al. belegen konnte, dass Kinder mit einem Taillenumfang über der 90. Perzentile oder einem Taille-zu-Größe-Verhältnis von 0,5 ein deutlich geringeres Risiko für Stoffwechsel- und Herz-Kreislauf-Erkrankungen aufweisen als Kinder mit höheren Werten.[5] Eine andere, etwas jüngere Studie stellte fest, dass ein Taille-zu-Größe-Verhältnis zwischen 0,5 und 0,55 für ein abdominales Adipositasrisiko bei Kindern spricht. Umgekehrt weisen Kinder, die bereits an abdominaler Adipositas leiden (BMI auf oder über der 95. Perzentile), ein Taille-zu-Größe-Verhältnis auf, das gleich oder größer ist als 0,55.[6]

Sehen wir uns nun an, wie man das Taille-zu-Größe-Verhältnis berechnet und bewertet:

1. Teilen Sie den Taillenumfang durch die Körpergröße (beides in cm).
2. Der Idealwert sollte kleiner sein als 0,5.

Beispiel: Ein sechsjähriges, 1,15 Meter großes Kind mit einem Taillenumfang von 55 Zentimeter hat ein Taille-zu-Größe-Verhältnis von 0,47 (55/115), also einen Wert im Normalbereich.

Die Ermittlung des Unterhautfettgewebes mittels Hautfaltenmessung

Neben den soeben betrachteten anthropometrischen Parametern (Gewicht, Größe, Taillenumfang) gibt es auch Methoden, um den Anstieg der Körpermasse, das Gehirnwachstum und die Körperzusammensetzung – insbesondere Magergewebe und Fettgewebe – zu messen.

Bei der Bestimmung von kindlicher Adipositas greift man gerne zur Untersuchung des Unterhautfettgewebes (von dem man schätzt, dass es

50 Prozent des Körperfetts ausmacht) mithilfe einer Hautfaltenmessung.

Diese Messungen sind ebenso wichtig wie die anthropometrischen, doch da sie kompliziert sind und man dafür spezielle Instrumente benötigt, sollten sie von Kinderärzten oder Ernährungsberatern durchgeführt werden.

Fehler können bei der Identifizierung der richtigen Hautfalte, der Art und Weise, wie der Kaliper (das Messgerät) angesetzt wird, sowie beim Ablesen des Kalipers gemacht werden. Daher empfiehlt es sich, die regelmäßigen Kontrollbesuche beim Kinderarzt und eventuell beim Ernährungsberater wahrzunehmen.

In der Grafik unten finden Sie zusammenfassend die verschiedenen Schritte der Bewertung des Ernährungszustandes, die wir in diesem Anhang betrachtet haben, gefolgt von Tabellen (für Mädchen und Jungen) mit den Referenzwerten für Gewicht, Körpergröße, BMI und Taillenumfang im Normalbereich, also zwischen der 25. und 75. Perzentile.

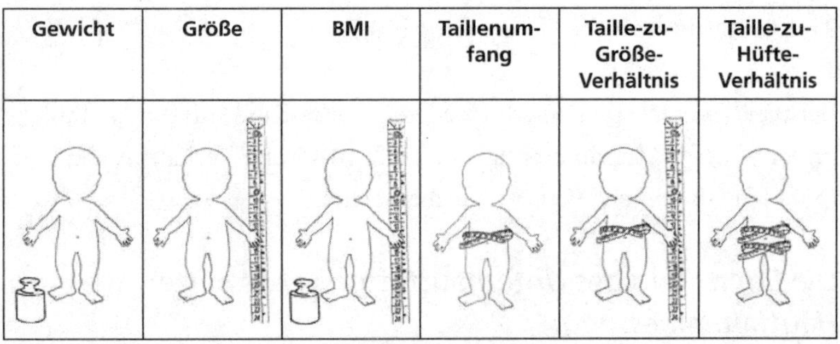

A.10. Zusammenfassung der verschiedenen Schritte zur Bewertung des Ernährungszustandes.

Alter	Mädchen											
	Gewicht (kg)			Größe			BMI			Taille (cm)		
Perzentile	25	50	75	25	50	75	25	50	75	25	50	75
0	3,1	3,4	3,7	47,9	49,1	50,4	12,5	13,3	14,2	k.A.	k.A.	k.A.
1	9,0	9,7	10,4	72,3	74,0	75,8	15,4	16,4	17,4	k.A.	k.A.	k.A.
2	11,3	12,1	13,1	83,5–84,2	85,7–86,4	87,9–88,6	14,6–14,8	15,4–15,7	16,3–16,6	45,1	47,4	49,6
3	12,9	13,9	15,2	92,5	95,1	97,6	14,5	15,4	16,3	46,8	49,3	51,9
4	14,6	15,9	17,4	99,8	102,7	105,6	14,4	15,3	16,3	48,5	51,2	54,2
5	16,5	18,0	20,0	106,2	109,4	112,6	14,3	15,3	16,3	50,2	53,1	56,5
6	18,5	20,3	22,7	111,7	115,1	118,6	14,3	15,3	16,4	51,8	55,0	58,8
7	20,7	22,9	25,7	117,1	120,8	124,5	14,4	15,4	16,6	53,5	56,9	61,1
8	23,1	25,8	29,2	122,6	126,6	130,5	14,6	15,7	17,0	55,2	58,8	63,4
9	25,9	29,1	33,3	128,4	132,5	136,6	14,9	16,1	17,5	56,9	60,7	65,7
10	29,2	33,1	38,0	134,3	138,6	143,0	15,4	16,6	18,2	58,6	62,5	68,0
11	32,9	37,4	43,2	140,5	145,0	149,5	15,9	17,2	18,9	60,2	64,4	70,3
12	36,7	41,8	48,3	146,6	151,2	155,8	16,6	18,0	19,8	61,9	66,3	72,6
13	40,6	46,0	53,0	151,7	156,4	161,1	17,3	18,8	20,7	63,6	68,2	74,9
14	43,9	49,5	56,8	155,1	159,8	164,5	17,9	19,6	21,6	65,3	70,1	77,2
15	46,7	52,1	59,4	157,0	161,7	166,3	18,5	20,2	22,3	67,0	72,0	79,5
16	48,6	53,9	61,2	157,9	162,5	167,1	18,9	20,7	22,9	68,6	73,9	81,8
17	50,0	55,2	62,3	158,3	162,9	167,4	19,2	21,0	23,3	70,3	75,8	84,1
18	51,0	56,2	63,4	158,6	163,1	167,5	19,4	21,3	23,5	72,0	77,7	86,4
19	51,8	57,4	64,8	158,7	163,2	167,6	19,5	21,4	23,7	k.A.	k.A.	k.A.

Alter	Jungen											
	Gewicht (kg)			Größe			BMI			Taille (cm)		
Perzentile	25	50	75	25	50	75	25	50	75	25	50	75
0	3,2	3,5	3,9	48,6	49,9	51,2	12,6	13,4	14,3	k.A.	k.A.	k.A.
1	9,7	10,5	11,3	74,1	75,7	77,4	15,9	16,8	17,7	k.A.	k.A.	k.A.
2	11,9	12,7	13,7	85,1–85,8	87,1–87,8	89,2–89,9	14,9–15,2	15,7–16,00	16,6–16,9	49,6	47,1	48,6
3	13,4	14,4	15,6	93,6	96,1	98,6	14,8	15,6	16,5	48,8	49,2	51,2
4	15,1	16,3	17,7	100,5	103,3	106,2	14,5	15,3	16,2	50,6	51,3	53,8
5	17,0	18,5	20,3	106,8	110,0	113,1	14,3	15,2	16,1	52,5	53,3	56,5
6	19,0	20,8	22,9	112,6	116,0	119,3	14,5	15,3	16,3	54,3	55,4	59,1
7	21,1	23,2	25,8	118,2	121,7	125,3	14,6	15,5	16,5	56,2	57,5	61,7
8	23,3	25,8	28,8	123,5	127,3	131,1	14,8	15,7	16,8	58,1	59,6	64,3
9	25,8	28,7	32,4	128,5	132,6	136,6	15,1	16,0	17,2	59,9	61,7	67,0
10	28,7	32,1	36,6	133,5	137,8	142,1	15,4	16,4	17,7	61,8	63,7	69,6
11	32,0	36,1	41,4	138,6	143,1	147,7	15,8	16,9	18,4	63,6	65,8	72,2
12	35,9	40,7	46,8	144,3	149,1	153,9	16,3	17,5	19,1	65,5	67,9	74,9
13	40,4	45,8	52,7	151,0	156,0	161,1	16,9	18,2	19,9	67,4	70,0	77,5
14	45,3	51,2	58,6	158,0	163,2	168,4	17,6	19,0	20,8	69,2	72,1	80,1
15	50,2	56,5	64,2	163,7	169,0	174,2	18,3	19,8	21,6	71,1	74,1	82,8
16	54,7	61,1	69,0	167,7	172,9	178,1	18,9	20,5	22,4	72,9	76,2	85,4
17	58,2	64,7	72,8	170,0	175,2	180,3	19,5	21,1	23,1	74,8	78,3	88,0
18	60,7	67,3	75,6	171,1	176,1	181,2	20,0	21,7	23,8	76,7	80,4	90,6
19	62,5	69,2	77,6	171,6	176,5	181,5	20,4	22,2	24,3	k.A.	k.A.	k.A.

A.11. Tabellen (für Mädchen oben, für Jungen unten) der Referenzwerte für Gewicht, Körpergröße, BMI und Taillenumfang.

ANHANG B: ERNÄHRUNGSEMPFEHLUNGEN FÜR KINDER UND JUGENDLICHE

Das Wachstum des Kindes ist ein ausgezeichneter Indikator für seinen Gesundheitszustand und daher besonders wichtig, wenn man herausfinden will, ob es sich gesund ernährt oder nicht. Abweichungen von einer »normalen« Entwicklung können sich sowohl durch mangelhaftes als auch übermäßiges Wachstum ausdrücken. Eine dem Alter nicht entsprechende kleine Statur könnte zum Beispiel einer zu geringen Nahrungsaufnahme geschuldet sein. Im Gegensatz dazu ist die Ansammlung von adipösem Gewebe in den meisten Fällen auf einen Nährstoffüberschuss, also auf eine zu reichhaltige Ernährung in Kombination mit einer sitzenden Lebensweise zurückzuführen. Beide Abweichungen können sowohl kurz- als auch langfristig zu einem höheren Krankheitsrisiko führen. Um rechtzeitig die Ernährung eines Kindes anpassen zu können, ist es daher entscheidend zu wissen, ob sein Wachstum von den Referenzwerten für sein Alter und Geschlecht abweicht.[1] Im Folgenden wird aufgeführt**, welche Nahrungsmittel in welchen Mengen für Kinder/Jugendliche zwischen sieben und 17 Jahren geeignet sind**. Die Empfehlungen stehen im Einklang mit dem Longevità-Programm. In Anhang A finden Eltern außerdem eine Anleitung, wie sie den Ernährungszustand ihres Kindes ganze einfach bewerten können.

Die Kontrolle von Gewicht und Größe zu Hause sollte jedoch kein Ersatz für die regelmäßigen Besuche beim Kinderarzt sein, bei denen mithilfe von besonderen Instrumenten und Kenntnissen die klinische Lage des Kindes umfassend und tiefergehend bewertet werden kann.

Auch wenn es dem Kind gut zu gehen scheint, sollten Eltern auf keinen Fall die regelmäßigen Kontrolluntersuchungen durch den Kinderarzt auslassen, um gesundheitlichen Problemen entgegenwirken zu können, die zwar zunächst nicht gravierend erscheinen, es auf lange Sicht aber werden können, erklärte uns Professor Andrea Vania.

Eine gesunde Ernährung in Mahlzeiten

Abgesehen von der Qualität und der Quantität der Nahrungsmittel, die wir im Folgenden als konkrete Empfehlungen aufführen, ist auch die Einteilung der täglichen Ernährung in Mahlzeiten und deren jeweiliger Zeitpunkt wichtig. Wir raten dazu, die tägliche Zufuhr von Nahrungsmitteln auf vier oder fünf Mahlzeiten zu verteilen, und zwar mit den folgenden Anteilen an der Tagesgesamtenergie:

- Frühstück: 15 Prozent
- Vormittagssnack: 5 Prozent
- Mittagessen: 40 Prozent
- Nachmittagssnack: 10 Prozent
- Abendessen: 30 Prozent

Praktisch bedeutet das, dass man seinem Kind nährende Hauptmahlzeiten (Frühstück, Mittag- und Abendessen) und »unterstützende« Zwischenmahlzeiten zubereiten sollte. Diese Snacks sollen vermeiden, dass die Kinder vor der nächsten Mahlzeit zu hungrig werden, aber sie dürfen auch nicht zu satt machen. Daher sollten sie nur aus kleinen Portionen bestehen. Auch das nächtliche Fasten ist sehr wichtig und sollte mindestens zehn, noch besser zwölf Stunden dauern, vor allem bei Kindern und Jugendlichen, die zu Übergewicht neigen (siehe auch Kapitel 10 und 12 zum Longevità-Programm bei Kindern).

Frühstück

Das Frühstück ist eine Mahlzeit, die häufig vernachlässigt wird. Erwachsene, Jugendliche und Kinder lassen es aus verschiedenen Gründen ausfallen: aus Eile, mangelndem Appetit am Morgen oder falschen Ernährungsgewohnheiten der Familie. Aber eigentlich ist das Frühstück eine sehr wichtige Mahlzeit. Es sollte ungefähr 15 Prozent des täglichen Energiebedarfs decken und in Bezug auf Kalorien und Nährstoffe ausgeglichen sein, um einen guten Start in den Tag zu ermöglichen. Gerade nach dem nächtlichen Fasten ist es wichtig, ausgewogen zu essen, und zwar mit einer Mahlzeit, die alle Nährstoffe für einen gesunden und körperlich und geistig leistungsfähigen Körper liefert.

Während der Vorträge, die meine Stiftung in Schulen hält, werden die Kinder gefragt: »Wie heißt Frühstück auf Englisch?« Normalerweise antworten sie im Chor: »Breakfast!« Und auch wenn man sie nach der Übersetzung der beiden Wörter *break* und *fast* fragt, aus denen sich das englische Wort für Frühstück zusammensetzt, sind die Kinder sich sehr sicher. Bisher kam von allen die gleiche Antwort mit kleinen Variationen: schnelle Pause, schneller Snack, schnelles Essen und andere Synonyme. Die Kinder sind immer sehr überrascht, wenn man sie darüber aufklärt, dass das Wort *fast* in Wirklichkeit »fasten« bedeutet und *breakfast* nichts anderes heißt als »das Fasten brechen«.

Eine gesunde Ernährung, die bereits mit dem Frühstück beginnt, trägt zur Vermeidung einer Unterzuckerung bei, die bei Jugendlichen häufiger vorkommt als bei Erwachsenen. Außerdem eignet man sich so gute Essgewohnheiten an, die wahrscheinlich für den Rest des Lebens beibehalten und auch an zukünftige Generationen weitergegeben werden.

Bedenkt man, wie wichtig das Frühstück ist, stellt sich die Frage, warum so viele dazu neigen, ohne Frühstück aus dem Haus zu gehen. Eine weitere, besonders besorgniserregende Motivation, das Frühstück wegzulassen, ist die Überzeugung, man könne so ein paar Kalorien »einsparen«.

Zahlreiche Studien belegen jedoch, dass Menschen, die regelmäßig frühstücken, weniger zu Übergewicht und Adipositas neigen. Bei Jugendlichen mit Normalgewicht, die diese Mahlzeit oft auslassen, kommt es im Erwachsenenalter schneller zu einem Anstieg des BMI.[2]

Auf der anderen Seite ergeben nur wenige Studien zu Erwachsenen, dass das Frühstücken beim Abnehmen nicht helfe.[3]

Klar ist also, dass es noch weiterer Studien und tiefgreifenderer Untersuchungen bedarf, um die Rolle des Frühstücks bei der Gewichtszunahme besser zu verstehen. Obwohl manche jüngere Studien dem Frühstück für die Entwicklung von Übergewicht eine geringere Bedeutung als bisher angenommen zuschreiben, sind wir und die Ärzte, mit denen wir zusammengearbeitet haben, uns darin einig, dass es empfehlenswert ist, diese Mahlzeit regelmäßig einzunehmen. Zu frühstücken kann tatsächlich nicht nur das Gewicht beeinflussen, sondern auch die mentale Fitness, da das Auslassen dieser Mahlzeit zu intellektuellen Funktionsdefiziten führt, wahrscheinlich ausgelöst durch den Stress des verlängerten nächtlichen Fastens.[4] Schließlich darf man nicht vergessen, dass Glukose die einzige Energiequelle des Gehirns ist. Unser Körper kann sie zwar von jedem Nahrungsmittel ausgehend produzieren, doch dieser Vorgang ist langwierig. Aus diesem Grund ist es, damit das Gehirn der Kinder und Jugendlichen optimal funktioniert, das Einfachste, Glukose über ein gesundes Frühstück bereitzustellen. Inzwischen gibt es auch immer mehr Studien, die eine Korrelation zwischen der Gewohnheit, das Frühstück auszulassen, und einem erhöhten Risiko für Herz-Kreislauf-Erkrankungen belegen.[5,6]

Da das Frühstücken also für die Gesundheit von großer Bedeutung ist, haben wir im Folgenden ein paar Empfehlungen formuliert, wie man das Frühstück am besten zusammenstellt und bestimmte Nahrungsmittel durch gesündere Alternativen ersetzt. Als Erstes gilt es zu beachten, dass das Frühstück aus verschiedenen Nahrungsmittelgruppen bestehen sollte, also anteilig aus Proteinen, Kohlenhydraten und Fetten.

Proteine

Alternativen zu Kuhmilch:

- Ziegen- oder Schafsmilch
- Pflanzenmilch (zum Beispiel aus Kokosnuss, Mandeln, Hafer; ohne Zuckerzusatz und vorzugsweise mit Kalzium und Vitamin D angereichert)
- Joghurt (Naturjoghurt, magerer Obstjoghurt, Ziegenjoghurt oder pflanzlicher Joghurt)

Kohlenhydrate

Das Frühstück sollte auch aus komplexen Kohlenhydraten bestehen, die zum Beispiel Vollkornbrot liefert oder auch:

- Zwieback, am besten aus Vollkorn
- trockene Kekse, am besten aus Vollkorn

Dazu können Heißgetränke wie Malzkaffee oder Tee getrunken werden, allerdings sollte man keinen Zucker, Honig oder andere Süßungsmittel dazugeben, um die Kinder auch an bittere Geschmacksrichtungen zu gewöhnen. Sie können stattdessen etwas Zitronensaft, Zimt oder Bitterkakao einrühren, um die Getränke schmackhafter zu machen.

Den auf diese Weise »eingesparten« Zucker kann man durch die folgenden Alternativen ersetzen:

- Zwieback oder Brot mit Marmelade
- Zwieback oder Brot mit Honig
- Zwieback oder Brot mit Obst

Fette

Nussaufstriche sind eine gesunde Alternative zu Marmelade, und auch hier sollte man die Produkte mit dem geringsten Zuckeranteil wählen. Es gibt verschiedene Brotaufstriche, die zu 100 Prozent aus Haselnüssen, Walnüssen, Mandeln, Pistazien oder Erdnüssen bestehen (genau genommen sind

Letztere Hülsenfrüchte, aber aus nährstofflicher Sicht gleichen sie eher Schalenfrüchten). Diese Aufstriche können auch durch eine Portion Nüsse ersetzt werden, zum Beispiel durch ein paar Mandeln oder Walnüsse.

In manchen Fällen, zum Beispiel wenn Ihr Kind morgens noch keinen Hunger hat, kann der Fettanteil auch später am Tag in Form eines gesunden Snacks nachgeholt werden. Dazu empfiehlt es sich, einen kleinen Beutel oder eine Dose mit der richtigen Menge an Walnüssen, Mandeln oder Haselnüssen zu füllen und sie dem Kind mitzugeben.

In den folgenden Tabellen sind die Nahrungsmittel aufgeführt, die Kinder in vielen europäischen Ländern frühstücken. Wir haben je nach Alter verschiedene Alternativen hinzugefügt, mit einer Empfehlung zu Menge und Verzehrfrequenz, um das Frühstück der Kinder so abwechslungsreich und ausgewogen wie möglich zu gestalten.

Proteinanteil

Nahrungsmittel		Menge nach Alter (Gramm)			Maximaler Verzehr pro Woche	Empfohlener Verzehr pro Woche	Bemerkungen
		7–10 Jahre	11–14 Jahre	15–17 Jahre			
Kuhmilch		200	200	200	0–7/7	0–1/7	aus ökologischer Tierhaltung
Wie kann man Kuhmilch ersetzen?	Ziegenmilch	125	125	125	0–7/7	0–1/7	aus ökologischer Tierhaltung
	Schafsmilch	150	150	150	0–7/7	0–1/7	aus ökologischer Tierhaltung
	Kokosmilchgetränk	200	200	200	0–7/7	4/7	mit Kalzium und Vitamin D angereichert und ohne Zuckerzusatz
	Mandelmilch	150	150	150	0–7/7	4/7	mit Kalzium und Vitamin D angereichert und ohne Zuckerzusatz

Nahrungsmittel		Menge nach Alter (Gramm)			Maximaler Verzehr pro Woche	Empfohlener Verzehr pro Woche	Bemerkungen
		7–10 Jahre	11–14 Jahre	15–17 Jahre			
	Hafermilch	150	150	150	0–7/7	4/7	mit Kalzium und Vitamin D angereichert und ohne Zuckerzusatz
	magerer Fruchtjoghurt	125	125	125	0–7/7	1/7	ohne Zuckerzusatz und bio
	Ziegenjoghurt	125	125	125	0–7/7	1/7	ohne Zuckerzusatz und bio

Kohlenhydratanteil

Nahrungsmittel		Menge nach Alter (Gramm)			Maximaler Verzehr pro Woche	Empfohlener Verzehr pro Woche	Bemerkungen
		7–10 Jahre	11–14 Jahre	15–17 Jahre			
Weißbrot		40	60–70	90–110	3/7	0–1/7	bio
Wie kann man es ersetzen?	Vollkornbrot	40	60–70	90–110	7/7	3/7	bio
	Zwieback	20	40	50	3/7	0–1/7	bio
	Vollkornzwieback	20	40	50	7/7	2/7	bio
	trockene Kekse	20	40	50	2/7	0–1/7	bio
	Vollkornkekse	20	40	50	4/7	2/7	bio
Zucker		10	10	10	1/7	0–1/7	bio

Nahrungsmittel		Menge nach Alter (Gramm)			Maximaler Verzehr pro Woche	Empfohlener Verzehr pro Woche	Bemerkungen
		7–10 Jahre	11–14 Jahre	15–17 Jahre			
Wie kann man ihn ersetzen?	Marmelade	20	20	30	7/7	2/7	ohne Zuckerzusatz
	Honig	10	10	10	7/7	1/7	
	Kakao	10	10	10	7/7	1/7	vorzugsweise Bitterkakao
	Obst	50	50	100	7/7	3/7	saisonal und biologisch

Fettanteil

Nahrungsmittel		Menge nach Alter (Gramm)			Maximaler Verzehr pro Woche	Empfohlener Verzehr pro Woche	Bemerkungen
		7–10 Jahre	11–14 Jahre	15–17 Jahre			
Nuss-Nougatcreme, gezuckert		20	20	25	1/7	0/7	bio
Wie kann man sie ersetzen	Haselnuss-, Mandel-, Walnuss-, Pistazien- oder Erdnussaufstrich 100 %	20	20	25	2/7	1/7	nicht gezuckert, bio
	Schalenfrüchte (Mandeln, Nüsse, Haselnüsse, Pinienkerne, Pistazien etc.)	20	20	20	5/7	4/7	bio
	Olivenöl extra vergine (auf Brot)	10	10	10	3/7	2/7	bio

Folgt man diesem Schema, lässt sich das Frühstück auf verschiedene Arten variieren. Zum Beispiel:

1. Malzkaffee, Haferdrink und Vollkornkekse; eine Handvoll Haselnüsse zum Frühstück oder als Snack
2. Tee, ungesüßter Apfelsaft, Vollkornbrot und Streichcreme aus 100 Prozent Mandeln
3. Tee, Naturjoghurt mit etwas Zimt oder Kakao und drei gehackten Nüssen, Vollkornkekse
4. Malzkaffee, Kuhmilch, Vollkornzwieback mit Honig und gehackten Pistazien
5. Tee und Pfannkuchen aus Hafermehl mit einem Kompott aus roten Beeren und Pinienkernen

Pfannkuchen mit roten Früchten

Für 1 Pfannkuchen

- 20 g Vollkornmehl (beliebige Sorte)
- 50 ml Joghurt oder Pflanzenmilch
- ½ TL Rohrzucker*
- 1 TL Olivenöl extra vergine

Für das Kompott

- 80 g rote Früchte (Erdbeeren, Himbeeren, Kirschen, Heidelbeeren)
- ½ TL Rohrzucker**
- Saft einer ½ Zitrone

Für das Kompott: Obst, Zucker und Zitronensaft mischen und einige Minuten in einer Pfanne einkochen, bis die Masse eine konfitüreähnliche Konsistenz hat.

Für die Pfannkuchen: Mehl, Joghurt, Zucker und Öl verrühren. Wenn die Masse locker und homogen ist, in eine gut erhitzte Pfanne gießen. Jeweils 2 Minuten auf jeder Seite backen. Den garen Pfannkuchen anschließend mit dem Kompott füllen.

* Man kann auf den Zucker verzichten und den Geschmack des Pfannkuchens stattdessen mit Zimt und/oder Bitterkakao verfeinern.
** Auch hier muss kein Zucker zugegeben werden, da das Obst bereits zuckerhaltig ist.

Zwischenmahlzeiten

Snacks am Vor- oder Nachmittag sollten ungefähr 5 bis 10 Prozent des täglichen Kalorienbedarfs ausmachen. Sie liefern die nötige Energie, um die Konzentrationsfähigkeit des Kindes zu fördern, was vor allem während der Schulzeit wichtig ist, und sorgen für den richtigen Appetit auf die nächste Mahlzeit.

Nachfolgend geben wir Ihnen einige Empfehlungen, woraus die Zwischenmahlzeiten bestehen könnten: links stehen die beliebtesten Snacks und dazu eine Auswahl von gesünderen Alternativen.

Nahrungsmittel		Menge nach Alter (Gramm)			Maximaler Verzehr pro Woche	Empfohlener Verzehr pro Woche	Bemerkungen
		7–10 Jahre	11–14 Jahre	15–17 Jahre			
Stück Kuchen oder Süßigkeit		30	35	40	2/7	0–1/7	hausgemacht
Wie kann man das ersetzen?	Obst (eine Portion = 1 kleine Banane, 1 mittelgroßer Apfel, 4 Aprikosen oder 1 Tässchen Heidelbeeren)	150	155	155	7/7	3–4/7	saisonal und bio
	Fruchtriegel	50	50	50	2/7	0–1/7	ohne weiteren Zuckerzusatz

Nahrungsmittel		Menge nach Alter (Gramm)			Maximaler Verzehr pro Woche	Empfohlener Verzehr pro Woche	Bemerkungen
		7–10 Jahre	11–14 Jahre	15–17 Jahre			
	Nüsse	20	20	30	7/7	3–4/7	bio
	dunkle Schokolade	20	20	40	1/7	1/7	bio, mit mehr als 70 % Kakao
	Vollkornfocaccia	40	40	80	1/7	0–1/7	Vollkorn
	Brot mit Marmelade	30+ 10	50+ 10	70+ 20	1/7	0–1/7	Vollkornbrot mit Marmelade mit hohem Fruchtanteil und ohne weiteren Zuckerzusatz
	Bruschetta mit Tomate und Olivenöl	30 + 50 + 3	50 + 50 + 3	70 + 50 + 3	2/7	2/7	Vollkornbrot, Tomaten (nur wenn Saison ist), Bio-Olivenöl
	frisch gepresster Orangensaft	200	200	200	2/7 statt Obst	2/7	nur saisonal und in Bio-Qualität
	Frucht- und Gemüsesäfte (aus dem Entsafter)	200	200	200	4/7 2/7 statt Obst	2–3/7	aus saisonalen Bio-Produkten
	Tee mit 1 TL Honig	250	250	250	7/7	2–3/7	ohne Teein
	Pflanzenmilch	200	200	200	2–3/7	2/7	mit Kalzium und Vitamin D angereichert und ohne Zuckerzusatz

Folgt man diesem Plan, kann man den Snack am Vormittag ganz unterschiedlich zusammenstellen. Hier ein paar Beispiele:

1. Malzkaffee oder Tee und ein Früchte-Nuss-Riegel
2. Malzkaffee oder Tee und Vollkornzwieback mit zuckerreduzierter Marmelade
3. Frisches, saisonales Obst
4. Schalenfrüchte (Walnüsse, Haselnüsse, Pistazien, Mandeln)
5. Frucht- und Gemüsesaft (aus dem Entsafter) mit Tomaten-Bruschetta

Und hier noch ein paar Beispiele für Snacks am Nachmittag:

1. Malzkaffee oder Tee und dunkle Schokolade
2. Smoothie aus Obst und Gemüse und eine Vollkornfocaccia
3. Smoothie aus Obst und Gemüse und ein Vollkornbrot mit Tomate
4. frisches, saisonales Obst
5. Malzkaffee oder Tee und ein Stück veganer Apfelkuchen

Veganer Apfelkuchen

Für 1 Kuchen

- 500 g Äpfel
- 280 g Vollkornmehl
- 110 g Mandelmehl
- 170 g unraffinierter Rohrzucker
- 280 g Mandelmilch
- 60 g Sonnenblumenöl
- 20 g Hefe
- abgeriebene Zitronenschale (nach Belieben)
- Zimt (nach Belieben)

In einer Schüssel das Vollkornmehl mit dem Mandelmehl, dem Rohrzucker, der abgeriebenen Zitronenschale, einer Prise Salz und der Hefe mischen. In einer anderen Schüssel die Mandelmilch (oder eine andere Pflanzenmilch) mit dem Sonnenblumenöl verrühren. Beide Mischungen miteinander vermengen, bis eine homogene Masse entsteht. Einen geschälten, in Würfel geschnittenen Apfel in die Masse einrühren. Den Teig in eine mit etwas Öl gefettete und bemehlte Kuchenform geben. Die übrigen Äpfel schälen, in dünne Scheiben schneiden, auf dem Teig verteilen und mit etwas Rohrzucker und Zimt bestreuen. Im Ofen circa eine Stunde bei 180 °C backen.

Mittagessen

Das Mittagessen ist die wichtigste Mahlzeit des Tages und sollte 35 bis 40 Prozent des täglichen Energiebedarfs decken. Wenn die Kinder in der Schule zu Mittag essen, sollten Sie sich über das Schulmenü informieren, um den Tag mit dem Abendessen zu Hause nährstofftechnisch abrunden zu können. Der Speiseplan für das Mittagessen sollte so abwechslungsreich wie möglich sein, damit Sie Ihrem Kind nicht zu häufig die gleichen Speisen vorsetzen. Aus diesem Grund ist es sinnvoll, stets im Auge zu haben, welches Obst oder Gemüse gerade Saison hat. Oft zwischen den Nahrungsmitteln abzuwechseln, den Speiseplan zu erweitern und bevorzugt regionale, saisonale und biologische Produkte zu wählen, kompensiert den Nährstoffmangel mancher Lebensmittel und reduziert die gesundheitlichen Schäden durch potenziell toxische Substanzen (Konservierungsstoffe, Lebensmittelzusatzstoffe etc.) auf ein Minimum.[7]

Mittagessen

Gericht	Nahrungsmittel	Menge nach Alter (Gramm)			Maximaler Verzehr pro Woche	Empfohlener Verzehr pro Woche	Bemerkungen
		7–10 Jahre	11–14 Jahre	15–17 Jahre			
Basis*	Nudeln	50–60	70–80	90–100	7/7	2/7	vorzugsweise Nudeln aus Hartweizen oder Vollkorn, Nudeln am besten al dente kochen
	Vollkornnudeln	50–60	80–90	90–100	7/7	1/7	s.o.
	Reis	50–60	80–90	90–100	7/7	1/7	Parboiled-Reis
	Polenta	70–80	70–80	90–100	7/7	1/7	aus Bio-Mais
	Kartoffeln	200	200	200	7/7	1/7	bio
	anderes Getreide: Dinkel, Gerste …	70–80	80–90	90–100	7/7	1/7	bio
	Pizza mit Gemüse, ohne Mozzarella	100	150	150	1/7	1/7	mit Tomaten und Gemüse
Beilage	Blattgemüse (Salat)	50–70	70–80	80–100	7/7	2/7	saisonal, abwechselnd roh oder gekocht
	rohes Gemüse	100–150	200	200	7/7	2/7	s.o.
	gegartes Gemüse	100–150	200	200	7/7	2/7	Kartoffeln sind kein Gemüse und sollten nur einmal pro Woche statt Brot oder Nudeln gegessen werden

Gericht	Nahrungsmittel	Menge nach Alter (Gramm)			Maximaler Verzehr pro Woche	Empfohlener Verzehr pro Woche	Bemerkungen
		7–10 Jahre	11–14 Jahre	15–17 Jahre			
Brot	Weißbrot	40	60	90	7/7	7/7	vorzugsweise aus Vollkornmehl oder gröberem Mehl
	Vollkornbrot	50	70	110	7/7	7/7	
Würze	Olivenöl extra vergine	15	15	20	7/7	7/7	Bio-Produkt
Nachtisch	Obst	100–200	100–200	100–200	7/7	5–7/7	saisonal und bio
	Süßspeise (1 Stück Kuchen, 1 Eis,1 Löffeldessert)	30	30	30	0–2/7	0–1/7	hausgemacht

* Beilage zum Basisgericht: Servieren Sie kleine Mengen an Fischsoße, Fleisch, Eiern oder Hülsenfrüchten zur Vervollständigung der Mahlzeit, doch ohne einen Überschuss an Proteinen zu riskieren.

Abendessen

Das Abendessen sollte 30 bis 35 Prozent des täglichen Kalorienbedarfs decken. Mit dieser Mahlzeit sollten Eltern den Tag ihrer Kinder ernährungstechnisch abrunden, indem sie sich das Schulessen anschauen und fehlende Komponenten anhand der auf den folgenden Seiten abgebildeten Tabelle erkennen und beim Abendessen ergänzen. Im Folgenden finden Sie auch einen Wochenplan mit saisonalen Nahrungsmitteln (Frühling/Sommer und Herbst/Winter).

Das Abendessen ist häufig die einzige Mahlzeit, die die Familie gemeinsam einnimmt. Es sollte in aller Ruhe und ohne Fernseher und Handys gegessen werden. Vielleicht bereiten Sie das Abendessen auch gemeinsam zu und essen nicht zu spät, zum Beispiel vor 19 Uhr, damit vor dem Schlafengehen noch genug Zeit für die Verdauung bleibt. Das gemeinsame Kochen und Anrichten kann ein wichtiger Bestandteil der Ernährungserziehung sein. Jede Altersgruppe kann dabei ihre eigene Aufgabe haben: Die Jüngsten bittet man darum, den Tisch zu decken, die Älteren können den Salat waschen oder beim Zubereiten helfen. Abgesehen davon, dass dies eine kleine Hilfe bei der Organisation und Zubereitung der Mahlzeit ist, können sich Kinder so von klein auf mit der Nahrung vertraut machen.

Nachfolgend finden Sie unsere Tipps zur Zusammenstellung des Abendessens: In der linken Spalte stehen der Gang und in der Spalte »Nahrungsmittel« die verschiedenen Optionen, zwischen denen Sie wählen können.

Abendessen

Gericht	Nahrungsmittel	Menge nach Alter (Gramm)			Maximaler Verzehr pro Woche	Empfohlener Verzehr pro Woche	Bemerkungen
		7–10 Jahre	11–14 Jahre	15–17 Jahre			
Beilage	Blattgemüse (Salat)	50–70	70–80	80–100	7/7	2/7	saisonal, abwechselnd roh oder gekocht
	rohes Gemüse	100–150	200	200	7/7	2/7	s.o.
	gegartes Gemüse	100–150	200	200	7/7	3/7	Kartoffeln gelten nicht als Gemüse und sollten nur eingeschränkt verzehrt werden.
Hauptgericht	rotes Fleisch	70	80–100	90–100	1/7	1/7	aus ökologischer Weidehaltung
	Geflügel	70	80–100	90–100	1/7	1/7	aus ökologischer Freilandhaltung

Gericht	Nahrungsmittel	Menge nach Alter (Gramm)			Maximaler Verzehr pro Woche	Empfohlener Verzehr pro Woche	Bemerkungen
		7–10 Jahre	11–14 Jahre	15–17 Jahre			
	frische Hülsenfrüchte	60	80	90	4/7	2–3/7	Kartoffeln sind kein Gemüse und sollten nur einmal pro Woche statt Brot oder Nudeln verzehrt werden.
	trockene Hülsenfrüchte	20	30	40	4/7	2–3/7	biologisch
	vorgegarte Hülsenfrüchte	80	100	150	4/7	2–3/7	biologisch und aus dem Glas
	Fisch	60–80	80–100	90–100	3/7	2–3/7	frisch oder tiefgekühlt, vorzugsweise Sardinen, Sardellen, Makrelen, Krustentiere und Muscheln nur gelegentlich
	Eier	1	1 großes oder 2 kleine	2	3/7	2–3/7	aus ökologischer Freilandhaltung, nur hin und wieder
	Wurst und Schinken	40	40	40	1/7	0–1/7	aus ökologischer Weidehaltung
	Streichkäse	30	30	40	3/7	0–1/7	aus ökologischer Weidehaltung
	gereifter Käse	20	20	30	3/7	0–1/7	aus ökologischer Weidehaltung

Gericht	Nahrungsmittel	Menge nach Alter (Gramm)			Maximaler Verzehr pro Woche	Empfohlener Verzehr pro Woche	Bemerkungen
		7–10 Jahre	11–14 Jahre	15–17 Jahre			
Brot	Weißbrot	50	60	90	7/7	7/7	vorzugsweise aus Vollkornmehl oder gröberem Mehl
	Vollkornbrot	40	70	110	7/7	7/7	
Würze	Olivenöl extra vergine	15	15	20	7/7	7/7	Bio-Produkt
Nachtisch	Obst	100–200	100–200	100–200	7/7	5–7/7	saisonal und biologisch
	Süßspeise (1 Stück Kuchen, 1 Eis, 1 Löffeldessert)	30	30	30	0–2/7	0–1/7	hausgemacht

Wie oft Kinder bestimmte Nahrungsmittel essen sollten

Bei der Planung der Mahlzeiten sollte auf jeden Fall die Quantität und Qualität der Nahrungsmittel berücksichtigt werden, aber auch die Häufigkeit, mit der Kinder sie essen. Als Orientierungshilfe für Eltern haben wir eine Tabelle mit der empfohlenen Verzehrfrequenz pro Woche ausgearbeitet. Wenn Sie das Menü der Schulkantine im Voraus kennen, können Sie die Abendessen und folglich den Wocheneinkauf so planen, dass die Ernährung der Kinder optimal ergänzt wird.

Nahrungsmittel	Alternative	Menge nach Alter (Gramm)			Empfohlener Verzehr pro Woche	Bemerkung
		7–10 Jahre	11–14 Jahre	15–17 Jahre		
Vorspeise jeden Tag ein Gericht auf Getreidebasis zum Mittag- oder Abendessen	Nudeln	50–60	70–80	90–100	2/7	vorzugsweise Nudeln aus Hartweizengrieß
	Vollkornnudeln	50–60	70–80	90–100	1/7	s.o.
	Reis	50–60	70–80	90–100	1/7	Parboiled Reis
	Polenta	70–80	80–90	90–100	1/7	
	Kartoffeln	200	200	200	1/7	
	anderes Getreide: Dinkel, Gerste …	70–80	80–90	90–100	1/7	am besten »al dente«
	Pizza	100	150	150	1/7	
Beilage jeden Tag ein Gericht auf Gemüsebasis zum Mittag- oder Abendessen	Blattgemüse (Salat)	50–70	70–80	80–100	4/7	jeden Tag saisonales, gekochtes oder rohes Gemüse, sowohl zum Mittag- als auch zum Abendessen
	Rohkost	100–150	200	200	5/7	s.o.
	gegartes Gemüse	100–150	200	200	5/7	s.o.
Hauptgericht jeden Tag ein Gericht auf Proteinbasis zum Mittag- oder Abendessen	rotes Fleisch	70	80–100	90–110	1/7	beim Kochen sollte nichts anbrennen
	Geflügel	70	80–100	90–110	1/7	s.o.
	frische Hülsenfrüchte (getrocknet, vorgegart)	60 (20, 80)	80 (30, 100)	90 (40–150)	2–3/7	s.o.
	Fisch	60–80	80–100	90–110	2–3/7	s.o.
	Eier	1	1 und ½	2	2/7	s.o.
	Wurst und Schinken	40	60	90	0–1/7	

Nahrungsmittel	Alternative	Menge nach Alter (Gramm)			Empfohlener Verzehr pro Woche	Bemerkung
		7–10 Jahre	11–14 Jahre	15–17 Jahre		
	Käse (Frischkäse oder gereifter Käse)	30 (20)	30 (20)	40 (30)	0–1/7	
Brot	Weißbrot	40	60	90	7/7 + 7/7	
	Vollkornbrot	50	70	110	7/7 + 7/7	
Würzmittel jeden Tag zum Mittag- und zum Abendessen	Olivenöl extra vergine	15	15	20	7/7 + 7/7	
Nachspeise Optional: Das Obst kann nachmittags gegessen werden, Nachtisch sollte es nur sporadisch oder höchstens einmal pro Woche geben.	frisches Obst	100–200	100–200	100–200	5–7/7	saisonales Obst, vorzugsweise nicht als Saft oder Smoothie
	Nüsse	20	20	20	3–4/7	
	getrocknete oder gedörrte Früchte	20	30	40	3–4/7	
	Süßspeise	30	30	30	0–1/7	hausgemacht

Eine Beispielwoche

Auch wenn man den empfohlenen Plänen für die Hauptmahlzeiten folgt, kann man kreativ sein und verschiedene Mittagessen und Abendessen kombinieren. Die Mengen sollten jeweils an das Geschlecht, das

Alter und die körperlichen Gegebenheiten des Kindes angepasst werden – fragen Sie diesbezüglich im Zweifelsfall einen Ernährungsberater oder den Kinderarzt.

Nachfolgend finden Sie eine Tabelle mit einigen Vorschlägen für saisonale Gerichte und im Anschluss daran gibt es auch die dazugehörigen Rezepte.

Die in den Rezepten angegebenen Mengen eignen sich für ein 14-jähriges Mädchen, das 56 Kilo wiegt und 164 Zentimeter groß ist, also einen BMI von 20,8 hat. Für übergewichtige oder adipöse Kinder und Jugendliche sollte man kleinere Mengen (vor allem bei stärke- und zuckerhaltigen Nahrungsmitteln, siehe **glykämischer Index** und **glykämische Last**, S. 410 ff.) und bevorzugt ballaststoffreiche Gerichte zubereiten, da sie für ein besseres Sättigungsgefühl sorgen, ohne dabei zu viele Kalorien zu enthalten.

	Frühling-Sommer	**Herbst-Winter**
	MONTAG	MONTAG
Mittagessen	Penne mit Oliven und Basilikum Kopfsalat mit Tomaten Kiwi	Pasta al Pomodoro Geraspelte Karotten Kiwi
Abendessen	Geschmorte Linsen Auberginen alla Pizzaiola Getrocknete Aprikosen	Toskanische Dinkelsuppe Gedünsteter Mangold Getrocknete Aprikosen
	DIENSTAG	DIENSTAG
Mittagessen	Graupensalat, Bohnen und Mais Zucchinischiffchen Wassermelone	Polenta mit Pilzen Fenchel alla Romana Trauben
Abendessen	Kartoffel- und Fischstäbchen aus dem Ofen Gurkensalat	Oktopus-Kartoffel-Salat Gefüllte Artischocken Haselnüsse
	MITTWOCH	MITTWOCH
Mittagessen	Spinatkuchen Geraspelte Karotten Honigmelone	Kichererbsen in Kräutersoße Zwiebelchen süßsauer Apfel
Abendessen	Spargelfrittata aus dem Ofen Trauben	Ei-Spinat-Rolle Eisbergsalat Trauben

	Frühling-Sommer	**Herbst-Winter**
	DONNERSTAG	DONNERSTAG
Mittagessen	Gnocchi mit Tomatensoße Jungspinat mit Walnüssen Kirschen	Artischockenrisotto Radicchio mit Kräutern Mandarinen
Abendessen	Gedämpftes Sushi mit Ofengemüse Rote Früchte	Hähnchenbrustschnitzel Gemischtes Ofengemüse Datteln
	FREITAG	FREITAG
Mittagessen	Farfalle al limone Geraspelte Karotten Aprikosen	Linsenpüree mit Crostini Fenchelsalat mit Orangen und schwarzen Oliven Orangen
Abendessen	Seezunge mit Semmelbröselkruste Tomaten-Gurken-Salat Apfel	Ofenkürbis mit Feta und Walnüssen Haselnüsse und Rosinen
	SAMSTAG	SAMSTAG
Mittagessen	Couscous mit Huhn und Gemüse Melone	Pasta mit Stängelkohl und Bohnen Kiwi
Abendessen	Gemüsepizza mit gehobeltem Parmesan Saisonaler Obstsalat	Gefüllte Mezzelune Ofenkartoffeln Getrocknete rote Früchte
	SONNTAG	SONNTAG
Mittagessen	Reiskuchen mit Pilzen Fenchelspiralen Pfirsich	Gemüselasagne Birne
Abendessen	Fleischklößchen Tomatensalat Nüsse	Geschnetzeltes Blumenkohlsalat Apfel

Sommermenü

Beispiele für sommerliche Mittagessen

Montag

Penne mit Oliven und Basilikum

Für 1 Person

- 80 g Nudeln (Penne)
- 7–8 schwarze oder grüne Oliven
- 4 EL passierte Tomaten
- 1 kleine Zwiebel
- 2–3 Basilikumblätter
- 1 EL Olivenöl extra vergine

Die gehackte Zwiebel mit dem Olivenöl in eine Pfanne geben und andünsten. Passierte Tomaten und Oliven dazugeben und die Zutaten bei niedriger Temperatur unter Rühren köcheln lassen. Die Nudeln in leicht gesalzenem Wasser »al dente« garen. Nudeln abgießen, mit der Soße vermengen und mit Basilikumblättern garnieren.

Beilage: Ein Salat aus 40 g Kopfsalat und einer mittelgroßen Tomate, angemacht mit Olivenöl extra vergine und Zitronensaft.

Obst: 1 Kiwi

Dienstag

Graupensalat mit Bohnen und Mais

Für 1 Person

- 20 g Maiskörner (roh oder aus der Dose)
- 20 g blanchierte Bohnen
- Rosmarin, Thymian, Petersilie oder andere Kräuter (nach Belieben)
- 70 g Gerstengraupen

- 1 Zitrone
- 1 EL Olivenöl extra vergine
- 2 EL geriebener Parmesan

Die Graupen und den Mais (falls noch roh) in einem Topf mit leicht gesalzenem Wasser garen. In der Zwischenzeit die Kräuter hacken und in einer Schüssel mit dem Olivenöl und dem Zitronensaft vermengen. Graupen und Mais abseihen, unter fließendem Wasser abschrecken und gut abtropfen lassen. Mit den Bohnen in eine Salatschüssel geben und mit dem Dressing anmachen.

Beilage: *Zucchinischiffchen.* Zwei Zucchini al dente garen und abseihen. Längs halbieren und mit einem Teelöffel vorsichtig aushöhlen, das Fruchtfleisch beiseitestellen. Das Fruchtfleisch grob hacken und mit 2 EL geriebenem Parmesan und etwas Olivenöl extra vergine vermengen. Die Zucchinihälften mit der Masse füllen und im Ofen bei 180 °C backen, bis die Schiffchen durchgegart und gratiniert sind.

Obst: 1 Scheibe Wassermelone

Mittwoch

Spinatkuchen

Für 1 Person

- 50 g Blätterteig
- 70 g frischer Spinat
- Knoblauch (nach Belieben)
- 1 EL Olivenöl extra vergine

Den Spinat sorgfältig waschen, gut abtropfen lassen und in einer Pfanne mit dem Olivenöl und Knoblauch 7 bis 8 Minuten dünsten. Den Spinat abkühlen lassen, in der Zwischenzeit eine Kuchenform mit dem Blätterteig auskleiden. Mit dem Spinat füllen (optional etwas geriebenen Parmesan darüberstreuen) und mit den überstehenden Teigrändern bedecken. 15 bis 20 Minuten bei 180 °C im Ofen backen.

Beilage: *Geraspelte Karotten, angemacht mit etwas Olivenöl*
Obst: 2 Stück Honigmelone

Donnerstag

Gnocchi mit Tomatensoße

Für 4 Personen

- 500 g Kartoffeln
- 150 g Mehl
- 150 ml passierte Tomaten
- 2 EL Olivenöl extra vergine
- Salz

Die ganzen, ungeschälten Kartoffeln in einem großen Topf mit leicht gesalzenem Wasser kochen, abseihen, schälen und noch heiß durch eine Kartoffelpresse drücken. Den Kartoffelbrei mit einer Schüssel oder auf einem Nudelbrett auffangen. Zügig das Mehl untermengen, etwas Salz dazugeben und die Mischung so lange rühren, bis eine homogene Masse entsteht. Kleine Portionen der Masse mit den Händen zu Rollen formen, dann in circa 1 Zentimeter lange Stücke schneiden. Für die klassische Gnocchi-Form nun jedes Stück mit den Zinken einer Gabel leicht eindrücken. In einer Pfanne das Olivenöl erhitzen, die passierten Tomaten hinzufügen und 10 bis 15 Minuten auf niedriger Stufe köcheln lassen. Nach Belieben ein paar Basilikumblätter dazugeben. Die Gnocchi in einem großen Topf mit leicht gesalzenem Wasser garen und mit einer Siebkelle herausnehmen, sobald sie an die Oberfläche steigen. Direkt in die Pfanne mit der Tomatensoße geben und vorsichtig vermengen.

Beilage: *Jungspinat mit Walnüssen.* 70 g junge Spinatblätter waschen und trocken schleudern. In einer Schüssel mit Salz, Olivenöl und Zitronensaft anmachen und mit 2 bis 3 gehackten Walnüssen bestreuen.

Obst: eine Schale Kirschen

Freitag

Farfalle al limone

Für 1 Person

- 70 g Nudeln (Farfalle)
- 2 EL gehackte Pistazien
- 1 Zucchini
- 1 Knoblauchzehe
- Saft und Schale von ½ unbehandelten Zitrone
- Petersilie
- 1 EL Olivenöl extra vergine

Die ungeschälte Knoblauchzehe in einer Pfanne mit einem gestrichenen EL Olivenöl anbraten. Die in Scheiben geschnittene Zucchini und den Zitronensaft hinzufügen und dünsten, bis die Zucchini weich ist. Den Knoblauch herausnehmen. Die Nudeln in einem großen Topf mit leicht gesalzenem Wasser kochen, abseihen und in der Zucchinisoße schwenken. Mit der geriebenen Zitronenschale, etwas gehackter Petersilie, den gehackten Pistazien und etwas Olivenöl garnieren. Optional die Pasta mit etwas geriebenem Parmesan bestreuen.

Beilage: 2 mittelgroße, geraspelte Karotten mit Olivenöl extra vergine, Salz, Zitronensaft und etwas gehackten Mandeln

Obst: 2 Aprikosen

Samstag

Couscous mit Huhn und Gemüse

Für 1 Person

- 80 g Couscous
- 100 g Zucchini, Aubergine oder anderes Gemüse
- 50 g Hühnerbrust
- 50 g Bohnen
- 20 g getrocknete Erbsen

- 2 Walnüsse
- 1 EL Pesto (optional)
- Olivenöl extra vergine

Die Hühnerbrust säubern und sehnige oder fette Teile entfernen. Anschließend in leicht gesalzenem, kochendem Wasser bei hoher Temperatur und geschlossenem Deckel garen, bis sie weich ist (nach circa 30 Minuten). Den Herd ausschalten und die Hühnerbrust im Kochwasser abkühlen lassen. In der Zwischenzeit die Walnüsse knacken und fein hacken. Bohnen und Erbsen al dente kochen, abseihen und die Bohnen in Stückchen schneiden. Das restliche Gemüse mit etwas Olivenöl in einer Pfanne anbraten, es sollte allerdings knackig bleiben. Die Hühnerbrust abseihen, teilen und in dünne Streifen schneiden. Dann in einer Salatschüssel mit den Nüssen, Bohnen, Erbsen, dem Gemüse und – optional – dem Pesto vermengen. Das Couscous in kochendem, leicht gesalzenem Wasser gemäß der Zubereitungsempfehlung auf der Packung garen. Anschließend zu den anderen Zutaten in die Salatschüssel geben. Einen Esslöffel Olivenöl hinzufügen und vermischen.

Obst: 150 g Melone

Sonntag

Reiskuchen mit Pilzen

Für 3 Personen

- 270 g Reis
- 100 g Steinpilze (oder andere Sorte)
- 1 große Zwiebel
- 4 EL Tomatensoße
- 2 Basilikumblätter
- 3 EL Olivenöl extra vergine

Die Zwiebel schälen und hacken, dann in einer Pfanne mit dem Öl anschwitzen. Die geputzten, in Stückchen geschnittenen Pilze und die

Tomatensoße hinzufügen. Bei mittlerer Temperatur 10 bis 15 Minuten lang köcheln lassen, bis die Pilze weich sind. In der Zwischenzeit den Reis in reichlich kochendem Wasser (leicht gesalzen) garen. Abgießen und gut abtropfen lassen, dann mithilfe einer kuppelähnlichen Kuchenform oder einer Tasse auf einen Teller stürzen. Den Reiskuchen mit der Tomaten-Pilz-Soße begießen und mit den Basilikumblättern verzieren. Optional: Den Reiskuchen mit etwas geriebenem Parmesan bestreuen und im Ofen gratinieren.

Beilage: *Fenchelspiralen.* Eine mittelgroße Fenchelknolle mit einem Kartoffelschäler in feine Streifen hobeln. Direkt in einen Behälter mit Eiswasser geben, damit sich die Streifen kräuseln. Abseihen und mit Olivenöl, Salz, Zitronensaft und klein geschnittenem Fenchelgrün anmachen.

Obst: 1 Pfirsich

Beispiele für sommerliche Abendessen

Montag

Geschmorte Linsen

Für 1 Person

- 30 g getrocknete Linsen
- 1 Selleriestange
- 1 Knoblauchzehe (optional)
- Olivenöl extra vergine
- Salz

500 Milliliter Wasser, die Linsen, optional die Knoblauchzehe und den in kleine Würfel geschnittenen Sellerie in einen Topf geben. Bei niedriger Temperatur gemäß den Angaben auf der Packung garen. Falls nötig, heißes Wasser nachgießen. Erst gegen Ende der Garzeit mit Salz abschmecken und mit etwas Olivenöl servieren.

Beilage: *Auberginen alla Pizzaiola.* Die Auberginen waschen und in nicht zu dünne Scheiben schneiden. Die Scheiben in einer mit Backpapier ausgelegten ofenfesten Form verteilen und jeweils mit einer Tomatenscheibe belegen. Großzügig mit Oregano bestreuen und etwas Olivenöl darübergeben. Bei 180 °C circa eine Stunde im Ofen backen.

Obst: 2 getrocknete Aprikosen

Dienstag

Kartoffel- und Fischstäbchen aus dem Ofen

Für 1 Person

- 120 g Kartoffeln
- 80 g Hechtfilet
- 60 ml Milch (Kuh- oder Pflanzenmilch)
- 35 g Semmelbrösel
- 30 g Mehl (Typ 405)
- 2 Eiweiß
- ¼ TL Paprikapulver
- Gewürze nach Belieben
- Olivenöl extra vergine
- Salz

Für die Kartoffelstäbchen: In einer Schüssel ein Eiweiß mit dem Paprikapulver und ½ TL Salz aufschlagen. Die Kartoffeln schälen und längs in große Stäbchen schneiden. Die Stäbchen in die Eimasse eintauchen und dann auf einem mit Backpapier ausgelegten Blech verteilen. Bei 220 °C circa 30 Minuten im Ofen backen und die Kartoffelstäbchen nach der Hälfte der Zeit wenden.

Inzwischen die Fischstäbchen zubereiten: Dafür auf einem Teller die Semmelbrösel mit dem Mehl, etwas Salz und den Gewürzen vermengen. Das übrige Eiweiß mit der Milch in einer Schüssel aufschlagen. Das Fischfilet in möglichst gleichförmige Rechtecke schneiden, dann in der Mehl-Semmelbrösel-Mischung wenden und anschließend in das aufgeschlagene Eiweiß eintauchen. Die Fischstäbchen abtropfen lassen und dann auf ein mit Backpapier ausgelegtes Blech legen. Mit etwas Olivenöl beträufeln und bei 220 °C circa 15 Minuten backen. Die Fischstäbchen zusammen mit den Kartoffelstäbchen servieren.

Beilage: eine in Scheiben geschnittene, mit Olivenöl angemachte Gurke

Mittwoch

Spargelfrittata aus dem Ofen

Für 1 Person

- 1 großes oder 2 kleine Eier
- 150 g grünen Spargel
- 1 EL Olivenöl extra vergine
- Salz
- Pfeffer (optional)

Den Spargel waschen und in einem Topf mit kochendem Wasser garen. Abseihen und den abgekühlten Spargel in Stückchen schneiden. In eine Schüssel geben und mit Olivenöl, etwas Salz und nach Belieben mit Pfeffer würzen. Die Eier in einer Schüssel aufschlagen, in eine kleine, mit Backpapier ausgelegte Form geben und den Spargel gleichmäßig darin verteilen. Bei 180 °C circa 20 Minuten im Ofen backen.

Obst: ein Schälchen Trauben

Donnerstag

Gedämpftes Sushi mit Gemüse

Für 3–4 Personen

- 400 g Sushireis (oder andere klassische Kurzkornsorten)
- 1 Scheibe gedämpfter Lachs (circa 80 g)
- 1 Scheibe gedämpfter Thunfisch (circa 80 g)
- etwas Gemüse nach Belieben
- 4 EL Apfelessig
- Salz

Den Reis gründlich unter fließendem Wasser waschen, um die Stärke herauszuspülen. Mit 500 Milliliter Wasser in einen tiefen Topf geben, Deckel aufsetzen und bei niedriger Temperatur garen. Der Reis ist gar, wenn er das Wasser komplett aufgenommen hat. Abkühlen lassen. Inzwischen das Gemüse vorbereiten – zum Beispiel rohe und in dünne Stifte geschnittene Gurken, Tomaten, Karotten oder »al dente« gegarte und in Stückchen geschnittene Zucchini und Brokkoli. In einem kleinen Topf 2 TL Salz im Apfelessig auflösen, dann zum Reis dazugeben und gut vermengen. Mit angefeuchteten Händen kleine Reisbällchen formen, mit den Fisch- und Gemüsestückchen füllen und anschließend gut festdrücken. Oder Nigiri zubereiten: Dafür aus dem Reis eine Art kleiner Schiffchen formen, gut festdrücken und die etwas größeren Fischstückchen auf den Reis legen.

Beilage: *Ofengemüse.* 150 g Gemüse (Karotte, Zucchini, Aubergine, Kürbis, Zwiebel etc.) säubern und in dünne Stifte schneiden. Auf einem mit Backpapier ausgelegten Backblech verteilen, mit etwas Olivenöl beträufeln und bei 160 bis 180 °C im Ofen backen.

Obst: ein Schälchen mit Beeren

Freitag

Seezunge mit Semmelbröselkruste

Für 1 Person

- 1 Seezungenfilet
- 30 g grobe Semmelbrösel
- 7–8 Mandeln
- 2 EL Olivenöl extra vergine
- Salz

Die Mandeln hacken und auf einem Teller mit den Semmelbröseln und einer Prise Salz mischen. Das Seezungenfilet mit dem Olivenöl beträufeln, dann so in der vorbereiteten Semmelbröselmischung wenden, dass sie gleichmäßig am Filet anhaftet. Den Fisch in eine mit Backpapier ausgelegte Form legen und bei 180 °C circa 20 Minuten im Ofen backen.

Beilage: Salat mit einer Tomate und Gurkenscheiben

Obst: 1 Apfel

Samstag

Gemüsepizza mit gehobeltem Parmesan

Für 1 Person

- 100 g Vollkornmehl
- 50 g Weißmehl (Typ 405)
- 200 g Gemüse (nach Wahl)
- 80 g Tomatensoße
- 15 g Parmesan
- 5 g frische Bierhefe
- Zucker
- 10 ml Olivenöl extra vergine
- 2 g Salz

Auf einem Nudelbrett Vollkorn-, Weißmehl und Salz gründlich vermischen. Die Hefe und eine Prise Zucker in einer Schüssel in 90 Milliliter lauwarmem Wasser auflösen. Das Wasser mit der Hefe und das Olivenöl auf die Mehlmischung geben, dann etwa 10 Minuten lang kneten, bis der Teig geschmeidig und homogen ist. Eine Kugel formen, mit einem sauberen, angefeuchteten Küchentuch bedecken und circa 30 Minuten bei Zimmertemperatur gehen lassen. Anschließend noch weitere 2 Stunden im Backofen mit angeschalteter Ofenlampe gehen lassen. Den Teig mit den Händen ausdehnen oder mit einem Nudelholz ausrollen und auf ein mit Backpapier belegtes Blech legen. Darauf zuerst die Tomatensoße und dann das fein geschnittene rohe Gemüse (zum Beispiel Zucchini, Aubergine, Paprika, Pilze oder Tomaten) oder das zuvor gegarte Gemüse (zum Beispiel Artischocken, Spinat, Brokkoli) verteilen. Die Pizza bei 200 °C im Ofen backen, bis sie goldbraun ist. Aus dem Ofen nehmen, mit dem gehobelten Parmesan bestreuen und wahlweise mit etwas Olivenöl beträufeln.

Obst: Saisonaler Obstsalat

Sonntag

Fleischklößchen

Für 1 Person

- 80 g Hackfleisch
- 10 g Semmelbrösel
- frische Petersilie (nach Belieben)
- Salz

In einer Schüssel das Hackfleisch mit den Semmelbröseln, etwas Salz und der gehackten Petersilie vermengen. Durchkneten und eventuell etwas Wasser hinzugeben, um die Masse geschmeidig zu machen. Kleine Bällchen (Klößchen) formen, in eine mit Backpapier ausgelegte Form legen und 15 bis 20 Minuten bei 180 °C im Ofen garen, bis das Fleisch durch ist.

Beilage: 70 g Salat und 1 Tomate

Obst: eine Handvoll Haselnüsse

Wintermenü

Beispiele für winterliche Mittagessen

Montag

Pasta al Pomodoro

Für 1 Person

- 70 g Spaghetti
- 50 g passierte Tomaten
- 1 kleine Zwiebel
- 30 g Petersilie
- 2 EL Olivenöl extra vergine
- Salz

Die Zwiebel schälen und hacken, dann in einer Pfanne mit dem Öl anschwitzen. Die passierten Tomaten durch ein Sieb zur Zwiebel in die Pfanne geben, leicht salzen und bei niedriger Temperatur köcheln lassen. Eventuell etwas Wasser hinzufügen. In der Zwischenzeit die Nudeln in reichlich kochendem Wasser (leicht gesalzen) »al dente« garen. Abgießen und die Nudeln auf dem Teller mit der Soße und der gehackten Petersilie anrichten.

Beilage: 2 mittelgroße, geraspelte Karotten mit Olivenöl, Salz, Zitronensaft und etwas gehackten Mandeln angemacht

Obst: 1 Kiwi

Dienstag

Polenta mit Pilzen

Für 1 Person

- 80 g Vollkornpolenta
- 100 g Pilze
- ein Stängel Petersilie
- 2 EL Olivenöl extra vergine
- Salz

Die Polenta wie auf der Packung angegeben garen, dabei allerdings beachten, dass sie für dieses Rezept cremig sein sollte. Inzwischen die Pilze putzen, in Scheiben schneiden und in einer Pfanne mit dem Olivenöl und etwas Wasser bei mittlerer Temperatur und unter häufigem Rühren andünsten, bis sie weich sind. Am Ende der Garzeit salzen und die gehackte Petersilie hinzufügen. Die Polenta mit den Pilzen servieren.

Beilage: *Fenchel alla Romana.* Einen mittelgroßen Fenchel waschen, abtrocknen und in Schnitze schneiden. In einer Pfanne eine geschälte Knoblauchzehe in ein wenig Olivenöl und Wasser anbraten, bis sie Farbe annimmt. Die Zehe herausnehmen, die Fenchelschnitze in die Pfanne geben und circa 15 Minuten anbraten, dabei häufig wenden, damit sie mehr Aroma aufnehmen. Salzen, noch etwas Wasser hinzufügen und abdecken, bei mittlerer Temperatur fertig garen.

Obst: ein Schälchen Trauben

Mittwoch

Kichererbsen in Kräutersoße

Für 1 Person

- 20 g Kichererbsen
- 2 Bund junger Mangold
- 1 Handvoll getrocknete Pilze
- 1 EL Tomatensoße
- 1 kleine Zwiebel
- 1 Scheibe Brot
- Olivenöl extra vergine
- Salz

Die Kichererbsen über Nacht in kaltem Wasser mit einem halben Esslöffel grobem Salz einweichen. Am nächsten Tag abseihen und 2 Stunden mit einem weiteren halben Esslöffel grobem Salz weich kochen. In der Zwischenzeit den Mangold waschen und in kleine Streifen schneiden. Die gehackte Zwiebel und die zuvor eingeweichten und ausgedrückten Pilze in einer Pfanne mit einem Esslöffel Olivenöl und ½ Glas Wasser anbraten. Die Tomatensoße dazugeben und aufkochen lassen. Den Mangold hinzufügen, die Pfanne abdecken und bei niedriger Temperatur 15 bis 20 Minuten köcheln lassen. Einen Teil der Kichererbsen pürieren und wieder zu den restlichen Kichererbsen und dem Kochwasser in den Topf geben. Noch ein paar Minuten köcheln lassen, dann mit Salz abschmecken. Die noch heißen Kichererbsen mit der Soße, der Scheibe geröstetem Brot und etwas Olivenöl auf einem Suppenteller anrichten.

Beilage: *Kleine Zwiebeln süßsauer.* In einem kleinen Topf 6 bis 7 kleine Zwiebeln mit ½ Glas Wasser, ½ Glas Apfelessig, 2 TL Olivenöl, 2 EL Honig und einem Lorbeerblatt 15 bis 20 Minuten kochen lassen.

Obst: 1 Apfel

Donnerstag

Risotto mit Artischocken

Für 1 Person

- 90 g Reis
- 2 kleine Artischocken
- 2 kleine Zwiebeln
- 1 kleine Karotte
- 1 Selleriestange
- 1 Tomate
- 1 Zitrone
- 2–3 Stängel Petersilie
- Olivenöl extra vergine
- Salz

Für die Brühe einen Liter Wasser, eine geschälte Zwiebel, die geschälte Karotte, den Sellerie, die halbierte Tomate und die Petersilie eine Stunde köcheln lassen. Im Anschluss die Brühe durch ein Sieb abseihen. Die Artischocken putzen und in Schnitze schneiden, dann in mit Zitronensaft gesäuertes Wasser legen. In einem Topf 2 EL Olivenöl erhitzen und die andere Zwiebel – geschält und gehackt – zusammen mit den Artischockenstückchen und ½ Tasse Wasser bei mittlerer Temperatur andünsten. Den Reis dazugeben und ein paar Minuten mitdünsten, dann das Ganze mit einer Kelle heißer Brühe ablöschen. Hat der Reis die Flüssigkeit vollständig aufgenommen, eine weitere Kelle heißer Brühe dazugeben. Auf diese Weise und unter ständigem Rühren das Risotto garen. Mit Salz abschmecken und mit etwas Olivenöl beträufelt servieren.

Beilage: *Radicchio mit Kräutern.* Ein paar Salbeiblätter und einen Zweig Rosmarin hacken und in einer Pfanne mit Olivenöl, Essig und etwas Salz erhitzen. Ein paar Minuten anbraten und dann vom Herd nehmen. Einen Radicchio 3 bis 4 Minuten in kochendem Wasser mit etwas Salz blanchieren, abseihen und sofort mit der Olivenöl-Essig-Mischung anmachen. Mit Semmelbröseln bestreuen und servieren.

Obst: 2 Mandarinen

Freitag

Linsenpüree mit Crostini

Für 1 Person

- 30 g getrocknete Linsen
- 1 kleine Zwiebel
- 1 kleine Karotte
- 1 Selleriestange
- 1 Tomate
- 1 Scheibe Brot
- 2–3 Stängel Petersilie
- 1 EL Olivenöl extra vergine
- Salz

Für die Brühe einen Liter Wasser, die geschälte Zwiebel, die geschälte Karotte, den Sellerie, die halbierte Tomate und die Petersilie eine Stunde köcheln lassen. Linsen dazugeben, aufkochen und 20 bis 30 Minuten garen. Alles mit einem Stabmixer pürieren und mit Salz sowie etwas Olivenöl abschmecken. Mit dem gerösteten Brot servieren.

Beilage: Salat aus 100 g Fenchel, 50 g Orangenfilets und schwarzen Oliven

Obst: 1 Orange

Samstag

Pasta mit Stängelkohl und Bohnen

Für 1 Person

- 70 g Nudeln (zum Beispiel Farfalle)
- 100 g Stängelkohl
- 50 g gekochte Bohnen
- 50 g Kirschtomaten
- 5 g Pinienkerne
- 1–2 in Salz eingelegte Sardellen
- 1 kleine Zwiebel
- Olivenöl extra vergine
- Salz

Die harten Stiele aus dem Stängelkohl schneiden, das Grün waschen und in leicht gesalzenem Wasser circa 7 Minuten blanchieren. Abseihen, abkühlen lassen und grob hacken. Die fein geschnittenen Zwiebeln und die Sardellen ohne Salz in einer Pfanne mit einem Teelöffel Olivenöl und ½ Glas Wasser unter Rühren andünsten. Die halbierten Tomaten dazugeben und alles 5 Minuten garen. Die Pinienkerne und die Bohnen ebenfalls hinzufügen und alles mit etwas Olivenöl und einem Esslöffel Wasser weitergaren. Wenn die Sardellen zerfallen sind, den Stängelkohl hineingeben. Die Nudeln in der Zwischenzeit in leicht gesalzenem Wasser »al dente« kochen, abseihen und in der Soße schwenken.

Obst: 1 Kiwi

Sonntag

Gemüselasagne

Für 1 Person

- 80 g Lasagneplatten ohne Ei
- 200 g Zucchini
- 75 ml Sojamilch
- 20 g gesalzener Ziegenricotta
- 1–2 TL Pesto
- 1 EL Mehl
- Muskatnuss (optional)
- 1 EL Olivenöl extra vergine
- Salz

Für die Béchamel: Die Sojamilch langsam erwärmen. In ein anderes Töpfchen das Olivenöl geben, das Mehl hineinsieben und auf niedriger Temperatur unter Rühren erhitzen. Die warme Milch in das Mehl einrühren, gut vermengen und weiter köcheln lassen, bis die Béchamel angedickt ist. Mit Salz und optional mit etwas geriebener Muskatnuss abschmecken. Die Zucchini in dünne Scheiben schneiden. Die Lasagneplatten in einer kleinen, tiefen Auflaufform auslegen und abwechselnd mit ein paar Esslöffeln Béchamelsoße, dem Pesto und den Zucchini belegen, dabei jede Schicht mit etwas gesalzenem Ricotta bestreuen. So fortfahren, bis alle Zutaten aufgebraucht sind. Circa 20 Minuten bei 200 °C im Ofen backen.

Obst: 1 Birne

Beispiele für winterliche Abendessen

Montag

Toskanische Dinkelsuppe

Für 1 Person

- 60 g Dinkel
- 20 g getrocknete schwarze Bohnen
- 10 g Croûtons
- 2 kleine Tomaten
- 1 kleine Zwiebel
- 1 Selleriestange
- 1 Knoblauchzehe
- 1 Rosmarinzweig
- 2–3 Stängel Petersilie
- 2 EL Olivenöl extra vergine
- Salz

Die Bohnen 10 Stunden in Wasser mit etwas Salz einweichen. Zum Ende der Einweichzeit abseihen, abspülen und in reichlich Wasser 40 Minuten lang kochen. In der Zwischenzeit den Dinkel in reichlich leicht gesalzenem Wasser garen, gemäß der Angaben auf der Packung. Knoblauch, Zwiebel, Sellerie, Petersilie, Rosmarin und Tomaten fein hacken. Alles in einer Pfanne mit etwas Olivenöl anbraten und nach und nach ein halbes Glas Wasser unterrühren. Dann die abgeseihten Bohnen und den abgeseihten Dinkel dazugeben und mit ein wenig Salz abschmecken. Die heiße Suppe mit etwas Olivenöl und den Croûtons servieren.

Beilage: *Gedünsteter Mangold.* In einer Pfanne eine Knoblauchzehe mit etwas Olivenöl anschwitzen und 150 g Mangold (in Streifen geschnitten) dazugeben. Bei niedriger Temperatur und aufgesetztem Deckel circa 10 Minuten dünsten lassen. Den Deckel abnehmen, den Knoblauch herausnehmen und weitere 5 Minuten garen. Für mehr Geschmack mit etwas geriebenem Parmesan servieren.

Obst: 2–3 getrocknete Aprikosen

Dienstag

Oktopus-Kartoffel-Salat

Für 1 Person

- 80 g gekochten Oktopus
- 200 g Kartoffeln
- 100 g grüne Bohnen
- 2–3 Stängel Petersilie
- 2 EL Olivenöl extra vergine
- Salz

Die grünen Bohnen putzen, die Kartoffeln schälen und beides in reichlich leicht gesalzenem Wasser »al dente« garen. In einer kleinen Pfanne das Olivenöl mit der gehackten Petersilie erhitzen. Die garen Bohnen und Kartoffeln abseihen und Letztere würfeln. Beides mit dem in Stücke geschnittenen Oktopus in eine Schüssel geben und mit dem Kräuterolivenöl anmachen. Lauwarm servieren. Zu diesem Salat wird kein Brot gereicht, da er mit Kartoffeln zubereitet ist.

Beilage: *Gefüllte Artischocken.* Zwei Artischocken putzen und die härteren Außenblätter, den Stiel, die Spitzen und eventuell den inneren Flaum entfernen. Die Blätter vorsichtig öffnen und die Artischocken in eine Schüssel mit Wasser und Zitronensaft eintauchen. Für die Füllung Semmelbrösel mit Knoblauch, gehackter Petersilie, Salz und Olivenöl mischen. Die Artischocken füllen und kopfüber in eine Pfanne mit etwas Olivenöl und 2 Gläsern Wasser platzieren. Den Deckel aufsetzen und 30 bis 40 Minuten bei mittlerer Temperatur garen lassen.

Obst: eine Handvoll Haselnüsse

Mittwoch

Ei-Spinat-Rolle

Für 1 Person

- 1 großes oder 2 kleine Eier
- 100 g tiefgekühlter Spinat
- 2 EL Olivenöl extra vergine
- Salz

Den Spinat in etwas Wasser dünsten. Abseihen und das Kochwasser dabei auffangen. Den Spinat ausdrücken. Die Eier aufschlagen und mit etwas Salz und 2 EL Kochwasser verrühren. Die Eimischung in eine mit Backpapier ausgelegte Auflaufform geben. Circa 10 Minuten bei 200 °C im Ofen backen. Ist die Eimischung fest, den Spinat darübergeben und die Frittata einrollen. Noch ein paar Minuten im Ofen garen, dann servieren.

Beilage: in dünne Streifen geschnittener Eisbergsalat (70 g)

Obst: ein Schälchen Trauben

Donnerstag

Hähnchenbrustschnitzel

Für 1 Person

- 80 g Hähnchenbrust
- 4 EL Vollkornmehl
- 2 EL Semmelbrösel
- 2 EL Olivenöl extra vergine
- Salz

Auf einem Teller das Mehl mit den Semmelbröseln mischen. Die Hähnchenbrust in dünne Streifen schneiden, leicht salzen und mit dem Olivenöl einreiben, dann in der vorbereiteten Panade wälzen. In eine mit Backpapier ausgelegte Form legen und bei 180 °C circa 25 Minuten im Ofen backen, nach der Hälfte der Zeit wenden.

Beilage: *Gemischtes Ofengemüse.* In einer Ofenform 150 g Gemüse nach Wahl (Zucchini, Tomaten, Pilze etc.) verteilen und nach Belieben mit gehackter Petersilie, Olivenöl und Knoblauch bestreuen. Circa 15 Minuten bei 180 °C im Ofen backen.

Obst: 1–2 Datteln

Freitag

Ofenkürbis mit Feta und Walnüssen

Für 1 Person

- 100 g Hokkaido-Kürbis
- 50 g Feldsalat
- 30 g Feta
- 4 Walnüsse
- Croûtons
- 2 EL Olivenöl extra vergine
- Balsamicoessig
- Salz

Den Kürbis in dünne Spalten schneiden, in eine mit Backpapier ausgelegte Form legen und bei 180 °C circa 15 Minuten im Ofen backen; nach der Hälfte der Zeit die Spalten wenden. Aus dem Ofen nehmen und abkühlen lassen. In der Zwischenzeit den Feldsalat waschen, die Walnüsse knacken und den Feta würfeln. Auch den abgekühlten Kürbis würfeln und zusammen mit den anderen Zutaten in eine Salatschüssel geben. Mit Olivenöl, ein paar Tropfen Balsamicoessig und Salz anmachen und mit einem Esslöffel Croûtons servieren.

Obst: eine Handvoll Haselnüsse und Rosinen

Samstag

Gefüllte Mezzelune

Für 1 Person

- 50 g Roggenvollkornmehl
- 50 g blanchierte Bohnen
- 40 g Makrele, eingelegt in Salzlake
- 2 Oliven
- 2 kleine Tomaten
- 1 kleine Zwiebel
- Oregano
- 2 EL Olivenöl extra vergine
- Salz

Für den Teig: Das Mehl mit 25 Milliliter Wasser und etwas Salz vermengen und kneten, bis ein homogener Teig entsteht. Anschließend den Teig zu zwei gleich großen Kugeln formen. Die Teigkugeln mit einem Nudelholz zu 2 Millimeter dünnen Teigscheiben ausrollen. Für die Füllung die Zwiebel schälen, schneiden und in einer Pfanne mit den gewürfelten Tomaten, den Oliven, den Bohnen, der in Stückchen geschnittenen Makrele und etwas Oregano anbraten. Einen Esslöffel dieser Mischung auf jede Teigscheibe geben, zu einem Halbmond einklappen und die Teigränder gut andrücken, um sie zu verschließen. Die Teigtaschen in eine mit Backpapier ausgelegte Form legen und 15 Minuten bei 180 °C im Ofen backen.

Beilage: *Ofenkartoffeln.* Eine circa 200 g schwere Kartoffel schälen und mit dem Kartoffelschäler in sehr dünne Scheiben schneiden. Auf einem mit Backpapier ausgelegten Blech verteilen, mit etwas Olivenöl und gehacktem Rosmarin würzen. Bei 180 °C circa eine Stunde im Ofen backen.

Obst: getrocknete rote Früchte

Sonntag

Geschnetzeltes

Für 1 Person

- 80 g Rindfleisch
- 160 ml Gemüsebrühe
- 1 kleine Zwiebel
- 1 Karotte
- 1 Selleriestange
- Kräuter nach Wahl
- 1 EL Olivenöl extra vergine
- Salz

Das Gemüse waschen und in Würfel schneiden. 200 Milliliter Wasser und die Brühe in einem Schmortopf aufkochen. Das Gemüse und die Kräuter dazugeben und köcheln lassen. In der Zwischenzeit das Fleisch in mundgerechte Stücke schneiden. Wenn das Gemüse fast gar ist – nach circa 15 Minuten –, das Fleisch hineingeben, mit Salz abschmecken und weitere 20 Minuten unter häufigem Rühren schmoren. Vor dem Servieren mit Olivenöl beträufeln.

Beilage: *Blumenkohlsalat.* Einen halben Blumenkohl putzen, in Röschen zerteilen, abspülen und in etwas Wasser und ein wenig Salz kochen. Die Blumenkohlröschen sollten dabei »al dente« bleiben. Abseihen und sofort mit Essig, Olivenöl, 5 bis 6 Oliven, ein paar Kapern und eventuell mit dünnen Streifen Paprika anmachen.

Obst: 1 Apfel

Ernährungstagebuch zum Ausfüllen

Mit diesem Wochentagebuch können Sie herausfinden, wie häufig Ihr Kind bestimmte Dinge isst: Kreuzen Sie täglich für jedes verzehrte Nahrungsmittel das entsprechende Kästchen in der Tabelle an. Am Ende der Woche können Sie die notierte Verzehrfrequenz eines bestimmten Nahrungsmittels mit den empfohlenen Werten vergleichen und so leichter erkennen, wovon Ihr Kind womöglich zu viel oder zu wenig isst und wie Sie seine Ernährung optimal organisieren können.

LEBENSMITTEL	MONTAG	DIENSTAG	MITTWOCH
KUHMILCH			
ZIEGEN-/SCHAFSMILCH			
JOGHURT			
PFLANZENMILCH			
MARMELADE ODER HONIG			
ZWIEBACK			
VOLLKORNZWIEBACK			
TROCKENE KEKSE			
VOLLKORNKEKSE			
NUDELN			
VOLLKORNNUDELN			
REIS			
POLENTA			
KARTOFFELN			
ANDERE GETREIDEARTEN: DINKEL, GERSTE ETC.			
PIZZA			
ROHES GEMÜSE			
GEGARTES GEMÜSE			
ROTES FLEISCH			
GEFLÜGEL			
HÜLSENFRÜCHTE			
FISCH			
EIER			
WURST UND SCHINKEN			
KÄSE			
WEISSBROT			
VOLLKORNBROT			
OLIVENÖL EXTRA VERGINE			
FRISCHES OBST			
NÜSSE			
TROCKENOBST			
SÜSSES			
ANDERES			
ANDERES			
ANDERES			

DONNERSTAG	FREITAG	SAMSTAG	SONNTAG	INSGESAMT	EMPFOHLEN
					0–7/7
					0–7/7
					0–7/7
					0–7/7
					3/7
					0–1/7
					2/7
					0–1/7
					2/7
					2/7
					1/7
					1/7
					1/7
					1/7
					1/7
					1/7
					5/7
					5/7
					1/7
					1/7
					2–3/7
					2–3/7
					2/7
					0–1/7
					0–1/7
					0–1/7 + 7/7 + 7/7
					3/7 + 7/7 + 7/7
					7/7 + 7/7
					5–7/7 + 5–7/7 + 3–4/7
					3–4/7
					3–4/7
					0–1/7

Glykämischer Index und glykämische Last

Hätten Sie gedacht, dass es in Bezug auf Zucker keinen Unterschied macht, ob man einen Teller Nudeln (100 Gramm) oder ein Eis (80 Gramm) isst?

Wenn von Kohlenhydraten die Rede ist, fallen oft die Begriffe »einfach« oder »komplex«, und man spricht von Zucker und Stärke. Diese Termini gehören zur chemischen Definition und sagen nicht immer etwas über die tatsächliche physiologische Wirkung aus – also darüber, wie unser Körper auf ihre Aufnahme und Verdauung reagiert.

Aus diesem Grund gibt es eine andere Klassifikation, die sich darauf bezieht, wie hoch der Blutzuckerspiegel innerhalb von zwei Stunden nach der Aufnahme eines nur auf Kohlenhydraten basierenden Gerichts ansteigt. Wir sprechen vom »glykämischen Index«.

Jedes Gramm Kohlenhydrat hat einen glykämischen Index – und je höher dieser Wert ist, desto stärker steigt unser Blutzuckerspiegel. Berücksichtigt werden sollte allerdings, dass der glykämische Index eines Nahrungsmittels nicht immer gleich ist. Denn er hängt von einer langen Reihe von Faktoren ab, zum Beispiel dem Verarbeitungsverfahren (zwei Brot- oder Nudelsorten können trotz gleicher Zutaten einen unterschiedlichen GI haben), der Garmethode (»al dente« gekochte Nudeln haben einen niedrigeren GI als weich gekochte), dem Reifegrad (je unreifer ein Gemüse oder Obst ist, desto niedriger ist der GI) und sogar dem Anbauboden.

Im Jahr 1997 empfahl ein Expertenkomitee der *Ernährungs- und Landwirtschaftsorganisation der Vereinten Nationen* (FAO) und der Weltgesundheitsorganisation (WHO), dass die glykämischen Indizes der Nahrungsmittel zusammen mit den Angaben zu ihrer Zusammensetzung als Orientierungshilfe für die Verbraucher dienen sollen, um ihnen eine gesunde Ernährung zu erleichtern.

Es wird eine Ernährung empfohlen, die zwar kohlenhydratreich ist (mit einer Zufuhr von 55 Prozent der täglichen Kalorienmenge oder mehr), jedoch größtenteils aus stärkearmen Kohlenhydraten mit niedrigem glykämischem Index besteht.[7]

Auch wenn uns der glykämische Index wichtige Informationen über unsere Ernährung gibt, ist dies allein nicht ausreichend. Denn der Anstieg des Blutzuckerspiegels ist sowohl abhängig von der Art der Kohlenhydrate als auch von der verzehrten Menge. Nehmen wir zum Beispiel Nudeln: Wir kennen zwar ihren glykämischen Index (um die 40), wissen aber auch, dass unser Körper nicht auf die gleiche Weise reagieren wird, wenn wir statt 40 Gramm 150 Gramm essen.

Um die blutzuckersteigernde Gesamtwirkung einer Nahrungsmittelportion zu bemessen, haben Forscher der Harvard-Universität 1997 das Konzept der »glykämischen Last« eingeführt.[8,9]

Die glykämische Last errechnet sich aus der verfügbaren Kohlenhydratmenge in der Portion eines Nahrungsmittels multipliziert mit seinem glykämischen Index. Je höher die glykämische Last, desto höher auch der Zuckerspiegel im Blut und somit die Wirkung auf das Insulin.

Verschiedene Studien konnten belegen, dass der ständige Verzehr von Nahrungsmitteln mit erhöhter glykämischer Last (GI x Kohlenhydratgehalt der Nahrung) zu einem erhöhten Risiko für Typ-2-Diabetes, Herz-Kreislauf-Erkrankungen, Adipositas und bestimmte Krebsarten (Darmkrebs, Brustkrebs) führen kann.[10,11,12]

Wir konnten sehen, dass es neben der natürlichen Zusammensetzung der Nahrungsmittel weitere Faktoren gibt, die den glykämischen Index (und damit die glykämische Last) beeinflussen: Generell kann man sagen, dass eine längere Garzeit den Index erhöht, während Ballaststoffe ihn reduzieren.

In der Tabelle auf der nächsten Seite werden eine Reihe von häufig verzehrten Nahrungsmitteln mit ihrem glykämischen Index und ihrer glykämischen Last aufgeführt.[13,14,15,16]

Dabei fällt auf, dass manche Nahrungsmittel wie Nudeln trotz eines niedrigen glykämischen Indexes eine hohe glykämische Last aufweisen, wenn man 100 Gramm davon isst. Durch unsere Gespräche mit Jugendlichen in weiterführenden Schulen fanden wir heraus, dass viele von ihnen deutlich mehr als 100 Gramm Nudeln essen, manche sogar 250 Gramm täglich. In diesem Fall fällt die glykämische Last definitiv zu hoch aus.

Nahrungsmittel	Glykämischer Index (GI)	Bewertung (Jenkins-Skala, 1981)	Glykämische Last (GL) pro 100 g	Bewertung GL (Mezzola-Skala, 2008)
Nudeln	44	niedrig	28	hoch
Brot	72	hoch	48	hoch
Pizza	80	hoch	46	hoch
Reis	89	hoch	71	hoch
Apfelsaft	46	niedrig	7	niedrig
Orangensaft	46	niedrig	7	niedrig
Eis	50	niedrig	13	mittel

B.1. Glykämischer Index und glykämische Last mit jeweiligen Bewertungen: niedrige Werte = hellgrau, mittlere Werte = grau, erhöhte Werte = dunkelgrau.

Deshalb gilt es, auf die besonders stärkehaltigen Nahrungsmittel in unserem täglichen Essen zu achten und sie mit Gerichten auf Basis von Gemüse, das viele Ballaststoffe enthält, zu kombinieren.

ANHANG C: ERNÄHRUNG IN DER SCHWANGERSCHAFT

Mit dem folgenden Ernährungsplan können sich Frauen in der Schwangerschaft gesund ernähren. Die Mengen beziehen sich auf eine 60 Kilo schwere und 1,65 Zentimeter große Frau, die folglich einen BMI von 22 hat. Wir empfehlen stets, jede Form der Ernährung vorher mit einem Arzt zu besprechen, da die körperlichen Bedürfnisse von Frau zu Frau sehr unterschiedlich sein können (Gewicht, körperliche Aktivität, schwere oder unterschwellige Krankheitssymptome etc.).

In der linken Spalte der folgenden Tabelle finden Sie die erste Wahl. Rechts stehen weitere Optionen für eine Ernährung, die so ausgewogen wie möglich, aber auch abwechslungsreich ist.

FRÜHSTÜCK

Erste Wahl	Alternativen
Wasser 400 g	
Frühstückscerealien (Mix) 60 g	gepuffter Reis 60 g Kleie 60 g Bio-Haferflocken 60 g Amarantflocken 60 g Dinkelflocken 60 g Kamutflocken 60 g gepuffter Kamut 60 g gepuffte und geröstete Hirse 60 g Matzen 60 g Weißbrot 80 g Hartweizenbrot 90 g Vollkornbrot 100 g Roggenbrot 100 g Toastbrot 70 g

Erste Wahl	Alternativen
	Vollkornzwieback 60 g Pfannkuchen auf pflanzlicher Basis 100 g (siehe Rezept in Anhang B)
zuckerreduzierte Marmelade 20 g	Erdbeerkonfitüre ohne Zucker 20 g Aprikosenkonfitüre ohne Zucker 20 g Bitterorangenkonfitüre ohne Zucker 20 g Schwarzkirschenkonfitüre ohne Zucker 20 g Waldbeerenkonfitüre ohne Zucker 20 g Pfirsichkonfitüre ohne Zucker 20 g Pflaumenkonfitüre ohne Zucker 20 g Heidelbeerkonfitüre ohne Zucker 20 g Honig 10 g dunkle Schokolade 10 g Heidelbeerkompott 80 g
Hafermilch 250 g	Dinkelmilch 250 g Kamutmilch 250 g Kokosmilchgetränk 250 g Mandelmilch 250 g Hirsemilch 250 g Reismilch 250 g Haselnussmilch 250 g pflanzlicher Joghurt ohne Zuckerzusatz 125 g Ziegenmilch 250 g Ziegenjoghurt 125 g
Malzkaffee 125 g	Kräutertee 125 g

VORMITTAGSSNACK

Erste Wahl	Optionen
Nüsse nach Belieben 25 g	Pistazien 25 g Walnüsse 25 g Cashewnüsse 25 g geröstete Erdnüsse 25 g süße Mandeln 25 g Haselnüsse 25 g Pinienkerne 25 g

MITTAGESSEN

Erste Wahl	Alternativen und Optionen
Vollkornnudeln 100 g	Hafer 100 g Buchweizen 110 g Amaranth 90 g Dinkel 100 g Kamut 100 g Hirse 100 g Perlgraupen 110 g Quinoa 90 g Nudeln aus Hartweizengrieß 100 g Polenta (Maismehl) 90 g Reis 100 g Gries 100 g
frisches Gemüse nach Belieben (roh und/oder gekocht) 200 g	Mangold 200 g Artischocken 200 g Karotten 200 g Blumenkohl 200 g Schnittzichorie 300 g Stängelkohl 200 g frische grüne Bohnen 200 g Fenchel 300 g Champignons 200 g Kopfsalat 80 g Auberginen 200 g Paprika 200 g Tomaten 200 g Sellerie 200 g Spinat 200 g Zucchini 300 g Spargel 100 g Oliven 25 g Pilze 150 g eingelegte Artischocken 150 g eingelegte Gurken 150 g eingelegte Zwiebeln 150 g Gartenkresse 150 g Endivie 200 g Gurke 200 g Rosenkohl 250 g gelber Kürbis 300 g in Öl eingelegte Artischocken 80 g
Olivenöl extra vergine 20 g	

NACHMITTAGSSNACK

Erste Wahl	Optionen
Obst nach Wahl 150 g	Aprikosen 200 g Ananas 150 g Orangen 150 g Kirschen 100 g Wassermelone 350 g Feigen 120 g Erdbeeren 200 g Kiwi 150 g Mandarinen 100 g Äpfel 100 g Melone 200 g Himbeeren 150 g Heidelbeeren 150 g Brombeeren 150 g Birne 150 g Pfirsich 200 g Pflaumen 150 g Trauben 100 g Banane 150 g
Ziegenjoghurt 125 g	

ABENDESSEN

Erste Wahl	Alternativen und Optionen
Vollkornbrot 130 g	Matzen 80 g Weißbrot 110 g Hartweizenbrot 120 g Roggenbrot 130 g Toastbrot 100 g Kartoffeln 300 g Pizza mit Tomaten 300 g
frische Hülsenfrüchte nach Wahl 200 g	getrocknete Cannellinibohnen 90 g frische Saubohnen 200 g Trockenlinsen 90 g geschälte Linsen 80 g eingelegte Lupinen 120 g frische Erbsen 240 g Kichererbsen aus der Dose 300 g getrocknete Kichererbsen 100 g Dosenbohnen 240 g weiße Bohnen aus der Dose 250 g Cannellinibohnen aus der Dose 370 g

Erste Wahl	Alternativen und Optionen
	Linsen aus der Dose 240 g Erbsen aus der Dose 240 g Kichererbsenfrittata 90 g tiefgekühlte Erbsen 150 g tiefgekühlte Saubohnen 290 g
oder Fisch nach Wahl 110 g	in Salz eingelegte Sardellen 30 g Lachsfilet 110 g Thunfischfilet 70 g Lachsfilet natur 90 g tiefgekühlter Oktopus 160 g Sardinen 100 g frischer Thunfisch 90 g Oktopus 190 g Makrelenfilets natur 80 g Makrele 120 g Seezunge 120 g Seebarsch 120 g Sardellen 120 g frische Dorade 100 g Kabeljau oder Hecht 120 g Hühnerei – ein ganzes 120 g
geriebener Parmesan 30 g	
frisches Gemüse nach Belieben (roh und/oder gekocht) 200 g	Mangold 200 g Artischocken 200 g Karotten 200 g Blumenkohl 200 g Schnittzichorie 300 g Stängelkohl 200 g frische grüne Bohnen 200 g Fenchel 300 g Champignons 200 g Kopfsalat 80 g Auberginen 200 g Paprika 200 g Salattomaten 200 g Spinat 200 g Zucchini 300 g Spargel 100 g Oliven 20 g Gemüseeintopf 250 g Gurke 200 g
Olivenöl extra vergine 20 g	
Kräutertee 130 g	

IM LAUFE DES TAGES

Erste Wahl	Optionen
getrocknete Früchte 50 g	Mischung aus getrockneten roten Früchten 60 g getrocknete Feigen 50 g Samenmischung 10 g (zum Beispiel als Gemüsegarnitur)

ANHANG D: BEIKOSTPLÄNE

Die folgenden Ernährungspläne wurden entsprechend der in Kapitel 9 aufgeführten Empfehlungen zum Thema Beikost erstellt. Allgemeine Tipps:

- Verwenden Sie Obst und Gemüse aus ökologischer oder kontrollierter Erzeugung (vorzugsweise regional) und waschen Sie es sorgfältig.
- Verwenden Sie Bio-Fleisch und Bio-Eier aus kontrollierter Landwirtschaft.

Erste Phase – ab dem 7. Lebensmonat

Anzahl der Mahlzeiten insgesamt:

- Falls gestillt wird: **Stillen »auf Nachfrage«** beibehalten + 1 **Brei**
- Falls Ersatzmilch gegeben wird: **Folgemilch** (3–4 **Fläschchen**) + 1 **Brei**

Ersetzen Sie 1 Milchmahlzeit mit 1 Brei, entweder mittags oder am Abend, vorzugsweise wenn beide Elternteile zu Hause sind.

ERSTE BREIMAHLZEIT

Zutaten	Menge	Anmerkung
Gemüsebrühe*	150–180 ml	
Olivenöl extra vergine	1 EL (10 ml)	
Reis-, Mais-, Tapioka- oder gemischtes Getreidepulver (5–7 Sorten) zum Anrühren	1–3 EL (10–30 g)	Diese Menge innerhalb von 1 bis 2 Wochen schrittweise erhöhen. Da 6 Monate vergangen sind, ist es sinnvoll, jetzt auch unterschiedliches glutenhaltiges Getreide einzuführen. 1 bis 2 Wochen nach Beikosteinführung das Reis-/Mais-/Tapioka-/Getreidepulver auch mit Grieß oder z. B. Sternchennudeln abwechseln (falls möglich mit Eisen angereichert).

Fügen Sie der Breimahlzeit nach ein paar Tagen Folgendes hinzu:

Zutaten	Menge	Anmerkung
Gemüsepüree	1–2 TL	Einfach das Gemüse pürieren, mit dem zuvor die Brühe zubereitet wurde.

Sowie in der Woche abwechselnd eine dieser Breiarten:

Zutaten	Menge	Anmerkung
Breipulver/Brei mit Fleisch (verschiedene Sorten) Vorsicht: Dem Brei mit Fleisch keinen Parmesan oder anderen Käse hinzufügen.	⅓ oder ½ des Gläschens oder 20 g des hausgemachten Fleischbreis **	Breipulver zum Anrühren: ⅓ des Gläschens oder der Packung. Gläschenbrei (80 g): Der Fleischgehalt variiert zwischen 20 und 40 Prozent. Liegt er bei 20 Prozent, ein ganzes Gläschen füttern, bei 30 bis 40 Prozent nur ein ½ oder ⅓.
junger Parmesan oder Grana Padano	1 EL	
hart gekochtes Ei	¼	

Zum Abschluss: **Geraspeltes Obst** (¼ **Birne**, ¼ **Apfel**, ¼ **Banane** plus **Zitrussaft**), circa 20 g je Frucht, ohne Zugabe von Zucker oder Honig!

Rezepte

(*) **Zubereitung der Gemüsebrühe**

Von jedem Gemüse ein Stück (oder 1–2 Blätter) in einen Topf mit einem Liter kaltem Wasser geben. **Ohne Salzzugabe** kochen lassen, bis die Flüssigkeit um die Hälfte reduziert ist, dann abseihen. Die Brühe höchstens 24 Stunden im Kühlschrank aufbewahren.

Beginnen Sie mit **Kartoffeln, Karotten** und **Zucchini**. Dann nach und nach auch saisonales Gemüse Ihrer Wahl dazugeben, auch mehr als ein Stück pro Zubereitung. Allerdings noch keine **Hülsenfrüchte**. Vorsicht bei Blattgemüse (nicht mehr als ein Blatt pro Sorte).

(**) **Zubereitung eines Fleischbreis**

Für den Fleischbrei (mit Huhn, Rind, Pute oder Kaninchen) nur die mageren Teile verwenden, ohne Knochen oder Knorpel. Das Fleisch in Stückchen schneiden und vorzugsweise 30 Minuten dampfgaren, da dies die Nährstoffeigenschaften erhält und das Fleisch schön weich wird. Dies gelingt entweder in einem Topf mit Dampfgareinsatz oder in einer mit Dampfgareinsatz ausgestatteten Küchenmaschine. Das fertig gegarte Fleisch in den Mixer oder die Küchenmaschine geben. Man kann auch das gebrühte Gemüse und circa 100 Milliliter Gemüsebrühe dazugeben. Dann alles mixen, bis der Brei eine geschmeidige Konsistenz hat.

Haltbarmachung: Breie mit Fleisch, Gemüse oder Fisch zum Einfrieren in sterilisierte Gläser füllen und vakuumieren.

Abkühlen lassen und dann nochmals 20 Minuten lang aufkochen. In der Tiefkühltruhe halten sie sich maximal sechs Monate, im Kühlschrank 24 Stunden.

Am besten taut man den Brei auf, indem man ihn sechs bis acht Stunden vor dem Verzehr in den Kühlschrank stellt.

Bei der Zubereitung von hausgemachtem Brei sollte man auch auf die richtige Menge für das Kind achten: Bei Gemüse kann eine Portion

30 bis 40 g enthalten, bei reinen Fleischbreien sollte man die Menge auf 15 bis 20 g pro Portion reduzieren.

Zubereitung eines Obstbreis

Das Obst (Apfel, Birne oder Banane) waschen, schälen und in Stücke schneiden. 5 bis 10 Minuten dampfgaren, dann in der Küchenmaschine oder im Mixer pürieren. Um den Brei haltbar zu machen, kann man den noch heißen Brei in ein sterilisiertes Gläschen füllen, gut verschließen, vakuumieren und abkühlen lassen. Dann in den Kühlschrank stellen und innerhalb von 24 Stunden verwenden.

Diese Regeln gelten immer:

1) **Erzwingen Sie nichts!** Wenn das Kind neue Geschmäcker nicht annimmt, probieren Sie es nach zwei bis drei Tagen erneut. Tricksen Sie nicht: Das Kind soll lernen, dass es süßes Essen (Milch) und herzhaftes Essen (Brei) gibt. Es ist nicht ratsam, dem Essen Zucker hinzuzufügen, Obst neben die Schüssel mit Brei zu stellen, das Breipulver mit Milch anzurühren etc.
2) **Salzen Sie den Brei niemals** und lassen Sie das Kind nicht das Essen der Erwachsenen probieren – es sei denn, es wurde kindgerecht zubereitet (also ohne Anbraten, Frittieren, Anschwitzen, intensive oder scharfe Gewürze und ohne Salz)!
3) Richten Sie sich bei der **Konsistenz des Breis nach dem Geschmack Ihres Kindes**.
4) Wenn Ihr Kind noch **Hunger** zu haben scheint, erhöhen Sie die Menge des Gemüse- und/oder Getreidebreis, aber **nicht die des Fleischbreis**!

Während der Mahlzeit: Bieten Sie Ihrem Kind immer Wasser aus einem Glas oder der Schnabeltasse an (auf Zimmertemperatur und reich an Kalzium, aber nicht mit Kohlensäure versetzt).

Zweite Phase – circa einen Monat nach der ersten Phase

- Mit **Muttermilch** oder **gemischtem Stillen** => **Stillmahlzeiten nach Belieben**
- Mit **Folgemilch** => nur 2 Milchmahlzeiten

Hinweis: Es ist weder notwendig noch hilfreich, der Mahlzeit Kekse hinzuzufügen!

Führen Sie eine zweite Breimahlzeit ein:

<u>OPTION 1</u>

1. Mahlzeit

Nehmen Sie die **erste Breimahlzeit** als Basis und:

1. Wechseln Sie zwischen den verschiedenen Breisorten (**Gläschen** oder **Breipulver**) mit Fleisch ab und erhöhen Sie die Menge:
   - **Breipulver:** ½ Gläschen bzw. Packung
   - **Gläschenbrei**: Fleischanteil bei 20 Prozent = 1 Gläschen; Fleischanteil bei 30 bis 40 Prozent = ½ Gläschen
2. Führen Sie etwas **Fisch** ein (alternativ zu Fleisch oder Ei):
   - **Gläschenbrei** (verschiedene Sorten): ein Gläschen; in diesem Fall **kein Gemüse** zur Breimahlzeit hinzufügen (es ist schon genug darin enthalten!)
   - tiefgekühlter Fisch (frischen Fisch in diesem Alter besser meiden): 20 g (vorzugsweise Sardinen, Sardellen, Makrelen, Dorade oder Forelle, keine großen Fischarten wie Schwertfisch oder Thunfisch)

Mahlzeit 2

Zweite Breimahlzeit. Ersetzen Sie die andere Hauptmahlzeit (Mittag- oder Abendessen) durch einen Brei, der sich aus Folgendem zusammensetzt:

Zutaten	Menge	Anmerkung
Gemüsebrühe	180–200 ml	
Olivenöl extra vergine	1 EL (10 ml)	
Brei aus Getreidemischung/ Gries/Einlagen	1–3 EL (10–30 g)	
pürierte Hülsenfrüchte	1–3 EL	Besser nur eine Sorte pro Brei verwenden. Wenn eine Sorte ohne Probleme angenommen wurde, kann eine weitere eingeführt werden (Sorten in Klammern sind optional): Bohnen jeder Art, normale und geschälte Linsen, Kichererbsen, (Soja), (Saubohnen), (Lupinen), Erbsen

Nach dem Brei: **geraspeltes Obst** (¼ **Birne** + ¼ **Apfel** + ¼ **Banane**) maximal 80 g

Zubereitung der Hülsenfrüchte:

80 g **getrocknete Hülsenfrüchte** (diese Menge **entspricht 200 g frischen oder tiefgekühlten Hülsenfrüchten**, die allerdings aufgrund ihres hohen Phytatgehalts für dieses Alter ungeeignet sind) zwölf bis 24 Stunden in reichlich Wasser einweichen. Das Wasser dabei ein paarmal auswechseln. In einen Topf **vier bis fünf** Liter kaltes Wasser und **einen Esslöffel Speisenatron** geben und die Hülsenfrüchte darin kochen. Besser keinen Schnellkochtopf und keine Mikrowelle verwenden. Abseihen und mit einer Tomatenpresse passieren (**nicht mixen oder pürieren!**). Den fertigen Brei mit einer Schöpfkelle in Portionen von circa 30 g aufteilen, dann im Gefrierfach lagern.

Im Sommer: Wenn dem Kind die Hülsenfrüchte bei heißen Temperaturen nicht schmecken, reduzieren Sie die Portionen auf zwei bis drei pro Woche und ersetzen Sie sie an den anderen Tagen durch einen Brei mit Fleisch, Fisch **oder** Parmesan (10 g = 1 gestrichener EL). Hinweis: Verwenden Sie Parmesan nur wenige Male pro Woche, da er viel Salz enthält.

OPTION 2 (OVO-LACTO-VEGETARISCH):

Bereiten Sie den Brei der beiden Hauptmahlzeiten (Mittag- und Abendessen) abwechselnd mit diesen Proteinquellen zu:

- **Brei aus Hülsenfrüchten**: **3 EL** (wechseln Sie zwischen verschiedenen Hülsenfrüchten ab);
- **hart gekochtes Ei**: ½ **Ei** (**Eigelb** + **Eiweiß**);
- **Parmesan** oder **Grana Padano**: 1 TL (10 g);
- **Tofu**: circa 20 g;
- gehackter **Seitan** oder dampfgegartes, gehacktes **Tempeh**: circa 15 g;
- **geraspeltes saisonales Obst**: maximal 80 g.

Dritte Phase – vom 8. bis zum 11.–12. Monat

Stillen Sie Ihr Kind, wenn möglich, bis zum zehnten oder elften Lebensmonat. Ansonsten geben Sie ihm Folgemilch. Wählen Sie anschließend eine Kindermilch mit niedrigem Kohlenhydratgehalt (maximal 250 Milliliter).

- Zu vermeiden: Erwachsenenessen und Salz.
- Gläschenkost: bei Brei nur mit Fleisch ½ Gläschen.
- Gemüse: Pürieren Sie nur einen Teil des Gemüses. Den anderen, immer größer werdenden Anteil nur zerdrücken, um das Kauen zu fördern.
- Vorzugsweise saisonales Gemüse verwenden. **Blattgemüse** bis zur Vollendung des ersten Lebensjahres auf wenige Blätter (**Spinat**, **Mangold** etc.) beschränken.
- **Getreideeinlage/Sternchennudeln:** Diese Einlage ist in beiden Mahlzeiten möglich, **1 bis 3 EL**. Führen Sie auch schrittweise größere **Einlagen** und eventuell **Couscous** ein (mit Eisen angereicherte Produkte sind hier vorzuziehen, vor allem bei einer ovo-lacto-vegetarischen Ernährung). Verzichten Sie komplett auf **Breipulver** zum Anrühren.
- **Brei aus Hülsenfrüchten**: Im Winter mindestens drei- bis viermal pro Woche, im Sommer ein- bis zweimal je 3 **EL füttern**. Bei einer

ovo-lacto-vegetarischen Ernährung die Frequenz auf fünf- bis siebenmal pro Woche erhöhen.

- **Eier:** besser hart gekocht. Zunächst nur ¼, dann ½ Ei (Eiweiß + Eigelb).
- **Fisch:** Wenn Sie keinen Gläschenbrei geben, bereiten Sie am besten **tiefgekühlten** oder frischen **Bio-Fisch** zu. Am gesündesten sind Sardinen, Sardellen, Makrelen und kleine Fischarten (zu vermeiden sind **Krustentiere**). Zubereitung: gekocht oder gedämpft in kleinen Stückchen servieren. Menge: 40 g vor dem Säubern.
- **Käse:** Die Mengen hängen vom Wassergehalt ab.
- **Gereifte Sorten** (**Parmesan**, **Greyerzer**, **Provolone**)**:** 10 g = 1 EL geriebener Käse.
- **Halbfeste** Sorten (zum Beispiel **Butterkäse**): 10 g.
- **Weiche** Sorten (zum Beispiel **Frischkäse** und **Streichkäse**): 20 g, ist Hartkäse vorzuziehen.
- **Ricotta** (**aus Kuh**-, **Schafs**-, **Ziegenmilch** oder **gemischt**): 20 g, ist anderen Käsesorten vorzuziehen.
- **Andere Milchprodukte** (**ab dem 1. Lebensjahr**): 30 g.
- **Obst:** beliebige Sorte, saisonal.
- **Öl:** immer und ausschließlich **Olivenöl extra vergine**, 1 Esslöffel (10 Milliliter) pro Mahlzeit.
- **Joghurt:** Auch **Vollfettjoghurt** oder **Fruchtjoghurt** (ein Becher) ist statt der nachmittäglichen Milchmahlzeit möglich. Varianten: mit **Apfel**, **Birne**, **Aprikose**, **Pflaume**, **Cerealien**, **Zitrusfrüchten** oder **Pfirsich**. Mögliche Konsistenzen: alle, sowohl cremig (zuerst) als auch mit Stückchen (danach).

ANHANG E: WIE JUGENDLICHE IHRE ERNÄHRUNG EINSCHÄTZEN

Wenn unsere Ernährungsberater der Valter-Longo-Stiftung Vorträge an weiterführenden Schulen halten (siehe auch Kapitel 4), werden die Jugendlichen immer als erstes gefragt: »Wie würdest du deine Ernährung einschätzen?« Nachfolgend ein paar Beispiele für ihre Antworten.

Die Schüler sollen ihre Antworten anonym auf ein Blatt Papier schreiben. Am Ende der Präsentation stellen die Ernährungsberater den Kindern und Jugendlichen noch eine weitere Frage: »Wie kannst du deine Ernährung ab morgen verbessern?«

Beispiele

»Ich halte meine Ernährung für einigermaßen ausgewogen. Ich könnte bei den Quellen von Kohlenhydraten, Fetten und Proteinen etwas variieren, aber in den richtigen Mengen.« (Mädchen, 15 Jahre)

»Meine Ernährung ist optimal: Ich esse Obst und Gemüse zu jeder Mahlzeit, außerdem Nudeln, Reis, Hülsenfrüchte und Proteine, nur ab und zu kann ich mich beim Junkfood nicht zurückhalten. Manchmal sind die Portionen proportional zu meinem Körper vielleicht etwas zu groß und im Laufe des Tages gehe ich auch öfter zum Naschen in die Vorratskammer. Da ich allerdings viele Stunden mit Sport verbringe, denke ich, dass das alles ausgewogen ist. Vielleicht wäre es besser, direkt nach dem Abendessen zu Bett zu gehen, weniger Süßigkeiten, Softdrinks und gesättigte Fettsäuren zu mir zu nehmen und die Kalorien besser auf den Tag zu verteilen.« (Mädchen, 14 Jahre)

»Ich halte meine Ernährung für einigermaßen gesund und ausgewogen. Ich mag Gemüse nicht besonders, aber ich esse es. Dagegen schmeckt mir Obst sehr gut. Ich könnte mich noch gesünder ernähren, indem ich mehr Gemüse und Hülsenfrüchte und weniger gesättigte Fettsäuren esse.« (Mädchen, 14 Jahre)

»Ich halte meine Ernährung für einigermaßen gesund, denn ich esse oft Obst und Gemüse. Ich könnte mich besser ernähren, indem ich mehr auf die Zuckermengen achte, die ich jeden Tag zu mir nehme.« (Junge, 14 Jahre)

»Meine Ernährung ist sehr wichtig für mich, um mich in meinem Körper wohlzufühlen, und ich denke, dass sie recht ausgewogen ist. Ich könnte aber weniger gezuckerte Getränke trinken oder Zucker allgemein reduzieren und sollte meine gesamte Ernährung etwas besser unter Kontrolle haben.« (Junge, 15 Jahre)

»Ich halte meine Ernährung für sehr abwechslungsreich, aber sie besteht hauptsächlich aus Proteinen. Unter der Woche versuche ich, auch Kohlenhydrate und Zucker zu mir zu nehmen. Durch das heutige Treffen mit der Ärztin habe ich verstanden, dass es nicht nötig ist, bestimmte Nahrungsmittel zu meiden, sondern dass man einfach auf die Mengen achten muss. Ich kann mich gesünder ernähren, indem ich nicht mehr so viel Nudeln und Reis esse und dafür mehr Gemüse. Ich hoffe auch, dass ich mich mit der richtigen Menge von diesen Lebensmitteln satter fühle.« (Mädchen, 16 Jahre)

»Ich glaube, dass meine Ernährung recht abwechslungsreich und ausgewogen ist, auch wenn ich manchmal nicht allzu gesund esse. Ich sollte statt Fleisch mehr Hülsenfrüchte essen und versuchen, auf diese zwölf Stunden zwischen Abendessen und Frühstück zu kommen, in denen ich nicht esse.« (Mädchen, 15 Jahre)

»Meine Ernährung ist nicht ausgewogen: Sie besteht aus wenig Gemüse und viel Zucker. Morgens esse ich nichts, dann viel zum Mittagessen und wenig am Abend. Ich könnte mich gesünder ernähren, indem ich weniger Zucker zu mir nehme und zwischen Abendessen und Frühstück zwölf Stunden faste. Ich sollte tagsüber auch weniger snacken.« (Mädchen, 15 Jahre)

»Meine Ernährung ist recht gesund, aber manchmal übertreibe ich es auch oder esse das Falsche. Ich sollte mehr Snacks durch Obst und Gemüse ersetzen und nicht mehr jeden Tag so ungesunde Sachen trinken.« (Mädchen, 15 Jahre)

»Meine Ernährung ist recht gesund, auch wenn sie nicht aus Gemüse besteht. Ich sollte meine Mahlzeiten gesünder gestalten: nämlich mit dem Frühstücken anfangen und vor dem Abendessen nicht so viele Snacks essen.« (Mädchen, 16 Jahre)

»Ich halte meine Ernährung für etwas unausgewogen und esse zu viel Fleisch. Ich sollte einen etwas aktiveren Lebensstil annehmen und Sport machen.« (Junge, 16 Jahre)

»Ich weiß, dass meine Ernährung nicht besonders gesund ist, aber sie ist sehr lecker. Ich sollte damit aufhören, so viel Junkfood zu essen.« (Junge, 19 Jahre)

»Ich denke, dass meine Ernährung nicht eine der besten ist, da ich nicht darauf achte, was ich zu mir nehme: Ich esse, was mir zwischen die Finger kommt. Allerdings versuche ich, nicht viel Junkfood zu essen, obwohl es sehr lecker ist. Ich würde gerne weniger snacken und in der Nacht zwölf Stunden fasten.« (Junge, 14 Jahre)

»Meine Ernährung ist nicht sehr gesund, ich gehe oft ins Fast-Food-Restaurant, selbst wenn ich zu Hause gesünder essen könnte. Ich sollte das Fast Food meiden, die Snacks einschränken und vielleicht mit Dingen ersetzen, die satter machen.« (Mädchen, 15 Jahre)

»Ich denke, dass meine Ernährung gesund und ausgewogen ist. Ich nehme vorrangig Kohlenhydrate zu mir, da ich Wettkämpfe austrage. Nach dem heutigen Treffen mit der Ärztin habe ich verstanden, was die richtige Menge an Proteinen ist. Und ich denke, dass ich weniger essen sollte.« (Mädchen, 19 Jahre)

»Meine Ernährung ist sehr abwechslungsreich und ausgewogen: Sie ist gesund, aber mir fehlt es trotzdem an nichts. Ich könnte weniger Zucker zu mir nehmen und mehr Gemüse und Ballaststoffe essen.« (Mädchen, 16 Jahre)

»Ich finde meine Ernährung relativ gesund und ausgewogen. Ich sollte weniger gezuckerte und kohlensäurehaltige Getränke trinken und Vollkornnudeln und Vollkornbrot essen. Außerdem sollte ich drei bis vier Stunden vor dem Schlafengehen zu Abend essen.« (Mädchen, 14 Jahre)

»Ich ernähre mich, glaube ich, ganz gut, ich übertreibe es nicht mit fettigen Lebensmitteln und esse genügend Obst und Gemüse. Ich könnte mich noch gesünder ernähren, indem ich gut frühstücke und die Softdrinks weglasse.« (Mädchen, 14 Jahre)

Erfolgreiche Maßnahmen gegen Übergewicht bei Kindern und Jugendlichen

Unser Ernährungsansatz, den wir in den Kapiteln 10 und 12 in Form von praktischen Empfehlungen zusammengefasst haben, sieht eine Reihe von Maßnahmen vor, um die Gewichtszunahme bei Kindern zu stoppen und die Kilos schrittweise zu reduzieren, bis ein BMI unterhalb der 95. Perzentile erreicht ist.

Es gibt nicht die eine Strategie, die besser ist als andere. Wir empfehlen, das Ernährungskonzept daran anzupassen, was für das Kind oder den Jugendlichen und seine Familie machbar ist. Zum Beispiel kann es für kleine Kinder und ihre Eltern schwierig sein, während der Woche einem genauen Ernährungsplan zu folgen, so ideal er auch sein mag.

Für Kinder und Eltern ist es nachweislich schwer, die üblichen, teilweise stark einschränkenden Diäten einzuhalten bzw. für ihre Einhaltung zu sorgen. Dieser Stress kann vermieden werden, indem man zunächst versucht, die Fehler in der Ernährung zu identifizieren. Ist man sich einmal über Fehler im Klaren, sollte man sie nach und nach korrie gieren – ausgehend von dem, was für das Kind oder den Jugendlichen möglich ist.

Aus diesem Grund raten wir nicht dazu, die Gewohnheiten der Kinder von heute auf morgen komplett umzukrempeln, sondern kleine Änderungen vorzunehmen, die sie schrittweise einer ausgewogenen Ernährung und einem normalen und gesunden Gewicht näher bringen.

A. Ernährungstagebuch

Zunächst muss man sich also einen Überblick über die Ernährungsgewohnheiten und den Lebensstil des Kindes oder Jugendlichen verschaffen, um einen typischen Ernährungstag zu rekonstruieren. Dies geht am besten über ein Ernährungstagebuch, das mindestens eine Woche lang geführt werden sollte.

Im Ernährungstagebuch halten Sie oder Ihr Kind alles fest, was es isst. Sie können auch seine Mahlzeiten fotografieren.

B. Empfehlungen

Im Folgenden wiederholen wir die in Kapitel 10 und 12 formulierten Empfehlungen für übergewichtige oder adipöse Kinder und Jugendliche, denen man je nach Einzelfall folgen sollte. Für detaillierte Erklärungen zu den einzelnen Punkten können Sie noch einmal einen Blick in das jeweilige Kapitel werfen.

1. **Schränken Sie den Verzehr von stärkehaltigen Nahrungsmitteln (Nudeln, Brot, Kartoffeln, Pizza, Reis, Obst und Fruchtsäfte) und Zuckern aus Junkfood ein.**
2. **Reduzieren Sie die Aufnahme von gesättigten Fettsäuren.**
3. **Wechseln Sie Proteine tierischen und pflanzlichen Ursprungs ab.**
4. **Ihr Kind sollte mehr essen, nicht weniger. Ersetzen Sie stärkehaltige Nahrungsmittel dabei teilweise durch Gemüse und Hülsenfrüchte.**
5. **Sorgen Sie für eine (nächtliche) Fastenzeit von mindestens zwölf Stunden.**
6. **Ihr Kind sollte nicht zu viele Mahlzeiten außer Haus essen.**

7. **Messen Sie das Gewicht und den Taillenumfang Ihres Kindes jeden zweiten Tag und notieren Sie diese Werte**, bis das gewünschte Gewicht erreicht und gehalten wird.
8. **Erhöhen Sie den Energieverbrauch** Ihres Kindes, indem Sie es zu einem aktiven Lebensstil anregen.
9. **Übertreiben Sie es nicht mit den Regeln:** Die beste Strategie ist bei jedem Kind eine andere, und man muss mit dem beginnen, was es von sich aus bereit ist zu verändern.

Dies sind die Empfehlungen, die von meinen Kollegen und Mitarbeitern angewendet werden. Die Resultate, die damit in drei unterschiedlichen klinischen Studien mit übergewichtigen und adipösen Jugendlichen erzielt wurden, können Sie nun im Folgenden betrachten.

C. Klinische Fälle

Klinischer Fall 1: Mädchen, 11 Jahre und 9 Monate alt, übergewichtig

	Erste Untersuchung	Kontrolluntersuchung nach 6 Monaten
Alter	11 Jahre und 9 Monate	12 Jahre und 3 Monate
Gewicht	50,3 kg (83. Perzentile nach der CDC-Tabelle, *Centers for Disease Control and Prevention*)	47 kg (67. Perzentile, CDC)
Körpergröße	144 cm (22. Perzentile CDC)	148 cm (24. Perzentile CDC)
BMI	BMI 24,3 (97. Perzentile nach WHO-Tabelle, +1,9 Standardabweichung), Befund: Übergewicht (fast Adipositas)	21,4 (86. Perzentile WHO, +1,1 Standardabweichung), Befund: leichtes Übergewicht
Taillenumfang	74 cm (circa 80. Perzentile)	66 cm (50. Perzentile)

Repräsentativer Ernährungstag vor dem Beginn der Maßnahmen

Frühstück	hausgemachter Kuchen oder Snack Milch und Gerstenkaffee
Zwischenmahlzeit	Brot mit Wurst/Schinken
Mittagessen	Nudeln mit Tomatensoße Burger oder Brathühnchen Salat
Nachmittagssnack	Müsliriegel oder nichts
Abendessen	Fleisch oder Hühnchen oder Fisch oder Mozzarella oder Wurstwaren Salat viel Brot (150 Gramm) Obst
Getränke	Wasser, etwas Fruchtsaft
Sport	Volleyball, zweimal pro Woche

Resultate nach sechs Monaten

Nach sechs Monaten wies die Patientin einen BMI im Normalbereich auf (86. Perzentile). Der Taillenumfang verringerte sich um 8 Zentimeter, womit der Wert auf der 50. Perzentile lag.

In der Grafik sehen Sie, wie sich der BMI während der sechsmonatigen Ernährungsmaßnahmen veränderte: von der äußeren hervorgehobenen Anfangskurve hat sich der Wert an die mittlere hervorgehobene Kurve angenähert.

BMI-Kurve für Mädchen, 5-19 Jahre (WHO 2006)

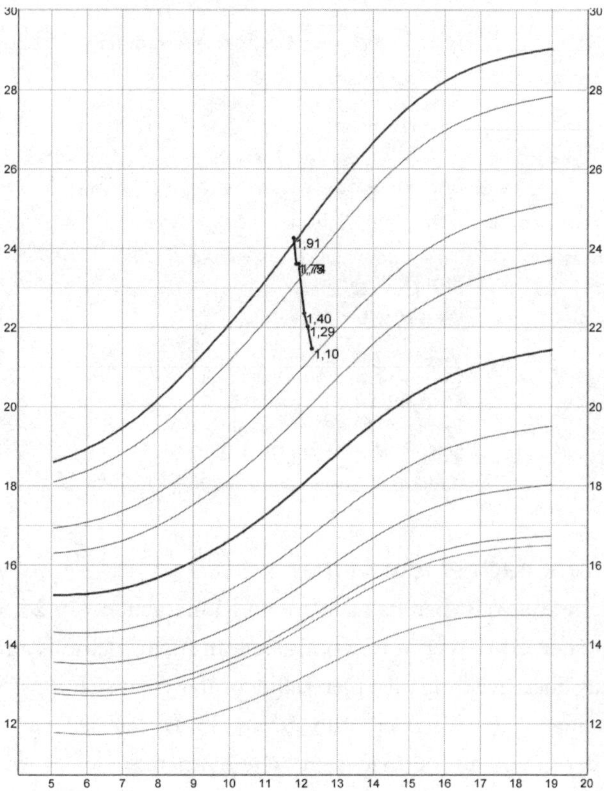

Klinischer Fall 2: Mädchen, 12 Jahre alt, adipös

	Erste Untersuchung	Kontrolluntersuchung nach 1 Monat
Gewicht	60 kg (95. Perzentile, CDC)	57 kg (91. Perzentile CDC)
Körpergröße	153 cm (65. Perzentile, CDC)	153 cm (65. Perzentile, CDC)
BMI	25,6 (98. Perzentile, WHO, + 2,1 Standardabweichung), Befund: Adipositas	24,2 (97. Perzentile, WHO, + 1,8 Standardabweichung), Befund: Übergewicht
Taillenumfang	78 cm (circa 87. Perzentile)	73 cm (75. Perzentile)

Repräsentativer Ernährungstag vor dem Beginn der Maßnahmen

Frühstück	Milch und Kekse mit Schokoladentropfen (6–7) oder Müsli
Zwischenmahlzeit	3–4 Schokoladenwaffeln oder Rührteigkuchen und Käse oder Fruchtsaft
Mittagessen	Nudeln mit Tomaten oder Hülsenfrüchte, Wurst/Schinken und Käse
Nachmittagssnack	nichts oder Joghurt
Abendessen	Fleisch oder Fisch und Gemüse Brot (50 Gramm)
Getränke	Wasser, selten Coca-Cola
Bemerkungen	täglicher Verzehr von Wurstwaren Fleisch viermal pro Woche Fisch einmal pro Woche Fast Food zwei- bis dreimal pro Monat Obst wird nicht täglich gegessen
Sport	Basketball, zweimal pro Woche

Resultate nach einem Monat

Die Patientin weist bereits nach einem Monat einen von 25,5 auf 24,2 gesunkenen BMI-Wert auf, womit sie nun nicht mehr als adipös, sondern als übergewichtig gilt. Der Taillenumfang hat sich um 5 Zentimeter verringert, der Wert liegt nun auf der 75. Perzentile.

In der Grafik auf der nächsten Seite können Sie sehen, wie sich der BMI nach den vierwöchigen Ernährungsmaßnahmen verändert hat:

vom ersten äußeren Wert bewegte sich der BMI zur äußeren hervorgehobenen Kurve.

BMI-Kurve für Mädchen, 5-19 Jahre (WHO 2006)

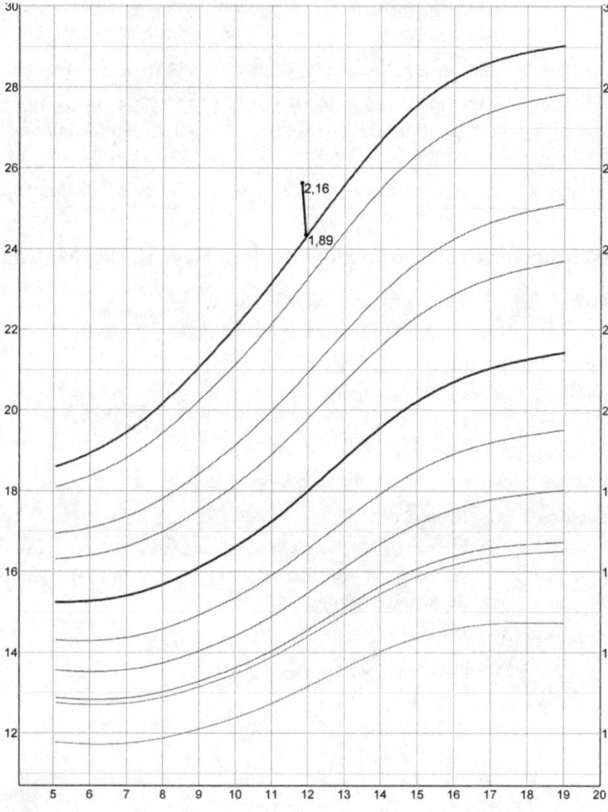

Klinischer Fall 3: Junge, 12 Jahre alt, adipös

	Erste Untersuchung	Kontrolluntersuchung nach 3 Monaten
Alter	12 Jahre und 3 Monate	12 Jahre und 6 Monate
Gewicht	67 kg (entspricht der 98. Perzentile, CDC)	65 kg (entspricht der 96. Perzentile, CDC)
Körpergröße	166 cm (97. Perzentile, CDC)	169 cm (98. Perzentile, CDC)
BMI	24,31 (98. Perzentile, WHO, + 2 Standardabweichung), Befund: Adipositas	22,76 (95. Perzentile, WHO, + 1,7 Standardabweichung), Befund: Übergewicht
Taillenumfang	78,5 cm (> 80. Perzentile)	74,5 cm (75. Perzentile)

Repräsentativer Ernährungstag vor dem Beginn der Maßnahmen

Frühstück	1 Stück hausgemachter Kuchen 1 Tasse Kuhmilch mit 1 TL Zucker
Zwischenmahlzeit	nichts
Mittagessen	Nudeln mit Soße Brot Käse
Nachmittagssnack	Brot mit Wurst und Käse
Abendessen	Omelett Brot
Getränke	Wasser und isotonische Getränke (Gatorade) während des Basketballtrainings
Bemerkungen	gelegentlich Obst und Gemüse
Sport	Basketball, viermal pro Woche

Resultate nach drei Monaten

Der Patient weist einen von 24,31 auf 22,76 gesunkenen BMI-Wert auf, womit er nun nicht mehr als adipös (BMI > 97. Perzentile), sondern als übergewichtig gilt (definiert durch einen BMI zwischen der 85. und 96. Perzentile). Der Taillenumfang hat sich um 4 Zentimeter verringert, der Wert liegt nun auf der 75. Perzentile.

In der Grafik können Sie sehen, wie sich der BMI nach den dreimonatigen Ernährungsmaßnahmen verändert hat: vom ersten äußeren Wert bewegte sich der BMI mehr zur Mitte.

BMI-Kurve für Jungen, 5-19 Jahre (WHO 2006)

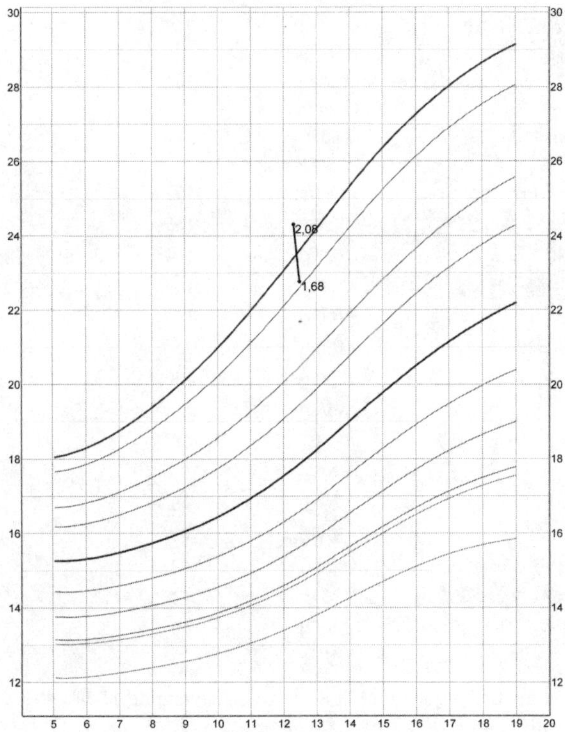

ANHANG F: QUELLEN FÜR VITAMINE, MINERALSTOFFE UND ANDERE MIKRONÄHRSTOFFE

Kalzium

Nahrungsmittel	Portion	Kalzium in mg pro Portion	% des Tagesbedarfs
Schafsmilch	150 ml (1 Tasse)	270	21
halbfette Kuhmilch	200 ml (1 Tasse)	240	18
mit Kalzium angereicherte Pflanzenmilch	150 ml (1 Tasse)	240	18
Ziegenmilch	150 ml (1 Tasse)	211	16
magerer Fruchtjoghurt	1 Becher	187	14
Ziegenjoghurt	1 Becher	155	12
Tintenfisch	100 g	144	11
tiefgekühlter Oktopus	100 g	144	11
Garnelen	100 g	110	8
Miesmuscheln	100 g	88	7
Karotten	200 g	88	7
Heidelbeeren	150 g	61	5
geriebener Parmesan	5 g	58	4
Spinat	70 g	55	4
Mandeln	20 g	48	4
Fenchel	100 g	45	3
Dosenkichererbsen	100 g	43	3
getrocknete Kichererbsen	30 g	43	3
Trauben	150 g	40	3
Kiwi	150 g	37	3

Referenzwerte für Jungen und Mädchen zwischen elf und 17 Jahren
Quellen: INRAN (*Italienisches Institut für Lebensmittel- und Ernährungsforschung*), IEO (*Europäisches Institut für Onkologie*), ADI (*Italienische Vereinigung für Diätetik und Klinische Ernährung*)

EISEN

Nahrungsmittel	Portion	Eisen in mg pro Portion	% des Tagesbedarfs
naturbelassene Venusmuscheln	100 g	28	156
Miesmuscheln	100 g	5,8	32
eingeweichte Lupinen	80 g	4,4	24
Garnelen	100 g	2,6	14
Kokosnuss	150 g	2,55	14
Trockenlinsen	30 g	2,4	13
Spinat	70 g	2	11
getrocknete Kichererbsen	30 g	1,9	11
Vollkornbrot	70 g	1,8	10
Vollkornzwieback	40 g	1,8	10
Hafermehl	40 g	1,7	9
Hühnereier	100 g	1,5	8
grüner Spargel	150 g	1,5	8
getrocknete Pistazien	20 g	1,5	8
Vollkornkekse	40 g	1,4	8
Rindfleisch	80 g	1,3	7
Cashewnüsse	20 g	1,2	7
Nudeln aus Hartweizengrieß	80 g	1,1	6
Brombeeren	70 g	1,1	6
dunkle Schokolade	20 g	1	6
getrocknete Aprikosen	20 g	1	6

Referenzwerte für Mädchen zwischen elf und 17 Jahren (höherer Bedarf als bei Jungen) Quellen: INRAN (*Italienisches Institut für Lebensmittel- und Ernährungsforschung*), IEO (*Europäisches Institut für Onkologie*), ADI (*Italienische Vereinigung für Diätetik und Klinische Ernährung*)

MAGNESIUM

Nahrungsmittel	Portion	Magnesium in mg pro Portion	% des Tagesbedarfs
Quinoa	80 g	138	58
Artischocken	200 g	90	38
Chicorée	200 g	90	38
Kartoffeln	200 g	84	35
Mangold	200 g	76	32
Sardinen	100 g	70	29
Perlgraupen	80 g	63	26
Vollkornnudeln	80 g	61	25
getrocknete Süßmandeln	20 g	53	22
Cashewnüsse	20 g	52	22
Pinienkerne	20 g	47	20
Garnelen	100 g	43	18
Spinat	70 g	42	18
Nudeln aus Hartweizengrieß	80 g	41	17
tiefgekühlter Oktopus	100 g	39	16
getrocknete Kichererbsen	30 g	39	16
geröstete Erdnüsse	20 g	35	15
getrocknete Erbsen	30 g	34	14
Bananen	100 g	27	11
frischer Lachs	100 g	27	11
Erdbeeren	200 g	26	11

Referenzwerte für Jungen und Mädchen zwischen elf und 14 Jahren
Quellen: INRAN (*Italienisches Institut für Lebensmittel- und Ernährungsforschung*), IEO (*Europäisches Institut für Onkologie*), ADI (*Italienische Vereinigung für Diätetik und Klinische Ernährung*)

VITAMIN A

Nahrungsmittel	Portion	Vitamin A (Retinol) in mg pro Portion	% des Tagesbedarfs
Karotten	200 g	2296	383
Aprikosen	150 g	540	90
Schnittzichorie	200 g	534	89
Mangold	200 g	526	88
frischer Thunfisch	100 g	450	75
Brokkoli	100 g	450	75
Spinat	70 g	339	57
Melone	150 g	283	47
Paprika	200 g	278	46
Ziegenjoghurt	125 g (1 Becher)	245	41
naturbelassene Venusmuscheln	100 g	171	29
Kopfsalat	70 g	160	27
Hühnereier	100 g	135	23
Ziegenmilch	150 g (1 Tasse)	129	22
Blumenkohl	200 g	100	17
Dosenerbsen	100 g	69	12
Polenta	80 g	54	9
frische Erbsen	80 g	51	9
Vollkornkekse	30 g	24	4
Zucchini	200 g	12	2

Referenzwerte für Jungen und Mädchen zwischen elf und 14 Jahren
Quellen: INRAN (*Italienisches Institut für Lebensmittel- und Ernährungsforschung*), IEO (*Europäisches Institut für Onkologie*), ADI (*Italienische Vereinigung für Diätetik und Klinische Ernährung*)

VITAMIN B_{12}

Nahrungsmittel	Portion	Vitamin B_{12} in mg pro Portion	% des Tagesbedarfs
naturbelassene Venusmuscheln	100 g	99	4714
tiefgekühlter Oktopus	100 g	20	952
Miesmuscheln	100 g	19	905
frischer Thunfisch	100 g	5	190
frischer Lachs	100 g	4	190
Garnelen	100 g	3	143
Tintenfisch	100 g	3	143
Kalbsfilet	100 g	2	95
Hühnereier	100 g	1,5	71
Kabeljau oder Hecht	100 g	1	48
Hühnchen	100 g	1	48
Schafsmilch	150 g (1 Tasse)	0,9	43
Halbfettmilch	200 g (1 Tasse)	0,8	38
magerer Fruchtjoghurt	125 g (1 Becher)	0,25	12
Ziegenmilch	150 g (1 Tasse)	0,15	7

Referenzwerte für Jungen und Mädchen zwischen elf und 14 Jahren
Quellen: INRAN (*Italienisches Institut für Lebensmittel- und Ernährungsforschung*), IEO (*Europäisches Institut für Onkologie*), ADI (*Italienische Vereinigung für Diätetik und Klinische Ernährung*)

FOLSÄURE

Nahrungsmittel	Portion	Folsäure in mg pro Portion	% des Tagesbedarfs
Brokkoli	200 g	388	114
Mangold	200 g	248	73
frische grüne Bohnen	200 g	160	47
Artischocken	200 g	136	40
Quinoa	70 g	129	38
frische Saubohnen	80 g	116	34
Blumenkohl	200 g	108	32
Kartoffeln	200 g	105	31
Sojasprossen	60 g	103	30
eingeweichte Lupinen	80 g	98	29
Orangen	200 g	62	18
getrocknete Kichererbsen	30 g	54	16
Erdbeeren	200 g	40	12
Kiwi	150 g	37	11
Miesmuscheln	100 g	37	11
naturbelassene Venusmuscheln	100 g	29	9
Vollkornbrot	70 g	27	8
Mandarinen	150 g	27	8
Weißbrot	70 g	20	6
getrocknete Haselnüsse	20 g	14	4
Heidelbeeren	150 g	9	3

Referenzwerte für Jungen und Mädchen zwischen elf und 14 Jahren
Quellen: INRAN (*Italienisches Institut für Lebensmittel- und Ernährungsforschung*), IEO (*Europäisches Institut für Onkologie*), ADI (*Italienische Vereinigung für Diätetik und Klinische Ernährung*)

VITAMIN C

Nahrungsmittel	Portion	Vitamin C in mg pro Portion	% des Tagesbedarfs
Paprika	200 g	302	318
Brokkoli	200 g	220	232
Kiwi	150 g	127	134
Blumenkohl	200 g	118	124
Erdbeeren	200 g	108	114
Orangen	200 g	100	105
Melone	200 g	64	67
Mandarinen	150 g	63	66
Tomaten	200 g	42	44
Spinat	70 g	38	40
Kartoffeln	200 g	30	32
frische Saubohnen	80 g	26	27
frische Erbsen	80 g	26	27
Fenchel	200 g	24	25
naturbelassene Venusmuscheln	200 g	22	23
Auberginen	200 g	22	23
Heidelbeeren	150 g	22	23
Aprikosen	150 g	19	20
Wassermelone	200 g	16	17
Kirschen	150 g	16	17
Trauben	150 g	9	9

Referenzwerte für Jungen zwischen elf und 14 Jahren (höher als bei Mädchen)
Quellen: INRAN (*Italienisches Institut für Lebensmittel- und Ernährungsforschung*), IEO (*Europäisches Institut für Onkologie*), ADI (*Italienische Vereinigung für Diätetik und Klinische Ernährung*)

VITAMIN D

Nahrungsmittel	Portion	Vitamin D in mg pro Portion	% des Tagesbedarfs
Hering	100 g	30	200
Dorschleberöl 10 g	10 g (1 TL)	21	140
frischer Thunfisch	100 g	16	107
frischer Lachs	100 g	8	53
in Öl eingelegte Sardinen	100 g	4,3	29
naturbelassene Venusmuscheln	100 g	4	27
Pilze	200 g	4	27
Makrele	100 g	2,9	19
Kalbsfilet	100 g	1,3	9
Hühnereier	100 g	1	7
mit Vitamin D angereicherte Pflanzenmilch	150 g (1 Tasse)	1	7
Hühnchen	100 g	0,22	1

Referenzwerte für Jungen und Mädchen zwischen elf und 17 Jahren
Quellen: INRAN (*Italienisches Institut für Lebensmittel- und Ernährungsforschung*), IEO (*Europäisches Institut für Onkologie*), ADI (*Italienische Vereinigung für Diätetik und Klinische Ernährung*)

VITAMIN E

Nahrungsmittel	Portion	Vitamin E in mg pro Portion	% des Tagesbedarfs
Brokkoli	200 g	4,5	30
Schnittzichorie	200 g	4,5	30
Olivenöl extra vergine	15 g	3,4	23
getrocknete Haselnüsse	20 g	3	20
Garnelen	100 g	2,9	19
Pinienkerne	20 g	2,7	18
Kiwi	150 g	2,2	15
Zucchini	200 g	2,1	14
Mangold	200 g	2,1	14
Tomaten	200 g	2	13
frischer Lachs	100 g	1,9	13
Aprikosen	150 g	1,3	9
Paprika	200 g	1,3	9
Spinat	70 g	1,2	8
Dosenkichererbsen	100 g	1	7
Heidelbeeren	150 g	0,9	6
Pflaumen	150 g	0,9	6
Karotten	200 g	0,9	6
Orangen	200 g	0,5	3
Erdbeeren	200 g	0,4	3
Sojasprossen	60 g	0,12	1

Referenzwerte für Jungen zwischen elf und 14 Jahren (höher als bei Mädchen)
Quellen: INRAN (*Italienisches Institut für Lebensmittel- und Ernährungsforschung*), IEO (*Europäisches Institut für Onkologie*), ADI (*Italienische Vereinigung für Diätetik und Klinische Ernährung*)

ESSENZIELLE FETTSÄUREN

Nahrungsmittel	Portion	Omega-3-Fettsäuren in g	Omega-6-Fettsäuren in g	Verhältnis
frischer Thunfisch	100 g	3	0,15	0,1
frischer Lachs	100 g	2,2	0,2	0,1
Olivenöl extra vergine	15 g	0,7	0,07	0,1
Pilze	200 g	0,62	0,14	0,2
Tintenfisch	100 g	0,4	0,1	0,3
Sardinen	100 g	4,8	1,23	0,3
Leinsamenöl	10 g	5,34	1,42	0,3
Garnelen	100 g	0,35	0,1	0,3
naturbelassene Venusmuscheln	100 g	0,3	0,11	0,4
Miesmuscheln	100 g	0,42	0,16	0,4
Bohnen aus der Dose	100 g	0,12	0,12	1,0
Rapsöl	10 g	0,91	2,05	2,3
Nüsse	20 g	1,33	6,8	5,1
Tofu	60 g	0,19	1,43	7,5
Vollkornkekse	30 g	0,07	1,2	17,1
Zwieback	40 g	0,05	0,91	18,2
getrocknete Kichererbsen	30 g	0,04	1	25,0
dunkle Schokolade	20 g	0,01	0,27	27,0
geröstete Erdnüsse	20 g	0,09	2,8	31,1
Pinienkerne	20 g	0,12	3,9	32,5
getrocknete Süßmandeln	20 g	0,06	2,11	35,2

Für eine ausgewogene Versorgung mit essenziellen Fettsäuren sollte die Aufnahme in einem Verhältnis von 4 bis 8 Prozent Omega-6 zu 0,5 bis 2 Prozent Omega-3 stehen, um die Umwandlung und die Verfügbarkeit der entzündungshemmenden Derivate aus Omega-3-Fettsäuren zu fördern. Manche Nahrungsmittel enthalten von den einen mehr und von den anderen weniger, daher sollte die Ernährung so gestaltet werden, dass beides in der richtigen Menge zugeführt wird.
Quellen: INRAN (*Italienisches Institut für Lebensmittel- und Ernährungsforschung*), IEO (*Europäisches Institut für Onkologie*), ADI (*Italienische Vereinigung für Diätetik und Klinische Ernährung*)

Quellenverzeichnis

Kapitel 1:

1. Hardin, A. P.; Hackell J. M.; Committee on Practice and Ambulatory Medicine. »Age Limit of Pediatrics.« *Pediatrics* 140/3 (2017): e20172151.
2. World Health Organization (WHO). *Report – taking action on childhood obesity* (2017).
3. Commission on Ending Childhood Obesity. »New global estimates of child and adolescent obesity released on World Obesity Day.« (October 2017).
4. Commission on Ending Childhood Obesity. »Facts and figures on childhood obesity.« (October 2017).
5. WHO European Childhood Obesity Surveillance Initiative (COSI). »Highlights 2015-17«.
6. WHO European Childhood Obesity Surveillance Initiative (COSI), http://www.euro.who.int/ data/assets/pdf_ file/0006/372426/WH14_COSI_factsheets_v2.pdf?ua=1.
7. NHS Digital. »Statistics on Obesity, Physical Activity and Diet – England.« (2018).
8. Schienkiewitz, A.; Brettschneider, A.-K. et al. »Übergewicht und Adipositas im Kindes- und Jugendalter in Deutschland – Querschnittergebnisse aus KiGGS Welle 2 und Trends.» *Journal of Health Monitoring* No. 3.1 (2018).
9. Skinner et al. »Prevalence of obesity and severe obesity in US children 1999-2016.« *Pediatrics* (2018).
10. Heymsfield, S. B.; Wadden, T. A. »Mechanisms, Pathophysiology, and Management of Obesity.« *New England Journal of Medicine* No. 376 (2017): 254-66.
11. Geserick, M.; Vogel, M.; Gausche R. et al. »Acceleration of BMI in early childhood and risk of sustained obesity.« *New England Journal of Medicine* No. 379 (2018): 1303-1312.
12. Heymsfield, S. B.; Wadden, T. A. »Mechanisms, Pathophysiology, and Management of Obesity.« *New England Journal of Medicine* No. 376 (2017): 254-66.
13. Reilly J. et al. »Determining the Worldwide Prevalence of Obesity.« *The Lancet* No. 391 (2018).
14. Kumar S.; Kelly, A. S. »Review of childhood obesity: from epidemiology, etiology, and comorbidities to clinical assessment and treatment.« *Mayo Clinic Proceedings* No. 92/2 (February 2017): 251-265.

15. NCD Risk Factor Collaboration. »Worldwide trends in body-mass index, underweight, overweight, and obesity from 1975 to 2016: a pooled analysis of 2416 population-based measurement studies in 128·9 million children, adolescents, and adults.« *Lancet* No. 390 (2017): 2627–42.
16. Pereira, M. A.; Kartashov A. I.; Ebbeling, C. B.; Van Horn, L.; Slattery, M. L.; Jacobs, D. R. Jr.; Ludwig, D. S. »Fast-food habits, weight gain, and insulin resistance.« *Lancet* No. 365 (2005): 36–42.
17. Ofori-Asenso et al. »Overweight and obesity epidemic in Ghana – a systematic review and meta-analysis.« *BMC Public Health* No. 16 (2016): 1239.
18. Foreman, K. J. et al. »Forecasting life expectancy, years of life lost, and all-cause and cause-specific mortality for 250 causes of death: reference and alternative scenarios for 2016–40 for 195 countries and territories.« *Lancet* No. 392 (2018): 2052-2090.
19. GBD 2017 DALYs and HALE Collaborators. »Global, regional, and national disability-adjusted life-years (DALYs) for 359 diseases and injuries and healthy life expectancy (HALE) for 195 countries and territories, 1990–2017: A systematic analysis for the Global Burden of Disease Study 2017.« *Lancet* vol. 392/10159 (2018): 1859-1922.
20. Hamman, R. F.; Bell, R. A. et al. »The SEARCH for diabetes in youth study: rationale, findings, and future directions.« *Diabetes Care* No. 37/12 (2014): 3336-3344.
21. International Diabetes Federation. *IDF DIABETES ATLAS.* 8th edition, 2017.
22. Fazeli Farsani, S. et al. »Global trends in the incidence and prevalence of type 2 diabetes in children and adolescents: a systematic review and evaluation of methodological approaches.« *Diabetologia* No. 56 (2013): 1471-1488.
23. Magnus, M. C.; Olsen, S. F.; Granstrom, C.; Joner, G.; Skrivarhaug, T.; Svensson, J.; Johannesen, J.; Njolstad, P. et al. »Infant growth and risk of childhood-onset type 1 diabetes in children from 2 Scandinavian birth cohorts.« *JAMA Pediatrics* 169/12 (2015).
24. Abbasi, A.; Juszczyk, D.; van Jaarsveld, C. H. H.; Gulliford, M. C. »Body Mass Index and incident type 1 and type 2 diabetes in children and young adults: a retrospective cohort study.« *Journal of the Endocrine Society* No. 1 (2017): 524–537.
25. Mayer-Davis, E. J. et al. »Incidence trends of type 1 and type 2 diabetes among youths, 2002–2012.« *New England Journal of Medicine* No. 376 (2017): 1419-1429.
26. http://endocrinefacts.org/health-conditions/diabetes-2/4-type-2-diabetes/
27. »Childhood obesity: the need to translate research into daily practice: announcing the annals of nutrition and metabolism as the official journal of the European childhood obesity group.« *Annals of Nutrition and Metabolism* No. 74 (2019): 80-82.

28. Mead, E.; Brown, T.; Rees, K.; Azevedo, L. B.; Whittaker, V.; Jones, D.; Olajide, J.; Mainardi, G. M. et al. »Diet, physical activity and behavioural interventions for the treatment of overweight or obese children from the age of 6 to 11 years.« *Cochrane Database of Systematic Reviews* No. 6 (2017): CD012651.
29. Rijks, J. M.; Plat, J.; Mensink, R. P.; Dorenbos, E. et al. »Children with morbid obesity benefit equally as children with overweight and obesity from an ongoing care program.« *The Journal of Clinical Endocrinology and Metabolism* No. 100 (2015): 3572-3580.
30. Jones, A. R.; Parkinson, K. N.; Drewett, R. F.; Hyland, R. M.; Pearce, M. S.; Adamson, A. J. et al. »Parental perceptions of weight status in children: the Gateshead Millennium Study.« *International Journal of Obesity* No. 35 (2011): 953-962.
31. Parkinson, K. N.; Drewett, R. F.; Jones, A. R.; Dale, A.; Pearce, M. S.; Wright, C. M. et al. »When do mothers think their child is overweight?« *International Journal of Obesity* No. 35 (2011): 510-516.
32. Rietmeijer-Mentink, M.; Paulis, W. D.; van Middelkoop, M.; Bindels, P. J.; van der Wouden, J. C. »Difference between parental perception and actual weight status of children: a systematic review.« *Maternal & Child Nutrition* No. 9 (2013): 3-22.
33. Zhang, T.; Cai, L.; Jin, J. »Parental perception of child weight and its association with weight-related parenting behaviours and child behaviours: a Chinese national study.« *Public Health Nutrition* No. 21/9 (2017): 1671-1680, doi:10.1017/S136898001800006X.
34. Warkentin S.; Mais L. A.; Latorre M. R.; Carnell S.; Taddei J. A. »Factors associated with parental underestimation of child's weight status.« *Jornal de Pediatria* 94 (2018): 162-169.
35. Bundesamt für Bildung und Forschung. »Aus der Forschung 2010: Erkennen Eltern, wenn ihr Kind zu dick ist? Interview mit Prof. Dr. Petra Warschburger.« https://www.gesundheitsforschung-bmbf.de/de/erkennen-eltern-wenn-ihr-kind-zu-dick-ist.php
36. Almoosawi, S.; Jones, A. R.; Parkinson, K. N.; Pearce, M. S.; Collins, H.; Adamson, A. J. »Parental perception of weight status: influence on children's diet in the Gateshead Millennium study.« *PLoS ONE* No. 11 (2016): e0144931. 10.1371/journal.pone.0144931.
37. Robinson, E.; Oldham, M. »Weight status misperceptions among UK adults: the use of self-reported vs. measured BMI.« *BMC Obesity* No. 3/1 (2016): 21.
38. Nardone, P.; Spinelli, A.; Buoncristiano, M.; Lauria, L.; Pierannunzio, D.; Galeone, D. *Il Sistema di sorveglianza OKkio alla SALUTE: risultati 2016*. Istituto Superiore di Sanità (2018).
39. Yaemsiri, S.; Slining, M. M.; Agarwal, S. K. »Perceived weight status overweight diagnosis, and weight control among US adults: the NHANES 2003–2008 Study.« *International Journal of Obesity* No. 35 (2011): 1063-1070.

40. Robinson, E. »Overweight but unseen: a review of the underestimation of weight status and a visual normalization theory.« *Obesity Reviews* No. 18 (2017): 1200-1209.
41. Ward, Z. J.; Long, M. W.; Resch, S. C. »Simulation of growth trajectories of childhood obesity into adulthood.« *New England Journal of Medicine* No. 30 (2017): 377.

Kapitel 2:

1. Heymsfield, S. B.; Wadden, T. A. »Mechanisms, pathophysiology, and management of obesity.« *New England Journal of Medicine* No. 3 (2017): 376.
2. Ricco, R. C. »IGF-1R mRNA expression is increased in obese children.« *Growth Hormone & IGF Research* (2018).
3. Guevara-Aguirre J.; Rosenbloom, A. L.; Balasubramanian, P.; Teran, E.; Guevara-Aguirre, M.; Guevara, C.; Longo, V. D. »Receptor deficiency in Ecuadorian adults is associated with obesity and enhanced insulin sensitivity.« *Journal of Clinical Endocrinology and Metabolism* 100/7 (2015): 2589–2596.
4. Al-Hamad, D.; Raman, V. »Metabolic syndrome in children and adolescents.« *Translational Pediatrics* No. 6/4 (2017): 397-407. doi:10.21037/tp.2017.10.02.
5. St-Onge, M.-P. »Meal timing and frequency: implications for cardiovascular disease prevention.« *Circulation* No. 135 (2017): e96–e121.
6. Monasta, L.; Batty, G. D.; Cattaneo, A.; Lutje, V.; Ronfani, L.; Van Lenthe, F. J.; Brug, J. »Early-life determinants of overweight and obesity: a review of systematic reviews.« *Obesity Reviews* Oct. 11 (2010): 695-708.
7. Woo Baidal, J. A.; Locks, L. M.; Cheng, E. R.; Blake-Lamb, T. L.; Perkins, M. E.; Taveras, E. M. »Risk factors for childhood obesity in the first 1,000 days: a systematic review.« *American Journal of Preventive Medicine* No. 50/6 (2016): 761-779.
8. Fisk, C. M.; Crozier, S. R.; Inskip, H. M. et al. »Influences on the quality of young children's diets: the importance of maternal food choices.« *British Journal of Nutrition* Vol. 105: 287-96.
9. Godfrey, K. M.; Reynolds, R. M.; Prescott, S. L.; Nyirenda, M.; Jaddoe, V. W.; Eriksson, J. G.; Broekman, B. F. »Influence of maternal obesity on the long-term health of offspring.« *Lancet Diabetes Endocrinol* 5/1 (2017): 53-64.
10. Hawkins, S. S.; Law C. »A review of risk factors for overweight in preschool children: a policy perspective.« *International Journal of Pediatric Obesity* vol. 1 (2006): 195-209.
11. Yu, Z.; Han, S.; Zhu, J.; Sun, X.; Ji, C.; Guo, X. »Pre-pregnancy body mass index in relation to infant birth weight and offspring overweight/obesity: a systematic review and meta-analysis.« *PLoS One* 8 (2013): e61627.

12. Ruager-Martin, R.; Hyde, M. J.; Modi N. »Maternal obesity and infant outcomes.« *Early Human Development* 86 (2010): 715-722.
13. Kral, J. G.; Biron, S.; Simard, S.; Hould, F. S.; Lebel, S.; Marceau, S.; Marceau, P. »Large maternal weight loss from obesity surgery prevents transmission of obesity to children who were followed for 2 to 18 years.« *Pediatrics* 118/6 (2006): e1644-9.
14. Guénard, F.; Deshaies, Y.; Cianhone, K.; Kral, J. G.; Marceau, P.; Vohl, M. C. »Differential methylation in glucoregulatory genes of offspring born before vs. after maternal gastrointestinal bypass surgery.« *Proceedings of the National Academy of Sciences of the United States of America* 110/28 (2013): 11439-11444.
15. Hong-Tao Tie et al. »Risk of childhood overweight or obesity associated with excessive weight gain during pregnancy: a meta-analysis.« *Archives of Gynecology and Obstetrics* vol. 289 (2014): 247-257.
16. Crozier, S. R.; Inskip, H. M.; Godfrey, K. M.; Cooper, C.; Harvey, N. C.; Cole, Z. A. et al. »Weight gain in pregnancy and childhood body composition: findings from the Southampton Women's Survey.« *American Journal of Clinical Nutrition* vol. 91 (2010): 1745-1751.
17. Karachaliou, M.; Georgiou, V.; Chatzi, L. et al. »Association of trimester-specific gestational weight gain with fetal growth, offspring obesity and cardio-metabolic traits in early childhood.« *American Journal of Obstetrics & Gynecology* 212/4 (2014): 502.e1-502.14. doi:10.1016/j.
18. Patel, N. et al. »Infant adiposity following a randomised controlled trial of a behavioural intervention in obese pregnancy.« *International Journal of Obesity* vol. 41/7 (2017): 1018-1026.
19. Yan, J.; Liu, L.; Zhu, Y.; Huang, G.; Wang, P. P. »The association between breastfeeding and childhood obesity: a meta-analysis.« *BMC Public Health* vol.14 (2014): 1267.
20. Heinig, M. J.; Nommsen, L. A.; Peerson, J. M.; Lonnerdal, B.; Dewey, K.G. »Energy and protein intakes of breast-fed and formula-fed infants during the first year of life and their association with growth velocity: the DARLING Study.« *American Journal of Clinical Nutrition* 58/2 (August 1993).
21. Whitehead, R. G. »For how long is exclusive breast-feeding adequate to satisfy the dietary energy needs of the average young baby?« *Pediatric Research* 37/2 (1995): 239-43.
22. Owen, C. G.; Whincup, P. H.; Kaye, S. J.; Martin, R. M.; Davey Smith, G.; Cook, D. G. et al. »Does initial breastfeeding lead to lower blood cholesterol in adult life? A quantitative review of the evidence.« *American Journal of Clinical Nutrition* 88/2 (2008): 305-14.
23. Stettler, N. et al. »Infant weight gain and childhood overweight in a multicenter, cohort study.« *Pediatrics* 109/2 (2002): 194-9.

24. Robinson, S.; Crozier, S.; Harvey, N. et al. »Modifiable early life risk factors for childhood adiposity and overweight: an analysis of their combined impact and potential for prevention.« *American Journal of Clinical Nutrition* 101 (2015): 368-75.
25. Arenz, S.; Rückerl, R.; Koletzko, B. et al. »Breast-feeding and childhood obesity — a systematic review.« *International Journal of Obesity* Vol. 28 (2004): 1247–1256. https://doi.org/10.1038/sj.ijo.0802758
26. Hartwig, F. P.; Loret de Mola, C.; Davies, N. M. et al. »Breastfeeding effects on DNA methylation in the offspring: a systematic literature review.« *PLoS ONE* vol. 12: e0173070.
27. Huh, S. Y.; Rifas-Shiman, S. L.; Taveras, E. M.; Oken, E.; Gillman, M. W. »Timing of solid food introduction and risk of obesity in preschool-aged children.« *Pediatrics* 127/3 (2011): e544-51. doi: 10.1542/peds. 2010-0740.
28. Freemark, M. »Determinants of risk for childhood obesity.« *New England Journal of Medicine* vol. 379 (2018): 1371-1372.
29. Geserick, M.; Vogel, M.; Gausche, R.; Lipek, T.; Spielau, U. »Acceleration of BMI in early childhood and risk of sustained obesity.« *New England Journal of Medicine* vol. 379 (2018): 1303-12.

Kapitel 3:

1. Shonkoff, J. P.; Boyce, W. T.; McEwen, B. S. »Neuroscience, molecular biology, and the childhood roots of health disparities: Building a new framework for health promotion and disease prevention.« *JAMA* vol. 301 (2009): 2252-2259.
2. Guyer, B.; Ma, S.; Grason, H.; Frick, K.; Perry, D.; Sharkey, A.; McIntosh, J. »Early childhood health promotion and its life-course health consequences.« *Academic Pediatrics* vol. 9 (2009): 142-149.
3. Barker, D. J. »The developmental origins of adult disease.« *Journal of the American College of Nutrition* vol. 23/Sup6 (2010): 588S-595S.
4. Center on the Developing Child at Harvard University »The Foundations of Lifelong Health are built in Early Childhood.« (2010) [Online] http://www.developingchild.harvard.edu.
5. Hertzman, C. »The biological embedding of early experience and its effects on health in adulthood.« *Annals of the New York Academy of Sciences* vol. 896 (2000): 85-95.
6. Felitti, V. J.; Anda, R. F.; Nordenberg, D. et al. »Relationship of childhood abuse and household dysfunction to many of the leading causes of death in adults: The adverse childhood experiences (ACE) study.« *American Journal of Preventive Medicine* vol. 14/4 (1998): 245-258.
7. Hillis, S. D.; Anda, R. F.; Dube, S. R.; Felitti, V. J.; Marchbanks, P. A.; Marks, J. S. »The association between adverse childhood experiences and adolescent

pregnancy, long-term psychosocial consequences, and fetal death.« *Pediatrics* 113/2 (2004): 320-7.

8. Edwards, M. »*The Barker Hypothesis.*« *Handbook of Famine, Starvation, and Nutrient Deprivation.* Springer, Cham (2017).
9. Supriya, D.; Mahajan, S.; Singh, P.; Shah, N.; Gupta, N. »Effect of maternal malnutrition and anemia on the endocrine regulation of fetal growth.« *Endocrine Research* vol. 30/2 (2009): 189-203.
10. Black, R. E.; Victora, C. G.; Walker, S. P.; Bhutta, Z. A.; Parul, C.; de Onis, M.; Ezzati, M. »Maternal and child undernutrition and overweight in low-income and middle-income countries » *Lancet* vol. 382 (2013): 427-451.
11. Victora, C. G.; Adair, L.; Fall, C.; Hallal, P. C.; Martorell, R.; Richter, L.; Sachdev, H. S. »Maternal and child undernutrition: consequences for adult health and human capital.« *Lancet* vol. 371 (2008): 340-57.
12. Gui, J.; Mustachio, L. M.; Su D. M.; Craig, R. W. »Thymus size and age-related thymic involution: Early programming, sexual dimorphism, progenitors and stroma.« *Aging and Disease* 3/3 (2012): 280-290.
13. Chitayat, D.; Matsui, D.; Koren, G. et al. »Folic acid supplementation for pregnant women and those planning pregnancy: 2015 update.« *Journal of Clinical Pharmacology* vol. 56/2 (2015): 170-175. doi:10.1002/jcph.616.
14. *Linee Guida SIGO* (2018).
15. Catassi C.; Agostoni C.; Diamanti, A. *Manuale SIGENP di nutrizione pediatrica.* Il pensiero scientifico editore (2016).
16. Visuthranukul, C.; Sirimongkol, P.; Prachansuwan, A.; Pruksananonda, C.; Chomtho, S. »Low-glycemic index diet may improve insulin sensitivity in obese children.« *Pediatric Research* 78/5 (2015): 567-73.
17. Guo, C.; Hongmei, X.; Jiao, L.; Hong, J.; Lishi, Z.; Junbiao, D.; Buyken, A. E. »Relevance of the dietary glycemic index, glycemic load and genetic predisposition for the glucose homeostasis of Chinese adults without diabetes.« *Scientific Reports* 7/1 (2017): 400.
18. WHO »Red meat and cancer risk.« [Online] https://www.who.int/features/qa/cancer-red-meat/en/.
19. Farvid, M. S. et al. »Consumption of red and processed meat and breast cancer incidence: A systematic review and meta-analysis of prospective studies.« *International Journal of Cancer* 143/11 (2018): 2787-2799. doi: 10.1002/ijc.318 48.
20. NHS meat recommendation. [Online] https://www.nhs.uk/live-well/eatwell/red-meat-and-the-risk-of-bowel-cancer/.
21. Sip »Piramide alimentare«. [Online] https://www.sip.it/wp-content/uploads/2017/09/folder_piramide_alimentare_versione_def03.pdf.
22. Campmans-Kuijpers, M. J.; Singh-Povel, C.; Steijns, J.; Beulens, J. W. »The association of dairy intake of children and adolescents with different food and

nutrient intakes in the Netherlands.« *BMC Pediatrics* 16/2 (2016). https://doi.org/10.1186/s12887-015-0524-3

23. Sacks, F. M. et al. »Dietary fats and cardiovascular disease – a presidential advisory from the American Heart Association.« *Circulation* vol. 136 (2017): e1-e23. doi: 10.1161/CIR.0000000000000510.
24. Van Dam, R. M. »Dietary fat and meat intake in relation to risk of type 2 diabetes in men.« *Diabetes Care* vol. 25/3 (2002): 417-424.
25. Mozaffarian, D. »Natural transfat, dairy fat, partially hydrogenated oils, and cardiometabolic health: the Ludwigshafen risk and cardiovascular health study.« *European Heart Journal* vol. 37/13 (2015): 1079-1081. doi: 10.1093/eurheartj/ehv595.
26. [Online] https://www.who.int/news-room/detail/14-05-2018-who-plan-to-eliminate-industrially-produced-trans-fatty-acids-from-global-food-supply.
27. WHO »How to eliminate trans fat« [Online] http://www.euro.who.int/ data/assets/pdf_file/0010/288442/Eliminating-trans-fats-in-Europe-A-policy-brief.pdf.
28. [Online] https://www.heart.org/en/healthy-living/healthy-eating/eatsmart/nutrition-basics/aha-diet-and-lifestyle-recommendations.
29. Friedman, M. A. et al. »Supplemented diet and exercise increases bone mass and strength after eight weeks detraining in adult mice.« *Plos One* vol. 13/9 (2018): e0204470.

Kapitel 4:

1. Reedy, J.; Krebs-Smith S. M. »Dietary sources of energy, solid fats, and added sugars among children and adolescents in the United States.« *Journal of the American Dietetic Association* vol. 110/10 (2010): 1477-84.
2. Zuccotti, G. V.; Cassatella, C,; Morelli, A. et al. »Nutrient intake in Italian infants and toddlers from North and South Italy: The Nutrintake 636 Study.« *Nutrients* vol. 6 (2014): 3169-3186; doi: 10.3390/ nu6083169.
3. Leclercq, C. et al. »The Italian National Food Consumption Survey INRAN-SCAI 2005-06: main results in terms of food consumption.« *Public Health Nutrition* vol. 12 (2009).
4. World Health Organization. *Guideline: Sodium intake for adults and children.* WHO (2012).
5. Svensson, A.; Larsson, C.; Eiben, G.; Lanfer, A. et al. »European children's sugar intake on weekdays versus weekends: the IDEFICS study.« *European Journal of Clinical Nutrition* vol. 68, 822-828; doi: 10.1038/ ejcn.2014.87.
6. Dallacker, M.; Hertwig, R.; Mata, J. »Parents' considerable underestimation of sugar and their child's risk of overweight.« *International Journal of Obesity* vol. 42 (2018): 1097-1100.

7. Scaglioni, S.; De Cosmi, V.; Ciappolino, V.; Parazzini, F.; Brambilla, P.; Agostoni; C. »Factors influencing children's eating behaviours.« *Nutrients* vol. 10/6 (2018): 706. Published 2018 May 31. doi: 10.3390/nu10060706.
8. [Online] http://www.foodinsider.it/.
9. [Online] http://www.salute.gov.it/imgs/C_17_pubblicazioni_2373_ allegato.pdf.

Kapitel 5:

1. NHANES. *National Health and Nutrition Examination Survey.* (2017); Angaben für Deutschland: Bundesministerium für Ernährung und Landwirtschaft. *Deutschland, wie es isst. Der BMEL-Ernährungsreport 2021*; Robert Koch Institut, *EsKiMo II - Die Ernährungsstudie als KiGGS-Modul.* https://edoc.rki.de/handle/176904/6887.2; 23.08.2021.
2. »SIPPS-FIMP-SIMP dieta vegetariana in gravidanza e in età evolutiva.« Position Paper (2017).
3. »Position of the American Dietetic Association: »Vegetarian diets.« *Journal of the American Dietetic Association* 109/7 (2009).

Kapitel 6:

1. Hemler, E. C.; Chavarro, J. E.; Hu, F. B. »Organic foods for cancer prevention – worth the investment?« *JAMA Internal Medicine* October 22 (2018).
2. Verordnung (EG), Nr. 470/2009. [Online] https://eur-lex.europa.eu/legal-content/DE/TXT/?uri=LEGISSUM%3Ami0026.
3. Luo, J.; Yao, X.; Lv, L.; Doi, Y.; Huang, X.; Huang, S.; Liu, J.-H. »Emergence of mcr-1 in Raoultella ornithinolytica and Escherichia coli isolates from retail vegetables in China«. *Antimicrobial Agents and Chemotherapy* vol. 61/10 (2017): e01139-17.
4. CDC. https://www.cdc.gov/features/antibiotic-resistance-food/index. html.
5. Ministero della Salute. *Giornata europea degli antibiotici.* 18. November 2018.
6. Cassini, A.; Diaz Högberg, L.; Plachouras, D. et al. »Attributable deaths and disability-adjusted life-years caused by infections with antibiotic-resistant bacteria in the EU and the European Economic Area in 2015: a population-level modelling analysis.« *The Lancet Infectious Diseases* (2019).
7. ECDC. https://ecdc.europa.eu/en/about-us/networks/disease-networks-and-laboratory-networks/ears-net-data. [Online]
8. Youngster, I. et al. »Antibiotic use in children – A cross-national analysis of 6 countries.« *The Journal of Pediatrics* (2017).
9. De Bie, S.; Kaguelidou, F.; Verhamme, K. M. et al. »ARPEC study. Using prescription patterns in primary care to derive new quality indicators for child-

hood community antibiotic prescribing.« *The Pediatric Infectious Disease Journal* vol. 35/12 (2016): 1317-23.

10. Di Mario, S. et al. »Uso di antibiotici in Pediatria – Buone notizie dall'emilia-romagna.« *Medico e Bambino* vol. 36 (2017): 578-583.
11. Seppala, H. et al. »The effect of changes in the consumption of macrolide antibiotics on erythromycin resistance in group A streptococci in Finland. Finnish Study Group for antimicrobial resistance.« *New England Journal of Medicine* vol. 337 (1997): 441-446.

Kapitel 7:

1. McDonald, S. D.; Han, Z.; Mulla, S.; Beyene, J. »Overweight and obesity in mothers and risk of preterm birth and low birth weight infants: systematic review and meta-analysis.« *BMJ* vol. 341 (2010): c3428. doi: 10.1136/bmj.c3.
2. Cnattingius, S.; Villamor, E.; Johansson, S.; Edstedt Bonamy, A. K.; Persson, M.; Wikström, A. K.; Granath, F. »Maternal obesity and risk of preterm delivery.« *JAMA* 309/22 (2013): 2362-70.
3. Howell, K. R.; Powell, T. L. »Effects of maternal obesity on placental function and fetal development.« *Reproduction* vol. 153/3 (2016): R97–R108. doi: 10.1530/REP-16-0495.
4. National Health Service. [Online] https://www.nhs.uk/common-health-questions/pregnancy/
5. EFSA. *Parere dell'EFSA sulla sicurezza e sull'apporto nutrizionale dei pesci selvatici e dei pesci di allevamento.* [Online] http://www.efsa. europa.eu/it/press/news/050704.
6. Mozaffarian, D.; Rimm, E. B. »Fish intake, contaminants, and human health.« *JAMA* vol. 296/15 (2006): 1885-1899.
7. Hibbeln, J. R.; Davis, J. M.; Steer, C.; Emmett, P.; Rogers, I.; Williams, C.; Golding, J. »Maternal seafood consumption in pregnancy and neurodevelopmental outcomes in childhood (ALSPAC study): an observational cohort study.« *Lancet* vol. 369 (2007).
8. Schmidt, R. J. et al. »Association of maternal prenatal vitamin use with risk for autism spectrum disorder recurrence in young siblings.« *JAMA Psychiatry* vol. 76/4 (2019): 391-398.
9. Sebastiani, G. et al. »The effects of vegetarian and vegan diet during pregnancy on the health of mothers and offspring.« *Nutrients* vol. 11/3 (2019): 557.
10. Uribarri, J.; Woodruff, S.; Goodman, S. et al. »Advanced glycation end products in foods and a practical guide to their reduction in the diet.« *Journal of the American Dietetic Association* vol. 110 (2010): 911-916.

Kapitel 8:

1. WHO. »Breastfeeding.« https://www.who.int/nutrition(topics/exclusive_breasfeeding/en/
2. Raccomandazioni SIGO, AGOI, AGUI. *Nutrizione in gravidanza e durante l'allattamento* (2018).
3. Kominiarek, M. A. et al. »Recommendations in pregnancy and lactation.« *Medical Clinics of North America* vol. 100/6 (2016): 1199-1215. doi: 10.1016/j.mcna.2016.06.004.
4. Marangoni, F. et al. »Diet and nutrient requirements in pregnancy and breastfeeding. An Italian consensus document.« *Nutrients* (2016).
5. European Food Safety Authority (EFSA). *Dietary reference values for nutrients summary report.* (2017).

Kapitel 9:

1. Dall'Oglio, S. G.; Dall'Oglio, I. »Allattamento al seno: controindicazioni vere e false.« [Online] http://www.ospedalebambinogesu.it/controindicazioni-all-allattamento-al-seno-materno#.XJOtlihKg2w.
2. García-Lara, N. R. et al. »Effect of freezing time on macronutrients and energy content of breastmilk.« *Breastfeeding Medicine* vol. 7/4 (2012): 295-301.
3. UNICEF. *Raccomandazioni alimentazione dei lattanti*. https://www.unicef.it/Allegati/Raccomandazioni_UE_alimentazione_lattanti.pdf. [Online]
4. Fewtrell, M.; Bronsky, J.; Campoy, C. et al. »Complementary Feeding: A Position Paper by the (ESPGHAN) Committee on Nutrition.« *JPGN* vol. 64 (2017): 119-132.
5. IRCCS Burlo Garafolo *Buone pratiche per l'alimentazione e l'attività fisica in età prescolare*. Triest (2010).
6. Mesch, C. M.; Stimming, M.; Fotarek, K. et al. »Food variety in commercial and homemade complementary meals for infants in Germany: Market survey and dietary practice.« *Appetite* vol. 76 (2014): 113-9.
7. Fotarek, K.; Hilbig, A.; Alexy, U. »Associations between commercial complementary food consumption and fruit and vegetable intake in children: Results of the DONALD Study.« *Appetite* vol. 85 (2015): 84-90.
8. Zand, N. et al. »Essential and trace elements content of commercial infant foods in the UK.« *Food Chemistry* vol. 128 (2011): 123-128.
9. Mok, E.; Vanstone, C. A.; Gallo, S.; Li, P.; Constantin, E.; Weiler, H. A. »Diet diversity, growth and adiposity in healthy breastfed infants fed homemade complementary foods.« *International Journal of Obesity* vol. 41 (2017): 776-782; doi: 10.1038/ijo.2017.37.

10. EFSA. *Sicurezza alimentare nei cibi per lattanti.* (2017) [Online] https://www.efsa.europa.eu/it/press/news/171025.

Kapitel 10:

1. Berenson, D. S.; Freedman, M. K.; Serdula, S. R.; Srinivasan, G. S. »Relation of circumferences and skinfold thicknesses to lipid and insulin concentrations in children and adolescents: the Bogalusa Heart Study.« *The American Journal of Clinical Nutrition* vol. 69/2 (1999): 308-317. https://doi.org/10.1093/ajcn/69.2.308
2. Hendrina, A.; De Boo, J.; Harding, E. »The developmental origins of adult disease (Barker) hypothesis.« *Australian and New Zealand Journal of Obstetrics and Gynaecology* vol. 46 (2006): 4-14.
3. Ozanne, S. E.; Hales, C. N. »Catch-up growth and obesity in mice.« *Nature* vol. 427 (2004): 411-412.
4. Fontana, L.; Partridge, L.; Longo, V. D. »Extending healthy life span – from yeast to humans.« *Science* 328/5976 (2010): 321-6.
5. Orentreich, N.; Matias, J. R.; DeFelice, A.; Zimmerman, J. A. »Low methionine ingestion by rats extends life span.« *Journal of Nutrition* vol. 123/2 (1993): 269-274.
6. Richie, J. P. Jr.; Komninou, D.; Leutzinger, Y.; Kleinman, W.;, Orentreich N.; Malloy, V.; Zimmerman, J. A. »Tissue glutathione and cysteine levels in methionine-restricted rats.« *Nutrition* (2004): 800-805.
7. Richie, J. P. Jr.; Leutzinger, Y.; Parthasarathy, S.; Malloy, V.; Orentreich, N.; Zimmerman, J. A. »Methionine restriction increases blood glutathione and longevity in F344 rats.« *FASEB Journal* vol. 8 (1994): 1302-1307.
8. Miller, R. A. et al. »Methionine-deficient diet extends mouse lifespan, slows immune and lens aging, alters glucose, T4, IGF-I and insulin levels, and increases hepatocyte MIF levels and stress resistance.« *Aging Cell* 4/3 (2005): 119-125.
9. CREA. [Online] ut.entecra.it/646/Tabelle_di_composizione_degli_alimenti.html.
10. Kavanagh, K. »Trans fat diet induces abdominal obesity and changes in insulin sensitivity in monkeys.« *Obesity* vol. 15/7 (2007).
11. Bauer, L. R.; Waldrop, J. »Trans fat intake in children: risks and recommendations.« *Pediatric Nursing* vol. 35/6 (2009).
12. Falagas, M. E.; Kompoti, M. »Obesity and infection.« *The Lancet Infectious Diseases* (2006).
13. Mancuso, P. »Obesity and respiratory infections: Does excess adiposity weigh down host defense?« *Pulmonary Pharmacology & Therapeutics* vol. 26/4 (2012): 412-419.

14. Wijga, A. H.; Scholtens, S.; Bemelmans, W. J. et al. »Comorbidities of obesity in school children: a cross-sectional study in the PIAMA birth cohort.« *BMC Public Health* vol. 10 (2010): 184.
15. Grier, W. R.; Kratimenos, P.; Singh, S.; Guaghan, J. P.; Koutroulis, I. »Obesity as a risk factor for urinary tract infection in children.« *Clinical Pediatrica* 55 (2016): 952-6.
16. Hayden, C.; Bowler, J. O.; Chambers, S.; Freeman, R.; Humphris, G.; Richards, D.; Cecil, J. E. »Obesity and dental caries in children: a systematic review and meta-analysis.« *Community Dentistry and Oral Epidemiology* vol. 41/4 (2013): 289-308.
17. Sutaria, S.; Devakumar, D.; Yasuda, S.; Das, S.; Saxena, S. et al. »Is obesity associated with depression in children? Systematic review and meta-analysis.« *Archives of Disease in Childhood* vol. 104/1 (2019): 1-11. doi: 10.1136/archdischild-2017-314608.
18. Pan, L.; Sherry, B.; Park, S.; Blanck, H. M. »The association of obesity and school absenteeism attributed to illness or injury among adolescents in the United States, 2009.« *Journal of Adolescent Health* 52/1 (2012): 64-69.
19. Abbasi A.; Juszczyk, D.; Van Jaarsveld, C. H. M.; Gulliford, M. C. »Body Mass Index and Incident Type 1 and Type 2 Diabetes in Children and Young Adults: A Retrospective Cohort Study.« *Journal of the Endocrine Society* 1/5 (2017): 524-537.
20. Abbasi, A. »Childhood obesity quadruples risk of developing type 2 diabetes.« *Endocrine Society* (2017).
21. Peck, T.; Scharf, R. J.; Conaway, M. R.; DeBoer, M. D. »Viewing as little as 1 hour of TV daily is associated with higher change in BMI between kindergarten and first grade.« *Obesity* 23/8 (2015): 1680-6.
22. Weber, M.; Grote, V.; Closa-Monasterolo, R. et al. »Lower protein content in infant formula reduces BMI and obesity risk at school age: follow-up of a randomized trial.« *American Journal of Clinical Nutrition* vol. 99 (2014): 1041-1051.
23. Koletzko, B.; von Kries, R.; Closa, R. et al. »Lower protein in infant formula is associated with lower weight up to age 2 y: a randomized clinical trial.« *American Journal of Clinical Nutrition* vol. 89 (2009): 1836-1845.
24. Totzauer, M.; Luque, V.; Escribano, J. »Effect of lower versus higher protein content in infant formula through the first year on body composition from 1 to 6 years: follow-up of a randomized clinical trial.« *Obesity* vol. 26 (2018): 1203-1210. doi: 10.1002/oby.22203.
25. Socha, P. et al. »Milk protein intake, the metabolic-endocrine response, and growth in infancy: data from a randomized clinical trial.« *American Journal of Clinical Nutrition* vol. 94/suppl (2011): 1776S-84S.

26. Braun, K. V.; Erler, N. S. et al. »Dietary intake of protein in early childhood is associated with growth trajectories between 1 and 9 years of age.« *The Journal of Nutrition* vol. 146/11 (2016): 2361-2367.
27. Nathan, I.; Hackett, A. F.; Kirby, S. »A longitudinal study of the growth of matched pairs of vegetarian and omnivorous children, aged 7-11 years, in the North-West of England.« *European Journal of Clinical Nutrition* vol. 51/1 (1997): 20-5.
28. Louwman, M. W.; Van Dusseldorp, M.; Van de Vijver, F. J. et al. »Sign of impaired cognitive function in adolescents with marginal cobalamin status.« *American Journal of Clinical Nutrition* vol. 72 (2000):762.
29. Barr, S. I. et al. »Nutritional considerations for vegetarian athletes.« *Nutrition* vol. 20 (2004): 696-703.
30. Mangano, K. M. et al. »Dietary protein is associated with musculoskeletal health independently of dietary pattern: the Framingham Third Generation Study.« *American Journal of Clinical Nutrition* vol. 105 (2017), doi: 10.3945/ajcn.116.136762.
31. Ludwig, D. S.; Peterson, K. E.; Gortmaker, S. L. »Relation between consumption of sugar-sweetened drinks and childhood obesity: A prospective, observational analysis.« *Lancet* vol. 357 (2001): 505-08.
32. Ebbeling, C. B.; Pawlak, D. B.; Ludwig, D. L. »Childhood obesity: public-health crisis, common sense cure.« *Lancet* vol. 360 (2002): 473-82.
33. Malik, V. S.; Willett, W. C.; Hu, F. B. »Sugar-sweetened beverages and BMI in children and adolescents: reanalyses of a meta-analysis.« *American Journal of Clinical Nutrition* 89/1 (2009): 438-9.
34. Simoes, Y. Y.; Eduardo, J. »Sugar-sweetened beverage, obesity, and type 2 diabetes in children and adolescents: Policies, taxation, and programs.« *Current Diabetes Reports* vol. 18/6 (2018): 31. doi:10.1007/s11892018-1004-6.
35. Johnson, R. K.; Appel, L. J.; Brands, M.; Howard, B.V.; Lefevre, M.; Lustig, R. H. »Dietary sugars intake and cardiovascular health: A scientific statement from the American Heart Association.« *Circulation* vol. 120/11 (2009): 1011-20.
36. Reedy, J. »Dietary sources of energy, solid fats, and added sugars among children and adolescents in the United States.« *Journal of the American Dietetic Association* vol. 110/10 (2010): 1477-1484. doi: 10.1016/j.jada.2010.07.010.
37. Luger, M.; Lafontan, M.; Bes-Rastrollo M.; Winzer, E.; Yumuk, V.; Farpour-Lambert, N. »Sugar-Sweetened Beverages and Weight Gain in Children and Adults: A Systematic Review from 2013 to 2015 and a Comparison with Previous Studies.« *Obesity Facts* vol. 10 (2017): 674-693.
38. Malik, V. S.; Popkin, B. M.; Bray, G. A.; Després, J.-P.; Willett, W. C.; Hu, F. B. »Sugar-Sweetened Beverages and Risk of Metabolic Syndrome and Type 2 Diabetes: A meta-analysis.« *Diabetes Care* vol. 33/11 (2010): 2477-2483.

39. Maersk, M.; Belza, A.; Stødkilde-Jørgensen, H. J. »Sucrose-sweetened beverages increase fat storage in the liver, muscle, and visceral fat depot: A 6-mo randomized intervention study.« *Clinical Nutrition* vol. 95 (2012): 283-289.
40. Mosca, A.; Nobili, V.; De Vito, R.; Crudele, A.; Scorletti, E.; Villani, A.; Alisi, A.; Byrne, C. D. »Serum uric acid concentrations and fructose consumption are independently associated with NASH in children and adolescents.« *Journal of Hepatology* vol. 66/5 (2017).
41. Lu, L.; Xun, P. et al. »Long-term association between dairy consumption and risk of childhood obesity: a systematic review and meta-analysis of prospective cohort studies.« *European Journal of Clinical Nutrition* (2016): 1-10.
42. »Milk and dairy do not promote childhood obesity according to comprehensive new review.« [Online] https://www.eurekalert.org/pub_releases/2018-05/eaft-mad052318.php
43. American Heart Association. »Dietary Recommendations for Healthy Children.« [Online] https://www.heart.org/en/healthy-living/healthy-eating/eat-smart/nutrition-basics/dietary-recommendations-for-healthy-children
44. World Health Organization. [Online] https://www.who.int/mediacentre/news/releases/2015/sugar-guideline/en/
45. FDA, Food and Drug Administration. [Online] https://www.fda.gov/ food/food-labeling-nutrition/changes-nutrition-facts-label.
46. Sacks, F. M. et al. »Dietary fats and cardiovascular disease – a presidential advisory from the American Heart Association.« *Circulation* vol. 136 (2017): e1-e23. DOI: 10.1161/CIR.0000000000000510.
47. Houston, D. K. et al. »Dietary fat and cholesterol and risk of cardiovascular disease in older adults: The Health ABC study.« *Nutrition, Metabolism & Cardiovascular Disease* vol. 21/6 (2011): 430-437.
48. Farvid, M. S.; Ding, M.; Pan A.; Sun, Q.; Chiuve, S. E.; Steffen, L. M. et al. »Dietary linoleic acid and risk of coronary heart disease: a systematic review and meta-analysis of prospective cohort studies.« *Circulation* vol. 130 (2014): 1568-78. https://doi.org/10.1161/CIRCULATIONAHA.114.010236 PMID: 25161045
49. Hooper, L.; Martin, N.; Abdelhamid, A.; Davey Smith, G. »Reduction in saturated fat intake for cardiovascular disease.« *The Cochrane Database Systematic Reviews* (2015).
50. Berenson, G. S.; Wattigney, W. A.; Tracy, R. E.; Newman, W. P.; Srinivasan, S. R.; Webber, L. S. et al. »Atherosclerosis of the aorta and coronary arteries and cardiovascular risk factors in persons aged 6 to 30 years and studied at necropsy (the Bogalusa Heart Study).« *The American Journal of Cardiology*. vol. 70/9 (1992): 851-858.
51. Strong, J. P.; Malcom, G. T.; McMahan, C. A.; Tracy, R. E.; Newman, W. P. III; Herderick, E. E. et al. »Prevalence and extent of atherosclerosis in adolescents

and young adults: Implications for Prevention from the Pathobiological Determinants of Atherosclerosis in Youth Study.« *JAMA* 281/8 (1999): 727-35.

52. Srinivasan, S. R.; Frontini, M. G.; Xu, J.; Berenson, G. S. »Utility of Childhood Non-High-Density Lipoprotein Cholesterol Levels in Predicting Adult Dyslipidemia and other Cardiovascular Risks: The Bogalusa Heart Study.« *Pediatrics* vol. 118/1 (2006): 201-6. https://doi.org/10.1542/peds.2005-1856 PMID: 16818566.
53. Lorenz, M. W.; Markus, H. S.; Bots, M. L.; Rosvall, M.; Sitzer, M. »Prediction of clinical cardiovascular events with carotid intima-media thickness: a systematic review and meta-analysis.« *Circulation* vol. 115/4 (2007): 459-67. https://doi.org/10.1161/CIRCULATIONAHA.106.628875
54. Morrison, J. A.; Larsen, R.; Glatfelter, L.; Boggs, D,.; Burton, K.; Smith, C. et al. »Nutrient intake: Relationships with lipids and lipoproteins in 6-19-year-old children – the Princeton School District study.« *Metabolism Clinical and Experimental* 29/2 (1980): 133-40.
55. Te Morenga, L.; Montez, J. M. »Health effects of saturated and trans-fatty acid intake in children and adolescents: Systematic review and meta-analysis.« *PLoS ONE* 12/11 (2017): e0186672.
56. Abdelhamid, A. S.; Brown, T. J.; Brainard, J. S. et al. »Omega 3 fatty acids for the primary and secondary prevention of cardiovascular disease.« *Cochrane Database of Systematic Reviews* Issue 7 (2018), Art. No.: CD003177.
57. Naude, C. E.; Visser, M. E.; Nguyen, K. A.; Durao, S.; Schoonees, A. »Effects of total fat intake on bodyweight in children (Review)«. *Cochrane Database of Systematic Reviews* Issue 2 (2018), Art. Nr.: CD012960.
58. Koh-Banerjee, P.; Chu, N. F.; Spiegelman, D. »Prospective study of the association of changes in dietary intake, physical activity, alcohol consumption, and smoking with 9-y gain in waist circumference among 16 587 US men.« *American Journal of Clinical Nutrition* (2003).
59. Hu, F. B.; van Dam, R. M.; Liu, S. »Diet and risk of type II diabetes: the role of types of fat and carbohydrate.« *Diabetologia* 2001.
60. Xiaohong, R. X.; Wang, Y.; Ni, H. »Apolipoprotein A-IV binds ⊠IIb⊠3 integrin and inhibits thrombosis.« *Nature Communications* vol. 9 (2018), Article number: 3608.
61. Intersalt Cooperative Research Group. »Intersalt: an international study of electrolyte excretion and blood pressure results for 24-hour urinary sodium and potassium excretion.« *British Medical Journal* vol. 297 (1988): 319e28.
62. Strazzullo, P.; D'Elia, L.; Kandala, N. B.; Cappuccio, F. P. »Salt intake stroke, and cardiovascular disease: meta-analysis of prospective studies.« *BMJ* vol. 339 (2009): b4567.
63. He, F. J.; Mac Gregor, G. A. »Importance of salt in determining blood pressure in children: meta-analysis of controlled trials.« *Hypertension* vol. 48 (2006): 861e9.

64. Hofman, A.; Hazelbrock, A.; Valkenburg, H. A. »A randomized trial of sodium intake and blood pressure in new-born infants.« *American Journal of Clinical Nutrition* vol. 250 (1983): 370e3.
65. Geleijnse, J. M.; Hofman, .; Witteman, J. C.; Hazebroek, A. A.; Valkenburg, H. A.; Grobbee, D. E. »Long-term effects of neonatal sodium restriction on blood pressure.« *Hypertension* vol. 29 (1997): 913e7.
66. Ikeda, N.; Saito, E.; Kondo, N. et al. »What has made the population of Japan healthy?« *Lancet* vol. 378 (2011): 1094-105.
67. Kurotani, K.; Akter, S.; Kashino, I. et al. »Quality of diet and mortality among Japanese men and women: Japan Public Health Center based prospective study.« *BMJ* vol. 352 (2016): i1209.
68. Ebd.
69. Moriyama, N.; Doyle, W. *Secrets of the World's Healthiest Children: Why Japanese children have the longest, healthiest lives – and how yours can too.* Createspace Independent Publishing Platform (2017).
70. Kurotani, K.; Akter, S.; Kashino, I. et al. »Quality of diet and mortality among Japanese men and women: Japan Public Health Center based prospective study.« *BMJ* vol. 352 (2016): i1209. doi: 10.1136/bmj.i1209
71. Poulain, M.; Pes, G. M.; Grasland, C.; Carru, C.; Ferrucci, L. et al. »Identification of a geographic area characterized by extreme longevity in the Sardinia island: the AKEA study.« *Experimental Gerontology* vol. 39 (2004): 1423-1429.
72. ISTISAN. »Okkio alla SALUTE: sistema di sorveglianza su alimentazione e attività sica nei bambini della scuola primaria. Risultati. Rapporti.«
73. Pes, G. M.; Tolu, F.; Poulain, M.; Canelada, A.; Errigo, A.; Dore, M., P. »The eating habits of school children from the longevity blue zone of Sardinia: a positive model.« *Nutrition & Food Science* vol. 5 (2015): 5.

Kapitel 11:

1. Carta europea dello Sport. *CDDS – Comitato per lo Sviluppo dello Sport, 7ª Conferenza dei Ministri europei responsabili dello Sport.* Rodi (1992).
2. Ministero della Salute. [Online] http://www.salute.gov.it/portale/ home.html.
3. Lehar, S. A. et al. »The effect of physical activity on mortality and cardiovascular disease in 130 000 people from 17 high-income, middle-income, and low-income countries: the PURE study.« *The Lancet* vol. 390/ 10113 (2017): 2643-2654.
4. Centers for Disease Control and Prevention. »Physical Activity Facts.« [Online] https://www.cdc.gov/healthyschools/physicalactivity/facts.htm
5. Di Meo, S.; Iossa, S.; Venditti, P. »Improvement of obesity-linked skeletal muscle insulin resistance by strength and endurance training.« *Journal of Endocrinology* vol. 234/3 (2017): R159-R181.

6. Shaibi, G. Q.; Ryder, J. R.; Kim, J.Y.; Barraza, E. »Exercise for obese youth: Refocusing attention from weight loss to health gains.« *Exercise and Sport Sciences Reviews* vol. 43/1 (2015): 41-7.
7. Harsha, D. W. »The Benefits of physical activity in childhood.« *The American Journal of the Medical Sciences* vol. 310: 109-113.
8. Heijnen, S. et al. *Frontiers in Psychology* (2015).
9. Gunter, K. B.; Almstedt, H. C.; Janz, K. F. »Physical activity in childhood may be the key to optimizing lifespan skeletal health.« *Exercise and Sport Sciences Reviews* vol. 40/1 (2012): 13-21.
10. Gan, X. C.; Gan, L. »An exercise-induced messenger boosts memory in Alzheimer's disease.« *Nature Medicine* vol. 25/1 (2019): 20-21.
11. Gorham, L. S.; Jernigan, T.; Hudziak, J.; Barch. D. M. »Involvement in sports, hippocampal volume, and depressive symptoms in children.« *Biological Psychiatry* (2019).
12. World Health Organization. *WHO 2010 – Global recommendations on physical activity for health.* [Online] https://www.who.int/dietphysicalactivity/factsheet_recommendations/en/.
13. Fritz, J.; Duckham, R. L.; Rantalainen, T.; Rosengren, B. E.; Karlsson, M. K.; Daly, R. M. »Influence of a school-based physical activity intervention on cortical bone mass distribution: a 7-year intervention study.« *Calcifide Tissue International* vol. 99 (2016): 443-453.
14. World Health Organisation. *Guidelines on physical activity, sedentary behaviour and sleep for children under 5 years of age.* WHO (2019).
15. Muktabhant, B.; Lawrie, T. A.; Lumbiganon, P.; Laopaiboon, M. »Diet or exercise, or both, for preventing excessive weight gain in pregnancy.« *Cochrane Database of Systematic Reviews* vol. 6 (2015).
16. Møllerløkken, N. E.; Lorås, H.; Pedersen, A. V. »A systematic review and meta-analysis of dropout rates in youth soccer.« *Perceptual and Motor Skills* 121/3 (2015).
17. Desbrow, B.; McCormack, J.; Burke, L. M.; Cox, G. R.; Fallon, K.; Hislop, M.; Logan, R.; Marino, N.; Sawyer, S. M.; Shaw, G.; Star, A.; Vidgen, H.; Leveritt, M. »Sports Dietitians Australia Position Statement: Sports nutrition for the adolescent athlete.« *International Journal of Sport Nutrition and Exercise Metabolism* vol. 24 (2014): 570-84.
18. Meleleo, D. *Nutrizione per lo sport in età evolutiva.* [a cura di]. Nonsolofitness Editore (2015).
19. Meleleo, D. *Attività fisica: fisiologia, adattamenti all'esercizio, prevenzione, sport-terapia e nutrizione.* [a cura di] Nonsolofitness Editore (2019).

Kapitel 12:

1. Cheng, C-W.; Villani, V.; Buono, R.; Wei, M.; Kumar, S.; Yilmaz, O. H.; Cohen, P.; Sneddon, J. B.; Perin, L.; Longo, V. D. »Fasting-Mimicking Diet Promotes Ngn3-Driven β-Cell Regeneration to Reverse Diabetes.« *Cell* vol. 168 (2017): 775-788.
2. Redman, L. M.; Smith, S. R.; Burton, J. H.; Martin, C., K.; Il'yasova, D.; Ravussin, E. »Metabolic slowing and reduced oxidative damage with sustained caloric restriction supports the rate of living and oxidative damage theories of aging.« *Cell Metabolism* (2018): 805-815.
3. Cheng. C. W.; Villani, V.; Buono, R.; Wei, M.; Kumar, S.; Yilmaz, O.H.; Cohen, P.; Sneddon, J. B.; Perin, L.; Longo, V. D. »Fasting-Mimicking Diet Promotes Ngn3-Driven β-Cell Regeneration to Reverse Diabetes.« *Cell* vol. 168 (2017): 775-788.
4. Diabetes and Obesity. https://www.diabetes.co.uk/news/2017/apr/obese-children-four-times-more-likely-to-develop-type-2-diabetes-98663587.html [Online]
5. Körner, A.; Wiegand, S.; Hungele, A. et al. »Longitudinal multicenter analysis on the course of glucose metabolism in obese children.« *International Journal of Obesity* vol. 37 (2013): 931-6.

Kapitel 13:

1. David, L. A.; Maurice, C. F.; Carmody R. N. et al. »Diet rapidly and reproducibly alters the human gut microbiome.« *Nature* vol. 505 (2014), doi:10.1038/nature12820.
2. Qi, J.; You, T.; Li, J. et al. »Circulating trimethylamine N-oxide and the risk of cardiovascular diseases: A systematic review and meta-analysis of 11 prospective studies.« *Journal of Cellular and Molecular Medicine* vol. 22/1 (2017): 185-194. doi:10.1111/jcmm.13307.
3. Liu, Z. Y.; Tan, X. Y.; Li, Q. J. et al. »Trimethylamine N-oxide, a gut microbiota-dependent metabolite of choline, is positively associated with the risk of primary liver cancer: a case-control study.« *Nutrition & Metabolism* vol. 15 (2018): 81. doi:10.1186.
4. De Filippo, C.; Cavalieri, D.; Di Paola, M. »Impact of diet in shaping gut microbiota revealed by a comparative study in children from Europe and rural Africa.« *PNAS* vol. 107/33 (2010): 14691-14696.
5. Chassaing, B.; Koren, O.; Goodrich, J. K.; Poole, A. C.; Srinivasan, S.; Ley, R. E.; Gewirtz, A. T. »Dietary emulsifiers impact the mouse gut microbiota promoting colitis and metabolic syndrome.« *Nature* vol. 519/7541 (2015): 92-6.

6. Losasso, C.; Eckert, E. M.; Mastrorilli, E. et al. »Assessing the influence of vegan, vegetarian and omnivore oriented westernized dietary styles on human gut microbiota: a cross sectional study.« *Frontiers in Microbiology* vol. 9 (2018): 317. doi:10.3389/fmic.
7. Zeevi, D. et al. »Personalized nutrition by prediction of glycemic responses.« *Cell* (2015).
8. Langdon, A.; Crook, N.; Dantas, G. »The effects of antibiotics on the microbiome throughout development and alternative approaches for therapeutic modulation.« *Genome Medicine* vol. 8 (2016): 39.
9. Panda, S. et al. »Short term effect of antibiotics on human gut microbiota.« *PLos One* (2014).
10. Panda, S.; El Khader, I.; Casellas, F.; López Vivancos, J.; García Cors, M.; Santiago, A.; Cuenca, S.; Guarner, F.; Manichanh, C. »Short-term effect of antibiotics on human gut microbiota.« *PLoS One* (2014).
11. Baile, L. C. et al. »Association of antibiotics in infancy with early childhood obesity.« *JAMA Pediatrics* (November 2014).
12. Turta, O. »Antibiotics, obesity and the link to microbes – what are we doing to our children?« *BMC Medicine* vol. 14 (2016) :57.
13. Korpela, K.; de Vos, W. M. »Antibiotic use in childhood alters the gut microbiota and predisposes to overweight.« *Microbial Cell* vol. 3/77 (2016): 296-298.
14. Lerner, A.; Jeremias, P.; Matthias, M. »The world incidence and prevalence of autoimmune diseases is increasing.« *International Journal of Celiac Disease* vol. 3/4 (2015): 151-155.
15. Sýkora, J.; Pomahacová, R.; Kreslová, M.; Cvalínová, D.; Štych, P.; Schwarz, J. »Current global trends in the incidence of pediatric-onset inflammatory bowel disease.« *World Journal of Gastroenterology* vol. 24/25 (2018): 2741-2763.
16. Clemente J. C. et al. »The role of the gut microbiome in systemic inflammatory disease.« *BMJ* vol. 360 (2018): j5145.
17. Okada, H.; Kuhn, C.; Feillet, H.; Bach, J. F. »The ›hygiene hypothesis‹ for autoimmune and allergic diseases: an update.« *Clinical and Experimental Immunology* vol. 160/1 (2010): 1-9.
18. Sarbagili-Shabat, C. et al. »Nutritional therapy in inflammatory bowel disease.« *Current Opinion in Gastroenterology* vol. 31 (2015): 303-308.
19. Ananthakrishnan, A. N.; Khalili, H.; Konijeti, G. G. et al. »Long-term intake of dietary fat and risk of ulcerative colitis and Crohn's disease.« *Gut* vol. 63/5 (2013): 776-84.
20. Jantchou, P.; Morois, S.; Clavel-Chapelon, F.; Boutron-Ruault M. C.; Carbonnel F. »Animal protein intake and risk of inflammatory bowel disease: The E3N prospective study.« *American Journal of Gastroenterology* vol. 105/10 (2010): 2195-201.

21. De Silva, P. S.; Luben, R.; Shrestha, S. S.; Khaw, K. T.; Hart, A. R. »Dietary arachidonic and oleic acid intake in ulcerative colitis etiology: A prospective cohort study using 7-day food diaries.« *European Journal of Gastroenterology & Hepatology* vol. 26/1 (2014): 11-8.
22. ESPEN guideline. »Clinical nutrition in inflammatory bowel disease, Alastair Forbes et al.« *Clinical Nutrition* vol. 36 (2017): 321-347.
23. Chiba, M.; Abe, T.; Tsuda, H.; Sugawara, T.; Tsuda, S. et al. »Lifestyle-related disease in Crohn's disease: relapse prevention by a semi-vegetarian diet.« *World Journal of Gastroenterology* vol. 16 (2010): 2484-2495.
24. Rangan, P.; Choi, I.; Wei, M. et al. »Fasting-mimicking Diet modulates microbiota and promotes intestinal regeneration to reduce inflammatory bowel disease pathology.« *Cell Reports* vol. 26: 2704-2719.
25. Chakraborti, C. K. »New-found link between microbiota and obesity.« *World Journal of Gastrointestinal Pathophysiology* vol. 6/4 (2015): 110-9.
26. Goldstein, J. M. »Sex differences in major depression and comorbidity of cardiometabolic disorders: impact of prenatal stress and immune exposures.« *Neuropsychopharmacology* vol. 0 (2018): 1-12; https://doi. org/10.1038/s41386-018-0146-1

Anhang A:

1. World Health Organization. *Who steps surveillance manual: the who stepwise approach to chronic disease risk factor surveillance*. WHO (2005).
2. National Health and Nutrition Examination Survey (NHANES). *Anthropometry Procedures Manual* (2007).
3. World Health Organization. *Growth reference 5-19 years*. [Online] https://www.who.int/growthref/who2007_bmi_for_age/en/.
4. Berenson, D. S.; Freedman, M. K.; Serdula S. R.; Srinivasan, G. S. »Relation of circumferences and skinfold thicknesses to lipid and insulin concentrations in children and adolescents: the Bogalusa Heart Study.« *The American Journal of Clinical Nutrition* vol. 69/2 (1999): 308–317.
5. Maffeis, C.; Banzato, C.; Talamini, G. (Obesity Study Group of the Italian Society of Pediatric Endocrinology). »Waist-to-height ratio, a useful index to identify high metabolic risk in overweight children.« *The Journal of Pediatrics* vol. 152 (2008): 207-213.
6. Mehta, S. K. »Waist circumference to height ratio in children and adolescents.« *Clinical Pediatrics* vol. 54 (2007): 652-658.

Anhang B:

1. Catassi, C. *Manuale SIGENP di nutrizione pediatrica.* Il Pensiero Scientifico (2016).
2. Monzani A. et al. »A systematic review of the association of skipping breakfast with weight and cardiometabolic risk factors in children and adolescents. What should we better investigate in the future?« *Nutrients* vol. 11/2 (2019).
3. Sievert, K. et al. »Effect of breakfast on weight and energy intake: systematic review and meta-analysis of randomised controlled trials.« *BMJ* vol. 364 (2019): l42.
4. Fabio Franchini, Carlo Calzolari, Sara Ciacci. *Nutrizione pediatrica.* Piccin-Nuova Libraria (2005).
5. Yokoyama, Y.; Onishi, K.; Hosoda, T.; Amano, H.; Otani, S.; Kurozawa, Y.; Tamakoshi, A. »Skipping breakfast and risk of mortality from cancer, circulatory diseases and all causes: findings from the Japan collaborative cohort study.« *Yonago Acta Medicine* vol. 59 (2016): 55-60.
6. Tada, H.; Kawashiri, M.-a.; Yasuda, K.; Yamagishi, M. »Associations between questionnaires on lifestyle and atherosclerotic cardiovascular disease in a Japanese general population: a cross-sectional study.« *PLoS One* vol. 13 (2018).
7. World Health Organization, Food and Agriculture Organization of the United Nations. *Carbohydrates in human nutrition – Report of a joint FAO/WHO expert consultation.* [Online] https://www.who.int/nutrition/publications/nutrientrequirements/9251041148/en/.
8. Salmerón, J.; Manson, J. E.; Stampfer, M. J.; Colditz, G. A.; Wing, A. L.; Willett, W. C. »Dietary fiber, glycemic load, and risk of non-insulin-dependent diabetes mellitus in women.« *JAMA* vol. 277 (1997): 472-47.
9. Salmerón, J.; Manson, J. E.; Stampfer, M. J.; Colditz, G. A.; Wing, A. L.; Willett, W. C. »Dietary fiber, glycemic load, and risk of non-insulin-dependent diabetes mellitus in women.« *JAMA* vol. 277 (1997): 472-47.
10. Liu, S.; Willett, W. C.; Stampfer, M. J.; Hu, F. B.; Franz, M.; Sampson, L.; Hennekens, C. H.; Manson, J. E. »A prospective study of dietary glycemic load, carbohydrate intake, and risk of coronary heart disease in US women.« *American Journal of Clinical Nutrition* vol. 71 (2000): 1455-61.
11. Ludwig, D. S.; Majzoub, J. A.; Al-Zahrani, A.; Dallal, G. E.; Blanco, I.; Roberts, S. B. »High glycemic index foods, overeating, and obesity.« *Pediatrics* vol. 103 (1999).
12. Franceschi, S.; Dal Maso, L.; Augustin, L.; Negri, E.; Parpinel, M.; Boyle, P.; Jenkins, D. J.; La Vecchia, C. »Dietary glycemic load and colorectal cancer risk.« *Annals of Oncology* vol. 12 (2001): 173-8.
13. Atkinson, F. S.; Foster-Powell, K.; Brand-Miller, J. C. »International tables of glycemic index and glycemic load values: 2008.« *Diabetes Care* vol. 31 (2008): 2281-2283.

14. Foster-Powell, K.; Holt, S. H. A.; Brand-Miller, »International tables of glycemic index and glycemic load values: 2002.« *The American Journal of Clinical Nutrition* vol. 76 (2002): 5-56.
15. Mondohonline. *Indice e carico glicemico degli alimenti*. [Online] http://mondohonline.com/wp/?page_id=12675.
16. Società Italiana di Diabetologia. [Online] http://www.siditalia.it/divulgazione/alimentazione-e-diabete.

Bildnachweis

Abb. 2.2, 3.1, 4.5, 7.1, 10.1, 11.1, 12.7, 13.2, 13.5, A.3, A.8, A.10: Manuela Lupis
Abb. 6.1: Anatolir, Happy Art, Malinovskaya Yulia, VoodooDot © Shutterstock
Abb. 12.6 mit freundlicher Genehmigung von Andrea Balconi
Abb. 13.3: Olga Bolbot, Nemanja Cosovic, greenpic.studio, Veronika Zakharova © Shutterstock

Rezeptregister

Sachregister

Unsere Leseempfehlung

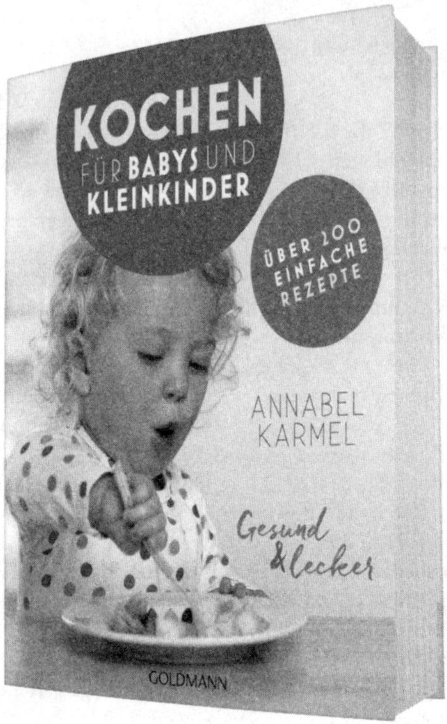

240 Seiten
Auch als E-Book erhältlich

Was schmeckt meinem Baby und was braucht es für seine gesunde Entwicklung? Annabel Karmels Standardwerk, vollständig überarbeitet und erweitert, bringt über 200 gesunde, leckere, einfach zubereitete Gerichte auf den Tisch. Vom Babybrei bis zum Kindermenü, vom kompetenten Rat in Sachen „schlechte Esser" bis zum Thema Übergewicht: Mit diesem Buch sind alle Eltern rundum gut beraten!

Hervorragend illustriert und mit zahlreichen Fotos.